透析技师核心课程

Core Curriculum for the Dialysis Technician

血液透析综合基础

A Comprehensive Review of Hemodialysis

第6版

左　力　主　译

陈育青　田爱辉　副主译

北京大学医学出版社

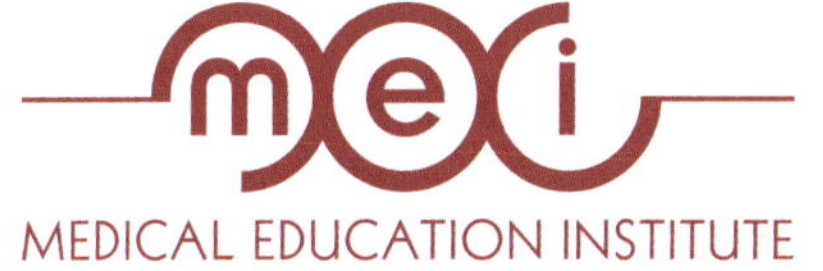

TOUXI JISHI HEXIN KECHENG　XUEYE TOUXI ZONGHE JICHU（DI 6 BAN）

图书在版编目（CIP）数据

透析技师核心课程：血液透析综合基础：第 6 版 / 美国医学教育协会编著；左力主译. —北京：北京大学医学出版社，2023.6

书名原文：Core Curriculum for the Dialysis Technician：A Comprehensive Review of Hemodialysis

ISBN 978-7-5659-2889-5

Ⅰ. ①透…　Ⅱ. ①美… ②左…　Ⅲ. ①血液透析　Ⅳ. ① R459.5

中国国家版本馆 CIP 数据核字（2023）第 066905 号

北京市版权局著作权合同登记号：图字：01-2023-2119

透析技师核心课程　血液透析综合基础（第 6 版）

主　　译： 左　力
出版发行： 北京大学医学出版社
地　　址：（100191）北京市海淀区学院路 38 号　北京大学医学部院内
电　　话： 发行部 010-82802230；图书邮购 010-82802495
网　　址： http://www.pumpress.com.cn
E-mail： booksale@bjmu.edu.cn
印　　刷： 北京信彩瑞禾印刷厂
经　　销： 新华书店
责任编辑： 高　瑾　**责任校对：** 靳新强　**责任印制：** 李　啸
开　　本： 889 mm×1194 mm　1/16　**印张：** 21.5　**字数：** 650 千字
版　　次： 2023 年 6 月第 1 版　2023 年 6 月第 1 次印刷
书　　号： ISBN 978-7-5659-2889-5
定　　价： 218.00 元

法律免责声明

《**透析技师核心课程**》第 6 版（以下简称《**核心课程**》）是针对透析技师和其他专业医护人员的通用教学指南。读者在使用本指南或任何其他教学指南时，必须知道：

- 本《**核心课程**》不能代替专业训练、临床实践指南或提供透析的医院或诊所的制度与规程。医院或诊所的制度可能与本《**核心课程**》中探讨的制度不同；透析技师、医院或诊所根据当地法规要求所采用的实践做法，可能与本《**核心课程**》中的做法不同。（例如，本课程中所述的照护标准可能高于基本法规设立的标准。）对于本《**核心课程**》中提及的任何药品或医疗器械，请参考其产品说明书。
- 与所有教育课程一样，本《**核心课程**》仅可提炼本书付梓之前的现有资讯。尽管在付梓之前，这些资料的作者及审核者已付出大量心血，尽力使本书内容准确、完整，但难免有纰漏，无法完全保证其准确、完整。此外，本《**核心课程**》的赞助方并未参与任何课程内容确定或审核工作。作者、编辑、出版方和赞助方不对本书的错漏或因使用本书中的信息带来的任何后果承担任何责任，也不对本书内容的通用性、完整性或准确性做出任何明示或暗示的保证。在具体情况下应用这些信息是从业者的职业责任。
- 医学教育协会（Medical Education Institute）、作者、审核者或赞助方均无义务更新本书内容。今后的医学进展；产品信息；或立法、行政或法院法律的修订可能会影响或改变本《**核心课程**》提供的信息。使用本《**核心课程**》的技师和其他专业医护人员有责任密切关注透析方面的持续医学进展，并根据需要调整具体实践。本《**核心课程**》预设，课程本身及其作者、审核者或赞助方均不参与提供医疗意见或其他专业意见。如果需要医疗建议或其他专家帮助，建议读者找能够胜任的专业人士。
- 读者必须认识到，透析涉及一定的风险，包括死亡风险，即使透析操作在专家监督下进行，也无法完全消除这种风险。使用这些资料即表示承认，Medical Education Institute, Inc.、作者、审核者或赞助方对于与使用本《**核心课程**》相关，或因其导致的任何损失或伤害，包括死亡，不承担负责。

译校者名单

主　译　左　力

副主译　陈育青　田爱辉

译　者（按姓名汉语拼音排序）：

陈昳皓　同济大学附属同济医院

陈育青　北京大学第一医院

管红杰　北京大学人民医院

刘晓辉　北京大学第一医院

马颖慧　首都医科大学附属北京佑安医院

田爱辉　北京大学第一医院

王　艳　北京大学第一医院

谢辉乐　中南大学湘雅三医院

严嘉伟　上海中医药大学附属曙光医院

应滋栋　上海交通大学医学院附属第六人民医院

赵小淋　中国人民解放军总医院第一医学中心

左　力　北京大学人民医院

校对者（按姓名汉语拼音排序）：

甘良英　北京大学人民医院

梁耀先　北京大学人民医院

刘爱春　北京大学人民医院

王　琰　北京大学人民医院

武　蓓　北京大学人民医院

杨　冰　北京大学人民医院

赵新菊　北京大学人民医院

朱　丽　北京人学人民医院

译者前言

慢性肾脏病被定义为超过 3 个月未能恢复的肾脏结构或功能异常。在成年人口中，慢性肾脏病的患病率高达 10% 以上。慢性肾脏病是心血管疾病的独立危险因素，部分慢性肾脏病患者在需要肾脏替代治疗之前死亡，其他的慢性肾脏病患者进入肾脏替代治疗阶段。据美国肾脏病数据协调中心数据报告，2020 年新进入肾脏替代治疗阶段的患者数量超过 13 万，人群发病率为每百万人口 393.3；当年年底，共有超过 80 万人正在接受血液透析、腹膜透析或实施了肾移植，其中在血液净化室接受治疗的患者超过 48 万。据不完全统计，虽然尿毒症在人群中的患病率不是世界最高，但由于我国人口基数大，几年前我国已是依赖肾脏替代治疗的患者人数最多的国家，患者有 100 万左右，其中大约 80% 正在接受血液透析治疗。

假设健康个体的肾小球滤过率为 100 ml/min，则健康肾脏每周可清理体液 1 吨左右，一名 70 kg 体重的个体的体液总量为 40 L，则健康肾脏每周可将他的体液清理 25 遍。而一个标准血液透析方案，每周仅可清理体液 2 遍左右。即使如此，尿毒症患者仍可依赖血液透析长期存活，但其预期寿命显著低于健康人。这是因为①现有的血液透析技术的上述固有缺陷；②血液透析过程是一种完全非生理的过程，在短时间内使用尿素清除率接近 200 ml/min 的人工肾实现溶质的快速清除并将 2 ~ 3 天内潴留的水分一并清除，这种做法会导致内环境在短时间内发生剧烈变化；③体外循环的血液与体外循环通道、人工肾和透析液接触可能发生不良反应；④人员操作不熟练或出现失误等等。

随着科学技术的不断进步，新的技术不断应用到血液净化领域，这为提高血液透析依赖患者的生存率做出了巨大贡献。但已知不同国家、不同地区、不同血液净化室的血液透析患者死亡率在同一年度差异甚大，这除了遗传因素、生活习惯等不可变因素外，不同的血液净化室的管理制度和不同的患者管理模式在其中也起了很大的作用，这也是 DOPPS 研究的意义所在，DOPPS 研究的目的就是要找到更好的血液净化室和患者管理模式。充分了解透析原理、预知血液透析期间和间期可能发生的问题、制定行业指南 / 标准 / 规章制度 / 标准化操作流程来避免不良事件的发生更为重要。

血液净化室内工作人员包括医师、护士和工程师或技师。他们必须熟知血液净化原理、熟知血液净化期间和间期可能出现的问题、熟知行业标准 / 指南 / 共识、熟知血液净化室内各种规章制度 / 标准化操作流程、熟知紧急事件的应对流程；另外，透析依赖的患者长期受病痛折磨，工作人员还应掌握一定的沟通技巧。只有这样，才能保证提供高质量的血液净化服务。

当前，我国肾内科和血液净化领域有不少专著，但大多针对的读者对象是高年资肾内科医师和护士，而适合血液净化年轻医师、护士和技师的书籍和教材十分匮乏，远远不能满足我国血液净化行业的快速发展。我们征得了《透析技师核心课程》（原书名：*Core Curriculum for the Dialysis Technician*）这本书原作者的同意，获得了翻译成中文并在中国大陆出版的许可，这本书的出版可填补我国缺乏此类书籍和教材的空白。在此，翻译团队对原作者的信任和授权表示感谢。

本书第 1 版于 1993 年由医学教育协会（Medical Education Institute，MEI）出版。随着血液净化技术的进步、人类对血液净化管理理念的更新，这本书也在不断更新再版，我们将本书第 6 版翻译引入国内。

《透析技师核心课程》全书共分 9 章，首先简单介绍了肾脏的结构和功能、肾衰竭的表现以及透析能解决什么问题；随后分别介绍了透析的原理、环境、人员（医师 / 护士 / 技师及其职责）、设备（原理 / 使用 / 维护）；血液净化室内交叉感染的防控措施（手卫生 / 物表消毒 / 空气消毒 / 设备内部消毒）；血液净化室内的各种标准化操作流程；血液净化质量管理措施等。这 9 个章节依次是：①血液透析现状：介绍了透析相关的指南、质量管理、支付等。②肾衰竭患者的临床表现：涉及正常肾脏结构和功能、肾功能下降带来的问题、肾脏替代治疗能解决的问题、从事血液净化事业的人员资质、肾衰竭患者的日常活动和饮食管理。③透析原理：包括血液透析原理和腹膜透析原理。血液透析原理中详细描述了溶质清除原理（弥散、对流、吸附）和水清除原理。④血液透析设备：介绍了血液透析机、反渗透机、透析用水、透析液等设备或耗材；介绍了血液透析机的几个功能部件，包括血泵、补液泵、肝素泵等；介绍了血液透析过程中的各种监控部件，包括空气探测器、管路动脉压和静脉压监测器、透析液电导度监测器；介绍了血液净化室内的感染控制措施，包括手卫生、表面消毒、空气消毒、透析机内部消毒、水路消毒等。⑤透析器复用处理：介绍了重复使用透析器的消毒和冲洗流程；介绍了污染物的处理办法。⑥血管通路：介绍了几种常用的血液透析通路的建立和使用，包括临时中央静脉双腔导管、带袖套和隧道的中央静脉双腔导管、自体动脉-静脉内瘘等；介绍了使用不同种类的血管通路实施血液透析的标准化流程。⑦血液透析标准化操作流程及并发症：介绍了透析治疗如何避免交叉感染；逐一详细介绍了透析前、透析中、透析后应完成的事项和它们的标准化操作流程。⑧水处理：介绍了市政用水到达血液净化室后的处理过程，包括活性炭过滤、软化、反渗透等；介绍透析用水质量的保证和监测办法。⑨应急预案和急性事件响应：介绍了血液净化室应保持的应急预案。

陈昳皓、管红杰、刘晓辉、马颖慧、田爱辉、王艳、谢辉乐、严嘉伟、应滋栋、赵小淋 10 位从事血液透析工作的工程师或者技师以及陈育青、左力 2 位医师对初稿进行了翻译。为保证翻译质量，共举行了 9 次网上校稿沟通会。然后，甘良英、梁耀先、刘爱春、王琰、武蓓、杨冰、赵新菊、朱丽 8 位医师分别校对了稿件的一部分。最后，左力、陈育青和田爱辉通读了全文并最终定稿。

为了便于阅读，我们忠于原文翻译本书；标题及子标题采用原文的字体和字号；正文字体、字色与原文完全一致；彩图、表格等保持原样并出现在原文页面的相同位置。翻译团队花了大量心血，希望这本书能成为读者的良师益友。

还是为了便于阅读，我们按照我国习惯直接调整了有些内容而没有注明，例如①将书中的华氏度直接换算成我国惯用的摄氏度；②将书中长度单位统一换算成我国惯用的米制单位；③将呼叫急救车的电话直接改成了“120”；④有些名词，在中国尚无公认的“教科书”式的定义，我们就在此书中统一这些名词，例如泵隙、泵室、泵壁等。⑤有些美国机构名称未作翻译。还有很多其他没有直接注明的调整，读者在阅读时应该能注意到。

由于以下情况，本书中有些内容与我国的实际情况不符合，请读者注意：①美国政府和支付部门对血液净化室的管理模式与我国有很大的不同；②美国的透析技师（dialysis technician）和我国从事血液透析工作的工程师或者技师，他们的职业名称是不一样的；③虽然有部分工作内容在美国和我国是相同的，但两国技师的工作内容有很大差异，例如我国从事血液透析工作的工程师或者技师中，有些未经血管穿刺的培训，所以不实施采血和建立体外循环的操作，而这是美国技师的工作范畴。

在美国，这本书是针对血液透析技师培训和资格考试的参考书，也适合年轻医师和血液净化从业护士阅读。它避免讲述深奥的理论知识，而是以通俗易懂的语言讲述透析治疗相关的各种实用的操作技术和标准化操作流程。翻译团队相信，本书浅显易懂，也适合透析依赖患者阅读；通过阅读此书，他们能了解更多的肾脏病和血液净化相关知识、知道医务人员在做什么以及为什么要那么做，从而能更有效地与医务人员沟通，更直接地参与到自身疾病的管理过程中。

左　力

2022 年 12 月 31 日

原著致谢

欢迎学习第 6 版《**透析技师核心课程**》！我半生致力于肾脏病学，一路走来，*见证*了肾脏病医疗界不懈求索并找出改善透析的新方法。本书介绍了照护患者的最佳方法——帮助他们生活得更好、更充实、更长久。非营利性机构医学教育协会（Medical Education Institute，MEI）每五年更新一次本书，每次更新历时一整年，以帮助您尽可能成为最关心患者、最通晓新知、最专业的透析技师。

本版增加了一些内容，帮您了解*温和透析*对于避免损害患者心脏的重要性。本书采用全彩图文以辅助学习。我们增加了*应急预案和急性事件响应*章节，并设立了一个课后测验问题网站，具体参见下文蓝色框。患者画师绘制了各章的封面插图，患者引述会让您体会到他们的感受。

我们感谢美国肾脏病护士协会（ANNA）和全国肾脏病技师协会（NANT）长期与我们合作编写本书。他们的成员不懈地编写和审核，确保您学到准确、完整且最新的知识，并帮您应对透析诊所的实际工作。我们对他们的帮助深表感谢。

更新本书是一项*浩大的*工程，我想在此感谢以下人员做出的巨大贡献：

- **John Sadler 医学博士**，备受尊敬的肾脏病专科医生兼 MEI 董事会主席，他有数十年的透析诊所运营经验，在紧迫的时限内审阅了全部书稿。
- **Darlene Rodgers 护理学士、注册护士、注册肾脏病科护士、医疗质量管理师**，不懈地协调作者意见、回答问题、查找参考文献，以及审核各章内容，全程笑容亲和。
- **Nancy Gallagher 注册肾脏病科护士、注册护士**，从技师认证的角度审核各章内容。
- **Vern Taafe RPC 总裁 / 首席执行官**，亲切提供数十年的专家心得，以审核各章的技术内容并回答我们的诸多问题。
- **Priti Patel 医学博士；Nicole Rae Gualandi 理学硕士、公共卫生硕士、注册护士；以及 Christi Lines 公共卫生硕士**，供职于疾病控制与预防中心（疾控中心），审核了感染控制和血管通路内容。
- **Jeff Boyd 注册血透技师**和 **Rosa Watson Albert 注册血透技师、注册血透临床技师**，通篇阅读各章，编写、检查课后测验问题并加以回答。
- **Kellen Johnston**，创作并修改了本书的所有图片。
- **MEI 团队：运营总监 Kristi Klicko** 全程管理这一项目，**营销传播经理 Rob Poehnelt**，负责终稿版面和文字更改，**项目经理 Karen Honer**，负责校对每篇参考文献和每章内容。

第 6 版以及携手成就本版的专家团队令我倍感骄傲，希望努力学习成为一名透析技师是您辉煌职业生涯的开端。

Dori Schatell

医学教育协会执行董事

为您的认证考试做准备！

练习题：www.MEIresearch.org/cc6

原著序言

所有肾脏病科照护人员的根本目标是为肾脏病患者提供卓越的照护。热忱加专业是成功达到这一目标的途径。

从新诊断出肾脏病到带此病生活数十年的所有患者，都值得接受卓越的照护。对于从少壮到老弱的各种患者，我们都必须提供理想的照护。

提供优质的照护需要一个由护士、医生、社工、营养师组成的跨学科团队全体通力合作、贡献知识和热忱并致力于达到卓越。透析技师直接与患者接触，并向跨学科团队提供宝贵意见，这对制订以患者为本的个体化照护计划并达到预期效果十分必要。

为了让透析技师理想、有效地完成工作，有必要进行全面培训。当前，循证实践知识至关重要，它将是透析技师在工作和事业上取得成功的途径。第 6 版《透析技师核心课程》(以下简称《核心课程》)将协助提供这方面知识。

与先前各版一样，本版《核心课程》是多方面透析信息的综合来源，包括其科学原理、设备、水处理等。

完成本版是一个通力协作的过程。许多透析护士和其他专业人士投入无数小时更新内容、插图和参考文献，以反映最先进的透析实践。

我代表参与编写制作本版的美国肾脏病护士协会（ANNA）成员肯定地告诉大家，我们以自己所做出的贡献为豪。我们在本版《核心课程》上的工作投入，是我们长期致力于改善透析技师教育机会的体现。

肾脏病护士和注册透析技师有着一个共同的目标：提供安全、有效的透析，使我们的患者能够尽可能享受充实的生活。

Alice Hellebrand 护理学硕士、注册护士、注册肾脏病科护士
美国肾脏病护士协会主席（2017—2018）

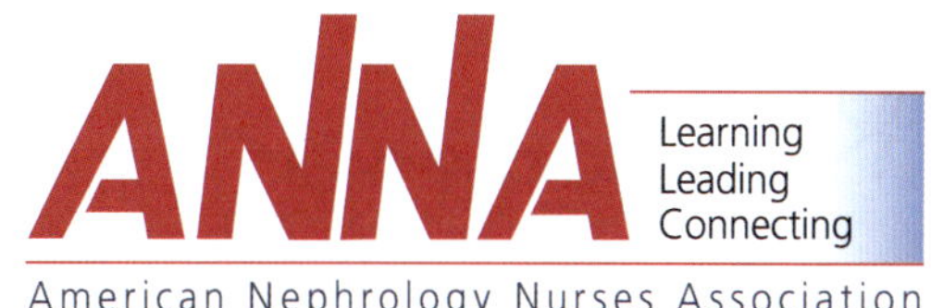

据说人们发现，早在数千年前就有基本的透析，但我们如今所知的这种治疗是从20世纪60年代才开始的。从那时起，相关设备和我们的相关知识都有了巨大的飞跃。如今，美国有超过65万的肾衰竭患者，而全球则超过200万。患者千差万别，各有一套独特的目标和需求。但是，他们*都*会认同一件事：透析使他们有机会过上更正常、更充实的生活！本《核心课程》的目标是提升患者照护人员的准备、专业性、教育和熟练度。我们的目标是让每位患者的透析更安全、更舒适。

随着技术和医学的发展，本《核心课程》需要更新。与前五版一样，本版也包含各个方面的最新透析概念和实践。其中，您将看到有关肾脏和肾脏病、照护以及各个治疗方面的实际情况。许多肾脏病科专业人士投入了大量时间来确保本书尽可能为您提供最大帮助。

参与更新本《核心课程》是一项荣幸和骄傲。撰写此序让我想起了帮助过我的导师。此刻映入脑海的两位是Cheryl Winterich和我特别思念的已故导师Peter DeOreo医生。Cheryl对我非常信任，提供机会让我进入透析领域，这后来变成一份很棒的职业。Peter DeOreo医生是一位优秀的导师，在肾脏病学研究方面给予我宝贵的帮助，让我的知识提升到更高的层次。他对这一领域的贡献以及独有的深入浅出、启迪思考的临床医学交流能力，深得同事、员工和患者的敬仰。

第6版对*所有*肾脏病科护士和技师都很有用。新手和经验丰富的专业人士均可从中获益。作为BONENT的总裁*兼*液体摄入管理人，我向员工推荐本书来重温知识，准备参加认证考试。

肾脏病护理与技术考试委员会（BONENT）主要致力于促进美国和世界各地的卓越肾脏病患者照护。与BONENT一样，本《核心课程》尽力向透析界的所有成员传授新知，进而造就更好的，能够提供更安全、更有效的患者照护的护士和技师。

RJ Picciano

RJ Picciano 文学学士、注册血透技师、俄亥俄州注册透析技师、注册血透临床工程技师
BONENT 总裁兼透析治疗中心液体摄入管理人

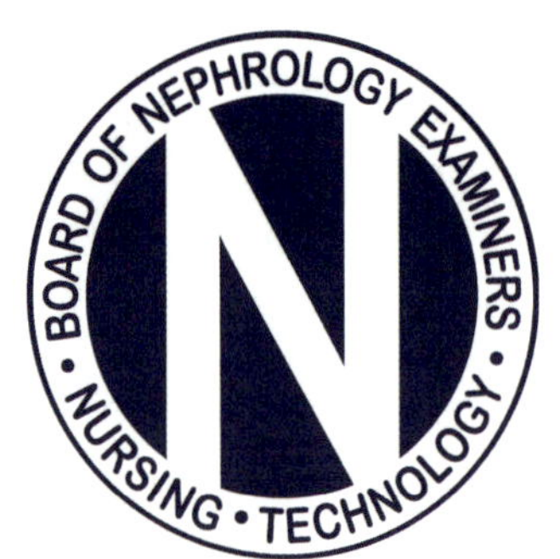

回想20世纪70年代中期，我刚刚进入透析这一行，那时对透析技师几乎没有什么正式培训。所有知识都是由医生教给护士，再由护士教给技师。我最初是一名设备技师，但从与我合作的专职护士那里了解了透析操作流程。我知道“怎么做”，但大多数情况下，不知道“为什么”这么做。我很幸运能在一家大学的教学医院透析部工作，我通过读书、研讨会、医生讲座和岗位经验积累了所需的背景知识，最终取得证书，成为一名更多知的照护人。

随着事业进步，我发现其他透析技师只能学到诊所要求的、完成工作必备的知识，很少能学到其他东西。到了20世纪90年代初，Amgen出版了第1版《透析技师核心课程》。此书由各个领域的领军人物撰写，至此我们有了第一本关于透析的标准学习工具书。它广泛用于培训护士和技师等人员，是多学科团队其他成员的实用参考。

当然，随着治疗方式、方法、法规、技术、照护标准以及关注结果的逐年改变，本《核心课程》必须更新，才能继续立于第一学习工具书的地位。由于联邦医疗保险和联邦医疗补助服务中心（CMS）要求透析技师必须获得认证，这使《核心课程》内容与时俱进且息息相关变得更加重要。

我向第1版的作者以及多年来为后续版本贡献时间和专业知识的若干作者脱帽致敬并深表感谢。同样对此第6版《核心课程》的作者和贡献者脱帽致敬并深表感谢。这些经过深入研究考量的信息与我们需要了解的技术、当前实践、方法和法规同步，甚至对今后会出现的令人振奋的新事物略作展望。

尽管透析多年来不断变迁，今后也会继续变迁和改善，但我们作为透析照护人员，首要的承诺始终是为我们的患者提供安全、优质的照护。第6版《核心课程》将带领我们继续朝着这个目标前进。

Charles H. Johnson, CHT

Charles H. Johnson 注册血透技师
全国肾脏病技师协会（NANT）主席

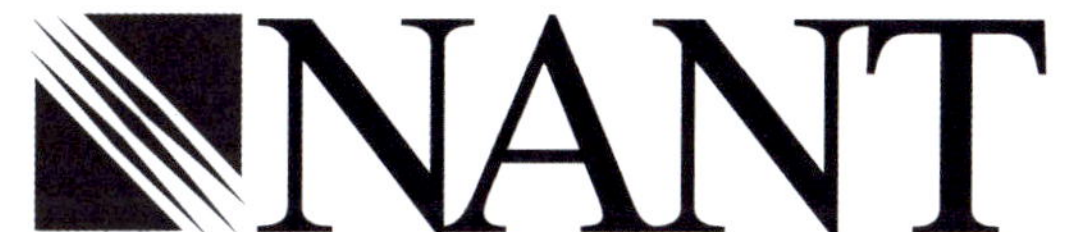

目　录

1 血液透析现状

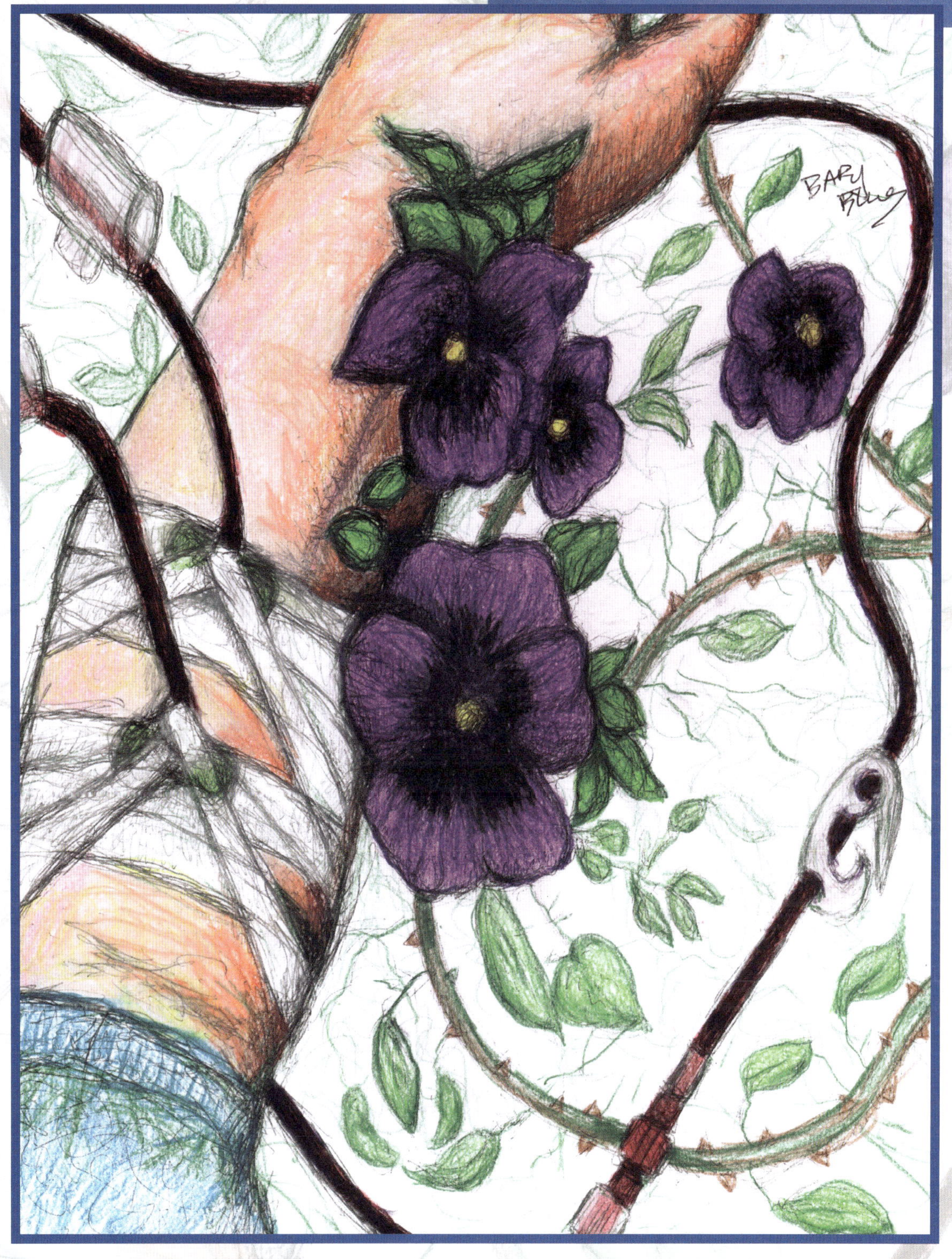

任何有慢性肾病、接受移植和透析等治疗的患者都知道其中的不易。这是一条永不休止地面对并发症和各种考验的道路，需要勇气去克服、保持乐观的心态，并尽可能充实地生活！

画师 Rebecca Schirmer

“我觉得自己非常幸运。我采用 7 小时的夜间透析治疗快 2 年了，我喜欢我的护士和技师。我在那里接受治疗时，偶尔会换人，但大部分时间里，全程都是固定的两个人陪我透析。我对他们感激不尽；我一辈子都记得他们的好。”

目 标

本章作者

Tony Messana 理学学士

Darlene Rodgers 护理学士、注册护士、注册肾脏病科护士、医疗质量管理师

Dori Schatell 理学硕士

本章审校人

Nancy M. Gallagher 理学学士、注册护士、注册肾脏病科护士

Glenda M. Payne 理学硕士、注册护士、注册肾脏病科护士

Darlene Rodgers 护理学士、注册护士、注册肾脏病科护士、医疗质量管理师

John H. Sadler 医学博士

Dori Schatell 理学硕士

Vern Taaffe 理学学士、注册肾脏病临床工程技师、注册透析用水专员

测验问题练习网站：
www.meiresearch.org/cc6

1. 阐述肾脏的生理功能。
2. 解释在美国如何支付透析费用。
3. 列出两项透析质量标准。
4. 说明持续质量改进（CQI）的四个主要步骤。
5. 界定成为专业人士意味着什么，并举出三个专业履职行为的例子。
6. 讨论透析技师需要认证的原因，以及如何进行认证。

缩略语见缩略语及术语表。

引言

作为透析技师，您的职责是辅助为肾衰竭患者提供安全有效的透析治疗。要想做好这份工作，需要学习很多东西。让我们先从本章中的以下内容开始：

- 什么是透析及其简史
- 如何支付透析费用
- 如何为患者提供优质的医疗照护
- 如何专业地施行透析
- 透析技师为何需要认证，以及如何认证

透析是一项综合性工作，需要一个完整的团队通力合作，以满足患者在治疗、营养、用药和社会支持方面的需求。团队成员包括技师、护士、营养师、社工、医生，可能还要召集理疗师、药剂师、运动生理治疗师和牧师等。

在透析期间，患者如果能积极配合进行自身管理，就能获得最佳收益。像饮食、服药这些事，不能由他人代劳，患者必须亲力亲为。照护团队的一项职责是让患者参与自我管理：帮助他们了解如何积极配合治疗。

照护团队可以通过尊重患者、*鼓励*他们提出问题，帮助他们了解透析和所有可选治疗方式来实现患者的参与。参与治疗其实是件关乎生死的大事，不了解肾脏病和透析的患者往往更容易早逝[1]。

“透析像是生活的一部分，和操持家务、训练小狗、秋天扫落叶之类的事情一样。我是一名个体户承包商，自己跑业务，加班加点施工，承接从盖屋顶到安窗等所有工作。我训练了一只小狗，一日三餐也是我自己做的。我从没错过实验室检查，也从没错过任何一次治疗。”

我们进行透析是为了*帮助患者尽可能充实地生活*。帮助您的患者达到这一目标可能是您这份工作中*最美好*的方面之一。这是值得您自豪的事，使做技师的价值远不止于获得报酬。许多获得高质量透析的患者*确实*过上了充实、积极的生活。反之，则较难达到良好的生活质量。患者对透析的感受取决于很多因素，包括：

- 年龄
- 患者在肾衰竭前的积极活跃程度
- 其他疾病（如：糖尿病、高血压、肺病）
- 透析治疗的施行水平（譬如，透析期间的水清除是否温和）
- 对透析的态度
- 亲友眷属给予的支持

作为一名技师，您每天都有机会让患者觉得自己状态很好，这会是一份颇有成就感的职业。

肾衰竭与透析概述

“我得肾衰竭已经 9 年了，身边的护士和技师都是最有爱心的人，我将永远记住他们。我没有请求别人优待我，也没有同意别人这么做。但很多像我一样的人的生活都缺了一块，已不再完整。对于这种损失，我们觉得害怕、伤心和愤怒，不管损失的是自由、时间还是金钱，都实实在在地伤害着我们。作为一名技师，您必须设身处地地想象一下这种损失。”

健康肾脏的主要功能是帮助身体保持内环境稳态：使水、矿物质、电解质和其他物质时刻处于持续平衡。为此，健康肾脏：

- **清除水和废物**。肾脏检测并过滤每滴血液，然后将废物和多余的水作为尿液送至膀胱。
- **使盐和其他电解质处于平衡**。电解质在神经和肌肉之间传递信号。
- **控制血压**。肾脏保持水 / 盐平衡，并产生一种称为肾素的酶，它可在血压降至过低时，提高血压。
- **保持骨骼强壮**。肾脏可辅助活化维生素 D，将其转为骨化三醇，以便于钙吸收。
- **维持酸碱平衡**。肾脏可帮助我们的血液和机体保持正常的 pH 值水平，从而使我们的器官能正常工作。
- **帮助确保红细胞处于正常水平**。肾脏会检测血液中是否有足够的红细胞。如果不够的话，肾脏会将一种激素（促红细胞生成素）分泌到骨髓中，以生成更多红细胞。

“[得了肾衰竭后] 我变得没胃口，体重、力气和耐力都大减。我嘴里有金属味，受不了食物的气味或口味。[接受透析] 一段时间后，我又能吃得下、睡得着了，并且很快又上班了，只不过换了一份工作。”

肾衰竭后，体内平衡也被打破了。因此，患者肺内可能会有水潴留并觉得气促。（有些人认为自己得了哮喘或肺炎，得知是肾衰竭后，十分惊愕。）他们的手、脚或眼下方可能会出现肿胀。他们的血压可能会飙升。他们可能会因*贫血*（即缺乏红细胞）总是觉得疲惫和发冷。

由*慢性*（长期）疾病引起的肾衰竭，目前还无法治愈。肾脏无法工作的人会死亡，除非他们接受治疗，以替代至少一部分肾功能。可选的治疗方式有：

- **移植**，给患者换上一个新的活体肾或尸体肾。移植在替代健康肾脏的各项功能方面表现最为出色。有时，肾脏逐渐衰竭的患者在需要开始透析前，会接受“*抢先*”肾移植。但大多数患者都不得不开始透析，并等待合适的肾脏。
- **透析**，从体内清除部分水和废物。主要分两种：**血液透析**（血透）和**腹膜透析**（腹透）。血透（各种形式）最为常见（在美国透析患者中占 89.9%）[2]。技师可辅助施行血透和腹透治疗。
- **保守治疗**，不延长寿命。仅治疗处理肾衰竭症状，不做透析或肾移植。

透析替代了肾脏的部分功能

不管是哪种透析，都只能替代健康肾脏所具有的功能的一部分。透析治疗可清除一些多余的水和废物，但在治疗结束后，废物和水又开始蓄积，直到下一次透析。患者可能需要严格限制液体摄入和饮食，从而减少水和废物蓄积。*患者尿量越多、透析次数越多，在液体摄入和饮食方面的自由度就越高*。透析不能产生激素或酶，因此需要补充相应的药物。

血液透析（血透）

血透治疗是把患者的血液引流出来，经过透析机上的滤器（人工肾，即*透析器*）清除水和废物后再回输体内。要把血液引流出来，外科医生需要建立一条通路，称为*血管通路*。接着将血路管连接到该通路，把血液引流至滤器，然后再输回患者体内，整个回路是封闭的，称为*体外循环回路*。血液每经过滤器一次，就会变得干净一些（图 1）。血管通路主要有三种，您将在第 6 章：*血管通路*中分别学习到。

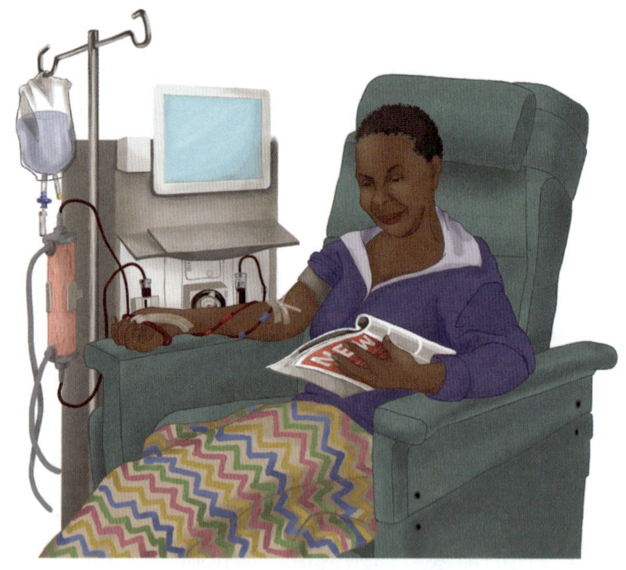

图 1　接受血透治疗的患者

在血透治疗期间，将患者血液通过穿刺针或者经导管一侧（即导管的一个*腔*）引流至体外，然后由血泵推入透析器。血液在透析器内过滤和净化：废物和水经由透析器内纤细如发的中空纤维从血液内清除，并进入清洁液即*透析液*中。然后，血液经由另一根穿刺针（或导管的另一个腔）回输到患者体内。废透析液被送至排液管。（透析液含有血浆中的大部分化学物质，我们用它来平衡血浆成分并去除废物。）透析机设定血液流速，并混合纯水与浓缩物以制备并输送透析液。机器上有许多安全监测和报警装置，以确保治疗正确完成。

一名患者每周需要进行多少次透析治疗？这些治疗应持续多长时间？请参见以下几种血透安排（表 1）。

在美国，约有 88% 的透析患者采用在透析中心接受标准治疗的安排，由像您一样的技师为其进

表 1　血透安排

地点及方式	天（夜）/ 周	小时 / 治疗	小时 / 周
透析中心标准治疗	3	3 ～ 4	9 ～ 12
透析中心夜间治疗	3	8	24
透析中心自行治疗	3	3 ～ 4	9 ～ 12
居家标准治疗	3 天或隔天	4 ～ 6	12 ～ 21
*居家每日短时治疗 **	4 ～ 6	2.5 ～ 4	10 ～ 24
居家夜间治疗	3 ～ 6	7 ～ 8	21 ～ 48

** 极少数情况，这种治疗方式也在透析中心提供*

行治疗[2]。在透析中心接受透析的患者也可能会选择自行完成一部分、乃至全部治疗照护工作，这种方式称为*透析中心自行治疗*。他们所在的透析诊所会提供培训，诊所工作人员也会根据需要提供支持。看到您的患者自行治疗照护的能力日益提高，并乐见其进步，会让您颇有成就感。您可以在一家透析诊所工作。随着您的经验日益丰富，您还可以找一家代理，辗转于多家透析机构，接受临时任务。

有些血透患者选择在家中透析，或延长透析时间，而不是在透析中心接受“标准”治疗。为什么会这样呢？健康的肾脏每时每刻、全天候工作。当血透时间更长 / 更频繁时，感觉更像一个健康肾脏的功能，因为这样更温和，引起的症状更少，有助于延长患者寿命[3]。有一种治疗可在夜间进行，不占用白天的时间，因而（对于能在透析期间睡着的患者而言）让人觉得不太有负担。而且在家治疗可以让患者找回一些掌控感，觉得自己能够摆脱肾衰竭，因此有些人愿意采用这种方式。如果患者在家进行血透，护士会对其进行培训，透析诊所会提供透析机和耗材。患者不必购买。在家透析也会需要技师参与。

您在透析中心施行血透期间的职责

患者接受血透治疗时，技师可能在护士的监督下：

- 为患者准备一处整洁、安全的透析区并准备透析机
- 询问患者当前的感觉、测量生命体征，并抽血化验
- 向患者说明您进行的操作、解答疑问或找人解答疑问
- 安全地穿刺，在机器上正确进行处方设置并密切观察治疗过程
- 教患者如何为自己进行穿刺，以及如何设置和操作透析机
- 治疗期间协助患者处理问题或症状，以及往返洗手间等
- 根据需要提醒其他工作人员关注患者的需求
- 小心地拔下穿刺针，确保拔针部位已停止出血且患者可以安全地离开透析中心
- 透析中心的上班前准备和下班前整理，以及订购耗材

您在居家血透期间的职责

- 帮助患者按照居家透析治疗的需要布置室内，并解决所有难题
- 偶尔为居家血透患者进行临时治疗
- 准备居家血透培训所需的设备、耗材和透析液
- 帮助居家血透患者安放耗材并进行穿刺

腹膜透析（腹透）

腹透是一种居家清除体内的水和废物的治疗（腹透很少在透析中心开始或完成）。将透析液灌入腹腔，以腹壁内层的*腹膜*上分布的微小*毛细*血管作为滤器，废物和过多的水经毛细血管排出血液，进入透析液中。

透析液在经过几小时的“留腹”后，变为废透析液排出，随即补充新透析液（图 2）。这一排出废液并补充新液的无菌操作过程称为*换液*。为了向腹腔灌入透析液，需要经腹壁或胸壁（*胸骨前*）置入一根导管（管子）建立“通路”。护士会教患者如何安全地使用导管向腹腔灌入透析液。在美国，约有 9.7% 的透析患者接受腹透[2]。

腹腔内灌入透析液后，即开始腹透以清除水和废物。对大多数患者而言，这意味着一周 7 天都进行腹透。腹透非常温和，但效果也远不及血透。约有 80% 的腹透患者在家中使用腹膜透析机趁晚上睡觉时完成换液。其余患者手工进行腹透，每天四

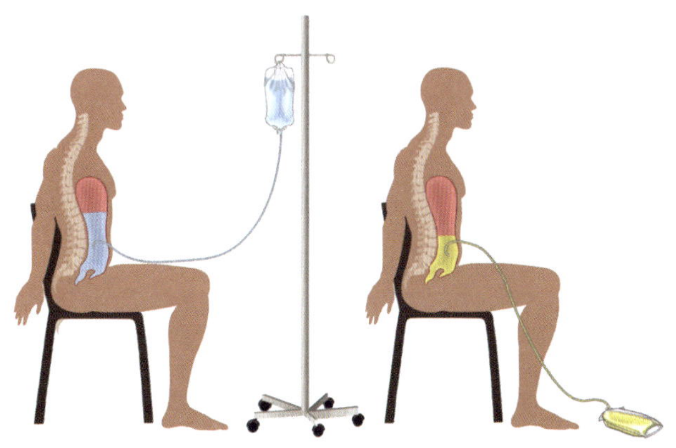

借助重力，向腹膜腔灌入透析液　　换液结束后，再次借助重力，使透析液排入废液袋

图 2　腹膜透析

次的频率最常用[2]。手工腹透可在家中、上班时或旅行时进行，每次换液大约需要 30 分钟。

您在腹透期间的职责

患者接受腹透治疗时，技师可能在护士的监督下：

- 让患者登记进入检查室，进行临床就诊检查（检查生命体征、抽血等）
- 在护士完成培训后，观察或巩固患者的腹透掌握情况
- 负责接听电话，安排患者就诊时间
- 归档文书，查找照护计划文件，帮助安排转诊和住院
- 将数据录入电子病历和政府上报数据库
- 管理耗材库存，包括紧急疏散用品
- 为新手患者 / 还在接受培训的患者完成冲管操作，协助其完成腹透换液
- 诊所上班前准备和下班前整理（列出次日需求清单等）

透析和移植的费用支付

“我丈夫的联邦医疗保险（Medicare）B 部分承保申请刚刚批下来，为什么他每月还要支付 120 美元？我是不是理解错了？我以为联邦医疗保险会支付 80% 的医疗费，其余 20% 由我的保险承担。我有点儿糊涂了……”

如果我们拥有挽救肾衰竭患者生命的知识和技术，但没有足够机器或患者无力承担费用，怎么办？谁来决定让哪些患者接受透析活下来，放任哪些患者死去？1973 年之前，美国各地都面临这种艰难的抉择。

美国早期的透析项目是在退伍军人管理局辖下的医院和其他医院开展的。有些医院设有“掌握生死”的委员会，由委员会里的心理医生、社工、医生和牧师来选择谁能获得稀缺、昂贵的治疗[4]。这些委员会根据年龄、是否成熟、受教育程度、是否有孩子、医治费用支付能力，以及活下来后可能对世界做出的贡献来选择患者。对于被选中的患者，治疗费用很高。保险公司认为透析是“试验性的”，不会支付其费用。

肾脏病患者为了让美国政府同意支付透析费用，进行了不懈的争取。一位名叫谢普 · 格雷泽的患者甚至在国会上做了几分钟血透[4]。1972 年，国会终于相信，帮助支付治疗费用是合理的，这样可以让患者继续做一名仍能工作且纳税的公民。公法 92-603《**联邦医疗保险终末期肾病患者医保计划**》（**简称终末肾病医保计划**）于 1973 年生效。该计划承保达到工作年限、有资格参加社保的患者或其供养的家属[5]。如今，联邦医疗保险［由**联邦医疗保险和联邦医疗补助服务中心（简称 CMS）**开展的一项计划］支付 80% 的透析和肾移植费用。联邦医疗保险分为几部分。A 部分承保住院诊治费用，符合资格的人免费享受。B 部分承保门诊诊治费用，如透析。对于 B 部分，患者必须支付保费。还有 D 部分，帮助支付药物费用。除了联邦医疗保险以外，患者还需要参加另一个医疗保险计划［如：联邦医疗补助（Medicaid）或联邦医疗保险补充计划（Medigap）］，以支付联邦医疗保险不承保的部分。如需了解联邦医疗保险的变迁为透析带来的变化，请参见表 2。

联邦医疗保险仅对两种疾病单独设立计划，肾

表 2　终末肾病医保计划推出前后的透析治疗

终末肾病医保计划推出前	终末肾病医保计划推出后
约有 40% 的患者在家进行治疗[4]	开设的诊所日益增多，大多数患者在诊所接受治疗
只有几家透析诊所	如今，约有 6500 家诊所[8]。大多数（约 70%）由营利性透析公司所有[9]。DaVita 和费森尤斯医疗两家大型营利性透析机构占据大部分美国透析市场[10]
选中接受透析的患者很年轻，在 45 岁以下，除肾衰竭以外，其他方面都很健康。大多数为已婚白人男性[5]	老年人和身体不好的人也接受了透析。大约一半患者在 60 岁以下，一半在 60 岁以上[11]

衰竭是其中之一*。CMS 制定了相关规定，所有透析诊所如果想要得到付款，必须遵守这些规定。这些规定称为*终末期肾病治疗机构承保条件*[6]。这些条件在 2008 年进行了更新，这是 32 年来的第一次。透析依然非常昂贵，有些患者仍然在没有医疗保险计划的情况下开始治疗。

*患有肌萎缩侧索硬化（ALS 或卢伽雷病）的美国公民也可以在其开始领伤残津贴时享受联邦医疗保险[7]。

有些患者参加自己单位或配偶单位的雇主团体健康保险计划（团体医保）。团体医保是主要承保方：在患者获得联邦医疗保险后的前 30 个月内，团体医保须先行支付。联邦医疗保险在这 30 个月内是次要承保方，会支付团体医保不承保的部分或全部费用。满 30 个月后，则调换保险承保责任：联邦医疗保险成为主要承保方，团体医保是次要承保方。团体医保支付的费用往往高于联邦医疗保险。这意味着，如果患者继续工作并继续参加团体医保计划，就能给透析诊所带来更多收入。诊所提供腹透和居家血透治疗方式有助于帮患者保住工作[12]。

选择如何支付透析费用，以及哪种保险计划最适合某位患者，并不是一件容易的事。患者可能想咨询无利益冲突专家的意见，以帮助他们了解所有可选方式并做出知情决定[13]。

透析诊所可能有财务顾问帮助患者。社工也可以帮助解答财务问题。

联邦医疗保险何时开始支付费用

开始接受透析时，尚未参加联邦医疗保险的患者，如果是在透析中心接受血透，必须等待 3 个月，期满后联邦医疗保险才会开始支付其费用。*但是，如果他们经过培训，接受腹透、居家血透或者透析中心自行治疗，联邦医疗保险在透析第一个月的第一天就会开始支付其费用*[14]。联邦医疗保险还将支付肾移植费用。在*第四个月*第一天前选择居家治疗或透析中心自行治疗，*可以为患者节省几万美元*。患者通常不知道这些，所以如果他们担心费用问题，您可以让他们咨询自己的社工，或使用居家透析中心网站上的联邦医疗保险始付日期计算器，网址为：www.homedialysis.org/home-dialysis-basics/calculator。

数十年来，联邦医疗保险按照每次治疗的**综合费率**支付透析费用。1983 年，综合费率设为每次治疗 130 美元，包括管理费、人员、机器、患者康复工作和部分药物费用[6]。其他药物和检测化验单独收费。

2011 年 1 月，联邦医疗保险改用一种新方式支付透析费用：**终末期肾病预定额付费结算制（定额结算）**，也称为“打包付费”。定额结算将综合费率*外加*检测化验、部分药物和居家培训附加费（如使用）按病种“打包”为一笔支付定额[15]。目前，该费率视患者的年龄、体重、身高和某些其他疾病而异，而且在美国各地，视当地工资水平而异。它还有助于您的患者了解联邦医疗保险对肾移植手术及移植后 3 年的诊治费用的支付规定。成功移植 3 年后，联邦医疗保险将停止支付费用，患者需要通过其他医疗保险来支付。

定额结算对大多数透析诊所的预算产生了很大的影响。采用定额结算之前，大公司旗下的诊所往往通过用药和做检测化验来捞取外快。现在，这些费用由诊所自己*承担*了。更温和（或）更密集的治疗方式，如腹透、居家血透，以及透析中心夜间血透，通常可让患者更少使用药物。这对能够采用这些方式的患者*以及*提供这些方式的诊所而言，都是个好消息。

2012 年 1 月，CMS 再次调整了透析支付方式。启用了一项**质量促进计划（QIP）**，对于某些评估指标不达标的诊所，联邦医疗保险会调低所支付的费用，最高下调 2%[16]。QIP 通过扣减对预后不良的医疗服务所支付的费用，达到提高医疗质量的目的。整个照护团队都需要帮助诊所达到这些指标（表 3）。

透析质量

“一次，我有机会与州透析视察员交谈。我告诉她，我所在的那个社交群里有很多人都被告知不能将透析机转向自己（面向机器来操作）。而且他们不能接受自我穿刺培训，或者他们学习操作机器是违反本州法律的。进行这番交谈时，我正在我的透析中心准备机器，并将自己连到机器上。她非常明确地对我说，联邦政府和州政府均鼓励患者参与自身照护。”

表 3 2017 年及 2018 年质量促进计划评估指标

2017 年 QIP 评估指标[17]	
项目	评估指标
透析充分性	■ Kt/V ≥ 1.2 的血透患者月百分比 ■ Kt/V ≥ 1.7 的腹透患者月百分比
血透自体内瘘使用率	■ 通过自体内瘘接受最后一次血透治疗的患者月百分比
血透导管使用率	■ 使用留置至少 90 天的导管接受最后一次血透治疗的患者月百分比
血钙水平	■ 3 个月未校正血清钙平均值＞ 10.2 mg/dl 的患者月百分比
血流感染	■ 每百血透患者月中血培养呈阳性的血透诊所患者人数
再入院率	■ 计划外的实际再入院次数与预计再入院次数的比值
骨矿物质血液检测	■ 诊所报告每位联邦医疗保险患者的血清磷值的月数
贫血	■ 诊所至少每月报告一次每位联邦医疗保险患者的刺激红细胞生成类药物（ESA）剂量和血红蛋白或血细胞比容水平的月数
患者的医疗体验	■ 患者每年接受两次 ICH CAHPS 调查，调查结果送至 CMS
2018 年 QIP 评估指标包括 2017 年的评估指标，以及以下项目[18]	
项目	评估指标
输血	■ 诊所实际输血与预计输血的比例
疼痛处理	■ 诊所报告是否评估、记录了疼痛，并制订了跟进计划
抑郁筛查	■ 诊所报告是否评估、记录了抑郁，并制订了跟进计划
工作人员流感疫苗接种	■ 诊所报告工作人员是否接种了流感疫苗
患者的医疗体验	■ 完成 ICH CAHPS 调查（至少 30 项）并报告综合测评分数的比例

自 1972 年国会设立终末肾病医保计划以来，透析质量一直是该计划关注的重点。透析的目标是帮助患者*保持活力、继续工作并纳税*，*而不仅仅是*让他们活下来。有了足够的资源来治疗所有肾衰竭患者后，我们的重点就能放在这一目标上了。国会希望知道，终末肾病医保计划是成功的，值得投入这么高的费用。为了证明这一点，我们采取的其中一种方式是展示透析中心提供的优质照护。

终末肾病网络

1978 年，国会设立了终末肾病网络来监督美国国内的透析治疗质量。有 18 个终末肾病网络，覆盖美国所有州和领土。联邦医疗保险和联邦医疗补助服务中心（CMS）与若干家机构签约，将政府要求提供的网络服务外包给后者（图 3）。这些网络：

- 鼓励患者及其家人在透析诊所参与照护工作
- 收集并报告有关透析预后的数据
- 完成质量改进项目并促进安全操作
- 评估并帮助解决患者的不满
- 帮助诊所处理冲突
- 向工作人员和患者提供所需的资源

联邦医疗保险法规要求透析诊所与这些网络合作。

透析诊治指南

为了衡量透析中心的诊治质量，我们考察了诊治结果，即*预后*。不同诊所的预后情况（如*发病*和*死亡*）各不相同。

这可能是因患者和（或）诊治差异所致。我们如何才能改善所有患者的预后呢？一种方法是找到进行透析的最佳方式，并要求诊所加以使用。临床实践指南就是为此而设的。

美国肾脏科医师协会（RPA）

1993 年，RPA 的*肾脏科医生*制定了第一份肾衰竭临床实践指南。该指南提出了最低血透剂量。其他 RPA 指南包括：如何诊治未接受透析的肾脏

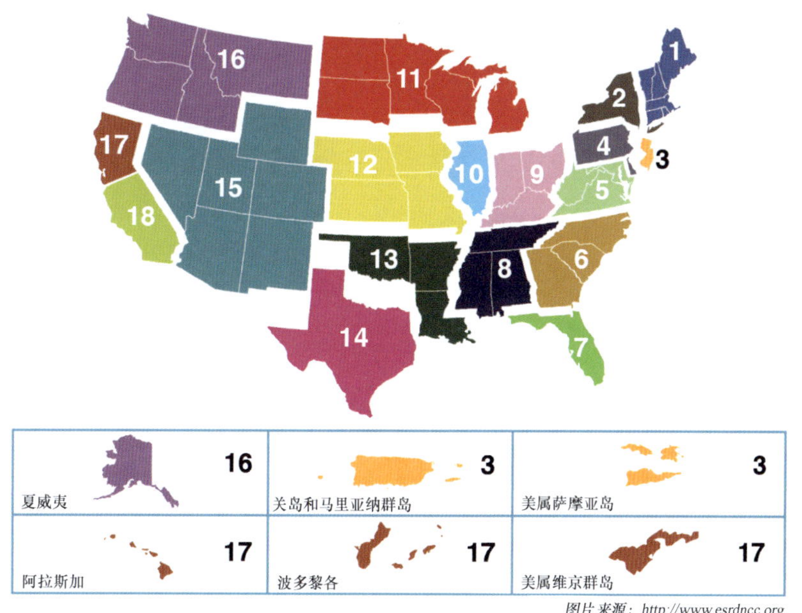

图 3　终末肾病网络地图

经终末期肾病国家协调中心（NCC）（esrdncc.org）许可使用

病患者、何时开始和结束透析等。可在以下网址查看 RPA 指南：www.renalmd.org/End-Stage-Renal-Disease/。

美国国家肾脏病基金会（NKF）

1995 年制定了**透析预后质量倡议（DOQI）**[19]。不同专家组编写了以下指南：[20]

- 贫血
- 血透充分性
- 腹透充分性
- 血管通路

自 1997 年起，DOQI 的涵盖范围不断扩大，包括肾脏病的所有分期。如今，它称为 **NKF 肾脏病预后质量倡议（KDOQI™）**。KDOQI 指南的目标是改善美国所有肾脏病患者的诊治和预后。2003 年开始实行了一项新的 NKF 计划，名为**改善全球肾脏病预后（KDIGO）**，用于改善全世界肾脏病患者的诊治。

这些指南不断更新，新的指南也在不断制定中。您需要知道这些变化及其如何影响您所在的透析中心。要想让这些指南发挥作用，必须每天加以使用。作为透析技师，您是团队中践行指南并帮助患者理解指南的重要一员。*《透析技师核心课程》*（第 6 版）将帮助您进一步了解如何做到这一点。

透析预后及实践方式研究（DOPPS）

DOPPS 是对慢性肾脏病患者进行的一系列长期研究。DOPPS 开始于 1996 年，至今已跟踪研究了 20 多个国家 / 地区的超过 70 000 名患者。DOPPS 的目标是通过考察可达到更佳预后的实践方式，改善患者的生活[21]。

终末期肾病质量改进倡议

2004 年，CMS 推出了**终末期肾病质量改进倡议**，以改善透析质量。该计划的部分内容包括：

- **透析机构比较**——在一个网站上公布透析诊所的质量数据，以帮助患者进行选择[22]。
- **星级评价**——透析机构比较中所设的 0 ～ 5 星评价，为患者和家属总结诊所数据[23]。在撰写本文时，该星级评价系统可能正修订。
- **优选自体内瘘，末选导管**——此项计划旨在提高使用更优的血透血管通路类型，减少使用高风险通路类型。相关网站上有针对患者和专业医务人员的内容[24]。
- **《终末期肾病承保条件》**——透析诊所必须遵循才能获得联邦医疗保险付款的规定[7]。
- **透析中心血液透析 CAHPS 调查**—— 一项衡量透析患者对其照护满意度的调查（一项照护体验调查）[25]。

- **肾脏病数据统一采集网络系统（CROWN-Web）**——一个由透析诊所上报患者信息的数据库[26]。
- **质量促进计划**——根据优质照护标准评估指标向诊所支付费用[27]。

透析质量标准

州调查员代联邦医疗保险检查诊所，以确保其遵守*《终末期肾病承保条件》中的规定*。调查员观察照护情况，查看患者病历，与患者和工作人员交谈，并使用名为**指标评估工具（MAT）**的规定检查清单。没有完全遵守规定的诊所必须制订一个整改计划。可能会重新进行一次调查，以确保诊所已改掉了所有问题。严重情况下，诊所可能会失去联邦医疗保险的资金，甚至被关闭。

检查透析诊所的调查员还可能会查看护理院和心理健康中心。这些机构必须每年接受一次检查，但是对于透析，则没有这样的规定。这意味着两次透析诊所调查之间可能会相隔数年。但是，每家诊所都应该*始终*准备好迎接突击检查，日常工作也要像迎接检查时一样认真。

还有许多其他透析标准：

- 每个终末肾病网络都有一个**医学审查委员会（MRB）**来收集患者和诊所的数据，并评定预后。CMS 还可能会要求诊所做出特定的质量改进。
- **联合委员会**设有针对医院透析项目的标准。
- **美国医疗器械促进协会（AAMI）**设有针对透析水处理、透析液、透析器复用和医疗设备的标准。由于 AAMI 标准已获得美国国家标准协会（ANSI）的批准，因此您通常会看到 AAMI/ANSI 字样。CMS 将部分 AAMI/ANSI 标准纳入了*承保条件*。
- **美国疾病控制与预防中心（疾控中心）**标准中有对透析诊所的感染控制规定。
- **美国食品药品监督管理局（FDA）**监督所有医疗器械。1991 年，FDA 发布了*《血液透析器械质量保证指南》*[28]。这些指南涵盖透析器、血路管、报警装置、透析机、透析器复用处理设备、水处理，以及所有其他器械。这些指南的最新版本请见以下网站：www.fda.gov/RegulatoryInformation/Guidances/default.htm[29]。FDA 要求诊所填写报告，告知生产商和 FDA 有关器械和设备的问题以及不良事件[28]。
- **美国肾脏病数据系统（USRDS）**每年发布一份报告，汇总美国所有透析诊所的数据。这些数据包括：患者人数、死亡率、诊治费用等。相关结果有助于我们了解所有患者的预后是变好还是变差。诊所可对比美国数据与本机构的预后情况。

透析质量持续改进（CQI）

持续改进是一个了解某个系统（如透析诊所）当前情况、找出问题并加以解决的过程。持续改进可以“自上而下”，也可以“自下而上”。自上而下意味着*管理层*致力于建立一种持续改进文化，运用各种资源辅助持续改进取得成功。自下而上意味着*实际工作者*找出方法来落实变更，以改善照护。持续改进项目可以是：

- **临床项目**——如：贫血、透析剂量、通路问题
- **技术项目**——如：水处理、透析器复用
- **管理项目**——如：制度与规程、患者安全
- **流程项目**——如：时间安排、洗手液的位置

持续改进流程

透析规程要求透析团队的医生、护士、营养师和社工持续改进质量。作为技师，会根据需要将您纳入其中。虽然持续改进的方式各异，但其目标是相同的。所有透析机构都有在其诊所使用的质量改进计划。图 4 是一例四步持续改进流程[30]。第 1～3 步（Ⅰ～Ⅲ）可能与其他持续改进方式有所不同。

Ⅰ. 确定改进需求

这一步的目标是找出需要改进的方面。分为四小步：

1. 收集数据
2. 分析数据
3. 找出问题 / 需要改进的方面
4. 确定后续步骤的优先顺序

Ⅱ. 分析流程

1. **建立一个团队**——根据问题纳入照护团队的

1

确定改进需求
- 收集数据
- 分析数据
- 找出问题
- 确定后续步骤的优先顺序

2

分析流程
- 建立一个团队
- 审查数据
- 研究流程/问题
- 找出模式/趋势

3

找出根本原因
- 找出最有可能的根本原因
- 确定/细化问题

实施
采用这种实施方案，改变或修订机构层面的监测项目，修订标准和规范，并将这些新标准和规范落实到日常工作中

计划
设计或重新设计制度、规程、服务或产品。确定想要达到的改进目标或程度

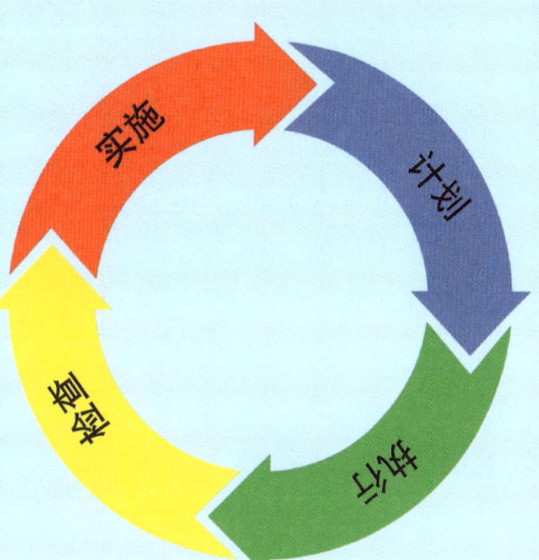

检查
判断所取得的改进（绩效、流程指标、结果）；确定所采取的解决方案、变更措施或用药方案是否有效

执行
试行几次计划采用的治疗照护、制度或规程

图 4　计划、执行、检查、实施循环

成员：医生、护士、营养师、技师、社工和患者。

2. 审查数据——查看第 1 步的数据。

3. 研究流程 / 问题——尝试找出该流程 / 问题涉及的所有因素 / 步骤。查看有关该问题的文献，以了解是否有适用的标准或指南。

4. 找出模式和趋势——利用数据，思考问题原因。

Ⅲ. 找出根本原因

通过研究、讨论和数据，确定问题的原因。

Ⅳ. 采用"计划、执行、检查、实施"（PDCA）循环

最后一步是采用 PDCA 循环。PDCA 循环中的四个步骤是：

1. 计划——制订解决问题的计划。包括结果、解决问题的方法、每位团队成员的任务表，以及时间安排。

2. 执行——尝试执行措施计划。

3. 检查——监察计划，计划完成后评估结果，以及评估是否需要对计划进行任何变更。

4. 实施——正式在诊所采用该计划，并持续检查进展情况。

PDCA 循环是一个持续的过程。诊所开始采用某个问题解决方法后，不能认定该问题就得到解决。需要对新流程进行验证，以确保其在日常治疗照护工作中使用，且正有效地实现团队希望达到的改变。流程中若有一部分发生变更，其他部分难免会受到影响（有时是您不想见到的影响）。因此必须密切关注整个流程。

持续质量改进是透析诊所的更大的质量工作的一部分。承保条件要求有正式的质量改进行动。每家透析诊所必须设有**质量评估和业绩改进（QAPI）**计划[7]。必须涵盖透析诊所提供的所有服务（如：血透、腹透、水处理）。QAPI 计划需要使用 PDCA 方法并：

- 使用临床实践指南来跟进治疗预后
- 找出、预防和减少医疗失误
- 采取行动，改善不达标的预后
- 衡量患者满意度

透析技师的专业性

“教我自行穿刺的技师就像我妈妈一样。她女儿和我就读过同一所大学。我见证了她从技师成长为临床负责人的过程。我打赌她一定会认同专业性很重要！”

作为透析技师，您是诊所患者照护*团队*的一员。您与患者直接接触的机会比其他任何人员都多，对于患者和他们的家人，您就代表了诊所。所以，您应该知道专业地履行职责意味着什么。

专业人士应该：

- 了解这个领域*和*职责：成为专家
- 为患者提供安全、有效的治疗，以达到最佳预后
- 出色地完成工作
- 奉行崇高的道德标准
- 有工作热情和动力
- 尊重患者和同事

您怎么做才能更专业？

- **不断学习**。提问、阅读、上课。
- **以工作为豪**。准时到达、衣着得体、梳妆整洁。
- **学习并遵守所在诊所的制度与规程**。
- **做足准备**。患者到达时，所有设备准备就绪且可正常使用。
- **有条理**。保持患者治疗区整洁，物品摆放便于取用，无血渍。
- **接触患者之前，洗手并戴上干净的手套**！感染防控是区分是否专业的*最*重要的方面之一。我们会在其他章节进一步讨论这一点。
- **与患者交谈**。进入患者治疗区后，告知患者所进行的操作以及原因。帮助患者增进了解，将他们视为和您一样的人，而不是要完成的工作。
- **以尊称来称呼患者**（如：史女士）。只有在患者让您称呼其名字或昵称时，才能使用此类称呼。
- **维护患者的尊严**。如果有新患者，一定要向他们介绍自己和其他团队成员，以缓解他们的拘束感。必要时使用隔帘。切勿让患者的私密部位袒露在其他患者或工作人员面前。
- **保护每个人的隐私和保密信息**。小声说话，不要在患者治疗楼层大声喊叫。不要在一名患者面前谈论另一名患者。
- **在患者楼层使用诊所的工作语言**。用诊所的工作语言与同事交谈。如果您使用患者无法理解的语言，他们可能会认为您在说他们或很无礼。
- **记得要礼貌**。与患者、家属和其他工作人员交谈时，要说“请”和“谢谢”，打断别人时，要说“打扰一下”。
- **不要和其他工作人员一起站着没事做**。患者会认为您对他们的照护和安全不上心。
- **避免分心**。手机、电视等其他物品会分散您对患者的注意力。确保患者安全是您的首要任务。

专业的界限

心理界限是人们用于建立恰当关系的规则。在透析诊所，您可能每周与患者共处 40 小时，还可能常年照护相同的患者。工作人员彼此之间以及与患者之间变得非常亲近。我们确实需要关心我们的患者，但如果工作人员过于依恋患者，会很危险，反之亦然。

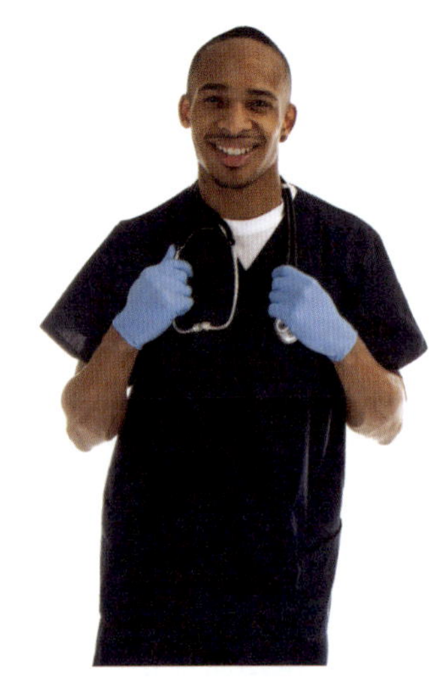

图 5　透析技师

作为技师，您一定要将自己与患者的关系始终维持在*工作*层面，即：医患关系。

患者不是您的亲友，即使你们十分熟络，也不是亲友。您可能需要每天提醒自己与患者保持工作上的医患关系（而不是个人关系）。在这方面，您的主管可以帮助您。可以询问患者的生活、家人以及喜好，以便了解他们的动力。但是，要把所有谈话重点都放在患者身上，*而不是您自己的生活上*。您无法解决每个人的问题。大多数时候，您只能从旁给予支持。患者可能会向您表达他们的感受，无论他们说什么，您都需要保持冷静。为了不越矩，**请不要**：

- 把您的电话号码给患者
- 交流您在工作之外的个人生活点滴
- 告诉他们您所面临的问题
- 和患者约会或有性接触
- 到患者家中，邀请他们去您家，或在诊所外与他们接触
- 让患者搭便车或给他们跑腿
- 给他们发短信、电子邮件或推文，或在社交媒体网站上关注他们或将其加为“好友”
- 为患者提供与透析无关的建议（例如，给他们介绍律师、房产经纪等）
- 向患者借钱或接受患者的钱（您的诊所设有关于礼品的制度）
- 向患者送个人贺卡、赠送礼物或为患者买任何东西
- 向患者推销任何东西（如：雅芳、特百惠、学校募捐等）

不专业的行为会伤害您的患者。例如，要是患者被您的话激怒，可能会不来接受下次治疗。如果您不专业地对待患者，您所在的诊所或主管部门也可能向您追究法律责任。

如果您与患者起了冲突，或者两名患者之间有些问题，您的护士长和社工可以帮您解决。在这些情况下，您务必保持冷静，以专业的态度对待患者，并在需要时请护士和社工帮忙。

另一个重要问题是保密，即维护患者的隐私。您的诊所将对您进行隐私和**《健康保险便利与责任法案》（HIPAA）**规定的培训。HIPAA 是对个人健康信息（PHI）的联邦保障，这些信息仅可用于患者医疗和收费账单。HIPAA 允许联邦政府对不遵守该法律的透析诊所进行罚款。

您可以加入的团体

加入一个透析技师团体可以帮助您学习并提升专业水平。您可以就如何提高质量和效率交流心得体会。您还可以建立同事人脉。学会所有必要的知识和技能需要时间和自律，但您的收获也会颇丰。以下两个团体可以帮助您加深对透析的了解。

全国肾脏病技师协会（NANT）

NANT 是一家全国性的非营利专业组织，成立于 1983 年。NANT 的目标是确保技师能够参与做出透析治疗决定，维护安全和质量，帮助肾脏病界改进技术，以及提供教育。NANT 是美国唯一一个仅为透析技师而设的团体。它设有一个选举产生的委员会和 1500 名成员。如需了解 NANT 的更多信息，请致电（877）607-NANT，或查阅 www.dialysistech.net。

肾脏病护士与技师委员会（CNNT）

CNNT 是美国国家肾脏病基金会（NKF）下属的一个专业委员会，主要致力于就影响护士和技师的卫生政策向 NKF 提供建议，促进教育，帮助其制定临床或研究培训，开展公共服务项目以预防和检测肾脏疾病，以及支持全国的器官捐献项目。CNNT 倡导并促进其成员的职业发展。如需了解 CNNT 的更多信息，请致电（800）622-9010，或查阅 www.kidney.org/professionals/CNNT/aboutcnnt。

在线技师讨论

RenalWEB 设立了一个透析技师在线讨论论坛，网址为 www.renalweb.com。许多专业组织纷纷转向社交媒体，以便接触到透析专业人士并与之交流。在 Facebook 和领英上，不乏此类交流诉求。

技师认证

CMS 要求所有透析技师都必须经过认证。这意味着您需要通过本州或国家设立的正规考试[31]。您的诊所将帮您找出您所在的州有哪些正规考试。**国家认证考试包括：**

注册血液透析临床技师（CCHT）认证考试

肾脏病护理认证委员会（NNCC）组织开展这项考试，考试包括 150 道题。CCHT 考试包括四个方面的血透实践内容：临床知识（50%）、专业技术（23%）、工作环境（15%）和工作职责（12%）[32]。

CCHT 的考试内容根据护理教学及考试中心（C-NET）开展的全国岗位职责分析调查来设置。NNCC 的临床和技术委员会审核调查数据，并就考试变更及具体考核对象提出建议。要想参加 CCHT 考试，您需要支付费用并：

- 至少有高中文凭或高中同等学力
- 合格完成一项包括课堂学习*和*临床实习的培训课程
- 有一份经培训师或主管签字，确认您何时接受培训和临床实习的证明
- 遵守适用于您所在地区的所有联邦和本州法律
- 符合《终末期肾病承保条件》中和您所在州的培训和经验规定

CCHT 考试是一项全国性认证考试，认证机构为以下两家：

- 国家认证机构委员会（NCCA）
- 专科护士认证委员会（ABSNC）

NNCC 建议（但不要求）您在参加考试前，全职工作 6 个月（约 1000 小时），包括培训。认证有效期为 3 年，之后您必须重新认证。如需详细了解此考试以及如何进行准备，请查看考试网站：www.nncc-exam.org。

注册血液透析临床技师-高级（CCHT-A）认证考试

肾脏病护理认证委员会（NNCC）组织开展这项考试，考试包括 150 道题，面向连续工作 5 年且透析临床技师工作经验不低于 5000 小时的技师。如需详细了解 CCHT-A 考试，请查看考试网站：www.nncc-exam.org。

注册血液透析技师（CHT）认证考试

肾脏病护理与技术考试委员会（BONENT）（www.bonent.org）组织开展这项认证考试，考试包括

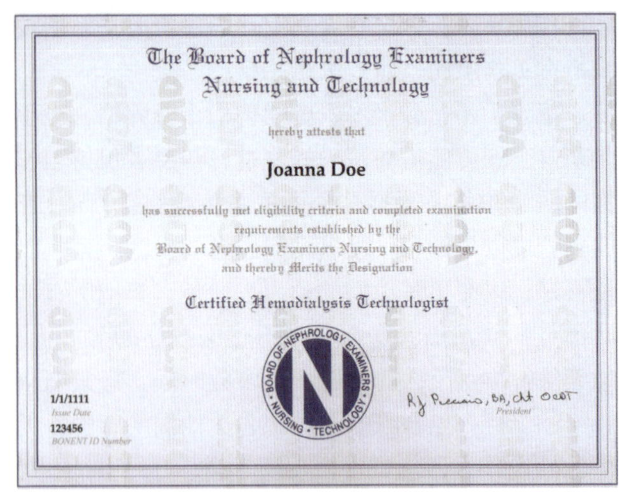

图 6　BONENT 认证证书式样

图片由肾脏病护理与技术考试委员会（BONENT）提供

150 道题。通过考试后，您可在姓名后使用 CHT 头衔。这项考试主要考察您在五个方面的知识：患者照护（45%）、机器技术（12%）、水处理（15%）、感染控制（18%）和教育 / 个人发展（10%）。

要想参加 CHT 考试，您必须支付费用并：

- 至少有高中文凭或高中同等学力。您需要提供一份有学校印章或校长签名的文凭或成绩单复印件。如果您没有文凭或高中同等学力证明，可以使用 4 年透析技师工作经验代替。
- 在过去 2 年内，有一年的透析患者照护经验，*或*完成一项经 BONENT 批准的透析技师培训课程。
- 有两封带签名的推荐信，其中一封由您的主管出具。另一封可以由透析工作中的同事或带教医护人员出具。

考试时，您可以用英语或西班牙语在纸面答题，或者仅用英语进行电脑答题。您在 12 个月内有三次机会通过 BONENT 考试。如果您未通过，需要再继续接受 8 小时的透析学习，或在肾脏病学相关学习课程中达到合格水平。CHT 认证有效期为 4 年，之后您必须重新认证。如需了解更多信息或参加在线练习考试，请查看 BONENT 网站 www.bonent.org。

肾脏病临床技术认证（CCNT）和肾脏病临床工程技术认证（CBNT）考试

国家肾脏病学认证组织（NNCO）开展以下考试：

1. 肾脏病临床技术—通过考试后，您可在姓名后使用 CCNT 头衔。CCNT 考试考察您在七个方面的知识：透析原理（10%）、患者照护（18%）、透析操作和病历记录（17%）、透析期间的并发症（15%）、水处理和透析液制备（15%）、感染控制和安全（20%）以及透析器复用（5%）。

2. 肾脏病临床工程技术—通过考试后，您可在姓名后使用 CBNT 头衔。CBNT 考试主要衡量七个方面的知识：透析原理（25%）、科学概念（10%）、电子应用（10%）、水处理（20%）、设备功能（13%）、环境 / 监管问题（12%），以及透析器复用 / 复用处理（10%）。

要想参加 CCNT 或 CBNT 考试，您必须支付费用并：

- 至少有高中文凭、高中同等学力证明或 4 年透析技师工作经验。
- 完成 1 项培训课程中累计 1 年的学习，和（或）担任技师。（在俄亥俄州，您必须完成 12 个月的患者照护才能参加这些考试。）

注册透析用水专员（CDWS）认证考试

NNCO 还组织开展此项考试。通过考试后，您可在姓名后使用 CDWS 头衔。CDWS 考试主要衡量七个方面的知识：水质标准（15%）、水处理术语和缩略语（5%）、水和水质基础（15%）、水质不良的风险和危害（15%）、水处理设备（20%）、水系统性能和监测（15%）以及消毒策略和预防措施（15%）。

要想参加 CDWS 考试，您必须支付费用并满足以下任意一项资格要求：

- 有高中文凭或高中同等学力证明，以及 3 年透析用水工作经验。
- 有大专学位或大学学位，以及 2 年透析用水工作经验。
- 有大学学位或更高学力或医疗资格证书（如：护理、医生助理、药剂师），以及 1 年透析用水工作经验。
- 具备有效的 CCNT 或 CBNT 认证证书以及 1 年透析用水工作经验。

如需了解有关这些考试的更多信息，请查阅 NNCO 网站：www.ptcny.com/clients/nnco/#ccnt-pt。

结论

透析的发展及其费用承担主体的改变催生了透析技师这个岗位。全面了解透析治疗以及您在其中的作用可以帮您更好地履行*真正*重要的职责：帮助您的患者尽可能充实地生活。

"今天我既高兴，又难过。我最喜欢的技师最后一天上班，她是诊所里最好的技师。多亏了她，我才受得了最近 3 年的透析。自从我认识她以来，她一直是最专业、最关心患者和最有同情心的人。我很高兴她在另一家诊所得到了一个更好的职位，不过我会特别想念她。"

当您专业地做事时，可以帮助患者获得安全感，并给他们更好的照护，您的同事会知道他们可以依靠您。

最后，您通过培训、人际网络和认证学到的越多，您就会变得越专业。如您所见，技师可以在一家透析诊所工作，也可以辗转于多家诊所。您可以服务透析中心的患者，也可以服务腹透或居家血透患者。您甚至能够在医院的透析室工作。有些人将透析技师作为终身职业。而另一些人则把这项工作作为上护校、从事社会工作、管理工作或医疗领域以外的其他工作的跳板。

参考文献

1. Cavanaugh KL, Wingard RL, Hakim RM, et al. Low health literacy associates with increased mortality in ESRD. *J Am Soc Nephrol.* 2010;21:1979-85
2. United States Renal Data System. *2015 USRDS Annual Data Report: Epidemiology of kidney disease in the United States.* National Institutes of Health, National Institute of Diabetes and Digestive and Kidney Diseases. Bethesda, MD, 2015 (Reference Tables, Volume 2, Table D.1). Available at www.usrds.org/reference.aspx. Accessed August 2016
3. Kliger AS. More intensive hemodialysis. *Clin J Am Soc Nephrol.* 2009;4:S121-4
4. Blagg CR. The early history of dialysis for chronic renal failure in the United States: A view from Seattle. *Am J Kidney Dis.* 2007;49(3):482-96
5. Lockridge RS. The direction of end-stage renal disease reimbursement in the United States. *Semin Dial.* 2004;17(2):125-30

6. Centers for Medicare and Medicaid Services. *Conditions for Coverage for End-Stage Renal Disease Facilities: Final Rule*, 73 *Federal Register* 73 (15 April 2008), p. 20484. Available at www.cms.gov/Regulations-and-Guidance/Legislation/CFCsAndCoPs/downloads/esrdfinalrule0415.pdf. Accessed September 2016
7. Centers for Medicare and Medicaid Services. *Medicare Basics*. CMS Pub 11034. Available at www.medicare.gov/Pubs/pdf/11034.pdf. Accessed June 2016
8. United States Renal Data System. *2015 USRDS Annual Data Report: Epidemiology of kidney disease in the United States*. National Institutes of Health, National Institute of Diabetes and Digestive and Kidney Diseases. Bethesda, MD, 2015 (Reference Tables, Volume 2, Table J.1). Available at www.usrds.org/reference.aspx. Accessed August 2016
9. United States Renal Data System. *USRDS 2015 Annual Data Report: Epidemiology of kidney disease in the United States*. National Institutes of Health, National Institute of Diabetes and Digestive and Kidney Diseases. Bethesda, MD, 2015 (Volume 2, Table J.5). Available at www.usrds.org/reference.aspx. Accessed September 2016
10. Neumann ME. Annual renal provider survey. *Nephrol News Issues*. 2016;30(8):26-29
11. United States Renal Data System. *2015 USRDS Annual Data Report: Epidemiology of kidney disease in the United States*. National Institutes of Health, National Institute of Diabetes and Digestive and Kidney Diseases. Bethesda, MD, 2015 (Reference Tables, Volume 2, Table A.1). Available at www.usrds.org/reference.aspx. Accessed August 2016
12. Dunn D, Evans D, Mutell R, et al. Employment status among end-stage renal disease patients by treatment modality. Abstract and poster presented at the National Kidney Foundation Spring Clinical Meetings, April 27-May 1, 2016, Boston, MA
13. Neumann ME. Steering dialysis patients away from Medicare will hurt ESRD program in the long run. *Nephrol News Issues*. Sept 7, 2016. Available at: www.nephrologynews.com/steering-dialysis-patients-away-medicare-will-hurt-esrd-program-long-run/
14. Centers for Medicare and Medicaid Services. *Medicare Coverage of Kidney Dialysis & Kidney Transplant Services.* CMS Product No. 10128. Available at www.medicare.gov/Pubs/pdf/10128-Medicare-Coverage-ESRD.pdf. Accessed September 2016
15. Centers for Medicare and Medicaid Services. *ESRD Prospective Payment System (PPS) Overview*. Available at https://www.cms.gov/Medicare/Medicare-Fee-for-Service-Payment/ESRDpayment/index.html. Accessed September 2016
16. Centers for Medicare and Medicaid Services. *ESRD QIP Payment Year 2017 Program Details*. Available at https://www.cms.gov/Medicare/Quality-Initiatives-Patient-Assessment-Instruments/ESRDQIP/Downloads/PY-2017-Program-Details.pdf. Accessed September 2016
17. Centers for Medicare and Medicaid Services. *Quality Incentive Program Payment Year 2017 Measure Technical Specifications.* Available at https://www.cms.gov/Medicare/Quality-Initiatives-Patient-Assessment-Instruments/ESRDQIP/Downloads/PY-2017-Technical-Measure-Specifications.pdf. Accessed September 2016
18. Centers for Medicare and Medicaid Services. *Quality Incentive Program Payment Year 2018 Measure Technical Specifications*. Available at https://www.cms.gov/Medicare/Quality-Initiatives-Patient-Assessment-Instruments/ESRDQIP/Downloads/PY-2018-Technical-Measure-Specifications.pdf. Accessed September 2016
19. National Kidney Foundation. *KDOQI History*. Available at https://www.kidney.org/professionals/KDOQI/abouthistory. Accessed September 2016
20. National Kidney Foundation. *Guidelines and commentaries*. Available at https://www.kidney.org/professionals/guidelines/guidelines_commentaries. Accessed September 2016
21. Dialysis Outcomes and Practice Patterns Study Program. *About the program*. Available at https://www.dopps.org/OurStudies/HemodialysisDOPPS.aspx. Accessed September 2016
22. Medicare Dialysis Facility Compare. Available at https://www.medicare.gov/dialysisfacilitycompare/. Accessed September 2016
23. Medicare Dialysis Facility Compare. *Star ratings*. Available at https://www.medicare.gov/dialysisfacilitycompare/#data/star-ratings-system. Accessed September 2016
24. ESRD National Coordinating Center. *Fistula First Catheter Last*. Available at http://www.esrdncc.org/en/professionals/. Accessed September 2016
25. In-Center Hemodialysis CAHPS Survey. Available at https://ichcahps.org/. Accessed September 2016
26. CrownWeb. Available at mycrownweb.org/. Accessed September 2016
27. Centers for Medicare and Medicaid Services. *ESRD Quality Incentive Program*. Available at https://www.cms.gov/Medicare/Quality-Initiatives-Patient-Assessment-Instruments/ESRDQIP/. Accessed September 2016
28. Vlchek DS, Burrows-Hudson S, Pressly NA. *Quality assurance guidelines for hemodialysis devices*. HHS Publication FDA 91-4161. Washington, DC, Health and Human Services, 1991, pp. 1-3 and 13-4 –13-6
29. U.S. Food and Drug Administration. Available at www.fda.gov/RegulatoryInformation/Guidances/default.htm. Accessed September 2016.
30. Wick G. Continuous quality improvement: a problem solving approach (Part 1). *Nephrol Nurs Today*. 1993;3(1):1-8
31. Neumann ME. Time running out for technicians. *Nephrol News Issues*. 2010;24(3):8-9
32. Nephrology Nursing Certification Commission. Certified clinical hemodialysis technician examination. Available at https://www.nncc-exam.org/sites/default/files/specifications/cchtSpecifications.pdf. Accessed September 2016

2 肾衰竭患者的临床表现

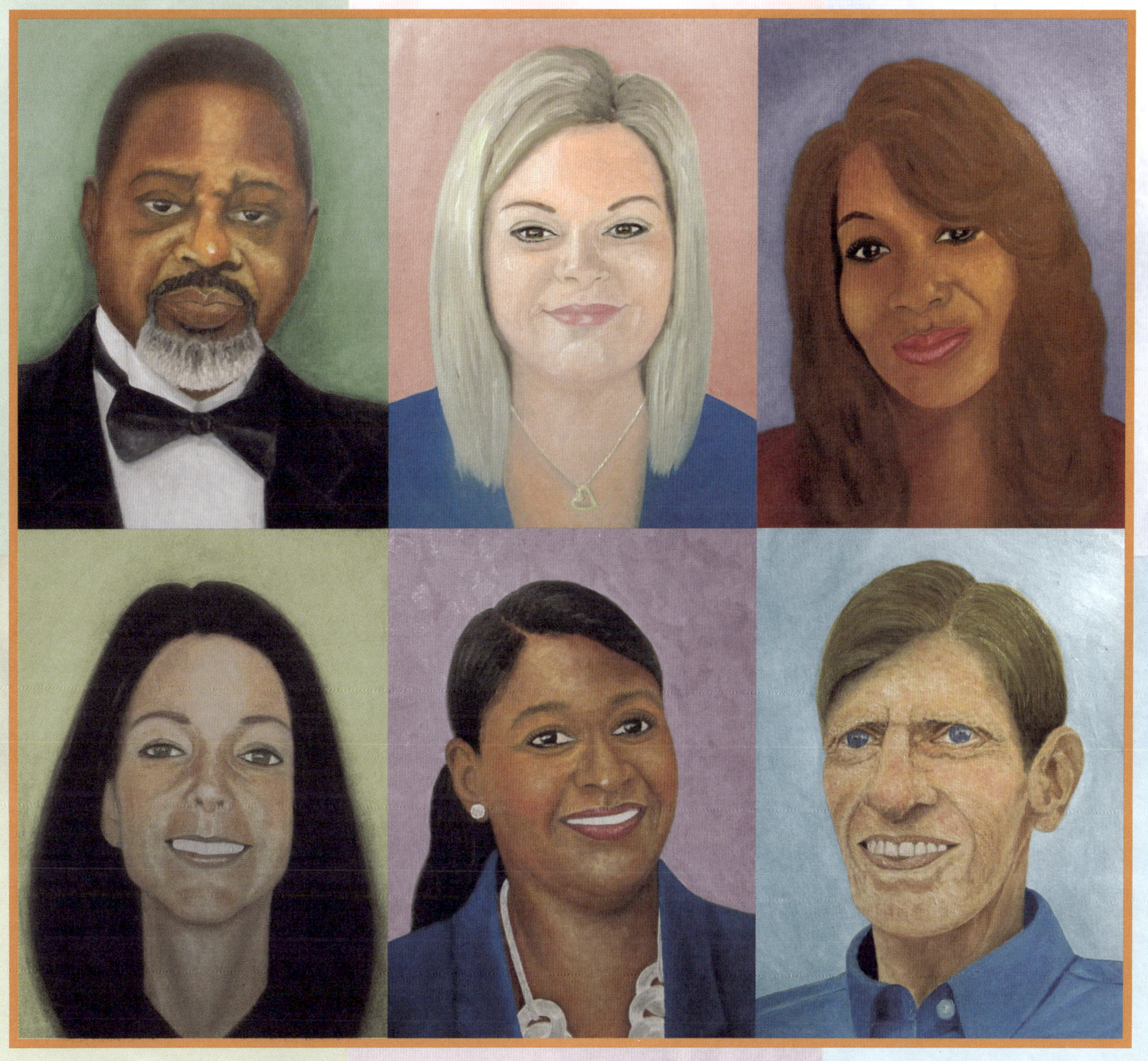

Katrina Parker Williams 1998 年毕业于东卡罗来纳大学，获英语教育硕士学位，她在一所社区大学教了 20 多年英语，直到 2013 年，肾脏病迫使她离教。如今，她写作并自学画画。

这些画展示了坚强地过着充实生活的肾脏病患者和照顾他们的工作人员。请查看 www.katrinaparkerwilliams.weebly.com，欣赏更多画作或委托作画。

“我这辈子一半以上时间都在透析。

我养大儿子，供他们上大学，做过两份工作，再婚，现在有了孙子，所有这些都是在患终末期肾病的32年里完成的。我现在还活着，是（带病生活的）倡导者，希望能鼓舞那些（错误地）认为得了肾病就是被判了死刑的人。”

目　标

本章作者

Teri Browne 博士、社会工作硕士，注册肾脏病社工

Lesley McPhatter 理学硕士、肾脏营养师、注册肾脏营养师

Vickie Peters 护理学硕士、教育学文学硕士、注册护士、医疗质量管理师

Dori Schatell 理学硕士

Lyle Smith 注册护士、护理学士、注册肾脏病科护士、腹膜透析认证护士

Beth Witten 社会工作硕士、协会注册社工、注册专业临床社工

本章审校人

Nancy M. Gallagher 理学学士、注册护士、注册肾脏病科护士

Darlene Rodgers 护理学士、注册护士、注册肾脏病科护士、医疗质量管理师

John H. Sadler 医学博士

Vern Taaffe 理学学士、注册肾脏病临床工程技师、注册透析用水专员

Tamyra Warmack 注册护士

Beth Witten 社会工作硕士、协会注册社工、注册专业临床社工

测验问题练习网站：
www.meiresearch.org/cc6

完成本章学习后，您将能够：

1. 标出正常肾脏的结构并列举其功能。
2. 了解尿毒症的定义并列出它的至少五种症状。
3. 列出至少四个因肾衰竭而经常出现的健康问题。
4. 说明肾衰竭的每种可选治疗方式。
5. 讨论同理心的价值，并说出三种有助于运用同理心来提供照护的方法。
6. 说明肾衰竭患者康复的三个重要方面。

缩略语见缩略语及术语表。

引言

肾衰竭患者需要透析治疗或肾移植才能生存。肾衰竭有几种治疗方式，治疗的选择会对患者的日常生活产生重大影响，包括：

- 他们可以摄入的饮食
- 他们的睡眠情况
- 他们的活动和工作
- 他们需要服用多少药物
- 他们如何支配自己的时间
- 他们的生育能力

透析患者是照护的重点。患者可通过良好的透析治疗使生活质量得到改善，也会因错误或不当的治疗而受到伤害。一些患者会积极参与自身的照护，并力所能及地去学习。请尊重并鼓励这种兴趣！另一些患者可能没那么积极，但他们也需要您的支持和帮助。

有些患者因为透析治疗放弃了正常生活，而另一些患者则把治疗看成是他们生活的一部分。他们可能是教师、公共汽车司机、律师、家庭主妇、房地产经纪、工具模具制作匠人、学生、父母、退休人员、艺术从业者等等。不管是哪一种，接受透析的人都不仅仅是一名“患者”。***他们首先是人，就像您一样***。他们从来都不想得肾衰竭，这不是他们自找的，他们可能也没做过任何能招来这个病的事情，而且他们*都*有自己更想过的生活。

“我大学毕业了，找了一份喜欢的全职工作，和我最好的朋友结了婚，买了房，养了三只狗和一群鸡，并成为我们医院的患者家属咨询委员会的一员，和他们分享我在帮助改善患者照护方面的经验！”

对肾衰竭患者的照护目标是帮助每一位患者达到其最好的功能和健康水平。您的患者只有一个共同点，就是肾脏不再工作了。在您检查生命体征、执行治疗步骤或进行机器检查时，和您的患者聊几句以了解他们。询问他们的家人、工作和喜欢做的事情。询问他们对自己得肾脏病的原因和透析了解多少。了解他们希望将来能做什么。您会发现，看起来又沮丧又闷闷不乐的患者不久前曾是那么独立。

透析就像患者生活中的一股浪潮，能冲刷掉他们习以为常的一切。他们可能会想知道自己能活多久、生活质量怎么样，以及能否应对透析带来的所有变化。他们可能会*觉得*无法再做以前喜欢的事情了，但却不去求证是否真的是这样。告诉他们：就算肾脏不再工作，依然有可能长久生存。有患者在肾衰竭后靠着透析和移植活了 50 年甚至更久。除非患者抱有*希望*，相信自己一定有未来，否则他们无法学习。帮助您的新患者明白，积极参与自身照护有助于他们感觉更好、寿命更长。传递这样的信息可以为患者带来希望，并帮助他们改善自身的预后。

您将在本章的后面部分学习患者应该如何应对。肾衰竭患者可能会告诉您，他们感到焦虑、抑郁或愤怒。或者，他们可能根本无法表达自己的感受。他们*似乎*应付得很好，直到有些事令他们爆发。当您听到或看到让您担心的事情时，请告诉社工。请他 / 她教您如何为您的患者提供支持。您和其他工作人员对待患者的方式会影响他们在您的诊所的治疗体验。请尊重每一位患者。

想想您或您的亲人希望得到怎样的对待。每天都要牢记这一点，这样您就能为所有患者提供最佳照护。

“我一周有四晚到舞厅跳舞，接受透析时全程都在玩（游戏）。”

作为透析技师，您是照护团队的耳目，您与每位患者的接触最密切。尝试了解您的患者，并告诉其他团队成员您的观察和看法，以改善照护。患者会提出问题，且希望您知道答案，或者将他们介绍给能够提供帮助的人。这意味着您需要了解肾脏病、其病因、对身体的影响、可选治疗方式、照护团队中各自的职责等等。无法回答所有问题不要紧，但患者仍然需要在这些问题上得到帮助。如果您不了解某个问题，请找个了解的人。

本章包括以下内容：

- 正常肾功能
- 急性和慢性肾脏病
- 肾衰竭引起的问题
- 肾衰竭的可选治疗方式
- 照护团队的职责
- *肾*（与肾脏相关）营养
- 如何帮助患者应对肾脏病
- 沟通技能
- 康复
- 应对患者死亡

您学到的内容将有助于您了解患者，以便为他们提供最好的照护。

肾脏的结构

大多数人有两个肾（图 1）。每个大约有拳头大小，重约 150 g。肾脏位于身体背侧，腰部略靠上方，由脂肪囊和胸廓保护。

每个肾脏表面都包裹着一层坚韧的纤维囊（图 2）。囊下是一层称为*肾皮质*的细胞。若将肾脏纵切成两半，可见在皮质下，肾脏有以下几部分：

- 肾脏内部靠近中心的部分，即*肾髓质*，由称为*肾锥体*的若干三角形楔状结构组成。每个锥体及其上方皮质称为一个*肾叶*。
- 每个锥体的尖端称为*肾乳头*。
- 每个肾乳头朝向的一个杯状开口，称为*肾盏*。
- 每个肾盏将尿液送入*肾盂*。
- 每个肾脏的肾盂与*输尿管*（将尿液送至*膀胱*的管道）相连。
- 两条输尿管均排入*膀胱*。
- 膀胱储存尿液，然后尿液通过*尿道*排出体外。

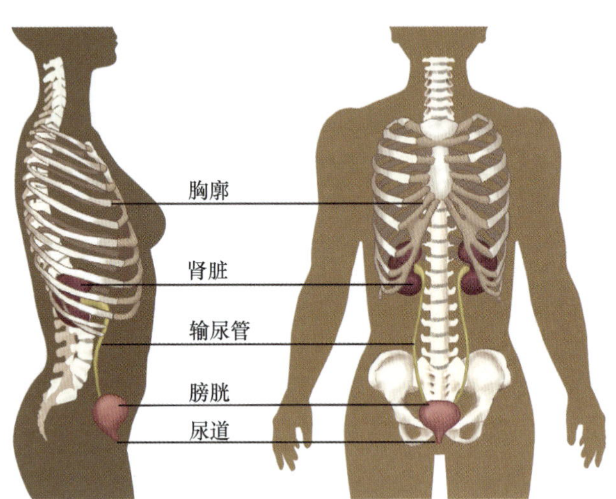

图 1　肾脏的位置

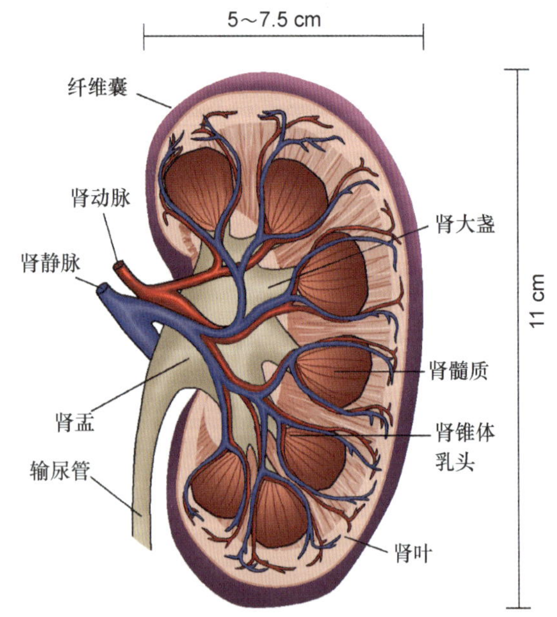

图 2　肾脏剖面图

肾单位

心脏每搏动一次，就会将血液经主动脉（即：身体最大的动脉）泵送到*肾动脉*。然后由更小的血管保持恒定的肾血流。*毛细血管*有些细到一次只能通过一个红细胞，它将血液输送到肾脏内的*肾单位*（图 3）。每个肾脏内约有一百万个肾单位来过滤多余的水和废物，并保留身体所需的物质。肾单位起于肾皮质，并伸展至髓质。每个肾单位均由一个*肾小球*和一组*肾小管*组成。

肾小球

*肾小球*是包裹在*肾小球囊*内的一团毛细血管。毛细血管壁是*半透膜*。壁上的孔可让小物质穿过，但会截留大物质。

肾脏有点像一台咖啡机。滤网拦住大咖啡渣，但让液体咖啡流过。如果滤网破了，咖啡渣就会漏进咖啡中。

与咖啡滤网一样，健康肾小球壁上的孔会截留大的细胞，比如血细胞和蛋白质，但水和较小的物质可以通过。血液从*入球*（流入肾小球）*小动脉*进入每个肾小球。每次心跳产生的血压将水从血液中经微小的缝隙压入“肾小球囊”。小的废物和多余的水作为*肾小球滤过液*通过毛细孔。如果有肾单位受损，大的细胞也会漏出。

肾小管系统

肾小球将滤过液依次送入一组*肾小管*中：

- *近*曲小管
- 髓袢
- *远*曲小管
- 集合管

在肾小管内，身体仍然需要的化学物质和水会返回到血液中。废物和多余的水则排入肾盏。然后

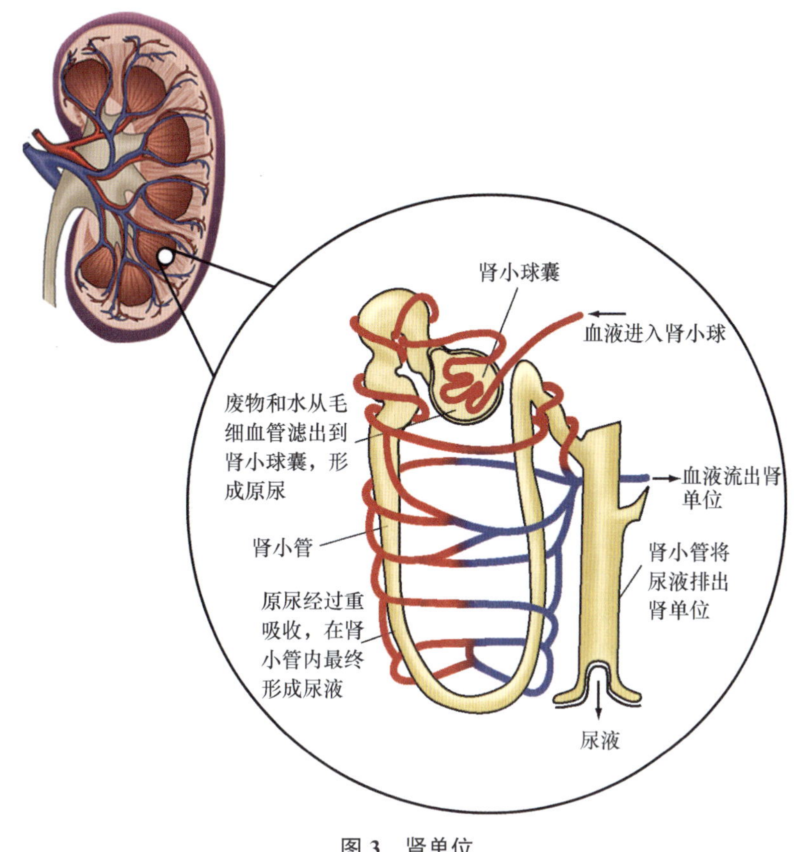

图 3　肾单位

从那里流入肾盂，再进入输尿管，形成尿液[1]。

正常成人每分钟产生约 125 ml 的肾小球滤过液，即每天约 180 L[1]。几乎所有滤过液都在肾小管内*重吸收*。血液经*出球*（流出肾小球）小动脉回到血液循环。肾小球滤过液中仅有 1% 左右的水（约 1 ～ 2 L）最终形成尿液[1]。

肾脏的功能

肾脏的主要功能是时刻保持体内的平衡，即维持*内环境稳态*。肾脏通过选择重新吸收哪些物质，将哪些物质释放到尿液中，调节血液中的水和矿物质平衡。为了维持内环境稳态，肾脏：

- 清除水和废物
- 维持盐和其他电解质平衡
- 控制血压
- 产生激素
- 维持酸碱平衡

排泄功能

肾脏将废物和多余的水以尿液的形式*排出*（清除）。如果您在炎热的室外工作，出汗多且不喝水，肾脏产生的尿液会减少。如果您喝了一大杯柠檬水，肾脏产生的尿液就会增多。尿液是体内多余的水，含有大量废物，这些废物来自：

- 食物或药物的*代谢*（分解成身体可以利用的形式）产物
- 日常肌肉活动时的组织分解
- 毒素和酸

内分泌功能

*激素*是身体某部分产生的、影响其他细胞或器官的化学物质[2]。激素充当信使，打开和关闭身体另一部分的功能。肾脏有*内分泌*功能，它们充当腺体，将两种激素和一种酶分泌到血液中（图 4）：

- **促红细胞生成素**刺激骨髓生成红细胞。
- **骨化三醇**（活性维生素 D）使肠道吸收食物中的钙。
- **肾素**是一种*酶*（产生作用的蛋白质），帮助调控血压。

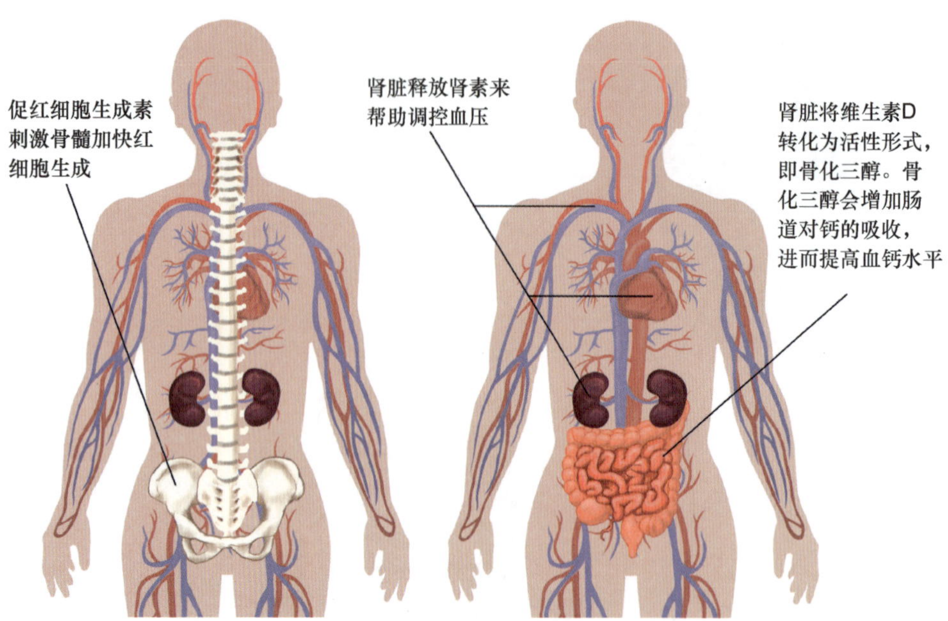

图 4 肾脏分泌的激素

电解质平衡

*电解质*溶于水时形成*离子*（带电粒子）。离子导电。血液中有七种主要电解质：钠、氯化物、钙、碳酸氢盐、镁、磷酸盐和钾。肾脏会吸收或释放这些物质，以使血液中的每种物质时刻保持适当水平。

血压控制

健康肾脏主要以两种方式调控血压[3]：

1. 肾脏每时每刻都在储水和排水。血液中适当、恒定的水量，有助于维持血压稳定。血液中水量*增加时*，血压也随之升高。血液中水量*减少时*，血压也随之下降。保持恒定的水量还有助于将血液电解质水平保持在安全范围内。

2. 肾脏需要持续有力的血液供应才能发挥功能。肾动脉的特殊细胞在血液进入肾脏时感应血压。每次血压下降时，肾脏就会分泌肾素这种酶。身体利用肾素形成血管紧张素，血管紧张素是一种强效*血管收缩剂*，通过缩窄血管来提高血压。血管紧张素还刺激肾脏储盐和储水。

酸碱平衡

纯水的 pH 值（7）为*中性*，也就是说，既不是酸性（pH 值小于 7），也不是碱性（pH 值大于 7）。为了维持生命，体液的 pH 值范围必须保持在 7.35 至 7.45 之间，即弱碱性。健康肾脏有助于维持酸碱平衡[4]。它们从血液中清除多余的酸，并将其经尿液排出，还有助于产生*碳酸氢盐*这种有助于将酸碱水平维持在正常范围内的缓冲液。如果体液酸性过高（肾脏病患者的一个常见问题，称为*代谢性酸中毒*），蛋白质会分解，酶会停止发挥作用。患有这种疾病的患者可能会感到无力和疲倦、呼吸急促、心跳加快，还可能出现头痛和意识模糊。

肾衰竭的类型

肾脏会因*急性*（突发）事件而迅速衰竭，也可能经过数年缓慢衰竭，其间患者可能知道、也可能不知道身体出了问题。

急性肾衰竭

*急性*肾损伤（AKI）是一种突发的严重肾功能丧失，可导致急性肾衰竭[5]。AKI 的诱因可能包括脱水或体液流失（如严重失血）、毒素（如药物）和*脓毒血症*（严重血液感染）[6]。我们需要肾脏发挥功能才能生存，肾功能即使短暂丧失，也可致命。在一项对 156 名 AKI 患者进行的研究中，需要透析的患者超过一半在医院死亡。在回到家中的患者中，只有 40% 多存活了 5 年[6]。在患 AKI 伴其他健康问题的重症监护患者中，死亡率高达 80%[6]。存活的患者中有十分之一后来出

表 1　慢性肾脏病分期、*白蛋白尿*（尿液中含蛋白）和终末期肾病风险 *

慢性肾脏病分期	eGFR [ml/（min · 1.73 m²）]		白蛋白尿水平：正常至轻度升高 < 30 mg/g	中度升高 30 ～ 300 mg/g	重度升高 > 300 mg/g
1	90 +	正常或升高			
2	60 ～ 89	轻度下降			
3A	45 ～ 59	轻度至中度下降			
3B	30 ～ 44	中度至重度下降			
4	15 ～ 29	重度下降			
5	＜ 15	肾衰竭			

* 经 Elsevier 许可，翻印自 Kidney International Supplement. Vol 3. Kidney Disease：Improving Global Outcomes（KDIGO）CKD Work Group. KDIGO 2012 clinical practice guideline for the evaluation and management of chronic kidney disease. Pages 1-150，2013.

现慢性肾衰竭[6]。

慢性肾脏病（慢性肾病）

慢性肾病是一个长期、缓慢的肾单位流失过程。肾脏中有大量的肾单位，即使超过一半的肾单位不发挥作用，人们也会觉得很健康。患者可能没有注意到慢性肾病的早期症状，或者虽然注意到，但并没有意识到是因肾脏问题引起的。他们或许有部分或所有的*尿毒症*（血液中有毒素）体征，我们会在后面的章节中讨论。

慢性肾病若发展为肾衰竭，可能需要数月或数年时间。大多数慢性肾病患者（多达 95%）会在肾功能尚未衰竭前死于其他原因，如心脏病[7]。许多慢性肾病患者还伴有心脏问题或其他疾病。

尿液检查和血压检查等常规医学检查是筛查慢性肾病的有效手段。血*肌酐*（健康肾脏清除的一种废物）检查可及早发现慢性肾病，在能最有效地延缓肾单位流失的时候予以治疗。

慢性肾病患者如果做到以下几点，将有助于延缓肾功能丧失[8]：

- 将血糖维持在目标范围内
- 将血压维持在目标范围内
- 避免服用非甾体抗炎药（NSAID，如萘普生和布洛芬）来止痛
- 如果吸烟，则戒烟
- 如果需要使用造影剂（染料）进行影像学检查，如 X 线或 CT 扫描，请医生采取措施保护肾脏

美国国家肾脏病基金会（NKF）根据*估算肾小球滤过率*（eGFR）划分了五个慢性肾病分期，eGFR 是肾脏滤过效果的公式，通过年龄、性别、种族和血肌酐水平来计算。第 5 期慢性肾病最为严重。尿液中的*白蛋白*（一种蛋白质）越多，慢性肾病进展为肾衰竭的风险就越高。（慢性肾病分期及白蛋白尿水平见表 1。绿色表示风险最低，深红色表示风险最高。）当 GFR 降至大约 10 ml/（min · 1.73 m²）以下时，需要进行透析或肾移植，但具体应根据患者症状，而不仅仅是血液检查结果[9-12]。

肾衰竭的病因

在美国，2010 年至 2014 年间开始接受透析的患者中，有 83.5% 因糖尿病、高血压或肾小球疾病导致肾衰竭[13]。

糖尿病

“我是一个有 20 多年糖尿病龄的老病号，前 10 年我没在意这个病，虽然医生告诉我不控制糖尿病的后果，但我根本不相信这些倒霉事儿会发生在我身上。”

糖尿病是一种导致血糖高于正常水平的疾病，影响多达 2900 万美国人，在美国是引起死亡的第七大原因。还有 8600 万美国人处于糖尿病前期，有患糖尿病的风险[14]。

糖尿病主要有两种类型，它们*都*可能损害肾脏：

- 在 **1 型糖尿病**中，免疫系统杀死胰腺中产生胰岛素的 β 细胞。

- 在**2 型糖尿病**中，胰腺不能产生足够的胰岛素，或者身体不能利用其所产生的胰岛素。

在美国，2 型糖尿病是引起肾衰竭的首要原因；超过 90% 的美国成人糖尿病患者所患的是 2 型糖尿病。2010 年至 2014 年间，美国所有肾衰竭病例中有 45.9% 由糖尿病引起，其中 42.1% 由 2 型糖尿病引起[13]。

糖尿病会损害心脏、血管和神经，是导致失明、截肢和肾衰竭的首要原因（图 5）[15]。一些种族（非裔美国人、西班牙裔美国人和美洲原住民）患 2 型糖尿病的风险更高[16]。

改变生活方式有助于预防糖尿病。在一项针对涉危人群进行的大型研究中，减重 5% 且每周至少有 5 天进行 30 分钟运动，可降低患病风险。这些改变使 2 型糖尿病的发病率降低了 34%，甚至 10 年后也是如此[17]。

高血压

“我以前很壮，有高血压，但不知道这些是征兆。我会头痛，然后吃粒药就完事了。有一天我昏倒了，血压达到 200/167 mmHg，后来进了急诊室。他们给我用了保护肾脏的药物，但我知道总有一天我得透析。我生了孩子后几个月就开始透析了。”

在美国，肾脏病的第二大致病原因是*高血压*。从 2010 年到 2014 年，29.4% 的透析患者因高血压导致肾衰竭[13]。高血压会损害通向肾脏的血管，并损伤微小的肾小球。高血压患者可能没有症状，因而未得到治疗。或者他们可能知道，但因为费用或副作用的问题，没有使用降压药。

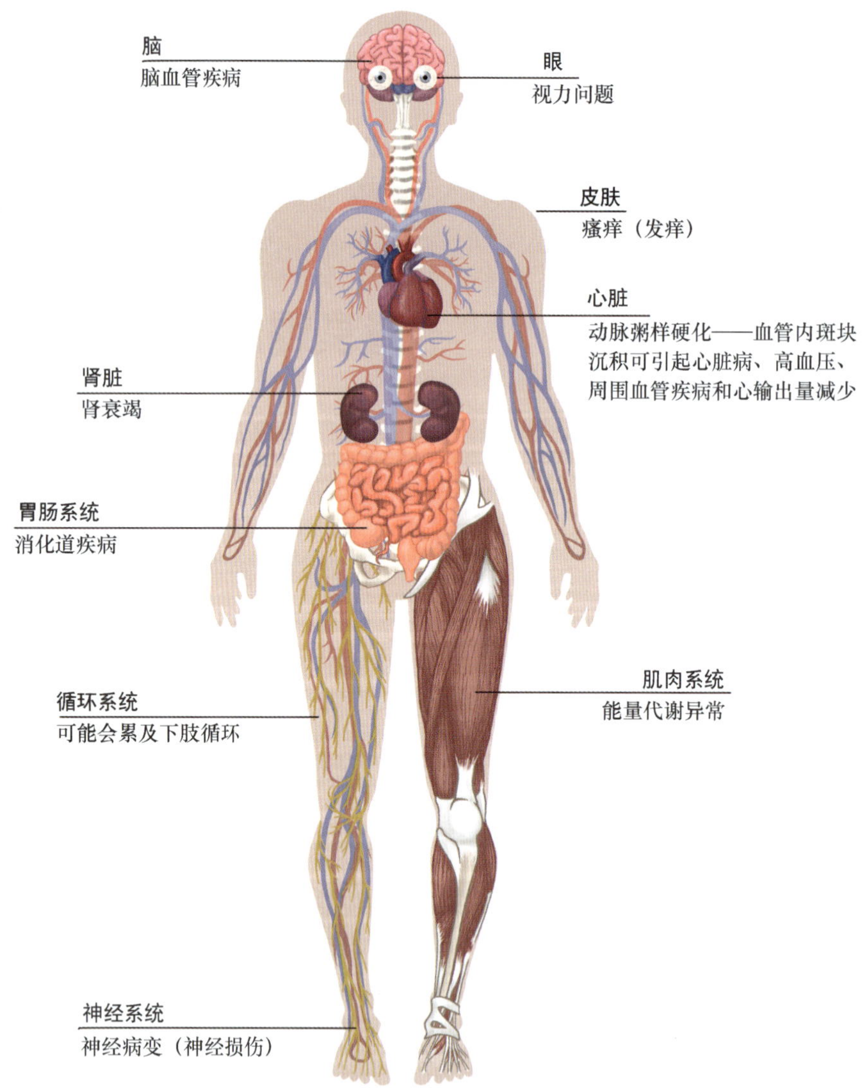

图 5　糖尿病可能引起的并发症

高血压分为两种类型：

1. ***原发性*高血压**——不明原因的高血压。治疗方法包括饮食（如限制盐和加工食品）、运动和降压药（*抗高血压药*）。原发性高血压通常在家族成员中存在，因此有家族史会很重要。

2. ***继发性*高血压**——由另一种健康问题或一种药物反应引起的高血压。手术可修复一些问题，如主动脉出生缺陷或肾动脉狭窄[18]。

肾小球疾病

"我觉得不舒服，双腿肿胀，所以就去看病。医生给我做了尿检，我本以为他会说我可能得了流感或者不是什么大病，但他却显得很担心，这吓得我不轻。他是我的家庭医生，我从小就找他看病。他告诉我，我必须去看肾脏专科，在那里我知道自己得了 FSGS［一种肾小球疾病］，我特别惊讶，一下子就呆住了。"

肾小球疾病包括如下疾病：

- *肾小球肾炎*（肾小球炎症）
- *肾小球硬化*（肾小球变硬）

这些疾病可能发病缓慢，也可能发病迅速。2010 年至 2014 年间，8.2% 的肾衰竭患者有肾小球疾病[13]。

多囊性肾病（多囊肾）

"我有多囊肾，我的肾脏太大了，大到必须切除，我才能接受移植。"

*多囊肾*是一种遗传性疾病，导致肾内（有时在肝脏）长出若干充满液体的囊肿。肾囊肿会挤压健康组织，导致肾脏衰竭。在大多数情况下，多囊肾患者在其他方面健康、稳定，且往往表现良好。有些药物可以帮助延缓多囊肾发展至终末期。2010 年至 2014 年间，2.2% 的肾衰竭患者存在某种囊性疾病[13]。

慢性肾病的其他病因

"我有狼疮和高血压，很长时间都没发现。形成的瘢痕让我的肾报废了，最后我不得不做透析！"

还有许多其他不太常见的肾衰竭原因[13]：

- 出生缺陷
- 反复形成或较大的肾结石
- 系统性红斑狼疮（SLE）
- 药物滥用
- 肾脏感染
- 癌症
- HIV/ 艾滋病
- 镰状细胞病
- 未知病因

无论什么原因导致肾衰竭，可选的治疗方式都是相同的。

肾衰竭引起的问题

现在，您知道肾脏要在体内完成许多复杂的任务，它们开始衰竭时，就会停止执行这些重要任务（图 6）。因此，肾衰竭会影响大多数身体系统。

电解质失衡

"我丈夫觉得自己很遵守饮食要求，但钾水平还是不断上升。后来，他经历了癫痫发作，被送去急诊，在重症监护室昏迷，用了 5 天维生设备，一共住院 12 天。"

*电解质*是溶解后会分解成离子的矿物质。身体利用它们将信号从神经传递到肌肉。健康肾脏能够保持电解质平衡，但慢性肾病会干扰这种功能。血液中的任意一种电解质水平过高或过低时，会对患者造成伤害甚至死亡。透析液的成分与正常血浆中的水相近，可使透析平衡正常产物并清除废物。

钠（Na^+）

钠有助于保持体内的水平衡，并帮助传递神经信号。

- **高钠血症**是指血液中的钠*含量过高*。这在透析中并不常见，但如果脱水（水分流失过多）或水*和*盐同时流失（例如，因严重病毒或大量出血），则可能发生。症状包括极度口渴、意识模糊、癫痫发作和死亡[19]。
- **低钠血症**是指血液中的钠*含量过低*。在普通人中进行的大量饮水比赛会导致此问题。如果透析液混合比例不当且未进行检测，

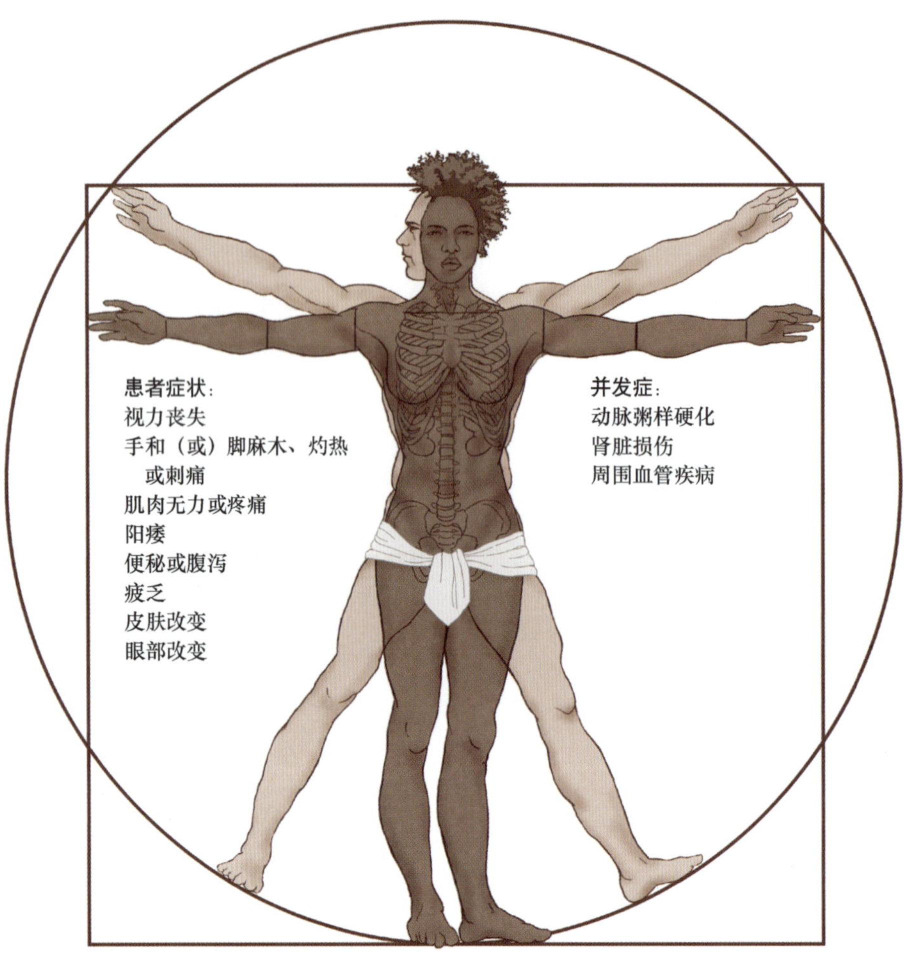

图 6 慢性肾病的并发症

则可能发生低钠血症。症状包括肌肉痛性痉挛、烦躁不安、意识模糊、头痛、疲乏和恶心。在严重情况下，可发生致死性脑水肿[20]。在心力衰竭患者中，钾水平可能过高，同时钠水平过低[21]。

钾（K^+）

“在医生调整我的透析液中的钾含量之前，我必须警惕每一撮蔬菜或水果。我可能因为一天吃了一份，然后就吓得心惊肉跳。我的钾水平一直处在高位，尤其是夏天，我会从花园摘点儿新鲜蔬菜，或吃点新鲜水果。自从调整后，我可以吃一个番茄和一些哈密瓜或草莓（都是我爱吃的），也不必担心了。现在，我一天吃 1 ～ 3 份蔬菜或水果。”

钾有助于控制神经和肌肉，包括心脏。它还能帮助身体保持水分平衡以及利用葡萄糖。人体中大部分钾存在于细胞内，而不是血液中。血液中需要少量恒定水平的钾，健康的肾脏能够严格控制钾水平。

- **高钾血症**是指血液中的钾*含量过高*。透析患者可能食用太多高钾食物。其他原因包括严重失血、碾压伤、外伤、*溶血*（红细胞分解）和错过（透析）治疗。高钾血症可导致心律失常，心律失常可致命。其症状可能包括心脏节律改变、无力和心脏漏搏，或者，心脏直接停搏[1]。
- **低钾血症**是指血液中的钾*含量过低*。这在透析中不太常见。如果患者尚有残余肾功能、呕吐、腹泻、摄入的含钾食物不足或透析清除过多，就会发生这种情况。低钾血症可引起刺痛或麻木、疲乏、肌肉无力、肌肉损害、晕倒和心律失常[22]。

透析液（“洗肾液”）的钾含量通常保持在 2 ～ 3 mmol/L 范围内，以帮助保护患者的心脏。已证实该水平可减少钾转移，对于*透析前（钾）水平 < 5 mmol/L 的患者*，钾转移会增加心脏性猝死风险。

但是，进食大量水果和蔬菜*且*钾水平＞5.5 mmol/L 的患者则可能是一个罕见的例外[23]。肾脏科医生会在处方中规定透析液中的钾含量。患者如果喜欢吃大量水果和蔬菜，可以询问医生自己适合的钾含量。

钙（Ca^{2+}）

钙主要存在于骨骼和牙齿中，血液和体液中时刻需要钙来控制凝血、酶、激素、神经和肌肉。

- **高钙血症**是指血液中的钙*含量过高*。这有很多原因，例如钙摄入过多（来自磷结合剂药物）或维生素 D 摄入过多。症状可能包括疲乏、呕吐、无力、肌肉抽搐和意识模糊[24]。
- **低钙血症**是指血液中的钙*含量过低*。肠道无法吸收钙时，就会发生这种情况。或者，如果磷水平过高，钙水平就会下降。有些药物可改变血钙水平。症状可能包括肌肉痛性痉挛、心律不齐和*手足搐搦*（震颤、面部颤搐、肌肉痉挛和肌肉疼痛）[19]。

磷（P）

"我的营养师告诉我，治疗时间长一点，我的身体就有机会将存在于细胞里的磷拽到我的血液中，这样就能把它透析掉了。"

与钙一样，磷主要存在于骨骼和牙齿细胞内。它在身体的能量利用方面起着至关重要的作用。

- **高磷血症**是指血液中的磷*含量过高*。衰竭肾脏的磷去除量达不到健康肾脏那样多。透析中心标准血液透析（血透）也不会去除太多磷，因此它会在血液中蓄积。短期内，患者如果血磷水平高，可能会有严重的瘙痒[25]。长期则会出现骨病。如果血钙和血磷水平*同时*很高，这两种矿物质会结合，并且可能在皮肤、眼、肺、心脏和关节中形成有棱角的磷酸钙晶体沉着，并阻塞血管。若发生名为*钙化防御*或*钙性尿毒症性小动脉病（CUA）*的罕见问题，患者可能会失去手指、四肢甚至生命[26]。透析中心标准血透患者必须随每次餐点服用*磷结合剂*。此药物在肠道中与磷酸盐结合，从而减少吸收到血流中的量。患者还必须限制饮食中的磷含量。
- **低磷血症**是指血液中的磷*含量过低*。这在透析患者中并不常见，可能是由于尚有残余肾功能、饮食不当或服用过多结合剂。如果血磷水平不低于 2 mg/dl，通常不会出现症状，如果血磷水平＜2 mg/dl，症状可能包括肌肉无力、昏迷和（或）红细胞功能问题[19]。

您在电解质管理方面的职责

- 向护士报告所有症状。
- 确保向每位患者提供正确的透析液。
- 如果是您进行透析液混合操作，则让另一名工作人员进行核对，以确保其配比正确。
- 督促患者遵守为他 / 她制订的饮食计划和液体限制。
- 学会进行透析液和水处理系统确认检查，只有确定它们准确无误后才可以开始治疗。

尿毒症

"我几乎一夜之间就长了 18 斤。我喘不上气来，几乎走不了半条街，还全身发痒。我知道一定是哪儿出了大问题。我呕吐，还流鼻血。"

"我一直找我的保健医生看病，但几个月下来，脚踝一直肿胀，高血压也没控制住，所以我去看了急诊。他们给我做了一些简单的检查，告诉我，我已经是 4 期了。我听到后惊呆了！"

肾衰竭患者有*尿毒症*（血液中各种废物蓄积）。尿毒症（uremia）一词来自*尿素*（urea），它是一种用于衡量透析剂量的废物。尿素并不是唯一一种会蓄积并引起症状的废物，甚至也不是毒性最大的废物，但测定简便且费用低廉。病史和体格检查（以及一些检测化验）可以帮助诊断肾病和尿毒症。尿毒症的症状可以出现得很缓慢，以至于患者没有察觉。或者，患者可能有症状但不自知，因为他们不懂要看什么（表 2）[27]。大多数人在肾脏衰竭时，不会感到肾脏周围疼痛，但多囊肾、感染或肾结石患者可能会有疼痛。

表 2　肾衰竭和尿毒症症状及其发生原因

肾衰竭和尿毒症症状[1]	发生原因
手足和（或）面部水肿（肿胀）	组织积水
呼吸困难	肺部积水
尿量增加或减少；夜间起夜排尿（*夜尿症*）	肾脏在夜间（或躺下时）产生的尿液更多
泡沫或泡状尿	蛋白质渗入尿液
瘙痒——可能很严重的发痒	废物在体内蓄积，如尿素、磷和钾
口臭、口中金属味、恶心、不想吃蛋白类食物	
皮肤发黄	
睡眠或性问题	

您在尿毒症管理方面的职责

透析有助于缓解许多尿毒症症状。但是，每周在透析中心进行三次标准血透仅可代替健康肾脏的一小部分功能。健康人的正常 eGFR 为 **90 ～ 120** ml/（min · 1.73 m^2）[28]。当 eGFR 范围降至约 **6 ～ 12** ml/（min · 1.73 m^2）时，可根据症状开始透析。不同频次血透相当于多少 eGFR[29]？

- 每周 **3 次**（标准）治疗：
  约 **16.8** ml/（min · 1.73 m^2）
- 每周 **4 次**治疗：
  约 **21.0** ml/（min · 1.73 m^2）
- 每周 **5 次**治疗：
  约 **26.6** ml/（min · 1.73 m^2）
- 每周 **6 次**治疗：
  约 **33.6** ml/（min · 1.73 m^2）

因此，患者即使接受透析，如果没有得到充分的治疗，也可能有尿毒症症状。

如果您能做到以下几项，就能帮到患者：

- 了解尿毒症的症状
- 询问患者是否有这些症状（他们可能不懂该看什么）
- 向护士报告症状，以便评估患者的治疗

贫血

“要是你精力不够，动弹不了，就很难提起劲来。我是说，或许我有点儿心思，想做点儿什么事，但就是做不到。我没那么大的精力，想做的事儿做不到，让我有点儿郁闷。”

健康的肾脏产生*促红细胞生成素*（促红素）。促红素向骨髓传递生成更多红细胞的信号。随着肾脏衰竭，其产生的促红素减少，会导致*贫血*，即：红细胞缺乏（图 7）。为了检测贫血，我们测量血液中的*血红蛋白*（Hgb）水平，血红蛋白是使红细胞呈红色的携氧蛋白。

人在贫血时，红细胞减少，组织缺氧，可导致以下症状：

- 疲乏
- 无力和精力不济
- 总是感到寒冷
- 神志模糊
- 皮肤、牙龈和指甲床苍白

医生通过测量 Hgb 水平来诊断和监测贫血。如果患者的 Hgb 水平降至过低，有以下治疗：

- **铁**。铁是红细胞的组成成分，通常以口服或静脉注射的形式给予患者。但口服铁剂可引起胃部不适和便秘[30]。静脉注射铁

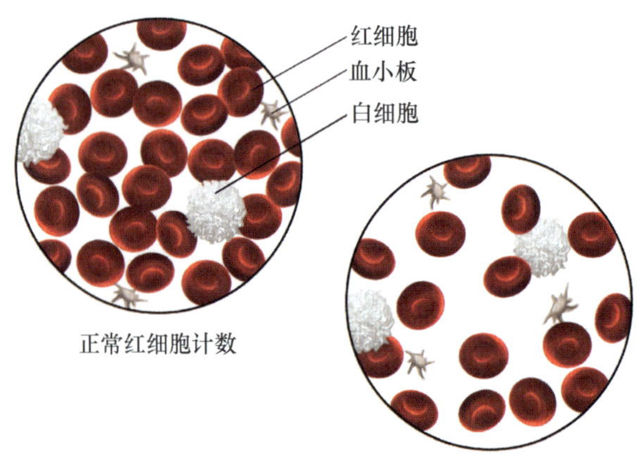

图 7　正常血液和贫血

剂可引起严重甚至危及生命的过敏[31]。此外，有研究显示，过量的铁会在患者肝脏内蓄积[32]，且铁若达到毒性水平，可能增加心脏病和死亡的风险[31]。现在有第三种选择。肾脏科医生可开处一种添加到透析液中的铁剂。这种药物叫 Triferic®，仅补充每次治疗时流失的铁量（失血时，铁会随之流失），仅将铁送至需要铁的骨髓处，不会引起过多的铁蓄积在肝脏中[33]。由于此药加入透析液，所以您可能会涉及向患者给药，这样是否可行取决于您所在州的法律。

- ***刺激红细胞生成类药物*（ESA）**。此类合成促红素于 20 世纪 80 年代末上市，用于治疗贫血，*无需*输血。此后，有些研究认为，高剂量 ESA 与更高的卒中和心脏问题风险有关。2011 年，美国食品药品监督管理局（FDA）对于将 ESA 用于接受透析的患者设立了限制：[34]
  - 当 Hgb 水平低于 10 g/dl 时，开始 ESA 治疗。
  - 如果 Hgb 水平接近或超过 11 g/dl，则减少 ESA 剂量或暂停使用 ESA。

  肾脏科医生必须权衡每位患者的症状和对 ESA 的需求，从而避免输血，尤其是对想要移植的患者。有许多种 ESA。大多数透析性贫血治疗方案先尝试使用铁剂来提高 Hgb 水平，然后才是 ESA。
- **输血**。Hgb 水平迅速下降时，可向患者输血，因为输血可立即提高 Hgb 水平。但是，血液是一种活的物质，它含有来自捐血者的抗体。这些抗体作为免疫系统的一部分，可使患者的免疫系统过敏，进而使其攻击新肾脏，这会使日后的肾移植更加困难。尽可能使用铁剂和 ESA 治疗贫血，这样最安全。自联邦医疗保险“打包”支付透析和药物费用以来，美国的输血率有所提高[35]。ESA 的平均使用量已下降，临床医生正设法找出适于患者的 ESA 剂量。

良好的贫血照护需要一个团队的努力。您的诊所可能设有**贫血管理计划**。护士或营养师可能是贫血管理负责人。她 / 他遵循计划，观察 Hgb 水平的趋势，并与每位患者一起评估症状，然后向医生报告。询问您的诊所中谁是贫血管理负责人。您可以与其配合，帮助确保您的患者获得良好的贫血照护。

您在贫血管理方面的职责

- 每次治疗时，尽可能将患者的所有血液回输入血管中。
- 告诉护士任何异常出血。失血会使贫血加重。
- 告诉护士患者是否有感染。体内炎症可引起促红素耐药，因此剂量必须显著加大。
- 如果检验科可以使用少量血液进行检查，请使用儿科（小号）抽血管来抽血。
- 如果您所在的诊所复用透析器，若有透析器未通过检测，请告诉护士。
- 督促您的患者前来接受每次治疗，并完成整个治疗过程。
- 在某些州，如果医生开处了 Triferic®，您可能需要将其加入透析液中。

左心室肥大（LVH）

“周五早上我呼吸困难。我大口地喘着气，害怕自己就要死了。我打了 120。到了急诊室，他们给我吸了氧，还用了一些药物来让我不那么惊慌。他们给我做了 X 线片之类的检查。我的肺里有太多积液，心脏哪个地方可能有了问题。我的血压最高达到 200/125 mmHg。”

心脏将来自肺部的含氧血液泵送到身体的每个细胞。LVH 是一种心脏问题，是指左心室（心脏的主泵室）中受损部分的心肌变松弛且过度生长，还可能发生纤维化。其余部分心肌虽然较大，但力弱、僵硬，无法有力地泵血，*且*该心室内用于容纳身体所需血量的空间减少（图 8）[36]。心脏大而无力时，血液会返流入肺内（充血性心力衰竭），身体会缺氧。

伤害左心室肌纤维的因素有哪些？有几个因素，它们均可导致透析期间进入心脏的氧气减少，例如：

- **贫血**——红细胞减少意味着血液中的氧气减少[37]。

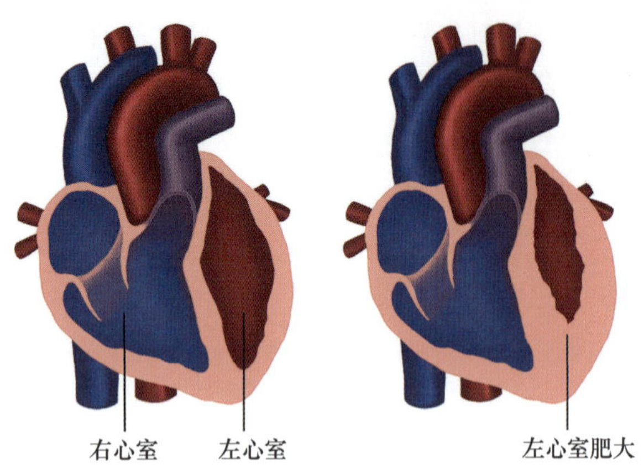

图 8 左心室肥大的心脏

- 在血液透析期间**过快地除水（*超滤*）**引起血压下降[38]。见第 3 章：*透析原理*，以了解超滤。
- **冠状动脉阻塞**[39]。

肾衰竭和心脏病往往如影随形。在一项对 1268 名 3 期或以上慢性肾病患者进行的将近 10 年的研究中，只有 5% 的患者进展为肾衰竭，但 61% 的患者死亡，大多死于心脏问题[7]。到患者开始透析时，80% 的患者有某种程度的心脏问题[37]。

透析中心标准血液透析期间的器官休克

体内大多数水不在血液中，而是在细胞内和细胞之间的间隙中。血透期间从血液中抽出的水过多、或过快，可让患者的器官“休克”。这是患者体液过多会很危险的原因之一。

- 血透期间血压下降，称为*透析相关性低血压*，即 IDH，此时会发生休克。
- 这种血压下降会引起*缺血*（血流量减少，使组织缺氧）。
- 患者的心肌、脑及其残余肾功能会因休克而受到损害。

当除水（超滤）率高于患者可以耐受的程度时，患者会出现*治疗期间多次轻微心脏病发作*。我们之所以知道这种情况，是因为在血液中可检测到一种物质（肌钙蛋白 T），它仅在心肌受损时才出现[40]。身体通过*纤维化*来进行修复，即：生成不能像肌肉那样发挥作用，但占据更多空间的修复纤维。在一项研究中，这一过程见于 2/3 的透析中心标准血透患者，它导致了左心室肥大（LVH）。此外，LVH 会引起心力衰竭和猝死，是透析死亡的首要原因[38]。

除心肌外，其他器官也可因超滤率过快而休克。脑白质可受损。已知许多接受透析中心标准血透的患者思维不如以前，且很可能抑郁。大脑休克可能是其原因之一[41]。接受透析中心标准血透的患者，其残余肾功能的丧失速度也比接受腹膜透析或未经治疗的患者更快。原因可能是肾脏休克。由于这些患者必须不断重建其组织，因此与未接受血透的同龄患者相比，他们衰老得更快。休克不是这些变化的唯一原因，却是我们可以预防的一项。

超滤率低于 10 ml/（kg · h）时，不会发生器官休克[42]。腹膜透析也不会[43]。每日短时血透或夜间血透引起器官休克的可能性很小[44]。这些方法均可更温和地除水。

2013 年，一个 CMS 技术专家小组指出，诊所应测量超滤率（UFR）。该小组指出，在英国，UFR 不应超过每小时每千克体重 10 毫升［10 ml/（kg · h）］[45]。如果必须清除的水量太多，UFR 需要高于 13 ml/（kg · h）时，请告诉护士。患者可能需要更长的治疗时间，或多治疗一次来安全地除水。在美国，CMS 已将 UFR 上限设为 13 ml/（kg · h），但这一要求以后可能会有变化。

您在 LVH 管理方面的职责

- 向护士报告患者自述的任何呼吸急促或胸痛。
- 透析期间温和除水有助于避免 LVH 加重。
- 如果肾脏科医生开处了略冷的透析液（低于核心体温 1/2℃），使用此透析液可帮助预防快速超滤引起的“休克”[41]。

心包炎

“我大约在 20 年前患上心包炎。胸痛得厉害，我觉得自己就要死了。刚开始像感冒 / 流感一样，后来症状就集中在胸部，再后来就是剧烈的胸痛，动一动就疼。急诊室在排除了心肌梗死后，给我进行了静脉抗生素治疗。”

肾衰竭患者可能出现*心包炎*（包裹在心脏周围的膜囊肿胀）。在慢性肾病患者中，此问题通常大多由尿毒症毒素引起。它可能发生在透析开始之前或之后[46]。心包炎的症状可能包括：

- 胸部中央持续疼痛，可辐射到其他部位。这种疼痛可能是剧烈的刺痛。疼痛通常在躺下时加重，坐起时可能好转，或者患者可能根本没有症状。接受透析的患者因心包炎导致疼痛的可能性低于因其他情况导致的疼痛[46]。
- 发热
- 干咳
- 疲乏
- 低血压
- 心跳不规则

护士或医生可用听诊器听是否有“心包摩擦音”，以帮助发现此问题。治疗包括止痛药、抗炎药、抗生素和（或）强化透析［更长和（或）更频繁的治疗］。在某些情况下，心包会挤压心脏，使其无法跳动。可能需要手术减压，以便心脏可以正常工作。

您在心包炎管理方面的职责

- 立即向护士报告患者自述的所有胸痛。
- 如果患者在透析前有胸痛，除非护士检查过该患者，否则不要开始治疗。
- 如果患者在治疗期间开始出现胸痛，请立即告诉护士。
- 务必让患者接受完整的治疗，不要因为上厕所、警报或其他原因而缩短时间。

矿物质骨代谢异常（MBD）

“我的骨骼问题越来越糟糕。我总是周身疼痛，有多处骨折，尤其是肋骨和椎骨。现在我的脊柱已经很弯了。我才 43 岁。肋骨骨折使我难以呼吸。”

在慢性肾病患者中，如果骨矿物质（钙和磷）和甲状旁腺激素（PTH）失衡，则会发生 MBD。这种失衡可引起患者出现一种或多种问题，例如[47]：

- 身体不能正常使用骨矿物质、PTH 和活性维生素 D
- 骨骼形成不良，强度不高
- 血管和软组织*钙化*（逐渐骨化）
- 如果有棱角的磷酸钙晶体沉积在组织中，则可出现严重瘙痒

钙、磷水平失衡时，即开始出现 MBD（图 9）。钙、磷水平*为什么*会失衡？

1. 健康的肾脏将维生素 D 转化为活性形式，即一种称为*骨化三醇*的激素。

2. 活性维生素 D 使肠道吸收食物中的矿物钙。

3. 逐渐衰竭的肾脏所转化的活性维生素 D 减少。

4. 没有充足的活性维生素 D，肠道吸收的钙会减少。

5. 肠道吸收的钙减少，血液中的钙也随之减少。

6. 血钙下降刺激甲状旁腺释放甲状旁腺激素（PTH）。

7. PTH 从骨骼中窃钙，以保持血钙处于高水平。

8. 由于活性维生素 D *仍然*不足，甲状旁腺会*继续*释放 PTH。

9. 因此，甲状旁腺迟早会长得很大，*无法停止*分泌（*继发性甲状旁腺功能亢进*）。可能需要手术将其切除。

PTH 水平高会引起骨病和其他问题。MBD 患者可能没有症状。或者，可能有关节痛、骨痛或肌肉疼痛和无力，可导致行走困难。要保持骨骼强健，健康骨骼需要不断“重塑”，即通过骨骼的不断分解去除旧骨再生成新骨。MBD 主要有三种，每种均可通过骨组织活检（在显微镜下分析骨样本）来诊断：

1. 低转换型（*无力性*）骨病。骨形成*不够活跃*。骨骼不能像正常情况下那样形成，并可变薄、

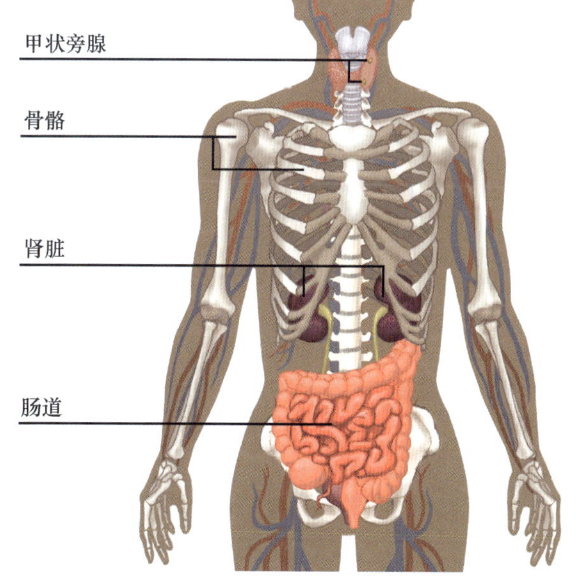

图 9　终末肾病中涉及磷钙失衡的身体部位

变弱且容易骨折。这种骨病过去更常见于使用含铝磷结合剂的情况。

2. 高转换型骨病。患者存在继发性甲状旁腺功能亢进时，因 PTH 不断释放，而使骨形成*过度活跃*。过多的骨破坏和骨重建，使新骨形成不良，容易骨折。

3. 混合性骨病。骨形成不够活跃*和*过度活跃可同时存在。

MBD 还与磷酸钙在心脏和血管中沉积有关[48]。这些沉积增加了患者的心脏病发作或卒中的风险。软组织中也可形成磷酸钙沉积，导致伤口不愈合。这种情况称为*钙化防御*或*钙性尿毒症性小动脉病（CUA）*，可导致截肢或可能致命。透析患者使用药物来治疗 MBD。

您在 MBD 管理方面的职责

- 倾听患者的陈述，并向护士报告患者的所有症状。
- 强调医生、护士和营养师向患者宣教的骨矿物质知识。
- 督促患者按处方服药，并遵循饮食计划。

透析相关淀粉样变性（DRA）

“我最初的症状是肩痛、腕管综合征和关节炎，让我觉得浑身疼痛，尤其是在早上。多年以后，我的胯、手和脖子也开始有疼痛的问题了。”

一种蜡样蛋白在患者的软组织、骨骼和关节中沉积时，即发生 DRA。这种蛋白是 β_2 微球蛋白（β_2M），存在于细胞表面和体液中，如果过多，健康肾脏会加以清除。肾脏衰竭后，β_2M 水平开始升高。然后，这种蛋白形成淀粉样蛋白长纤维，并进入它不属于的组织[49]。

DRA 可引起：

- *腕管综合征*（腕部神经受压且疼痛）
- 关节痛
- 腱炎
- 骨囊肿和骨折
- 肠梗阻

没人确切知道 DRA 的发生率，但对于接受透析且生存期长到足以出现 DRA 的患者，它可能会很常见。在一项研究中，经 X 线检查发现，淀粉样蛋白见于约[50]：

- 20% 的接受了 10 年血液透析的患者
- 30% ～ 50% 的接受了 15 年血液透析的患者
- 80% ～ 100% 的接受了 20 年或更长时间血液透析的患者

某些类型的透析膜对 β_2M 的清除率高于其他透析膜，但由于 β_2M 随时产生，因此没有任何透析器可以彻底将其清除[51]。血液透析（血透）治疗时间越长和（或）越频繁，清除的 β_2M 就越多[52]。

您在 DRA 管理方面的职责

- 向护士报告患者自述的所有疼痛、皮肤酸痛或组织肿块。
- 了解所有类型的透析及其对 DRA 的影响，血透时间更长有助于预防、甚至逆转此问题。
- 确保患者接受完整的治疗。

神经病变（神经损伤）

“我丈夫从开始透析就有了神经病变。损害一旦形成，就拿它没有办法了。更好的透析可减缓其进展。他说自己的脚就像踩在棉花上。他还有过巨大的疼痛，甚至床上毯子的重量也压得他脚趾疼。”

患者可能出现手和（或）脚神经损伤（*周围神经病变*）。这可能在他们尚未透析时就开始了。神经病变在糖尿病患者中最常见，但其他人也可能患上。神经病变的症状可能包括：

- 手和（或）脚灼热和疼痛
- 手和（或）脚麻木或“刺痛”感
- 肌肉无力
- 男性勃起功能障碍
- 行走困难

尚不知道引起透析患者神经损伤的原因。透析没有充分清除的废物会在体内蓄积并杀死神经细胞[53]。神经损伤最常发生在 GFR 降至 12 ml/（min · 1.73 m^2）以下时[54]。此外，在一项病例研究中，患者转为睡眠期间接受长时间血透治疗（夜间血透）后，重度神经损伤改善[55]。维生素或其他物质缺乏也可能是此问题的一部分原因。一项较早的研究发现，服用维生素 B_6 有助于缓解透析患者的神经性疼痛，这说明维生素缺乏可能也是原因[56-57]。或者，两个问题可能同时发生。

伴足部麻木的神经病变是截肢的危险因素。如果患者感觉不到自己的脚，就可能会发生损伤而不自知。对于血供不好（如糖尿病）的患者，伤口愈合缓慢，或根本不愈合。4 期和 5 期慢性肾病患者以及透析患者足部溃疡和近端截肢的风险高于 3 期慢性肾病患者[58]。

有些治疗可以帮助缓解神经性疼痛。在糖尿病患者中，已证明 α 硫辛酸补充剂可缓解疼痛[59]，甚至有助于减缓神经损伤的进展[60]。患者*仅*应服用医生认可的维生素或补充剂。一些处方药也有助于治疗神经性疼痛。

您在神经病变管理方面的职责

- 如果患者自述无力、麻木、烧灼感或手足疼痛，请告诉护士。
- 注意您的患者行走是否困难，并询问他们这方面的问题。
- 建议患者询问医生关于神经损伤和疼痛的治疗，包括增加透析时间 / 频次。
- 督促患有糖尿病或神经损伤的患者始终穿鞋或穿拖鞋，并每天查看其双脚是否有他们感觉不到的伤口。有些诊所会对看不到自己双脚的患者进行足部检查。

瘙痒（发痒）

“我头 2 年出现了可怕的发痒。我什么都试过了，但唯一对我有效的方法是不要抓，并在每次淋浴后皮肤仍然湿润的情况下，涂抹优质乳液。我练习了很久才能做到抵抗挠痒的冲动，不过一旦做到，就不那么困扰我了。”

严重、持续发痒在肾衰竭患者中很常见。在一项大型研究中，42% 的患者存在发痒[61]。发痒会使人难以入睡，降低患者的生活质量，并增加住院和死亡的风险[61]。有几种治疗可能有所帮助：

- 患者可能因营养不良、出汗减少而出现皮肤干燥，皮肤干燥可引起发痒。如果是这种情况，可使用乳液来帮助缓解。
- 如果发痒是由高磷血症这种常见原因引起，治疗 MBD 会有所帮助。
- 手术切除甲状旁腺后或肾移植后，发痒可能会改善。

仅在透析*期间*发生的发痒伴*荨麻疹*（凸起的风团）可能是由过敏引起的。*接触性皮炎*是指对皮肤接触物过敏。这些接触物可能是用于清洁治疗椅的洗衣皂或消毒液。对药物（如肝素）或用于制造 / 灭菌新透析器的化学品过敏，也可导致治疗期间出现荨麻疹。

您在瘙痒管理方面的职责

- 询问护士是否可以让患者尝试使用燕麦浴或 Aveeno® 肥皂。
- 询问护士和营养师您是否应该向患者说说磷结合剂。
- 督促患者前来接受每次治疗，并完成整个治疗过程。

睡眠问题

“我每次睡觉都不超过 4 个小时。医生给我开了药，但没用，我还是每 4 小时醒一次，这让我白天昏昏欲睡。午休我也只能睡个把钟头，其余时间我不得不到处逛，太累了，我不知道该怎么办……”

在肾衰竭和其他慢性疾病（如抑郁）患者中，难以入睡或维持睡眠很常见。睡眠*呼吸暂停*（短暂地无呼吸）也很常见。若患者伴侣称其鼾声极大或停止呼吸，应对该患者进行睡眠呼吸暂停检测。这种病症可引起或加重某些心脏问题[62]。

睡眠问题通常始于慢性肾病期间，其原因尚不清楚。如果患者在日间治疗期间睡着，睡眠问题可能更严重。一种称为*不宁腿综合征*（不宁腿）的问题会使人难以入睡或维持睡眠。多达 1/4 的肾衰竭患者可发生不宁腿。患者的腿部可能会有“虫爬感”，就像有小虫子在腿上爬一样。这迫使他们移动双腿，因而会打扰患者本人及其同伴。已发现存在不宁腿的透析患者的死亡风险要高得多[63]。

有些患者服用助眠处方药或辅助药来改善睡眠，这些会有所帮助，至少在短期内是这样[64]。当然，所有辅助药必须征得肾脏科医生的认可。

有若干小型研究发现，*夜间*血透（一种时间更长的治疗，在患者在家中或诊所睡觉时进行）可改善睡眠质量，因为它：

- 使喉咙没那么狭窄，因而更容易呼吸[65]
- 恢复褪黑素（一种睡眠激素）的正常分泌节律[65]

您在睡眠问题管理方面的职责

- 询问患者睡眠情况。
- 向护士报告睡眠问题，包括不宁腿。
- 了解所有类型的透析及其对睡眠的影响。

出血问题

"今天倒霉透了！我在中午治疗结束后离开透析中心。在回家的路上，我的胳膊开始不停地出血，流得满车都是，衣服上也全是血。回家后，我想法止了血，胳膊一下午都没事。但是，大约在 4:00 左右，出血又开始了！这次更严重，血流得到处都是。我不得不去看急诊。"

透析患者的出血问题有多种原因：

- 肝素使用过多
- 将华法林或其他血液稀释剂与肝素一起使用
- 自体内瘘或人工血管内瘘狭窄（变窄）可引起拔针后长时间出血，或透析后出血
- 血液本身的变化。肾衰竭后，*血小板*（凝血细胞）不能像正常情况下那样"凝结"。其他方面的凝血功能可能也不起作用。存在凝血问题的体征可能包括：容易瘀青、胃肠道出血、便血和鼻出血[67]。

您在出血问题管理方面的职责

- 询问患者在两次治疗之间是否有任何出血，如果有，请告诉护士。
- 如果您所在的州允许由您注射肝素，请务必确保剂量正确。
- 如果发生出血，询问护士应如何调整肝素剂量。
- 如果患者透析器中有大量凝血块，请告诉护士。

常见透析血液检查

"要知道，检测化验是当次治疗中发生的各种情况的缩影。如果我的各项数字看起来没有平常那么好，也许是那天有什么原因使我的治疗时间缩短了，或者是针头放得不对，使我的血流比正常情况低等等。我会看趋势。"

检测化验是深入患者身体，评估健康状况、发现问题并检查患者接受的治疗量的重要窗口。事实上，血液检查结果甚至可以预测患者是否能依靠透析存活。在一项大型研究（13 792 人）中，患者如果*同时*满足以下所有六项血液检查目标，存活概率提高 89%[68]：

- **单室 Kt/V**——透析剂量衡量指标
- **红细胞计数**（RBC）——红细胞数量
- **血清白蛋白**——血液中的蛋白
- **钙**——骨矿物质平衡
- **磷**——骨矿物质平衡
- **PTH**——甲状旁腺激素水平

每周、每月和每季度或按医嘱进行常规血液检查。表 3 列出了常见的血液检查。如果您知道为什么进行这些检查及其"正常"水平是什么，即可辅助照护团队进行患者宣教并回答患者的问题。

血液检查可使用全血、红细胞，或血清（血浆的一部分）来进行（图 10）。阅读"第 7 章：*血液透析标准化操作流程及并发症*"，以了解如何抽血和进行血液检查。

可选治疗方式

如果肾脏衰竭，肾移植或透析治疗可维持生

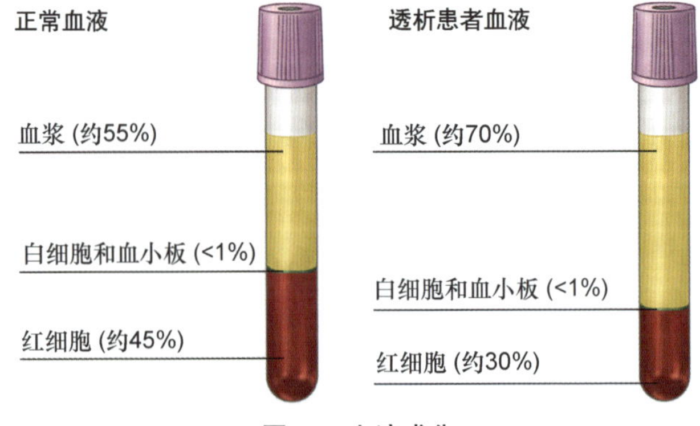

图 10　血液成分

命，有时可达数十年。对肾衰竭的治疗影响生活的各个方面。为了让患者能感受到自己的最佳状态，尽可能充实地生活，他们需要选择一种适合自己生活方式的治疗方法。在本节中，您将了解移植和进行透析的所有方式。

移植

“移植是能让我们最接近‘正常’的治疗方式。我们大多数人都会降低要求，用透析来代替肾脏，就算我们得癌症或出现其他副作用的机会更高，也还是觉得自己很幸运。有点儿想不到，是吧？直接面对这种情况吧……没人能破纪录地长寿下去，但如果我们活得自由，生活质量高，就很不错了。”

肾移植为患者换上一个由捐献者捐献的健康肾脏（图 11）。患者必须通过健康和心理检查，以确定其足够健壮，适合进行移植。每个移植项目对于受者资格都有自己的规定。因此，因年龄、体重或其他原因被一家诊所拒绝的患者可以尝试申请另一个项目。

表 3　对终末肾病患者进行的常见血液检查

血液检查	频度	目标值（注：不同检测机构之间有所差异）	检测结果的意义
白蛋白 一种蛋白质	每月一次	一般：3.5 ～ 5.5 g/dl 透析：≥ 4.0 g/dl[69]	**低于此水平**：可能表示营养不良、炎症或感染。一些健康问题（如糖尿病）可影响白蛋白水平[70]。此指标高于 3.5 g/dl，患者往往寿命更长
血培养 血液细菌检测	视需要	阴性，即无生长	**若为阳性**：证实感染。此检测还有助于指示哪种细菌引起感染，以便医生开处效果最好的抗生素。（若为阴性，医生仍可根据体征或症状进行治疗。）
血尿素氮（BUN） 一种测定废物的简便方法	每月一次[71] （透析前后）	一般：10 ～ 20 mg/dl[70] 透析：60 ～ 80 mg/dl[70]	**低于此水平**：可能表示患者没有摄入足够的蛋白质。 **高于此水平**：可能表示透析不充分。BUN 用于计算 Kt/V（透析剂量）[70]
钙（Ca^{2+}） 一种电解质	每月一次[69]	一般：9.0 ～ 10.5 mg/dl[70] 透析：在正常范围内[72] 必须解决高钙血症（血钙水平 > 10.2 mg/dl）[73]	**低于此水平**：可能由维生素 D 缺乏、吸收不良或 PTH 不足引起。 **高于此水平**：可能由维生素 D 过多、PTH 过多、癌症或某种 MBD 引起[70]
全血细胞计数（CBC） 对红细胞、白细胞和其他血细胞的基本筛查	每月一次	视所监测的细胞类型而异	水平异常可表示免疫细胞问题、贫血、感染和（或）炎症
肌酐 肌肉运动时形成的一种废物	每月一次[69]	一般：0.7 ～ 1.3 mg/dl[70] 透析：2 ～ 15 mg/dl（根据肌肉量、GFR/ 透析）[70]	水平高于或低于平时：可能表示患者的肌肉量或透析充分性改变
血清铁蛋白 储铁量	每月一次（在 ESA 治疗开始时或低于此水平时），然后每季度一次[70]	一般：15 ～ 200 ng/ml[70] 腹透：≥ 100 ng/ml[70] 血透：200 ～ 500 ng/ml[69]	**低于此水平**：可能表示缺铁。 **高于此水平**：可能是因铁摄入量高（通过补充剂）、输血或炎症所致[70]
血葡萄糖 血糖	每月一次	一般：70 ～ 105 mg/dl（空腹）[70] 透析：≤ 200 mg/dl（非空腹）[70]	**低于此水平**（低血糖症）：可能是由于糖尿病患者的胰岛素过多所致。 **高于此水平**（高血糖症）：可能是由于糖尿病控制不佳所致[70]

续表

血液检查	频度	目标值（注：不同检测机构之间有所差异）	检测结果的意义
血红蛋白（Hgb） 红细胞中的携氧蛋白	每月一次[69]	一般男性：14 ～ 17 g/dl[70] 一般女性：12 ～ 16 g/dl[70] 透析：10 ～ 11.0 g/dl （至少为 9 g/dl）	**低于此水平：**可能表示贫血、慢性失血，或可见于慢性肾病早期。 **高于此水平：**可能表示脱水、ESA 治疗过多、新诊断或控制不佳的糖尿病[70]
乙型肝炎[70] 抗 HBc（乙型肝炎核心抗原抗体）。一项感染检查	开始透析前	一般：阴性	**若为阳性：**提示曾经或目前感染肝炎
抗 HBs[69] （乙型肝炎表面抗原抗体）一项免疫检测	开始透析前。根据免疫状态进一步检测	一般：阴性 已免疫：阳性	**若为阳性：**患者因接种疫苗而免疫。 如果抗 HBs 和抗 HBc 均为阳性且 HBsAg 为阴性，则是因以前感染过乙肝而免疫
HBsAg[69] （乙型肝炎表面抗原）一项感染检查	开始透析前，且对易感患者每月进行一次	一般：阴性	**若为阳性：**患者具有传染性，必须隔离。 如果 HBsAg 和两项抗体检测结果均为阴性，则为易感对象，如果接触该病毒，可能会发展成乙型肝炎
丙型肝炎[69] 抗 HCV——指示丙型肝炎病毒（HCV）感染	开始透析前。根据临床方案进一步检测	一般：阴性	**若为阳性：**必须按照本州和当地卫生主管部门的要求报告。 无需隔离感染 HCV 的患者
镁 （Mg^{2+}）一种电解质	透析开始时，然后视需要进行	一般：0.75 ～ 1.2 mmol/L[70] 透析：正常限值[70]	**低于此水平：**可能表示营养不良。 **高于此水平：**可能表示从水、透析液、抗酸剂或轻泻剂中摄入了过多的镁[70]
血浆全段甲状旁腺激素（PTH） 一种在血钙水平下降时释放的激素	1 ～ 3 个月	一般：10 ～ 65 pg/ml[70] 透析：正常值上限的 2 ～ 9 倍[66] （约 130 ～ 600 pg/ml）	**低于此水平：**可能表示钙过多、维生素 D 过多或镁不足。 **高于此水平：**可能表示甲状旁腺功能亢进、维生素 D 不足或钙水平低[70]
磷（P） 一种电解质	每月一次[75]	一般：3.0 ～ 4.5 mg/dl[70] 透析：在正常范围内[66]	**低于此水平（罕见）：**提示维生素 D 不足、磷摄入量低、结合剂过多或骨病。 **高于此水平：**可能表示高磷酸盐食物过多、结合剂不足、维生素 D 过多或骨病[70]
钾（K^+） 一种电解质	每月一次	一般：3.5 ～ 5.0 mmol/L[70] 透析：在正常范围内[70]	**低于此水平：**可能是由于腹泻、呕吐或抗生素所致。 **高于此水平：**可能因透析不充分、透析液配比不当或使用代盐 / 低钠混合调料引起[70]
钠（Na^+） 一种电解质	每月一次	一般：136 ～ 145 mmol/L[70] 透析：在正常范围内[70]	**低于此水平：**可能因体内水分过多、利尿剂使用不当或糖尿病性酸中毒引起。 **高于此水平：**可能因脱水、糖尿病或隐蔽的水潴留引起[70]
转铁蛋白饱和度（TSAT） 体内用于形成红细胞的铁量[74]	1 ～ 3 个月；若存在贫血，每月一次；没有贫血，则每 3 个月一次（具体视 ESA 或补铁治疗而异）[75]	一般：20% ～ 50%[70] 透析：KDOQI 目标范围： > 20%[74]	**低于此水平：**提示缺铁（可能是失血所致）或营养不良。 **高于此水平：**提示铁超负荷（可能是因静脉铁剂补充所致）、急性肝炎[70]、或血色素沉着病（一种遗传性疾病）

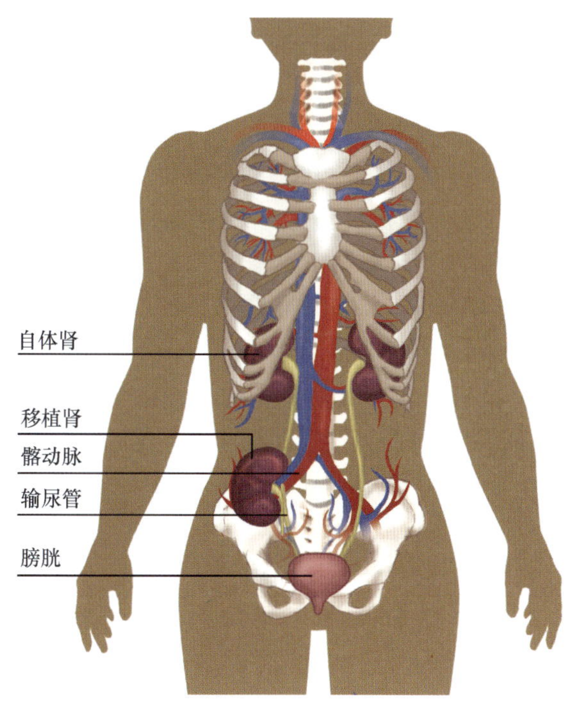

图 11　移植肾的位置

移植*不能治愈肾衰竭*；它是一种治疗方式，有利有弊。只要新肾脏仍能使用，移植后的生活方式可接近正常。移植肾可能根本不工作，也可能使用 5 年、10 年、20 年甚至更长时间。大约 92% 的尸体肾在移植后工作 1 年，大约 71% 工作 5 年，大约 45% 在 10 年后仍然工作[76]。*排斥*可发生在任何时候，发生时患者的免疫系统将新器官视为“异物”并进行攻击。

*免疫抑制*剂用于抑制免疫系统工作并使其无法损害移植肾。接受移植的患者只要新肾脏仍在体内，就必须服用此类药物。这些昂贵的药物有副作用，包括：

- 体重增加
- 胃刺激
- 高胆固醇
- 高血压
- 白内障
- 骨病或关节问题
- 感染
- 糖尿病
- 癌症

所有这些副作用都可控制。移植患者的饮食可能需要限制热量、脂肪和盐分，但与透析中心标准血透相比，饮食限制要少得多。在美国，每年有超过 120 000 人发展为肾衰竭[77]，超过 17 000 人接受移植[78]。患者在等候移植期间接受透析，如果移植失败，可以再转回透析治疗。他们或许还能再次接受移植。

用于移植的肾脏有三个来源：

1. 已经去世的人（已故捐献者）。患者*并非*自动被列入尸体肾等候名单。需要肾脏的患者必须经过移植中心的评估，才能列入等候名单。器官捐献联合网络（UNOS）拥有全国移植名单。

由于没有足够的尸体器官来满足需求，需要器官的人可能必须等待几年，或寻找活体捐献者。

2. 有血缘关系的亲属（有血缘关系的活体捐献者）。

3. *无*血缘关系的亲属、配偶或朋友（无血缘关系的活体捐献者）。

身体健康的人可以自愿捐献一个肾脏。捐献者必须接受血液检查，以了解其血型和组织类型是否与患者匹配。如果匹配，将检查他们在身体上和心理上是否适合捐献肾脏。捐献者只有一个肾脏也可以正常生活。无血缘关系的肾脏捐献者往往比普通人活得更长，因为他们通常原本就更健康。但是，*与受者有血缘关系的*活体肾捐献者的死亡和肾衰竭风险更高，不过这种风险仍然相当小[79]。一项始于 2016 年的长期研究，对器官供者进行跟踪调查，并将其与健康的非器官供者进行比较，这样我们今后就会有更多了解[80]。

肾胰腺联合移植

一些糖尿病伴肾衰竭患者或许能够接受*两个*新器官。肾胰腺联合移植意味着这两个器官开始工作后，就不再需要透析或胰岛素了。而且，没有糖尿病，新肾脏可使用更长时间。大约 75% 的肾脏和胰腺由同一名尸体供者同时提供。在大多数情况下，移植项目为 55 岁以下的 1 型糖尿病患者提供肾胰腺联合移植。肾胰腺联合移植后，对眼、神经和心脏的糖尿病性损害可能会改善[81]。许多糖尿病患者不知道有肾胰腺联合移植方案可选，您可以告诉他们，以便他们询问自己的医生。

患者被列入移植等候名单后，等候时间将从透析第一天开始算起。一旦 GFR 降至 20 ml/（min · 1.73 m^2）或更低，还有可能进行*抢先*移植，即患者在尚未开始透析前就先接受移植。由于时机问题，抢先移植最有可能使用活体捐献者的器官。

最新移植规定有助于缩短等候时间：

- **器官捐献联合网络在 2014 年制定了新的肾脏分配规定**。如今，肾脏是按长期使用可能性最高的原则来匹配的：年轻人接受年轻人的肾脏；老年人接受老年人的肾脏。会根据供者的年龄、身高、体重、死因以及其他因素，对每只捐献的肾脏进行供肾者评估指数（KDPI）评分，以预测其使用时间。此外，会对每位需要肾脏的患者进行预计移植后生存期（EPTS）评分。该评分可预测患者在接受肾脏后可存活多久[82]。前期的使用结果表明这种新方法有效[83]。
- ***ABO*（血型）不合移植使患者可以接受血型不合的供者捐献的肾脏**。在移植之前和之后，用药物使患者的免疫系统“脱敏”可以实现这种移植[84]。
- **如果两名或更多名患者各自都有愿意为其捐献肾脏的人，但配型不成功，则可采用*配型供者交换***。每位供者向另一位配型成功的患者捐献一只肾脏[85]。
- ***传递捐献***可由一位利他捐献者向他人捐献肾脏开始。然后，该受者的捐献者（配型不成功）将肾脏捐献给其他人。这些肾脏“交换”可能包括十几人。

*作为技师，您务必要知道，有一天能接受移植的希望是让许多透析患者一天天坚持下去的动力。*一些人知道自己无法接受移植后心灰意冷，甚至可能想要停止治疗。知道还有其他形式的透析可以让他们感觉好转，有助于帮助他们。对于因得知自己没希望移植而感到失落的患者，请社工与其谈心。

社工可能知道其他有过同样经历但能坦然应对的患者。和这些人聊聊。

透析

“（透析）有时可能挺不方便，不过我认识的许多病友虽然要接受透析，但还是忙碌、积极地生活。当然，我们也会时好时坏，但不透析只能等死。这我可不想！”

透析可在肾脏衰竭后清除体内蓄积的部分废物和水。血液经过滤器，废物和多余的水穿过*透析膜*（一层薄膜）上的微孔进入一种称为*透析液*的透析专用液体。

透析不能完全清除废物和多余的水，是人体在某种程度上进行调节，但透析的目标是帮助患者尽可能感觉良好。表 4 比较了正常肾功能与透析治疗。

透析良好且在其他方面健康的患者可以有：

- 足够的精力工作、追求爱好和享受生活
- 良好的食欲和睡眠
- 性冲动和与伴侣的亲密关系
- 几乎（或根本）不用吃药就有接近正常的血压
- 血液检查指标在（透析）目标范围内
- 健康的心脏、血管、骨骼和关节

患者治疗应舒适，令其感觉良好。*不应有肌肉痛性痉挛或低血压*。虽然这些情况可能很常见，但并不正常，也不可接受。患者应很少出现问题，也没有与治疗相关的事故。

透析是一种密集的治疗。它虽然让人有机会在肾脏衰竭后生存，但会占用很多时间。别忘了患者在得肾衰竭之前过着和您一样充实的生活。选择一

表 4　正常肾功能与透析比较

正常肾功能	透析
每天清除所有多余的水	*在治疗日*清除*部分*水
*每天*清除*所有*废物	*在治疗日*清除*部分*废物
控制电解质和酸碱平衡	帮助恢复电解质和酸碱平衡
保持水钠平衡以充分控制血压	*在治疗日*清除一部分水，辅助达到水钠平衡，从而帮助控制血压
产生促红细胞生成素，刺激骨髓生成红细胞	透析患者不能产生促红细胞生成素，因此可注射 ESA
*每天*控制钙 / 磷平衡	■ 可在*治疗日*调节透析液中的钙，从而在一定程度上改变血清钙水平 ■ 可去除部分磷，但不像健康肾脏那样有效
活化维生素 D	无法活化维生素 D，因此口服或注射活性维生素 D

种合适的治疗方式，让他们能留住生活中最重要的事，会有助于减少其抑郁。以下是一些需要考虑的事项：

- 每年，开始透析的美国人中有一半年龄介于 18 至 64 岁，即：适工年龄[77]。工作的回报远远高于残疾，工作有助于人们维持自尊和社会关系，并觉得对这个世界有用。雇主团体健康保险计划可以帮助支付透析费用，且支付额往往高于联邦医疗保险。患者为了继续工作，需要使自己的症状受控，并接受"*不影响工作*"的治疗，让他们有足够的精力工作，且可以控制自己的治疗安排。譬如，不影响工作的透析可在夜间进行，不占用患者白天的时间。
- 照顾小孩或老人的患者可能会觉得，在家接受治疗而不是去透析中心，可以将生活安排得更好。
- 热爱美食佳饮的人采用饮食限制较少的治疗，感觉可能会更好。
- 如果患者的生活离不开旅行，便携式治疗最合适。
- 若女性想要生孩子，移植或*增加*透析时间/频次有助于达到这个目标。

患者可能会向您询问他们可以选择的治疗方式。如果患者想要变更治疗，建议他/她找家庭培训护士或医生咨询意见。

在本《核心课程》的大部分章节中，我们只介绍透析中心血液透析（血透），因为您最有可能服务这些患者。在本章中，我们介绍*所有*可选治疗方式，以便您可以帮助回答患者的问题。**注**：美国有超过 477 000 人接受透析[86]且有大约 6500 家诊所[87]为他们提供透析中心照护和居家照护，所以就算某些患者选择在家接受治疗，您也不必担心自己的工作。患者*有很多*！而且，无论是在透析中心还是在家中，对于*任何*类型的透析，都可以有您的一席之地。

共有以下七种透析方式，我们将在下文中逐个说明：

1. **手工腹膜透析（腹透）（居家或工作时）**
2. **夜间睡眠期间使用自动腹膜透析机进行腹透（居家）**
3. **诊所标准血透**
4. ***诊所夜间*血透**
5. **居家标准血透**
6. **居家每日血透**
7. **居家夜间血透**

"如果您的诊所提供的是最适合您的治疗方式，那没问题。但是如果有其他可选方式，尤其是有更好的方式，那么就算他们不提供这种治疗方式，起码应该给您机会让您自己选择！"

腹膜透析（腹透）

"我们第一次到肾脏科就诊时就知道腹透这种治疗了，但透析中心血透似乎是他们力推的治疗。我对腹透做了大量的研究，能问的人我都问了，还上网搜索了相关资料。我们有 3 年的诊所看病经验，因此有大把时间来找出如何才能接受这种我想用的透析方式。"

腹透是患者可以在家或在工作中独自进行的一种日常自行治疗。需要由护士进行 1～2 周培训，有些公司有腹透技师来帮助患者。患者选择腹透的原因可能是它：

- 不影响工作、灵活、便携
- 与透析中心血透相比，可更正常地饮食，液体限制更少
- 是一种不需要穿刺的治疗方式
- 让患者觉得自己好像没"病"一样[88]

腹透利用患者自身的*腹膜*（腹壁内层），作为净化血液的滤过膜。

腹膜上充满了毛细血管，这些毛细血管可以充当滤器。（参见第 3 章，详细了解腹透的作用方式。）选择腹透的患者由外科医生将一根导管（管子）置入腹内（图 12）。少数情况下，会使用胸壁（*胸骨前*）腹透导管，这样可以降低感染概率[90]（图 13）。

护士会教患者如何使用腹透导管向腹腔灌入无菌液体（*透析液*）。血液中的废物和水缓慢地转移到透析液中。透析液在腹内经几小时"留腹"后，患者采用一种称为*换液*的无菌过程，将其排出并将新透析液再次灌入腹内。

腹透患者最常见的问题是一种称为*腹膜炎*的疼痛性感染。感染可使腹膜形成瘢痕，从而不再可能进行腹透。

如何帮助您的患者选择治疗方式

大多数患者不知道他们的治疗会如何影响自己的生活，或者不知道如果他们对最初选择的治疗不满意，可以更换为另一种。以下是一些如何帮助他们的提示。

- **主动了解更多信息**。浏览居家透析中心（Home Dialysis Central）：www.homedialysis.org，了解所有居家治疗方式和透析中心夜间血透。
- **留意“建议时机”**。患者可能会抱怨饮食计划、口渴、服用太多药物，或告诉您他们担心失去工作、家庭或伴侣。以这些时刻为契机，指出在这些方面限制更少的治疗方式。
- **帮助患者解决问题**。体液增加过多、住得离诊所远，或者有孩子或老人需要照顾的患者，在家治疗可能比在诊所更好。
- **教患者自己穿刺**。CMS规定，患者有权按自己的意愿参与自身透析治疗，包括自行穿刺[89]。
- **帮患者建立信心**。让他们放心，如果他们选择居家治疗，将有护士对其进行培训并提供全天候支持。患者和培训护士都必须抱有信心，相信患者能够成功进行居家治疗。（注：最好是患者自己尽量完成居家治疗，而不是将全部责任都交给配合照护他/她的人。）
- **鼓励患者了解更多信息**。与接受过移植或进行居家治疗的其他人聊一聊，有助于他们更好地了解会发生什么。
- **向患者介绍一个免费的在线辅助决定工具**。此工具由非营利性机构医学教育协会创建，并得到美国肾脏病患者协会和居家透析者联盟的支持，可帮助患者选择一种与其生活方式相符的治疗方式：www.mydialysischoice.org

我的生活，我的透析选择
一项非营利性项目
如果您的肾脏衰竭，透析可以挽救您的生命。
但是，透析不仅仅是一种医学治疗。
它还会影响您生活的方方面面。
此工具将帮助您选择适合您的治疗，以便您能
感受自己的最佳状态，并按您想要的方式生活。
开始
www.MyDialysisChoice.org

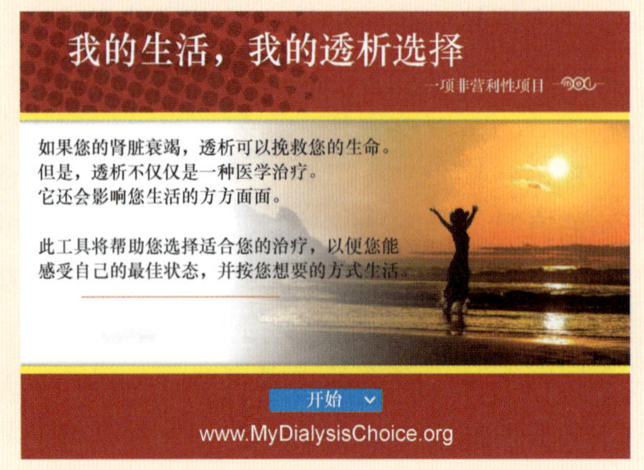

请不要：

- 让患者对居家治疗望而生畏。如果您或您的亲人有肾病，您会希望客观地了解所有治疗方式。您的患者也是这样。
- 提供错误的信息。如果您不确定某个问题的答案，请说*“这个问题提得好！我帮您问问。”*然后询问护士。
- 和患者说这样的话：*“您别回家（治），您是我最喜欢的患者！我会想你的！”*或者*“要是您有什么事，谁来帮您呀？”*患者和培训护士都需要确信能够成功进行居家治疗，才能让患者回家。

如果患者按照培训的要求洗手、戴口罩并采用无菌操作进行换液，则可预防腹膜炎。此外，还可能发生腹透导管感染。想要进行腹透的患者家中必须有地方存放足够使用1个月的腹透液。

许多腹透患者尚有些许残余（剩余）肾功能，也能帮助清除血液中的水和废物。渐渐地，残余肾功能可能会减弱或丧失，腹膜会变得不太有效，因此有些患者可能不得不改为血透。使用腹透的患者必须定期完成充分性评测，以确保其获得充分的治疗[91]。腹透患者中，只有略多于一半的患者（51.5%）采用这种方式生存了5年[92]。

有两种方式进行腹透：持续性不卧床（四处走动）腹透（CAPD）和连续循环腹透（CCPD）/自动腹透（APD）。截至2017年，有2464家诊所提供CAPD，2461家诊所提供CCPD/APD[93]。

CAPD

“我视障，当我手里拿着接头并把它们接起来的时候，心里又兴奋、又紧张，我知道一旦做错了，后果会特别严重。我用模拟管路练习了一遍又一遍。我们设计了一些方法，让我可以全凭触摸或者用我能掌握的巧妙方法来完成它。每天我都觉得好像又能重新掌握自己的生活一样。这种感觉很棒，让我觉得不再受限、有心有力。”

持续性不卧床（四处走动）腹透（CAPD）是

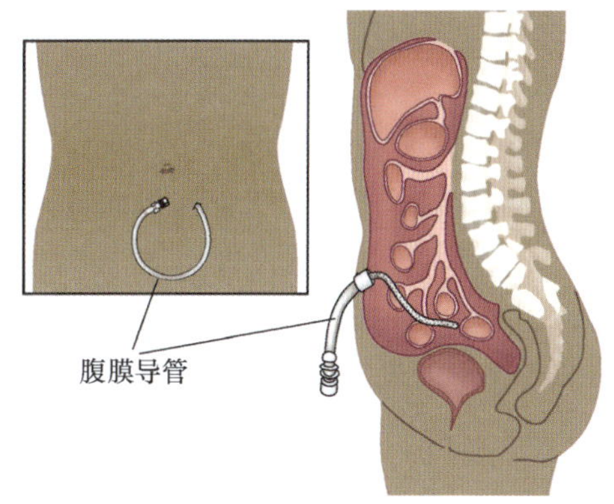

图 12　腹透导管

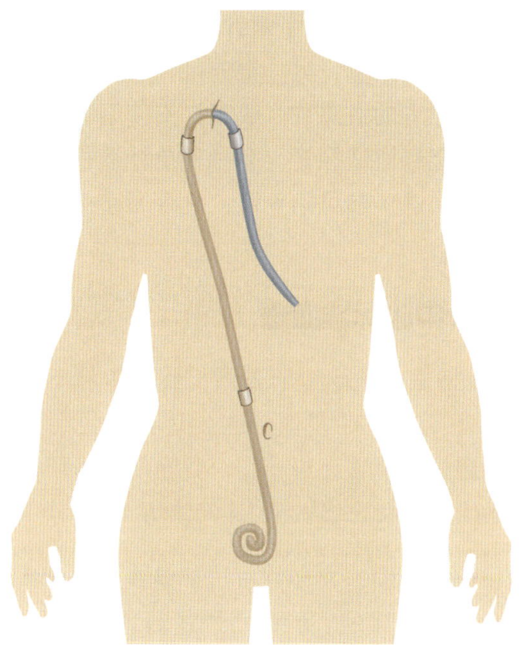

图 13　胸骨前腹透导管

指患者手工进行腹透换液（通常大多为一天四次）（图 14）。患者可以在早餐时间、午餐时间、晚餐时间和睡前进行换液，可略微调整一下时间以适应其生活，但必须一次不漏地完成。每次换液大约需要 20 ～ 30 分钟。患者必须洗手，控制进入房间的气流，佩戴口罩，并小心地采用无菌操作以避免感染。换液期间，必须将宠物关在房间外。只要患者的腹腔内透析液充盈，治疗就一直在（自动）进行。

据美国肾脏病数据系统（USRDS）报告，2014 年美国有 1.9% 的肾衰竭患者使用 CAPD[94]。透析诊所对患者进行培训并监测其治疗情况。

CCPD/APD

"我用自动腹透机做腹透，有全职工作。除了得早睡以外，没什么不好的地方，我得在晚上八点半以前开始上机，这样才能及时做完，不耽误（次日的）工作。我早上七点开始收拾，所以有时早上时间很紧，但我应付得来。"

连续循环腹透（CCPD）或*自动腹透*（APD）在夜间使用自动腹膜透析机（图 15）进行。腹透管路长，连接腹透机后，患者可在睡前四处走动，或者在夜间上厕所。这样，患者即可在每晚睡觉时进行 8 ～ 10 小时的腹透换液，从而留出白天来工作或做其他事情。

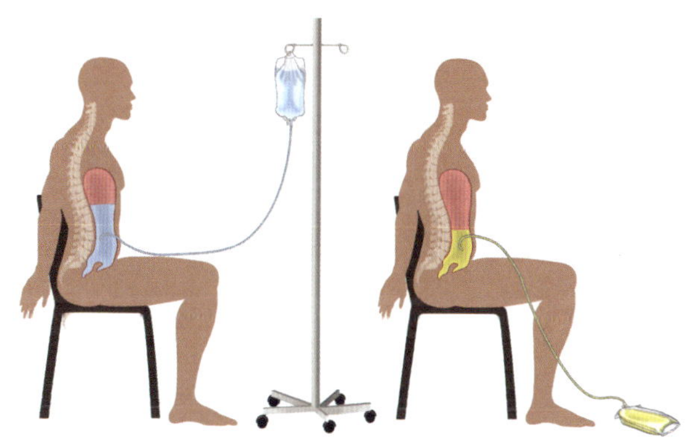

图 14　进行 CAPD 换液

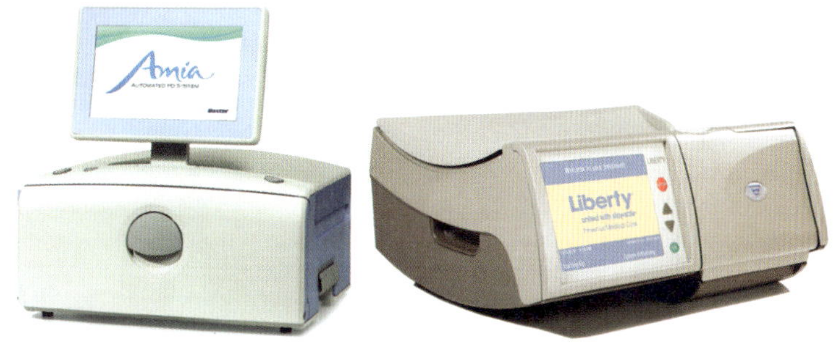

图 15　自动腹膜透析机

Amia 自动腹膜透析机 - 图片经 Baxter Healthcare Corporation 许可使用。Liberty 自动腹膜透析机 - 图片经 Fresenius Medical Care North America 许可使用

有些患者不但使用腹透机，还在白天手工进行一到两次换液，以接受更多治疗。据 USRDS 报告，2014 年，有 7.8% 的美国患者使用 CCPD[94]。

血液透析（血透）

在美国，血透是最常见的肾衰竭治疗方法，也是您最有可能使用的治疗方法。它在世界各地的家庭、诊所和医院进行。进行血透时，血液从患者体内泵出，经过一个称为*透析器*或*人工肾*的滤器，然后流回患者体内（图 16）。

透析器内有数千根中空纤维，它们装在一个透明塑料筒中，每根纤维细如发丝（图 17）。治疗过程中，患者的血液流经纤维内，而透析液包围在纤维外。水和一些废物穿过纤维上的微孔进入透析液，然后排入排液管。任何时候，在患者体外循环的血液只有大约半杯。

血液如何进入透析器？患者需要一条*血管通路*，即一个将血液引出体外的通道。有三种通路：

1. 如果患者自身的血管条件适合，外科医生将把患者一侧手臂（或腿，不过比较罕见）皮肤下的一条自体动脉和静脉接在一起。这就是***动静脉自体内瘘***。如果患者可以建立自体内瘘，自体内瘘是最佳选择。

2. *动静脉人工血管内瘘*用一段人造管路将患者的动脉和静脉接在一起。对于无法建立自体内瘘的患者，人工血管内瘘是次优选择。

3. *血透导管*是一根置入颈部、胸部或腹股沟的一条中心静脉内，末端位于心脏腔静脉内的导管。如果患者需要立即透析，或血管条件不佳，它可能是唯一的选择。但是，导管通常会引起一些问题，如感染和血流速不佳。

进行血透时，将两根穿刺针刺入自体内瘘或人工血管内瘘，一根穿刺针连接到将患者血液送往透析器的血路管，另一根连接到从透析器中流出并回输给患者的血路管。或者，不使用穿刺针，将血路管连接到血透导管。有一种单针透析，但仅可用于夜间血透。参见第 6 章：*血管通路*，以了解更多信息。

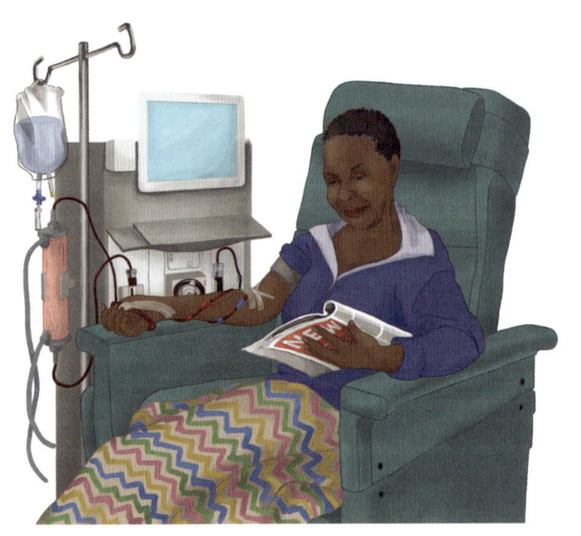

图 16　血液透析

透析中心标准血透

"我把透析放到诊所去做！我家里看不到任何会让我想到透析的东西，这会让我的生活正常点儿。去透析就像去上班一样，我妻子让诊所操心我的健康问题。我已经做了 14 年透析了。"

目前在美国，大多数血透都是在透析诊所（透析中心内）完成的。治疗每周进行三次，在周一、周三、周五，或周二、周四、周六的同一时间进行。

虽然健康肾脏全天候工作（每周 7 天，每天 24 小时，共 168 小时），但标准血透治疗每周仅提供约 10.8 小时的治疗（3.6 小时 / 治疗 ×3 = 10.8 小时）[95]。一项对 7 个国家的 22 000 多名血透患者进行的研究发现，血透治疗时间更长可挽救生命：与治疗时间不足 4 小时相比，治疗时间至少为 4 小时的患者死亡率低 30%。而且，4 小时之后，每增加 30 分钟血透，死亡风险就会再降低 7%[96]。当

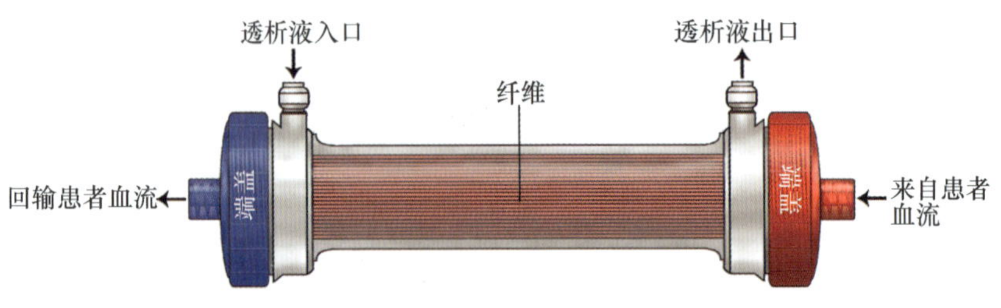

图 17　透析器

您的患者说希望缩短治疗时间，或者没有按时前来或要求早走时，让他们知道这些信息很有帮助。

在诊所进行血透有一些好处。有些患者觉得在诊所接受治疗更安全，如果有什么问题，护士和技师可及时协助处理。家人不在身边的老年人可能会觉得孤独，庆幸有机会在诊所见到同样也需要透析的其他人并交个朋友。在诊所进行治疗还意味着家中不用备医疗用品。而且，不需要人配合。

另一方面，患者刚开始在透析中心血透时，诊所可能没有适合其生活的排班时段。可能会在几周或数月后开一个更适合的时段，不过这可能已经太晚，无法让某些患者保住工作或继续上学。自己没有车的患者可能难以找到每周三次往返诊所的交通工具。有幼儿的患者可能无法找到或没能力支付下学后的托儿费用。

透析中心标准血透对患者饮食的限制最多，需要服用和支付的药物最多，而且也是引起症状最多的一种治疗方式。由于它是最小剂量的透析，因此 5 年生存率也最差，为 40.2%[97]。（相比之下，在美国，乳腺癌的 5 年生存率为 91%，结肠癌为 65%[98]。）在美国，2014 年有 88% 的透析患者使用透析中心标准血透[94]，许多人表示没有人告诉他们还有其他透析方式[99]。相反，当肾脏科医生被问及假如他们自己的肾脏衰竭了，他们会选择哪种透析时，只有 6% 的人表示会接受透析中心标准血透[100]。

“致命间隔期”

“致命间隔期”（Carl Kjellstrand 医生自创的一个词）是指每周透析 3 次的患者连续 2 天不用接受治疗的长透析间期。患者过了一个周末之后，增加的水量最多、电解质失衡最严重。连续 2 天不清除水或废物与更频繁的透析相比，前者引起的住院事件更多，死亡率更高；事实上，研究发现，透析中心血透患者在周一或周二的死亡风险比一周内其他日子高 39% ～ 41%[101]。在 2014 年 2 月透析年会上的一场主题演讲中，Kjellstrand 医生估计，美国每年仅因“致命间隔期”引起的透析死亡超过 10 000 例。

照护团队可以尝试在周一或周二让患者的体重直接回到目标值。但是，更明智的做法是利用每周的所有 3 次治疗来达到目标，这样患者每小时的除水量不超过每千克体重 10 ml。当然，需要有医生的医嘱。

最佳方法是至少每隔一天进行一次血透，这样就不会有 2 天的间隔期了。接受居家血透的患者更有可能实现这种治疗，因为很少有诊所能够每周 7 天接诊。

透析中心夜间血透

“我每周治疗 3 次，每次 8 小时，自从我开始夜间血透以来，好多年都没有感觉这么好了。我做透析有 15 个月了，其中 6 个月是夜间透析。”

截至 2017 年，美国约 6500 家诊所中有 156 家提供夜间透析中心血透[93]。患者每周有 3 天在日班结束后到诊所，通常是晚上 8:00 至 9:00 左右，由像您这样的工作人员在患者睡眠时进行 7 ～ 8 小时治疗。一些工作人员称，他们喜欢晚上工作，这时诊所不那么忙，也更安静。

采用透析中心夜间血透：

- 患者接受的血透是标准治疗的两倍。因此，他们的饮食限制较少，可能也不需要服用那么多药物。
- 除水过程缓慢、温和。很少发生痛性痉挛，而且治疗对心脏的影响也小。一项对 655 名使用这种方式的患者进行的研究发现，他们的住院概率低于接受标准血透的患者[102]。
- 更长的血透时间可清除更多 β_2M，即：引起淀粉样变性的蛋白质[103]。
- 治疗不影响工作，因为它不占用患者的白天时间。
- 没有人配合进行居家血透的患者，或不想在家中放血液透析机的患者会觉得这种方式很合适。

研究发现，与透析中心标准血透相比，透析中心夜间血透的生存率高 25%[104] ～ 72%[105]。

居家标准血透

“经过一年左右的透析中心治疗后，我转成在家治疗了，使用一台费森尤斯 4008B 机，大约是一个小冰箱的大小。对我来说，在家透析最大的好处就是能把我的治疗变成我的社交生活。”

美国最初开始采用透析时，40%的患者是在家接受血透的[106]。现在仍有少数患者在家接受标准（每周3次）血透，有些患者每隔一天接受一次治疗。截至2017年，全国有896家诊所提供居家标准血透[93]。患者和（或）其配合者接受数周培训，以了解如何：

- 进行穿刺
- 订购透析用品
- 操作透析机
- 预防感染
- 使用处方药
- 测量生命体征和采集血液样本
- 报告问题
- 处理紧急情况
- 处置废弃物

实际上，他们变成了自己的技师。大多数居家血透患者都能很好地完成这种自行治疗。他们负责自己的日常照护，可以按自己的时间安排治疗。他们的治疗适合他们的生活。居家血透不影响工作，因而患者更有可能保住工作或继续上学。

患者可能要接受更长时间的治疗或隔日一次治疗，以便使自己感觉好转并减少症状。大多数提供居家血透的诊所希望患者有一位配合照护人，与患者一起接受培训并在治疗时提供帮助。患者家中还需要有地方放透析机和用品。有些透析机需要对家中的管道或电路进行改造。不是每个患者都能满足这些要求。

居家每日血透

“我丈夫在透析中心的时候总是不舒服。等他刚开始觉得好一点儿时，又得回去接受另一次治疗了。但是，在家（治疗）6周后，他再也没有头痛或胃不舒服了。他的血压和脉搏7年来第一次正常了。对我来说最棒的是，他不再那么‘迷迷糊糊’了。他的思维清楚了。我们能正常聊天了，以前他老是太累，聊天不能超过半小时。在家血透真是好得没法说。这是我们做过的最好的选择。我觉得原来的那个他又回来了。”

身体习惯于有一个每周工作7天的健康肾脏。居家每日血透治疗一次需要约2.5至4小时，每周进行5或6天，通常大多在家完成，因为诊所工作日很难配合这些治疗的时间，且每天往返诊所也很麻烦。在美国，居家每日血透是一种最新的治疗方式，也是增长最快的治疗方式。2017年，将近1000家诊所提供居家每日血透，而2004年只有37家[93]。专为患者使用的机器更小，可快速、方便地设置和清洁，可更实用地进行短时治疗。2017年，FDA批准患者可无需他人配合，单独使用NxStage透析机进行居家日间血透。

与所有类型的居家血透一样，患者和（或）配合照护人由护士培训如何进行治疗。更短时的每日治疗使患者易于融入家庭和工作生活。可以在早晨上班前或晚上看电视的时候进行血透。经过一年每日血透后，患者的睡眠改善了，不宁腿综合征的发作次数也减少了[107]。

频繁血液透析网络研究比较了125名随机分配接受每日血透治疗（透析中心）的患者与120名接受标准血透治疗的患者[108]。研究发现，接受每日血透的患者：

- 心脏更健康
- 身体感觉更好
- 血压更低
- 磷水平更低

另一项研究发现，1873名使用每日血透的患者，其生存率比9365名接受透析中心标准血透的匹配对照患者高13%[109]。

居家夜间血透

“我转为夜间血透已超过5年了。更有效的除水让我能更深地呼吸了。现在，我的步子迈得更大，走得更快，跳起来时也没有关节痛、骨痛或平衡问题了。我可以不用休息或气喘吁吁地扫地、拖地、洗碗什么的。我需要的睡眠更少，胃口更好，说话反应更快，还可以随便开个玩笑什么的。”

患者和配合照护人还可以学习在家进行夜间血透治疗。截至2017年，有290家诊所提供这种治疗方式[93]。最常见的情况是，患者每周3～7晚在睡觉时进行7～8小时透析。透析穿刺针和血路管均用胶带妥善固定，因而不会脱出或扯脱。穿刺手臂和透析器下方的警报器甚至可以检测到一滴血液，并唤醒患者。美国退伍军人管理局运营的诊所使用专门为此设计的 Redsense™ 报警器。其他诊所可能使用费森尤斯 WetAlert™ 或 HemoDialert™ 报警器。而且，由于夜间血透的血流速相当慢，如果有漏血，有时间安全地处理。在某些（透析）项目中，透析机通过一台调制解调器连接到诊所，这样护士或技师即可跟进每次治疗。

美国和其他国家或地区进行的居家夜间血透研究发现，重要预后指标均有改善。患者的血白蛋白水平高于接受标准血透的患者，且无需使用磷结合剂来降低血磷水平[110]。他们大多没有液体限制[111]。他们觉得更能掌控生活，说生活质量提高了[112]。此外，患者转为夜间治疗后，接受标准血透时发生的心脏损害也*好转*了[113]，这可以帮助一些患者达到肾移植的资格。接受居家夜间血透的患者生存期可能与接受尸体肾移植的患者一样长：5 年生存率为 84.5%[114]。住的离诊所远或想要留出白天时间做其他事（如：工作或照顾幼儿）的患者，可能会考虑接受居家夜间血透。

不透析情况下的医疗管理

“我一直都赞成边透析边生活，以下这段接受死亡的话是我说过的最正面的话。我在适当的时间、适当的地方、有适当的理由，做出这个适当的选择。”

肾衰竭如果不加治疗，最终会导致死亡。不过如果患者的健康状况很差，这也许是一个情有可原的选择。患有其他疾病或存在剧烈疼痛的患者可能会选择不治疗肾衰竭。或者，他们可能会开始“试一试”治疗，如果觉得没有好转或生活质量仍然很差，就会停止。大多数主要宗教认为这是任其自然死亡，而不是自杀。80 岁以上且有其他疾病的患者即使接受透析，可能也不会比不透析活得更久。因此，放弃透析也是一种善意，且患者可能仍然能活一两年[115]。

“我一直认为，能够选择我们死亡的时间、地点和方式是透析给予我们的最大特权。只有我们才有这种选择。所以我用双手紧紧抓住这个机会。我真想再有一只手能把它抱得更紧。”

如果患者想要停止治疗，照护团队将确保其慎重考虑了这一选择，并将给予支持。如果患者抑郁，心理咨询、药物或改用其他治疗方式也许能帮助患者看到仍有希望过上良好的生活。确定选择结束治疗的患者将得到积极照护，以治疗其症状。临终关怀服务可帮助患者及其家属。帮患者停止治疗并不容易。但是，尽管很难，能帮患者安详地离世就是对我们的回报。

医生、护士或社工将与患者讨论在其处于危重状态时，希望或不希望接受哪些治疗照护。这些意愿称为*预立医疗指示*。患者有权填写一份预立医疗指示，并知道其所在的诊所是否会遵守。虽然开口谈这个问题会很难，但大多数患者都很重视利用这个机会表达自己的意愿，并知道这些意愿会得到遵守。

血液透析照护团队

为了使患者达到良好的治疗预后和生活质量，整个团队必须共同努力（图 18）。从 2008 年起，CMS 要求照护团队开会交流信息，让每位患者的*照护计划*尽可能奏效[89]。您可在下文了解每位团队成员的职责。了解这些信息后，您就可以在患者有疑问或问题时，引导他们找合适的人帮忙解决。

患者

作为患有慢性病的人，患者有自己的*职责*。他/她需要：

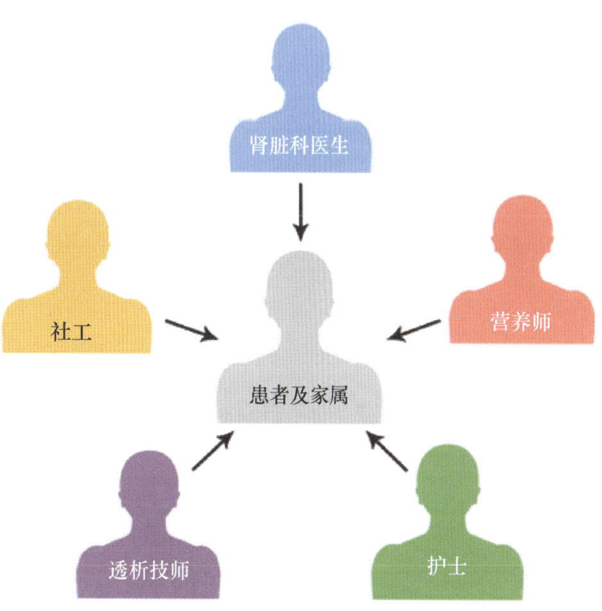

图 18 血透照护团队成员

- 了解肾衰竭及其治疗
- 参与照护计划的制订并提出意见，然后遵循该计划（饮食计划、液体限制、药物、透析）
- 告知照护团队任何症状或问题
- 积极参与自己感兴趣的日常自身照护
- 了解自己的权利和责任

患者在透析诊所外的时间远远多于在透析诊所内，良好的治疗可让他们将时间用在自己重视和喜欢的事上。患者如果可以尽量学习，并且积极参与配合自身照护，就有最大的机会过上良好的生活。*CMS 规定，患者有权按自己的意愿参与（自身照护），最多包括自行完成透析穿刺和操作透析机*。您和照护团队的其他成员可根据治疗进度帮他们学习，以便他们可以照顾自己。某些情况下，家属会帮忙照护无法表达自己意见的患者或代其表达意见。

您的患者都会接受透析，但有时除此之外，没什么其他共同点。他们有老有少：大约一半患者年龄在 60 岁或以上，另一半则更年轻。他们有男有女（也可能介于两者之间）。他们可能是异性恋、同性恋、黑人、白人、西班牙裔或来自地球上任何国家或地区。他们可能信仰某种宗教，也可能什么信仰都没有。他们可能说英语，也可能不说英语。他们可能友好、有趣、和善，也可能忧郁、愤怒、有敌意。患者可能身体健全，也可能自己根本无法移动。**每位患者都必须得到体面的对待，即：您或您的亲人希望得到的对待**。CMS 要求尊重地对待所有患者，如果患者说情况并非如此，联邦医疗保险调查员会点名批评您的诊所。

如果您不了解他人的文化，就去问，患者可能很乐意告诉您。有些患者可能会因您的性别、肤色或种族而对您抱有偏见，但您也理应得到应有的尊重。如果您在任何这些问题上被患者发难，请告诉社工。

家属

患者家属可以是一种支持力量。患者有权选择其亲人如何参与，以及告诉他们照护计划的哪些内容。参与的家属可帮助患者觉得生活如常，并适应改变了的生活。而且，患者的健康和治疗也在情绪上、经济上以及社会上等方面影响家属。家属可能会接手患者已经觉得力不从心的家务。患有其他疾病的患者，如：糖尿病伴失明，可能需要家属每天亲手完成大量照顾，乃至帮助进行治疗。

遗憾的是，有些患者发现，自己开始透析后，亲情和友情就慢慢淡了。

也许他们的亲人不知道该说什么，或者害怕患者要他们提供肾脏。感觉不到他人支持的患者生活质量更低，也不会遵循治疗计划，且更有可能死亡[116]。我们无法改变患者的家属，让他们支持患者。但是，我们可以鼓励患者主动联系亲人，明确说出他们的需要，并寻求其他帮助力量，如线下或线上的支持团体。而且，如果没有其他人能鼓励患者，我们可以做患者的拉拉队。

肾脏科医生

肾脏科医生是肾脏病专科医生。她 / 他与照护团队的其他成员一起制订患者的照护计划。该医生开出治疗和药物处方，以及化验检查单。要求每家诊所配备一名获得权威机构认证的肾脏科医生作为医务主任。该医务主任的职责是确保工作人员经过培训且胜任工作，各种制度与规程均得到遵守，以保证提供安全、优质的照护。

护士

护士与照护团队的其他成员协调每位患者的照护。她 / 他实际执行照护计划，教患者操作，给患者药物，在每次治疗前后评估患者，直接照护患者，并培训工作人员。CMS 要求每家诊所配备一名有 12 个月临床经验的全职注册护士长。每班透析还必须至少有一名注册护士在场。在某些州，护士还必须为留置导管的患者进行透析机连接。

护士可能拥有许多不同等级的证书：

- 持证执业护士（LPN）
- 持证职业护士（LVN）
- 注册护士（RN）
- 临床专科护士（CNS）
- 护理学理学学士（BSN）
- 护理学硕士（MSN）
- 护理实践博士（DNP）
- 执业护士（NP）
- 高级执业注册护士（APRN）
- 注册肾脏病科护士（CNN）

社工

社工帮助患者应对肾病以及肾衰竭治疗所需的生活改变。社工为患者及其亲人提供咨询，帮他们理清和处理自己的感受。他 / 她可以帮患者联系到当地的经济援助、住房、往返诊所的交通、药物援助项目、工作培训等。他 / 她也许能够回答有关医疗保险的问题，或将患者介绍给能够回答的人。您可以请社工帮助应付有挑衅行为的患者。或者，如果有患者显得抑郁，请告诉社工。社工还可以与技师和照护团队的其他成员配合，帮助患者自行管理其自身照护。CMS 要求每家透析诊所配备一名有社会工作硕士学位的社工。

透析技师

在透析诊所，您可能是最有可能在每次治疗时与患者单独相处的人。您有机会了解患者并观察他们的情况是好转，还是变差，以便能提醒照护团队的其他成员。

您可以通过专业地照护、了解自己的职责以及尊重患者，从而与患者建立信任。

在某些诊所，技师承担多种职责。而在其他诊所，则可能有多达四种不同类型的技师：

1. *患者照护技师*在注册护士的监督下照顾透析患者。

2. *临床工程技师*维护和修理机器。

3. *透析器复用技师*对透析器进行标识、清洁和复用处理，以便再次使用。

4. *水处理技师*负责维护水处理系统。

肾脏病营养师（RD/RDN）

肾脏病营养师与患者、家属和照护团队一起制订营养计划，以满足每位患者的膳食需求和限制。该计划为患者度身定制，包括患者喜爱食物的安全数量。营养师的一部分职责是教患者及其亲人如何最好地满足患者的营养需求。她 / 他将与每位患者一起查看每月的检测化验结果，并帮助解释饮食如何影响每项结果。CMS 要求每家透析诊所配备 1 名至少有 1 年受聘经验的肾脏病营养师。

开始透析中心标准血液透析：起初 90 天高风险期

透析的起初 90 天是患者死亡的高风险期。患者和家属需要应对各种新的挑战，譬如因不了解肾衰竭而惴惴不安。他们可能还不太了解这种治疗，也不太清楚自己应该或不应该做什么。**研究显示，患者在接受透析的起初 90 天，死亡概率是治疗时间更久的患者的两倍**。年龄较大且病情较重的患者死亡风险高于更年轻、病情更轻的患者[117]。肾脏病治疗界有一项改善透析初期患者照护的计划，该计划将 4 个月死亡率降低了 34%，1 年死亡率降低了 22%[118]。透析开始前的宣教也有助于延长患者寿命[119]。

耐心和反复解释可以帮助患者和家属度过这一压力重重的时期。有些事情您可能需要多次解释，例如为什么患者需要接受透析、为什么需要长期通路，以及可以选择哪些治疗方式。患者会害怕，而*人一害怕就什么都学不会*[120]。而且，患者可能还处于毒素水平很高的状态，这会使他们记性不好。一些透析机构设有针对其患者的起初 90 天方案，例如德维特（DaVita）的 IMPACT、费森尤斯（Fresenius）的 RightStart 和 Satellite 公司的 Optimal Start。

安全的血管通路

以自体内瘘或人工血管内瘘作为血管通路开始接受透析的患者，比使用血透导管的患者生存率更高[121]。因此，最好尽快帮助患者建立自体内瘘或人工血管内瘘。他们需要转诊做血管评估并与血管通路医生会面。照护团队需要向患者和家属解释在这些就诊过程中需要做什么。然后，他们需要向患者宣教新的通路建立以后如何进行维护，以及何时能够使用。您可在第 6 章：*血管通路*中更详细地了解透析血管通路。

避免营养不良

许多刚开始透析的患者存在营养不良，因为尿毒症会降低食欲并导致口中异味和（或）恶心及呕吐[122]。若伴有炎症水平高，血清*白蛋白*（蛋白质）水平一旦低于 3.5 g/dl，即预示着死亡风险增加[123]。（整个照护团队在起初 90 天内需要经常解决营养问题。阅读本章的“营养”部分，了解更多信息。）

制订个体化的初始透析方案

起初 90 天内，*肺水肿*（肺部积水）或*高钾血症*（血液中钾过多）需要紧急处理。但是，大多数情况下，尿毒症毒素和过量的水不会在一夜之间蓄积。因此，我们不应试图只通过一两次治疗就将其全部清除。试图过快地纠正毒素水平可引起*透析失衡综合征*和脑水肿。（如需了解更多信息，请参见第 7 章：*血液透析标准化操作流程及并发症*。）如果除水过快，会发生*器官休克*，并可引起残余肾功能丧失以及心脑损害。

肾脏科医生可开具以下医嘱，使患者的初期透析治疗更温和：

- 除水量：尽可能低，直至患者适应血透，切勿超过 13 ml/（kg · h），最好是不超过 10 ml/（kg · h）[45]。仍可排尿的患者可能不需要除水。在任何情况下，务必要避免患者低血压，因为这样会引起器官休克。
- 肝素：低剂量，因为慢性肾病会减慢凝血，且出血可能发生在身体的其他部位。
- 透析液钾浓度：略高于长期透析患者的使用水平；过快清除钾可改变心律。
- 透析液钠浓度：视患者的血液检查结果而定，保证透析治疗可以清除钠，或至少不增加钠负荷。
- 一开始治疗时间短一些，每次治疗增加 15 ～ 30 分钟。
- 连续治疗几天（通常大多在医院进行）以解决问题，避免一次性大幅调整处方参数。
- 治疗贫血的 ESA，可能需要 6 ～ 8 周才能提高红细胞计数。同时，患者可能需要输血。

透析中心标准血液透析患者的营养

“我最大的挑战就是饮食。我喜欢的所有东西都在危险饮食清单上。生病之前，我是一个非常健康的吃客。”

健康的肾脏每天 24 小时持续清除体内蓄积的水和废物，这些水和废物主要来自我们吃的食物。它们包括尿素、肌酐、钾、钠、磷和水。如上文所述，透析仅可代替健康肾脏的*一部分*功能。因此，患者接受的透析越多，他们必须遵守的饮食限制就越少。

在美国，大多数透析患者接受透析中心标准血透。他们的饮食需要供给良好的营养，*同时*帮助减少治疗间隔期的废物蓄积。（注：接受腹透、夜间血透或每日血透的患者可以更正常地饮食。如果患者抱怨不能吃自己喜欢的食物或总是口渴，您可以告诉他们这些。）

饮食计划是针对每位患者专门制订的。蛋白质、热量、液体、矿物质和维生素的含量会根据患者的需要而改变。使这些营养元素保持平衡有助于患者在治疗期间和治疗间隔期感觉更好。

蛋白质

所有食物都含有一些蛋白质，蛋白质分为两种：

1. *生物学价值高的***动物**或**大豆**蛋白（如：肉、鱼、禽、蛋、豆腐、豆奶和乳制品）。

2. *生物学价值低的***植物**蛋白（如：面包、谷物、蔬菜、干豆类以及水果）。

均衡饮食应包括以上两种蛋白。**在体内，蛋白质有助于维持身体肌肉和组织**。透析患者每天需要的蛋白质（每天至少 1.2 g/kg 体重）是非透析慢性肾病患者的两倍，因为他们在每次透析治疗时都会丢失一些蛋白质[124]。

当我们摄入蛋白质时，尿素和肌酐等*含氮废物*会留在我们体内。健康的肾脏可以清除这些废物，但受损的肾脏却不能。

透析诊所每月检测患者血液中的尿素和肌酐水平。结果有助于我们了解患者的身体状况。（参见表 3 对终末肾病患者进行的常见血液检查。）

热量与营养不良

食物中的热量为身体提供能量。透析患者必须摄入足够的热量来满足其能量需求；如果摄入不足就会营养不良，身体会燃烧蛋白质（即分解自己的肌肉）来补充能量。在这种情况下，他们就没有足够的蛋白质来维持身体的其他重要功能，并且会变得疲惫无力。

务必注意“*真实*”体重（肌肉和脂肪）减轻的情况，不要和治疗时清除的水搞混。如果患者的真实体重减轻，可能不会立即看出。有些迹象表明，患者即使在治疗后体重未变，但实际上真实体重减轻了，这些迹象包括：

- 脚踝和手指水肿
- 呼吸急促
- 不能平躺（询问患者）

"我一点胃口也没有。我从来都不喜欢做饭。所以我现在的难题是：我也想时常津津有味地吃点什么，但大多数小食都在限制饮食清单上，或者没有很高的生物学价值。"

尿毒症患者常常没有食欲。对于他们来说，食物的味道可能很奇怪或像金属一样，患者可能会感到反胃或呕吐。密切观察患者体重是否减轻。特别要注意新患者，因为他们的食欲往往在肾脏衰竭前就很差。如果您认为患者食欲不振或患者说没胃口，请告诉营养师。

透析患者蛋白质营养不良是一个死亡风险因素[124]。一项为期 3 年的研究对比了*非刻意*减重但体重下降至少 5% 的患者与保持健康体重的患者之间的差异。结果显示，无意减重但体重下降的患者死亡概率高三倍[125]。蛋白质水平通过血清*白蛋白*检查来测定。该水平应为 4.0 g/dl 或更高。低于此水平会增加腹透或血透患者的死亡风险[126]。透析患者的胆固醇水平低也可能意味着营养不良[127]。

营养不良是可以治疗的。通常，第一步是尝试让患者多吃些东西。如果这一步行不通，可以尝试蛋白饮料、蛋白粉或蛋白棒。市面上有许多蛋白质制品可供选择，有些专为透析患者配制。它们富含热量和蛋白质，少钠、少钾、少磷。这些蛋白质制品只有在患者摄入后才能真正发挥作用。如果补充剂行不通，还有其他选择，不过可能需要提供医学依据，才能获得联邦医疗保险或其他保险承保：

- 胃饲管
- *透析中胃肠外营养*（IDPN）——在透析期间静脉给予一种可能含碳水化合物、蛋白质、脂肪、糖和氨基酸的营养液
- *全胃肠外营养*（TPN）——静脉营养（类似于 IDPN），为患者提供全部或部分营养

可通过团队协作的方式帮助营养不良的患者。您是患者与团队其他成员之间的重要纽带。密切关注患者目标体重的变化。留意患者对饮食的看法，并告知团队您得知的信息。及早发现和治疗营养不良有助于挽救患者的生命。

如何帮助患者改善饮食情况

每次治疗时，询问患者目前的饮食情况。如果患者有任何食欲变化、味觉变化或胃肠道症状（吃极少量食物后感觉饱胀、便秘、腹泻、腹胀、胃灼热、恶心或呕吐），请告诉营养师和护士。注意您的措辞和肢体语言。告诉患者，您之所以询问，是因为您关心他 / 她。任何成人都不喜欢被当作孩子一样听人唠叨。

- 询问患者当前的饮食情况。
- 如果患者由于治疗时间冲突或没钱买食物、无法到便利店买食物或无法自己做饭而没有吃饭，请告诉营养师和社工。
- 如果患者的透析前体重经常低于目标体重，请告诉营养师和护士。任何非计划性体重减轻或精力下降都可能提示营养问题。
- 如果糖尿病患者说自己不吃东西或血糖控制不佳，请告诉营养师。
- 如果患者在治疗间隔期内增加的水重过多，请告诉护士和营养师。
- 鼓励患者遵守为其制订的饮食计划。
- 提醒患者随餐点服用磷结合剂，按照处方服用其他药物和营养补充剂。
- 鼓励患者前来接受治疗并完成整个治疗过程。
- 了解患者的饮食计划。

并非所有患者都有相同的饮食限制。听取营养师对患者的指导、查阅病历记录，以及查看化验结果。

肥胖

在美国，有 2/3 的成年人超重，体重指数（BMI）在 25 ～ 29.9 kg/m^2 之间。并且，1/3 的成年人肥胖，BMI > 30 kg/m^2。这些人中有 5% 极度肥胖，BMI > 40 kg/m^2[128]。虽然一些研究表明，BMI 略高可提高慢性肾病患者的生存率，但肥胖是伤口愈合不良以及肾移植总体预后不良的一个风险因素。因此，BMI > 35 kg/m^2 的患者可能不具备移植资格[129]。如果患者的 BMI > 40 kg/m^2，在诊所会面临更多困难，特别是无法行走且需要帮助才能转移到透析椅上的患者。在某些情况下，患者可能需要更大的透析椅才能舒适地接受治疗。

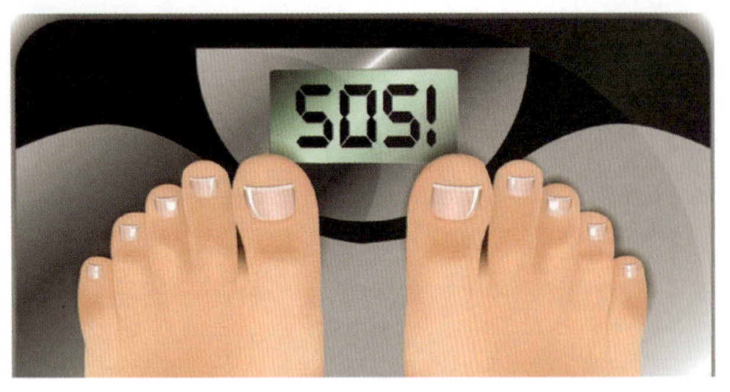

图 19　患者体重

即使肥胖患者也有可能存在蛋白质营养不良，且为这些患者制订恰当的营养处方会很困难，需要营养师与团队和患者一起制订一份最适合患者的计划。

液体摄入和水重

“我丈夫在透析期间一直稳定地减重，一个月可能减一公斤。如果我们发现他身体好了一段时间后，血压对他来说有点‘高’，而且这种情况持续一周左右，我们就知道该降低他的目标体重了，于是我们把他的目标体重设低一斤。如果他没觉得有什么低血压的症状，就需要减。”

注：如上文所述，透析可清除废物和多余的水。患者会饮用多种液体，或食用含液体的食物。在本《核心课程》中，我们将患者饮食中的液体称为“*液体*”，将我们所清除的液体称为“*水*”。

大多数透析患者少尿或无尿，但有些患者*仍有尿*，特别是在刚开始接受透析治疗时，他们的肾脏仍可排泄一些水。**询问患者是否有尿**。如果是的话，请告诉护士。可能需要测量患者的尿量，从而将治疗调整到对患者安全且令其舒适的程度。透析期间尝试清除过多的水，可导致严重的肌肉痛性痉挛和血压下降。这些症状会使治疗非常痛苦，以至于患者会想要停止透析。*实际上，透析猝死在治疗的第 1 个月发生率最高，选择停止透析在第 2 个月最多*[130]。

无尿患者透析时必须清除更多的水。大多数接受透析中心标准血透且少尿的患者，必须限制液体摄入，通常限为每日尿量加 1 L（4 杯）。*无尿患者每天仅可饮用 4 杯液体*（图 20）。室温下为液态的*食物*，如：果冻、冰淇淋或冰棒，按液体计（图 21）。参见表 6，了解部分常见食物和饮品中的液体含量。

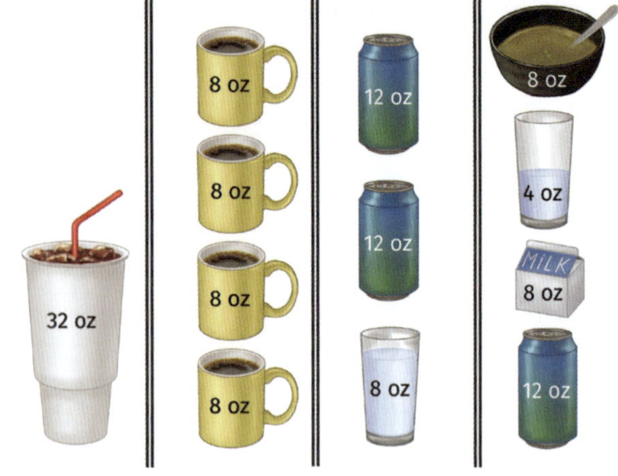

图 20　4 杯（960 ml）液体示例

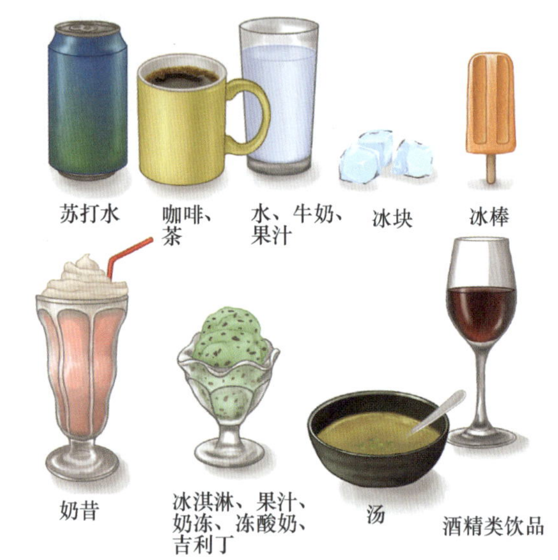

图 21　不同类型的液体示例

在每次治疗之前，您需要在透析机上设置要清除的水量。理想状态下，每次治疗仅清除患者在治疗间隔期内增加的水量。下面您将看到，要想确切知道每次治疗时需清除多少水，需要缜密的考虑。

目标体重或干体重

*目标体重*是指患者在治疗后清除所有（或大部分）多余水分时的体重。有些诊所则使用“干体重”一词。真正达到目标体重的患者应感觉良好，没有过量的水或呼吸困难，并且很少需要用降压药。必须经常调整每位患者的目标体重，因为透析患者往往会逐渐出现真实体重（肌肉）减少，取而代之的是水增加。体重以千克（kg）为单位；一千克为 2 斤。

接受标准血透的患者需要知道，摄入过多液体会怎样：

- **短期来看，如果治疗时除水过多或过快，患者的血压会下降**（*低血压*）。然后，任何肌肉都可能会出现痛性痉挛。患者可能会感到头晕、头痛、昏倒或呕吐。患者在治疗后数小时，可能会感到“虚脱”和不适。
- **短时间内大量除水可引起*器官休克*，即：因缺血和缺氧而造成的组织损伤**。心脏也是一个富含肌肉的器官，缺血会引起损伤。
- **如果治疗期间不能充分清除多余的水**，患者必须尽量严格地控制液体摄入，直至下一次治疗。如果要跨周末，这项任务几乎不可能完成。清除多余水分的方案包括延长该次治疗的时间或当周内多加一次治疗。
- **长期来看，体内过多水分潴留**可加重*左心室肥厚*（LVH），LVH 是透析中心标准血透患者死亡的首要原因[38]。

人体所适应的是*体液平衡*（肾脏维持的正常水平衡）。试图重建这种平衡，同时又不能过多、过快地除水，或让过多的水潴留在血液中，对于接受透析中心血透的患者和提供照护的工作人员来说，可能是最大的挑战。您的诊所对于治疗间隔期内允许增加的水重会有专门规定（例如，不超过患者体重的 3%）（表 5）。不要指责患者增加了过多的水重：*与他们一起找出解决方法*。您可使用“表 6　计量单位转换”向患者展示其饮食中所含的液体量。

表 5　不同体重患者在透析间隔期的体重增加量

目标体重（TW），以千克（kg）计	3% TW（kg）	5% TW（kg）
45	1.4	2.3
50	1.5	2.5
55	1.7	2.8
60	1.8	3.0
65	2.0	3.3
70	2.1	3.5
75	2.3	3.8
80	2.4	4.0
85	2.6	4.3
90	2.7	4.5
95	2.9	4.8
100	3.0	5.0
105	3.2	5.3
110	3.3	5.5
115	3.5	5.8
120	3.6	6.0
125	3.8	6.3
130	3.9	6.5
135	4.1	6.8
140	4.2	7.0
145	4.4	7.3
150	4.5	7.5

可调钠—— 一种正逐渐被淘汰的做法

可调钠是在血透治疗期间改变透析液中钠含量的做法。这确实有助于清除更多的水，但也使血液中的钠含量过高（远超过患者的正常钠摄入量）。血钠水平高（*高钠血症*）会使大脑发出口渴的信号，于是患者*必然*会喝水，从而开始了一个恶性循环[131]。因此，美国的大多数诊所已经停止使用可调钠。

如何帮助患者少增加水重

虽然每位患者在治疗间隔期内允许增加的水重因人而异，但所有患者都需要进行血压测量，并查看四肢和面部是否有*水肿*（肿胀）的体征。

- 督促患者限制液体摄入，并教他们如何将液体饮用量与自己的感觉联系起来，如：呼吸急促、肿胀和痛性痉挛。
- 向患者说明如何限盐，盐会使他们口渴。询问他们是否知道如何看食品标签，以了解每份食物的钠含量。如果不知道，请营养师帮忙。
- 如果患者家中有体重秤，教他们每天称体重，并了解增加多少体重是安全的。
- 如果患者每次治疗时都无法达到目标体重，请记录原因，并与护士和营养师讨论，看看可以采取哪些措施来改善。记住，延长血透的时间，就意味着除水更慢、更温和。
- 请营养师分享有助于控制液体的窍门。
- 询问医生或护士患者服用的任何药物是否有口干或口渴的副作用。
- 避免除水过多，以至于需要给予生理盐水

表 6　计量单位转换

食物 / 饮料	盎司	ml	家用计量单位
夸脱（略低于 1 L）	32	960	4 杯
汽水（1 罐）	12	360	1 杯半
咖啡、茶			
■ 大份	16	480	2 杯
■ 中份	12	360	1 杯半
■ 小份	8	240	1 杯
牛奶（1 小盒）	8	240	1 杯
奶昔			
■ 大份	16	480	2 杯
■ 中份	12	360	1 杯半
■ 小份	8	240	1 杯
冰淇淋	4	120	1/2 杯
果汁奶冻	4	120	1/2 杯
汤	8	240	1 杯
葡萄酒	4	120	1/2 杯
啤酒（1 罐 / 瓶）	12	360	1 杯半
冰棒			
■ 单棒冰棒 / 巧克力冰棒	1.65	49	3 大勺
■ 双棒冰棒	2.5	74	1/3 杯
冰块（家用，8 块）	4	120	1/2 杯
片冰	4	120	1/2 杯

来提高血压。过多的钠会让患者口渴，因而不得不在透析后多喝水。

钠

“远离加工食品！我用最原始的食材做饭，所以我能控制食物的钠含量。晚饭我会腌些无骨鸡放到烤架上烤，然后配些青豆和面包吃。”

钠是食盐的主要成分，大多数美国人摄入的盐超标。实际上，2015 年美国大众膳食指南建议，每天的钠摄入量应低于 2300 mg，即：不到 1 小勺[132]。如果我们不吃精盐、罐装食品、包装“副食”、腌制食品，或冷盘、香肠和热狗等酱腊肉，可以达到这一水平。鼓励患者阅读食品标签，尝试使用无盐香草和香料，如罗勒、柠檬胡椒、Mrs. Dash®、Chef Paul Prudhomme™ Magic Savory Blends 或 Lawry® Salt-free 17 seasoning。由于所有食物都含有少量钠，因此无法避开饮食中的*所有*盐。但血透患者应避免吃：

- 精盐
- 大多数代盐（可能含钾）
- 海盐——它仍然是盐
- 咸加工食品。罐装、瓶装、盒装或袋装食品均经过加工；只是加工程度不一。

配料表中有一长串化学名称，意味着食品经过深度加工。培根和午餐肉等加工肉类引起的患者血压升幅高于新鲜肉类[133]。

钠会引起口渴，且如本文所述，在高血压和水重增加方面起着关键作用。血液中的钠会吸水，从而导致肿胀。肾衰竭时肾脏无法清除过量的钠。饮食中限钠的患者往往不太会口渴。这也使他们更易做到少喝水。如果出现以下情况，患者必须减少摄入钠*和*液体：

- 面部或手足肿胀（*水肿*）
- 血压升高
- 体重迅速增加

钾

透析充分的患者如果限制了饮食，血清钾范围应介于 3.5 ～ 5.0 mmol/L[70]。他们可以学着少吃高钾食物，如：牛油果、芒果、香蕉、橙子、果干、甜瓜、干豆类、番茄酱、土豆、代盐、浓缩咖啡或卡布奇诺（图 22）。咀嚼烟草可含大量钾。饮用橙汁的患者可换成苹果汁、蔓越莓汁或 Sunny D® 这些钾含量低的饮料。他们可以吃面食或米饭，而不是土豆。但是，对于大多数人来说，这些限制仍然是一大挑战。

患者务必要看食品标签。截至 2018 年，大多

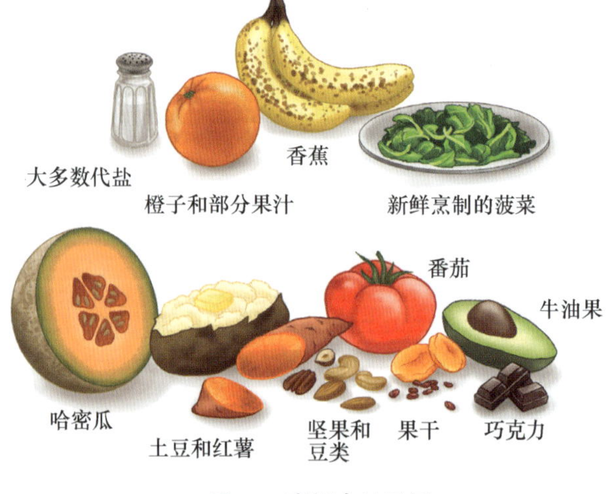

图 22　高钾食品示例

数食品标签都会列出钾，但在此之前，某些食品标签会列出钾，而另一些则不会[134]。标签上没有列出钾并不意味着该食品或饮料中不含钾。如今许多食物的盐含量减少，但钾含量增多。譬如 Campbell® Chunky Healthy Request® 鸡肉面条汤仅 1 杯就含 850 mg 钾！许多能量、维生素、矿物质饮料和水都添加了大量钾。新鲜肉或鸡可能注射了钾以延长保质期。

患者还需要了解食物的分量。吃 1 个苹果没问题，但 3 ～ 4 个就会引起问题。水果和蔬菜通常大多限制为每天 4 ～ 5 份。具体视每位患者的情况而定，且可能根据每月的化验结果进行调整。

透析液中或多或少含有一些钾（K）以满足患者的需要。在您考虑钾的问题时，请留意患者的处方。血钾水平*低*的患者可能用高钾透析液（K 3.0 mmol/L）进行透析，且在其饮食中可能*没有*对钾的限制。

关于钾患者需要了解的事实

- 钾过多可引起猝死。
- 高钾的症状包括肌肉无力，如：行走困难、心脏漏搏和心搏骤停。
- 大多数代盐含有钾，*不应*使用。
- 经过一个周末，即：两次透析中心血透治疗之间的最长间隔时间，钾水平达到最高。
- 血透不充分的患者出现*高钾血症*（钾水平高）的风险更高。
- 某些患者可能会短期使用一种称为 kayexalate 的药物，来降低治疗间隔期的血钾水平。对于此药物，美国食品药品监督管理局（FDA）有一条黑框警告，指出其可能引起消化道问题。
- Veltassa® 是一种可混入水中口服的降钾药物。FDA 有一条黑框警告，要求这种药物的服用时间与其他药物相隔 6 小时，否则它会吸附其他药物，影响其药效。
- 患者需要知道，标示“低盐”的食物可能含有大量钾。

钙

肾衰竭时，肾脏将维生素 D 转化为活性形式或保持钙磷（骨矿物质）平衡的能力下降。活性维生素 D 过少和骨矿物质失衡会导致*矿物质骨代谢异常*（MBD）（见第 31 页。）

为了帮助预防 MBD，KDOQI™ 指南要求将慢性肾病 5 期患者的血清钙水平保持在正常偏低水平（8.4 ～ 9.5 mg/dl）[135]。CMS 规定要求，钙水平必须保持在 10.2 mg/dl 以下[136]。患者的白蛋白水平可影响其血清钙水平，因此，如果患者的白蛋白水平低，则可能需要调整治疗方案中钙的剂量。患者的总钙摄入量（膳食及磷结合剂）应≤ 1000 mg/d[70]。

磷

“我已经很难拿出药费了。我在 3 月份就达到联邦医疗保险的承保上限了，剩下的 9 个月我变着法儿的‘跪求磷结合剂！’然后，我转为居家血透。2 个月内我的血磷水平就降到 4.0 以下，我可以将结合剂减到一天 3 ～ 4 粒，不用一天吃 12 ～ 14 粒了。”

透析中心标准血透可清除一*部分*磷，但不会太多。而且，由于许多食物含有磷，所以大多数接受透析中心标准血透的患者必须限制食用高磷食物。这些食物包括乳制品、可乐、干豆类、全部谷物、坚果和许多加工食品（图 23）。

膳食磷摄入量通常限为 800 ～ 1000 mg/d[70]。营养师与患者一起制订符合患者需求的饮食计划。如今，我们的食品中有大量的磷来自添加剂、增味剂和防腐剂。肉类和乳制品等真正食物中的磷有 40% ～ 60% 被吸收，而磷酸盐添加剂则 100% 被吸收[137]。此外，由于没有要求食品生产者在标签上列出磷，患者需要学会看那些很长的词里是否有“磷”字，并避免吃这些食物。血清磷水平应保持在 3.0 ～ 4.5 mg/dl 之间[70]。

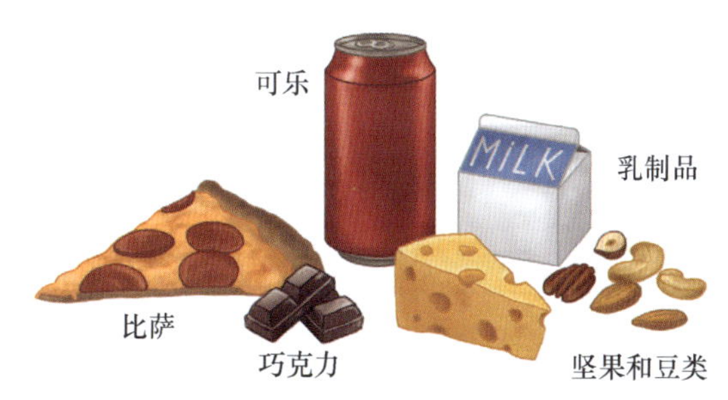

图 23　高磷食物示例

磷水平升高称为高磷血症，与 MBD 有关，死亡风险更高[134]。

帮助患者管理血磷水平

与您的患者分享以下心得：

- 千万不要漏做治疗或缩短治疗时间，透析中心标准血透会清除一*部分*磷，因此接受医嘱规定的每一分钟治疗都有助于控制血磷。
- 遵循低磷饮食。
- 注意食品标签上的磷。寻找“磷酸盐”或“磷酸”之类的词，避免或限制食用含有这些配料的食物。
- 避免食用深度加工食品和快餐，它们的含磷添加剂最多。
- *随*餐点一起服用磷结合剂。为了起效，磷结合剂需要与食物同时进入肠道。如果您还没有服用，请与治疗团队一起选择一种您可以使用的磷结合剂。
- 如果您负担不起开处的磷结合剂，医生也许能给您开另一种不太贵的磷结合剂。或者，社工也许能够找到一些途径来帮您支付。
- 不喜欢服用磷结合剂？可以考虑换一种能够清除更多磷的透析方式，这样您就不需要服用磷结合剂了。

*磷结合剂*是用于阻止磷被吸收的药物。它们的作用方式是与食物中的磷结合，从而使其无害地经粪便排出体外。因此，磷结合剂*必须随*餐点一起服用，它们必须与食物同时进入肠道。由于磷结合剂可引起便秘，肾脏科医生可开处通便药。其他患者可能有腹泻或磷结合剂吞咽困难的问题。如果患者有这类问题，请告诉护士或营养师。可以选择其他更适合该患者的磷结合剂。表 7 供您了解常见的磷结合剂名称，您的患者可能会谈及这些药物或报告其副作用。

维生素

透析可清除一些水溶性维生素，因此患者可能需要服用维生素补充剂。但某些维生素如果剂量过高，对透析患者并不安全。透析时可清除的水溶性维生素和不会清除的脂溶性维生素见表 8。例如，

表 7　常见磷结合剂

商品名	通用名	结合剂剂型
PhosLo®	醋酸钙	胶囊、片剂
Tums®	碳酸钙	液剂、片剂、咀嚼片、胶囊、软糖
Renagel®	盐酸司维拉姆	片剂
Renvela®	碳酸司维拉姆	片剂、粉剂
Fosrenal®	碳酸镧	口溶膜片、咀嚼片、粉剂
Velphoro®	羟基氢氧化亚铁	咀嚼片
Auryxia®	柠檬酸铁	片剂

可能会要求患者服用：

- 60 ～ 100 mg 维生素 C
- 1 ～ 5 mg 叶酸
- 2 mg 维生素 B_6
- 3 μg 维生素 B_{12}

患者在使用*任何*非处方维生素、草药、民间偏方或家庭治疗之前，需要先咨询医生、营养师或药剂师。健康的肾脏可以从体内清除多种物质，但透析患者血液中蓄积的这些物质可能会达到中毒水平。

帮助患者应对

“知道我的肾出了问题后，我崩溃了，开始酗酒。他们给我定了那么多食物和其他方面的限制，我一下子垮了。我开始去派对，丈夫离开了我。我失去了女儿的监护权，开始嗑药，跌跌撞撞地过了 5 年自暴自弃的生活。我 25 岁时戒了毒，从那以

表 8　水溶性和脂溶性维生素

透析可清除的水溶性维生素	透析不会清除的脂溶性维生素
▪ 生物素 ▪ 叶酸 ▪ 烟酸 ▪ 泛酸 ▪ 核黄素（B_2） ▪ 硫胺素 ▪ 维生素 B_6 ▪ 维生素 B_{12} ▪ 维生素 C	▪ 维生素 A ▪ 维生素 D ▪ 维生素 E ▪ 维生素 K

后再也没碰过。20 年前，他们告诉我，我必须在 3 个月内开始透析，但实际上我去年才开始。我目前在接受腹透，可以坦然面对透析，并正在完成各项移植前的检测。"

透析会给患者带来许多问题。工作、饮食、睡眠，甚至是日常生活计划都要围绕透析来进行，这对患者及其家属来说都可能是一个巨大的挑战。肾衰竭患者通常会生出许多重大的人生疑问，例如：

- 我会不会死掉？
- 我会不会丢了工作？
- 我这样的生活值不值得继续下去？
- 我还能工作和照顾家人吗？
- 这对我的性生活有什么影响？
- 我还能生孩子吗？
- 我的伴侣会离开我吗？
- 我能付得起治疗费吗？
- 我还会好起来吗？
- 为什么会是我？

患者往往对透析有强烈的抵触情绪。他们可能会不断地重复经历愤怒-沮丧-恐惧。慢慢地，他们可能会接受自己的新生活，也可能不会。每位患者的应对方式取决于性格、亲友支持以及其他生活经历和健康问题等因素。所有诊所工作人员都会在某个时间与承受巨大压力的患者接触。您和其他技师大部分时间都与患者在一起。因此，您是帮助他们应对肾脏病和透析的重要医护人员。

刚开始接受透析的患者往往非常恐惧，某种程度上是因为对这种治疗方式一无所知。随着他们逐渐有所了解并开始感觉到好转，会再次燃起希望，并庆幸自己还活着。这有一点像"蜜月期"。在此期间，患者可能会继续做自己喜欢的事，并再次开始规划未来。

充分了解肾衰竭的不可逆性和需要持续治疗后，患者可能又会回到愤怒、沮丧的情绪中。如果在治疗期间出现病情恶化或遇到问题，也可能发生这种情况。患者的反应不仅是针对他们的实际损失，还针对*可能的*损失，即：他们认为如果自己没有生病，本应享有的未来。他们可能会怨恨自己必须依赖机器、照护团队和家人。您可以请社工帮您一起支持和鼓励备受煎熬的患者。

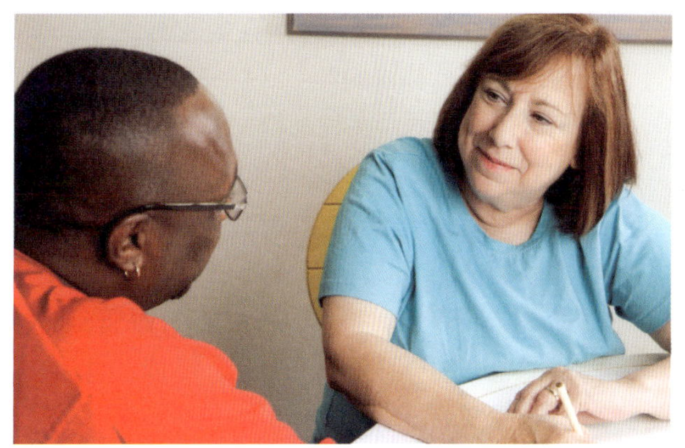

图 24　社工

生活改变和同理心

在许多方面，接受透析中心血透的患者会觉得自己与他人很疏离。他们可能无法像往常那样生活，或无法经常与亲友在一起。他们可能整天都要服用许多药物，不断让他们想起自己是个"病人"，并且这些药物还可能有副作用。他们可能必须严格限制每天饮用的液体量。和朋友外出时，也不能吃比萨或炸薯条。以往与家人共享的民族风味餐可能也不能碰。不得不学习全新的饮食和烹饪方式是一项巨大的日常负担。几乎我们所有人都会很难适应这样的重大生活改变！

患者可能会以退出治疗、提前结束透析或漏做治疗等方式，来反抗这些生活的变化。他们可能会有敌意、依赖性强或很苛求。这些行为的背后是对失去以往生活的悲伤。患者显得无礼或刻薄时，尽量记住这一点。

要想帮患者适应肾脏病和透析所带来的生活改变，一种重要的方式是运用*同理心*：设身处地地想一想，如果您的肾脏衰竭，您会有什么样的反应。想一想以下这些问题：

- 如果有人告诉您，您余生都需要透析（或几年后才有可能、或永远没有可能做肾脏移植），您会是什么感觉？
- 您需要对您的工作和日常生活做出哪些调整？
- 这个消息将如何改变您对未来的计划？
- 每周不得不接受 3 次透析中心血透，每次一坐几小时，且不得不依赖透析技师和照护团队，会是什么感觉？
- 透析会使您的日程安排、您的活动、您的亲友产生哪些变化？

- 想想您最喜欢的食物：有多少种绝对不能碰或受到严格限制？
- 每天不得不服用多种药物，会是什么感觉？
- 您每天饮用多少液体？要是不得不大幅减量，会是什么感觉？
- 如果有人告诉您，您的血管通路是您的生命线，照护您的人扎穿了您的血管通路，导致您的手臂肿胀、瘀青、疼痛，您会是什么感觉？

如果您不得不做出这些改变，您会伤心、震惊或愤怒吗？拥有同理心可帮助您理解患者为什么会这样对待自己的肾脏病和透析。***不要觉得患者的感受是针对您的***。这些感受与您无关。

有时，诊所可能是唯一一个能让患者卸下防御，显露自己悲伤或愤怒的地方。或者，他们会用愤怒或敌意来掩饰悲伤或恐惧。愤怒尽管看起来像是针对您，但大多是对他们生活中的其他事。***千万不要向患者发火***。您无法控制自己的感受，但*可以*控制自己的行为。作为照护人员，始终冷静、包容和专业地工作。千万不要与患者争执。如果患者与您对峙，请让主管护士、社工或其他工作人员帮忙。您会发现，大多数人在您尊重他们时，他们的行为也会变得尊重他人。您希望患者和同事怎样对待您，您就怎样对待他们。

如果您一天的工作很不顺，请提醒自己，患者必须应对更多困难的事情。不要冲动地提出建议或尝试解决患者的问题。您下班后，就可以回家过自己的生活。而患者则要带着疾病及其带来的诸多限制回家。

经济问题

“经济上会很惨。我们一开始就不是收入特别高的人，在我接受透析，不能再去上班后，日子就变得紧张了！我们知道总会有些意想不到的情况，所以我们存了一点钱，但根本不够用。我们学会过更节俭的生活了……”

许多透析患者都有经济问题。仅仅是因肾病问题，他们的账单就从来没停过。大多数人的残疾津贴或退休工资只有工作报酬的 1/3 左右。患者还需要购买特殊食物、昂贵的药物，要是选择透析中心血透，还有每周往返诊所 3 次的费用。与患者谈谈这方面的问题。如果他们负担不起食物或药物的费用，请告诉社工。无食物保障，即没有足够的食物，在透析患者中很常见[138]。

社工了解能够提供帮助的本地资源。但是，这些项目依赖于捐赠，可能有一些限制。不要向患者*承诺*社工可以解决他们的经济问题。处于适工年龄段的患者最好能工作，这样他们就能更积极并赚到钱。照护团队成员可鼓励患者尽可能积极地工作。您所在州的职业恢复计划可帮助需要重返学校或换工作的透析患者。

旅行

“我最近去了亚特兰大参加女儿的婚礼，虽然我们住所附近就有两个诊所，但我却不得不开 45 分钟车穿过小镇去透析。这种透析安排虽然行得通，但就是不太方便。”

一些在透析中心接受标准治疗的患者会旅游。作为透析技师，您可以鼓励患者出行。他们越积极，自我感觉就越好。大多数透析公司都有相应的措施为异地出行的患者提供对应的诊所。社工或主管护士可告知患者如何安排其在异地的“临时”透析。

但是，血透患者如果想旅行，会面临诸多挑战。并非所有诊所都有空位或工作人员来照顾临时患者。确保有空位的最佳方法是尽量提前计划，因此，鼓励患者在考虑要去某个地方时尽快告诉社工。某些健康保险计划或州联邦医疗补助计划不会支付其医疗网点以外的医疗费用。因此，这些患者需要支付部分或全部异地治疗费用，*以及*出行费用。如果患者出国，可能需要支付全部透析费用。联邦医疗保险不承保美国本土及其属地以外的透析

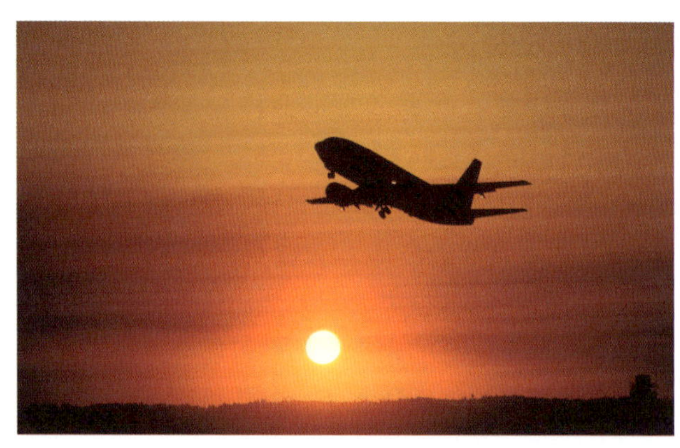

图 25　旅行

中心透析治疗费用，但其他健康保险计划可能会承保。一家公司 Dialysis at Sea 提供邮轮透析。有些患者喜欢，但费用会非常昂贵。

一些患者害怕旅行，因为他们信任您来进行穿刺，他们不信任不熟的技师。如果您教会患者如何*自行*穿刺，就能让他们重新回归社会！要是他们身边随时都有最好的穿刺人员，就不怕去度个假或参加婚礼或毕业典礼了。此外，他们的通路也能用得更长久。

"所有都要检查：透析器型号、使用的透析液、穿刺针规格、泵速、透析时间、促红素量等。不过，您也得有些通融的余地，大多数诊所都会尽力配合您的时间安排和要求。有时需要做些改变，但如果有些事您无法接受或危害您的健康，一定要让他们知道。"

接受移植的患者旅行时容易得多，只需带上药物即可。腹透装置便携，旅行时可随身携带。用小型透析机进行居家血透也更便于旅行。喜欢旅行的患者可以考虑这些方式。

"我丈夫每周有 6 晚接受夜间血透。我们热爱旅行，到处游玩。不过，不像在家透析，我们每周去诊所 3 次。假期外出时，我们会密切关注他的饮食。"

外在形象

"我在公共场合时总是觉得不自然，因为生病让我看起来瘦弱得皮包骨头，我怎么都没法儿增重。相信我，我的营养师尽力了！想到自己这个样子让我有点儿抗拒社交。"

担忧外在形象在透析患者中很常见。他们可能会担心瘢痕、皮肤问题、脱发和肌肉无力。他们可能认为他们的自体内瘘、人工血管内瘘或腹透导管看起来很丑。有时，血透患者甚至可能因此而不想建立人工血管内瘘或自体内瘘。

"我左臂上有一个很大的内瘘。我是做幼儿工作的，有一天我犯了个错，穿了一件短袖衬衫，有一个孩子怕极了，开始大哭起来。再没什么比孩子一见你就哭更毁你的自我形象了。所以现在我不管什么情况都穿长袖衬衫去上班。"

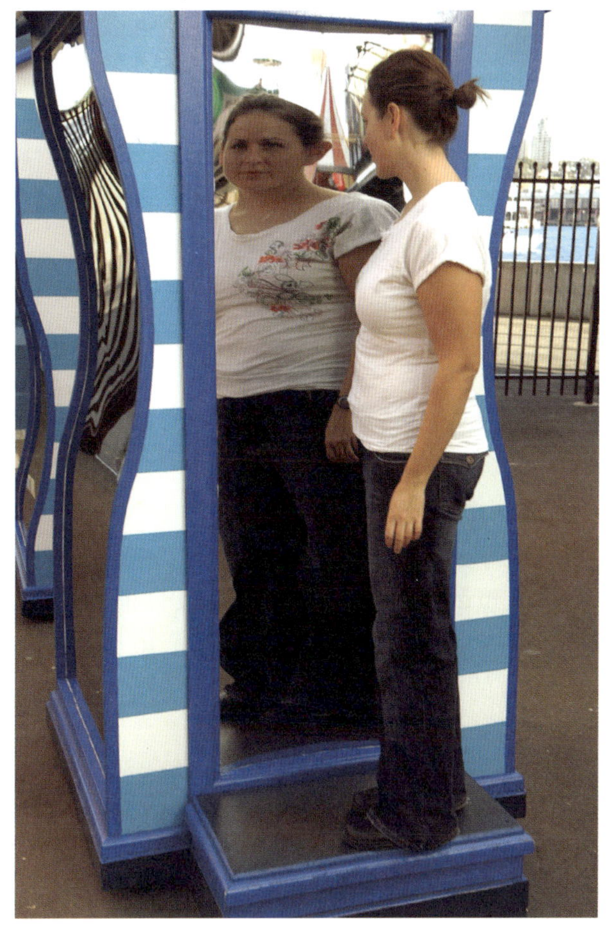

图 26　外在形象

如果您的患者告诉您他/她对外在形象的担忧，您可以告诉社工。此外，您可以告诉患者，有这样的感觉是正常的，并告诉他们没有人是完美的：不管是否能看到，我们*都*有瘢痕，以此来鼓励他们。最能提供帮助的可能是逐渐接受自己身体变化的其他患者。把自己的内瘘看成"与病魔斗争的标志"并引以为傲的患者，可以真正帮到那些酷暑天还把自己藏在长袖下的人。

性行为和生育能力

"对于透析，有些事让我挺担心。现在谁还会爱上我？我知道这话不中听，我也知道有很多人在亲人的支持下接受透析。但是说实话，我还年轻，还想浪漫。谁会想要我？"

*任何*年龄的患者都可能存在性问题。接受透析中心标准血透或腹透的男性和女性可能出现性功

能问题[139]。降压药之类的药物可引起性欲水平变化，并可能引起男性勃起功能障碍。所有照护团队成员都可以告诉患者，对性方面的担忧是很正常的。社工可以帮助患者，或将他们介绍给可以解决这些担忧的专家。移植或增加透析时间 / 频次有助于解决所有这些问题。

年轻女性可能会有生育需求，这对她们来说是一个挑战。接受透析的女性不太可能怀孕。接受透析中心标准血透后，许多女性不再有月经，子宫会*萎缩*（逐渐缩小）[140]。如果女性真的怀孕，则属高危妊娠，婴儿可能早产。而在肾移植后 1 年仍有生育能力的女性中，许多人生了健康的婴儿。但是，移植可能需要等待数年。

一直想做妈妈且等不及移植的女性也有希望：接受*更长时间的*血透。每周至少透析 36 小时的孕妇有 85% 的机会生下健康婴儿；而每周透析时间不超过 20 小时的孕妇仅有 48% 的机会[141]。当然，晚上在家睡觉时接受这么长时间的血透更容易，也可以每周 3 ～ 4 晚接受透析中心夜间透析。不过，也有些女性在怀孕后会每周来诊所 5、6 天接受治疗。如果患者有意生育，您可以告诉肾脏科医生和透析团队，并与该团队配合，在这方面给予患者支持和建议。

"我的医生告诉我，他的一个病人不听劝，自己还在接受透析的时候生了两、三个孩子。他说，让人惊讶的是，她并没有出现严重并发症，最后接受了移植，还生了更多孩子！"

男性可能想要做爸爸。如果他们存在性欲低下、勃起功能障碍或精子数量低等问题，可能需要让医生检测其激素水平。26% ～ 66% 的男性透析患者可能睾酮水平过低，这个问题可以治疗[142]。

应建议不想冒险怀孕的患者采取避孕措施。虽然透析期间意外怀孕很少见，但确实会发生。

疼痛

"我老是被疼痛折磨着。今晚又是一个这样的夜晚。我吃了两颗止痛药、三颗苯海拉明和我的安眠药。凌晨 4:07，我还是醒着并疼着。透析的日子似乎是我疼得最厉害的日子，我尽量忍着不吃止痛药了，但有时真的实在没办法。"

多达 *92%* 的透析患者可能会忍受疼痛，对于许多人而言，这种疼痛十分严重[143]。疼痛可能来自手术、痉挛、穿刺、神经损伤和骨病。如果患者告诉您他们疼痛，请告诉护士，护士可以帮助他们得到需要的治疗。所有透析中心都需要评估患者的疼痛情况（图 27），并针对这种疼痛制订处置计划[73]。技师可与护士和照护团队配合，观察患者的疼痛情况并确保其得到治疗。

情绪

"我很沮丧，我的医生告诉我'打起精神来'。所以，我通过我们单位的职工援助计划找到一位优秀的心理咨询师。她建议说我可能需要抗抑郁药。我的医生得知另一位专家建议我用药时，特别积极地帮忙跟进。"

任何时候都有 23% ～ 39% 的透析患者可能发生抑郁[144]。抑郁的透析患者可能显得悲伤、易怒或愤怒，或者可能隐藏自己的感受。他们不太可能遵循治疗计划，并且死亡风险更高[145]。由于抑郁是一个很突出的问题，社工必须评估所有透析患者是否抑郁[73]。如果您认为患者可能抑郁，请告诉社工和护士。对透析患者的抑郁治疗包括：

- **抗抑郁药**[146]
- **心理辅导和家庭支持**[147]
- **运动**[148]
- **改变治疗方式**[149]

主动帮助他人、多接近大自然以及养宠物也有助于改善抑郁状态。

您会发现许多透析患者也很焦虑，这也很常见。在一项小型研究中，近一半的透析患者有焦虑

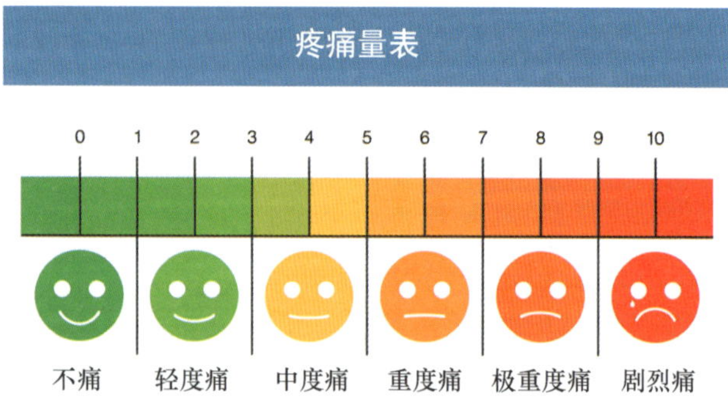

图 27 疼痛评估量表

障碍[150]。您可能见过有的患者一旦自己或其他患者出现问题，就会变得心烦意乱或惊慌失措。社工也许能够帮助患者缓解焦虑。

沟通

“作为一名听障人士，我向工作人员和我的医生明确表示，为了确保我的保密权利，我不会在诊所讨论我的任何治疗细节。他们必须大声说话，我对声音的传播距离（无论是他们的声音还是我的声音）已经没有概念了。因此，个人事务需要在我接受治疗之前或之后，到私人办公室谈。”

您如何与患者交谈对他们的照护至关重要。您的言行和肢体语言是您所提供的照护和所传达的信息的一部分。技师与患者见面和交谈的机会，比任何其他团队成员都多。您在帮助患者应对疾病方面发挥着关键作用。

《健康保险便利与责任法案》（HIPAA）与患者保密

HIPAA 于 1996 年立法，2003 年生效，它制定了全国性的患者隐私保障规定。您的诊所设有遵循 HIPAA 标准的制度，您需要学习并予以遵守。违反 HIPAA 的人员所受到的责罚包括罚款，甚至监禁。

患者在诊所需要有安全感，并知道他们的健康状况和个人信息会得到保密。他们会看到并听到周围的一切，然后互相谈论听到的事情。他们需要知道，他们的健康信息会得到认真对待，不会告知无关的人。患者的书面和电子病历都需要保密，*切勿*：

- 在他人能听到的情况下谈论患者
- 与患者讨论*其他*患者的问题
- 与自己的亲友谈论您的患者

积极倾听

积极倾听是很认真地听患者讲话，并且确定您了解他们说的是什么。*要积极倾听，请看着患者的眼睛*。也就是说，如果患者坐在椅子上，请坐到他们旁边。注意他/她说的话，并提出问题。最好是简短的开放式问题。开放式问题*不能用“是”或“不是”来回答*。以下有一些示例：

- 能形容一下您的脚痛吗？
- 详细说说您昨天吃了什么？
- 您知道自己还得做一次通路手术时，有什么感觉？
- 您说到得提前退休时，好像有点儿难过。能和我说说吗？

观察患者的肢体语言、面部表情和语调。团队成员利用这些线索来帮助患者说出他们的感受，并发现更多的信息。询问开放式问题并留出一些时间让患者回答，可以帮助患者告诉您真实的情况。此类问题也传达出您对他们的关心和支持。

不要在患者说话时思考您要对患者说什么。*只需要倾听*，然后自然地回应。积极倾听是一种能力，需要一些时间才能掌握，但您获取的信息将帮助整个团队更好地照护每位患者，甚至还有助于您在生活中与您关心的人更好地相处。运用同理心也有助于您成为一名积极的倾听者。

轮到您说话时，尽量不要说“*您应该*”或“*您必须*”。成年人几乎都不喜欢别人告诉他必须做什么，患者在生活方式上必须做出的种种改变都并非易事。找一些积极的话说。做个拉拉队员：“*何女士，您已经连续三次做完整个治疗了，真是棒极了！您真了不起*。”

*绝不能*对患者大喊大叫或恶语相向，即使有人对您大喊大叫或恶语相向，也不能这样回应。您是一名专业人士。*倾听*患者说话，就算是他们发脾气或很沮丧时也要倾听。如果有人发脾气或大喊大叫，可以这样说：

- *“您现在好像火很大。能告诉我什么事儿把您气成这样吗？”*
- *“我非常抱歉，____ 今天不正常/不顺利。真是难为您了。”*

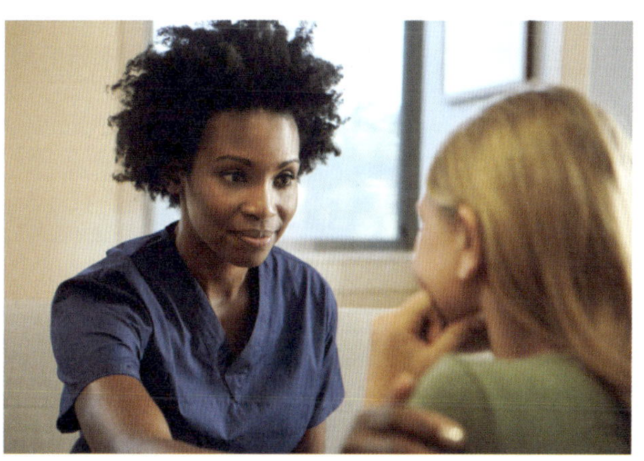

图 28　积极倾听

- *“祝您（一切顺利）！”*
- *“您有什么烦心事儿吗？今天您心情似乎不太好。”*

康复

如果有人患上急性疾病，譬如：链球菌性咽喉炎，治疗的目标是痊愈。但是，像肾脏病这样的慢性疾病永远不会消失，*即：*无法治愈。因此，治疗目标是康复：帮助患者尽可能正常生活。

患者接受透析是为了感受到自己的最佳状态，继续做喜欢的事情。他们可能想要照顾儿孙，积极参与镇上或教堂的活动、打高尔夫、玩音乐，或继续工作。患者上机透析时，似乎做不了很多事。但他们走出诊所，仍有自己的生活，您可以帮他们实现。

自我管理——不是依从

您和照护团队的职责是为患者提供良好的照护。患者也有自己的职责：*自我管理*。自我管理意味着患者学会成为自己的专家，并能够：

- **遵循自己的治疗计划**——配合照护团队
- **保护自身安全**——了解如何进行治疗
- **识别和报告症状**——避免严重问题

在透析诊所，有一个团队来照顾患者。但是，如图 29 所示，患者大部分时间*不在*诊所。而且，他们负责自己的每口食物、每杯饮料、每粒药丸（服用或忘记服用）、每种症状（报告或不报告），以及每次治疗（做或不做）。这是行为方面的自我管理。患者需要了解*大量*关于肾脏病及其治疗的信息，才能做好自我管理。

大多数成人都希望能掌控生活，帮助肾脏病患者自主掌控有助于他们延长寿命。一项大型研究发现，*主动*选择肾衰竭治疗的患者比依靠医生或照护团队为其选择治疗的患者死亡风险低 39%。他们进行移植的可能性也高得多[151]。

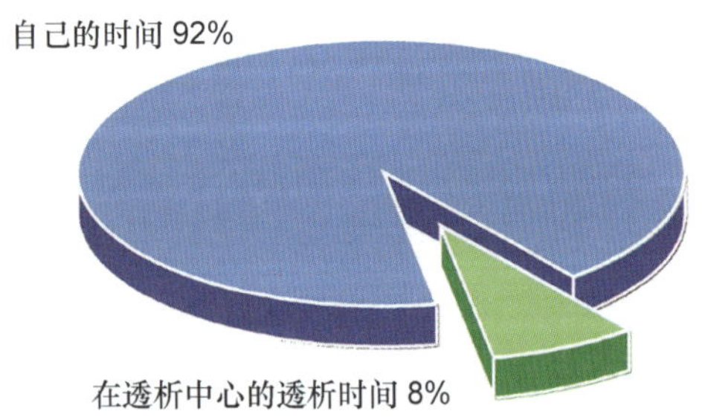

图 29 通常 1 周内患者在透析中心的时间与自己的时间

请注意，我们*没有*说患者必须*遵守*或*服从*。这些词语意味着患者需要“听从命令”，并按照要求去做。它们还表明，专业医护人员是专家，患者被动地接受我们的专业意见，必须按照我们的话去做。但是，我们需要记住，患者可以（并且应该）非常积极地参与自身的照护，CMS 赋予了他们这项权利。

在诊所，您可以帮助患者提高掌控感。当患者相信其家属和照护人员（譬如您）认为他们能够应付自如时，他们自己也会更自信，甚至更有可能继续工作[152]。您所在诊所的工作人员可以督促患者尽量去做所有力所能及的事。患者能够：

- 在笔记本或电脑上记下自己的血液检查结果
- 明智地选择食物
- 清洁自体内瘘或人工血管内瘘
- 学会自己穿刺
- 称量并记录自己的体重
- 计算每次治疗需要的除水量
- 与工作人员一起检查透析器
- 检查机器设置和透析液
- 实施整个治疗
- 告诉工作人员他们出现的任何症状
- 知道自己每种药物的用途以及如何按处方服用

患者宣教：培养专家患者

为了感受到自己的最佳状态，患者需要保持积极的态度，尽可能学习，并采取行动遵循自己的照护计划。这些可概括为三个词：

1. **态度**——凡事看到积极的一面，感恩自己仍然活着
2. **答案**——了解自己需要知道什么才能照顾自己
3. **行动**——参与外界事务并保持一个好身体

态度

“这里有疤，这里和这里也有，但我还是我！我从 10 岁起接受了 27 次手术。我的胳膊、腿、肚子、脖子——你能说出来的地方都有疤。别担心。

正是它们造就了你！把它们叫作为生命而战的伤疤！它们展示了你有多么坚强，是什么让你与众不同，这是你独一无二的标志！”

社工和护士是向新患者进行宣教并帮他们消除恐惧的主要人员。您也是能够帮助患者保持积极心态的关键人员：

- **您自己要积极**。人常说，“态度可以感染他人，关键是你的态度值不值得推崇？”当患者告诉您他们做了什么新鲜事时，请为他们*激动*。赞扬他们的努力，即使初次尝试没有成功也没关系。
- **寄望患者继续做自己喜欢的事情**。有些患者认为，因为他们“病了”，就不能再去合唱团唱歌、打理花园、养小狗或工作之类的了。由于肾衰竭无法治愈，我们需要摒弃这些执念。当患者告诉您他们不能做某事时，问问他们“*干嘛不试一下？*”
- **分享成功故事**。给患者讲些例子（不要说具体人名），说说其他肾衰竭患者做了哪些事情。也许有人去见了孙子、计划了家庭聚会或创了业。可以通过内部简讯或公告栏来凸显患者事迹，并激励他人尝试新事物。
- **教会患者参与自己的治疗**。自理是建立希望的强大手段。慢性疾病会让患者觉得好像失去了对生活的所有掌控。参与治疗，重拾一些掌控，即使起初其作用甚微，也可以建立自尊。小有成功可建立信心，让患者觉得可以尝试更大的挑战。
- **与患者交谈，了解他们最珍视什么**。以此激励他们更加努力地实现目标。
- **抱有希望**。患者并非总是能看到希望。他们从未经历过这些。工作人员可以抱有患者一两个月后就会开始感觉好转的希望，并分享其他成功做到这一点的案例。

答案

“开始的时候你会特别害怕。你对透析没有一丁点儿了解，如果有好的技师和护士帮你，你就可以了解整个过程，以及如何让你的生活更健康、更轻松。”

作为有大量时间与患者相处的人，您必须能够巩固其他团队成员教患者做的事情。因此，您需要了解慢性肾病及其治疗。

患者会问您一些问题。确保不要给出超出您工作范围的答案或建议。不知道答案不要紧；没有人知道一切。但是，*不能*给患者一个不正确的答案。如果您不知道答案，将患者介绍给照护团队中合适的人员，具体见表 9。

为了帮您成为更好的“老师”，请看下文中这些要点，了解成人（包括您的患者）如何学习新知识。

做好准备

成人只有在准备好后才能学习。如果他们觉得畏惧或痛苦，就听不进去您告诉他们的事情。譬如，您可能会看到，营养师不会在您穿刺时，与患者说应该吃什么。

希望是学习的第一步。*患者需要抱有自己仍能过上美好生活的希望*。在一项研究中，越是抱有希望的患者，抑郁和焦虑就越少，而且也不觉得自己的肾脏病是一个很重的负担[153]。可以预见，他们也很可能学得更好。

畏惧、担心死亡或生活质量差的患者无法学习。*当“战斗–逃跑反应”使肾上腺素开始升高时，就不可能进行学习*[154]。他们还可能认为自己快要死了，所以您说什么都无所谓。但是，有些患者凭借透析活了 20 年、30 年或更长时间，您可以告诉患者这一事实，它可能会给患者带来希望。

患者一开始治疗时，可能病情太重或太害怕，无法学习很多东西。注意患者可能已准备好学习的迹象：

- 他们可能显得不太畏惧了。

表 9　照护团队可回答的问题

具体问题	询问对象
如何饮食或关于血液检查结果	营养师
继续工作；应对透析、人际关系或对外在形象的担忧；联邦医疗保险、保险或当地资源	社工
透析的副作用、其他可选治疗方式、症状、健康状况变化	护士
药物（包括如何服用及其副作用）、透析处方、移植	肾脏科医生

■ 他们可能开始提问了。

需求

成人只学习他们认为*需要*知道的东西，即：当下与他们有关的东西。护士将评估患者想要和需要知道什么，然后制订宣教计划。例如，护士或医生不会在患者第一次接受透析治疗时，谈及移植的具体细节。相反，他们可能重点讲解机器、治疗步骤、检查生命体征的必要性，以及需要注意的症状。

语言水平

必须根据患者的具体情况制订学习内容。比如布女士是一位理科博士，而葛女士高中肄业，工作人员给两人讲解透析器工作原理的方式会截然不同。工作人员了解患者教育背景的唯一方法是直接询问，*千万不要猜测*。

适当的语言水平包括患者如何看、读、听和理解语言。有时候，我们太想让人知道我们说的内容，以致忘了语言和阅读水平之类的因素。对于一名只会说波兰语的 86 岁女性，拿到一本详细的英文手册一点用也没有。

作为与患者交流最多的工作人员，您可以帮助确保他们获得的信息符合他们的认知水平。倾听患者提出的问题以及他们如何回答您的问题。如果您能辨别存在语言、听力、视力或阅读障碍的患者，请告诉护士。团队一旦知道问题，就可以制订解决方法。

有人即使受过很多教育，可能也不明白复杂医学术语的意思。想想我们日常使用的一些透析术语。它们听起来可能像外语：自体内瘘、磷、瘙痒、穿刺、透析、肾脏病学等。大多数患者不知道*这些*词的意思。使用医学术语时进行解释，并尽量使用简单、平实的语言。不过，使用供患者查看 / 观看的图片、手册或视频更好。

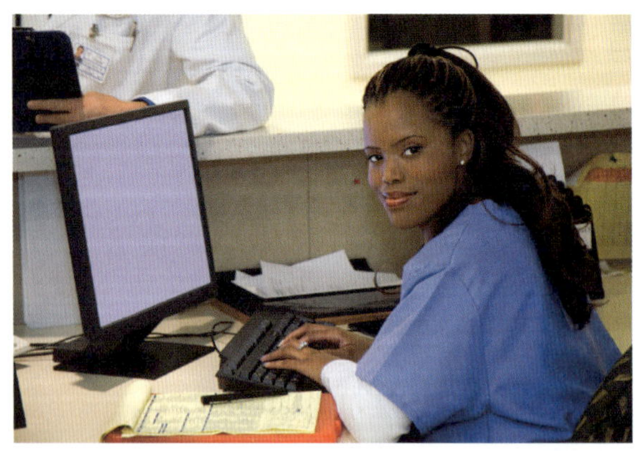

图 30　透析技师

重复、重复、不断重复

有时，一次讲解的内容可能太多，患者很难一下子全部记住。大多数人要掌握一个概念，需要看 5 ～ 8 次。这意味着必须*反复*宣教，患者才能学会。对于您曾告诉过患者的事情，患者说自己“从来没听过”，这种情况很常见。尿毒症毒素也会影响他们的记忆力。这种情况下，尽量别泄气，保持冷静并继续尝试。

信念

为了向照护团队学习，患者必须：

■ 相信工作人员想要教他们做的事情是正确的
■ 相信这能帮到他们
■ 相信学会这些能改善他们的生活

骨病就是患者信念如何发挥作用的良好示例。患者有发生长期并发症的风险，但他们并没有什么感觉，因此可能不相信身体有问题。要求他们服用（并购买）的药物不会让他们感觉更好，甚至可能有副作用。因此，患者可能并不相信这些药物真的有效。您可以理解他们不遵守治疗计划的原因。就血液检查意义等方面的问题进行良好的沟通，可帮助患者相信他们需要照顾好自己，即使他们目前还感觉不到任何变化。

当您与文化背景不同的患者打交道时，信念甚至更为重要。对于健康、疾病和某些治疗的作用，他们所相信的“真相”通常很不一样。如果您认为患者的宗教或文化背景影响其透析，请告诉护士。可请照护团队、家属和神职人员帮助找出答案。

团队将评估患者是否已准备好并有能力学习，会制订计划帮他们学习需要掌握的事情。与其他团队成员交流您在与患者相处时得知的线索或学到的窍门。

想想您必须学习多少东西才能成为一名技师。患者同样*也*需要学习很多，才能带着疾病（肾衰竭）好好生活。所有工作人员都能帮助患者学习。作为技师，您可以这样提供帮助：

■ **讲一讲您正在做的操作**。即使患者没有提出问题，您也可以告诉他们透析机如何工作、警报有什么作用、警报如何保护患者、透析器的作用等。讲解时，使用简单明确的语言。

- **做到“可以询问”**。花些时间回答患者的问题，或告诉他们您何时可以与他们详谈。如果您不知道答案，切勿猜测。将问题交给另一工作人员或设法了解正确答案。
- **用简单的问题“考考”患者**。如果您曾向患者讲解过透析机，可以问一问透析器是做什么用的。就说您想确认您是否给他们解释得足够清楚。
- **将患者的疑问或错误想法告诉护士或社工**。如果团队将所知的患者疑问，以及他们知道什么、不知道什么汇总起来，您就能够帮助患者了解更多信息。

行动

积极生活包括继续工作、参加志愿活动或做运动等。工作是收入、身份和自尊的来源。有工作的人会有健康保险计划和带薪假期。刚开始透析的患者可能深受尿毒症症状的影响，殊不知几周后自己就会感觉好一些。他们可能会辞职并申请残疾补贴，这会让他们日后很难重返职场。如果您觉得患者正在考虑停止工作，鼓励他/她与社工谈一谈。

保住工作

“我今年 49 岁，成年后大部分时间每周工作 50 ~ 60 小时。一方面，我的身体、心理和精神累得像狗一样，不禁觉得‘谢天谢地，终于有机会歇口气儿了。’另一方面，我又觉得‘好吧，但我不想瘫在那里看电视，等下一次该死的透析。’而且……要是我领残疾补贴，妻子工作，我们经济上能过得去吗？”

处于适工年龄的透析中心血透患者中，继续工作的患者不到 1/3[155]。但是，保住一份工作比新找一份工作要容易得多。帮助患者保住工作和健康保险计划，对患者和诊所来说是双赢。这是因为，诊所的透析费用“组合支付方”综合了仅联邦医疗保险支付、联邦医疗保险与联邦医疗补助联合支付，以及雇主团体健康保险计划（EGHP）支付。*支持患者继续工作的诊所，其组合支付方中涵盖的 EGHP 支付方更多*。他们给诊所带来的收益高于联邦医疗保险带来的收益。

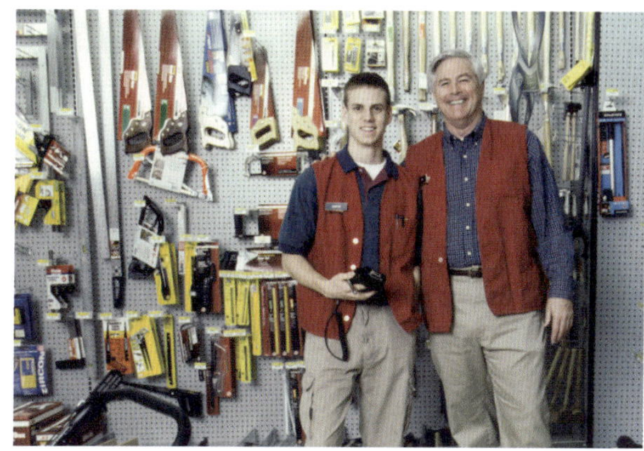

图 31　工作

诊所的瓶颈，譬如透析时间安排问题，会迫使患者辞去工作。诊所可通过以下方式消除这些瓶颈：

- 增加夜班或早班
- 提供居家治疗或透析中心夜班
- 让有工作的患者与其他患者“对调治疗时间”，以得到其需要的排班时间

督促有工作或上学的患者继续工作学习。愿意并有能力工作但没有工作的患者需要社工和职业康复机构的帮助。其他年龄过大、病情过重或不能工作的患者仍然可以追求自己的爱好、旅行或运动。

保持好身体

在一项对超过 20 000 名透析患者进行的研究中，做运动的患者身体功能比不做运动的患者好，寿命往往也更长[147]。在此项研究中，患者所在的诊所如果有健身计划，患者做运动的可能性要高得多。做运动的患者：

- 身体功能更好
- 睡眠和饮食更好
- 疼痛更少
- 情绪更好，更少抑郁

有些患者可以继续做透析前所做的运动。有些可能会开始新的计划。心脏病患者可能需要心脏康复。非常虚弱的患者可能需要物理治疗。有些诊所在治疗期间提供健身选择。

让患者尽可能自己做。为羸弱的老年患者提供轮椅通常比等待他们使用助行器快。但身体是一部“不用就废”的机器。不再走路的患者就再也不能行

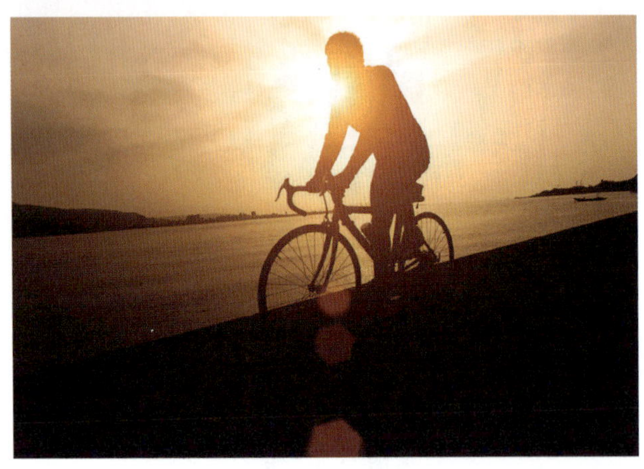

图 32 骑自行车

走了。在这种情况下，他们还可能失去独立性和家庭。

如果您按以下方式做，就能帮助患者保持好身体并积极地生活：

- **分享成功故事**（不要提及患者姓名）。
- **询问患者如何保持好身体**。有时仅仅提出这个问题就能让患者明白，他们不必因为疾病而消极。他们不一定要做开合跳或骑健身自行车。大家可以在花园里健身，遛遛狗、剪剪草、游个泳、跳个舞等等。
- **如果您所在的诊所有健身计划，请督促患者参加**。
- **建议担忧失去工作的患者找社工谈谈**。社工有相应的资源可以帮助患者保住工作。她 / 他可以帮助雇主了解患者需要哪些方面的工作变动。雇主需要知道患者受《美国残障人士法》的保护，社工可以提供帮助。例如，停薪留职可以帮助患者避免认定为残疾。
- **与照护团队配合，帮助患者了解他们的疾病和治疗**。他们一旦明白今后会怎样，就能够向老板解释了。
- **和患者谈谈他们喜欢做的事情**。帮他们想想有什么事情或志愿工作有助于他们参与生活。
- **与退休患者谈谈，帮他们规划他们喜欢的活动**。

特殊的难题

在透析诊所，有些问题会非常棘手。您可能不会经常遇到这些情况，但它们可能会发生，您需要很小心地对待患者。如果很难做到，把患者想成您自己生活中关心的人。像对待自己的亲人一样对待他们。

具体难题以及您能做的事

卫生

患者没有洗澡或有异味。

- **留意是否有任何线索能指示发生这种情况的*原因***。患者可能抑郁。他 / 她可能失去了部分嗅觉，不知道有异味。若有记忆力减退，可能说明他 / 她忘记洗澡。或者，她 / 他可能担心跌倒，如果是这样，在家安装淋浴椅和扶手可能会有所帮助。
- **如果您觉得自己可以处理好，请温和地指出，她 / 他可能没有察觉到，但是有些气味**。和患者说，我们闻身边的气味闻久了，鼻子会失去敏感，过一会儿我们就不会注意到这些气味了。
- **如果您的诊所有洗衣机，可以考虑换洗衣服**。如果患者带了替换的衣服，可以在治疗期间穿上干净的衣服，将其他衣服拿去洗。将此作为一项善意的服务来提供。
- **告诉社工**。他 / 她可能需要让家属或家庭医疗保健服务参与提供帮助。家属可以尝试在要外出且时间不紧迫的情况下，要求患者先洗干净，否则就不带他 / 她去。

失禁

患者大小便失控。

- **拉上透析椅周围的隔帘和（或）断开机器连接，并帮助他 / 她到洗手间清理干净**。维护患者的尊严，*不要*让患者坐在秽物中没人管。这会让周围*所有*患者都感到难堪和不安，并且会引起皮肤破溃和褥疮。告诉患者，您对发生这种情况很同情，也很难过。戴上手套，收集弄脏的纸巾、湿纸巾，用浸湿的面巾纸和毛巾清洁患者皮肤和生物危害垃圾桶。找一套刷手服给患者穿，并询问他 / 她是否要保留脏衣服。如果要保留，将其放入一个塑料袋中以供清洗。如果不保留，将其扔进垃圾桶。

■ **告诉护士**。如果这是一次性事件，可能是由于药物、疾病或对血压下降的反应。如果经常发生，患者需要去看医生。在家也会失禁的患者可能需要改变饮食、服用药物、用成人尿片，并进行肠道训练，极少情况下，可能需要手术。

床蚤

苹果籽大小的吸血昆虫被带到诊所。

■ **如果患者有叮咬痕迹，立即告诉护士**。这种发痒的叮咬痕迹看起来像蚊子叮咬痕迹，但很硬。通常为一排叮咬痕迹，且沿血管分布。虫害处理得越早越好[156]。

■ **将白纸铺在透析椅上，以方便看到床蚤**[157]。

■ **使用最靠边的透析椅为有床蚤的患者提供治疗，从而留出一定的隔离间距**[156]。

■ **如果在诊所看到床蚤，请检查候诊室和设备**。经常检查治疗车、轮椅、患者椅等[156]。

■ **考虑使用床蚤监测仪来侦测床蚤**[156]。

■ **不要在患者治疗区讨论床蚤**。为了避免引起其他患者不安，有诊所将其称为“蓝莓”[156]。

■ **治疗期间，给患者一次性刷手服穿**。患者在透析时，他/她的衣服可以放在一个塑料筐中[156]。

■ **限制将个人物品从被感染的家中带入透析室**。提供可清洁的毯子，避免带入钱包、袋子等[156]。

■ **使用蒸汽清洁椅子及缝隙中的虫子**。如果您的诊所有蒸汽装置，可在患者不使用椅子时，用于清洁椅子。

■ **如果您的诊所有干衣机或衣物加热器（如“Enviro Case”），可考虑更换衣物进行清洁**。如果患者带了替换的衣服，可以在治疗期间穿上干净的衣服，将其他衣服拿去加热。将此作为一项善意的服务来提供[156]。

■ **考虑在患者家中使用一个灭虫器**[156]。诊所可能需要杀虫或热处理。

叫喊

患者在整个治疗期间大喊大叫。

■ **告诉社工**。叫喊且似乎不知道自己在哪里，或者不知道发生什么事的患者可能不适合

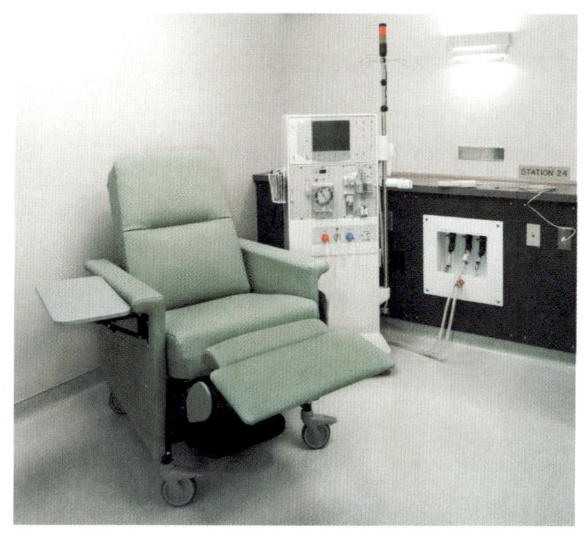

图 33 透析椅

透析。社工或肾脏科医生可能需要和家属谈谈，甚至带他们来看看治疗对他们的亲人来说是多么难受。有人如此痛苦让其他患者也很难受。

应对患者死亡

有患者在透析诊所出现心跳或呼吸停止时，正确的应对措施是照护该患者。您还需要考虑治疗区或候诊室的其他患者，他们可能会想：

■ 发生什么事了？

■ 是透析出问题了吗？

■ 有人出什么差错了吗？

■ 工作人员现在在帮他/她做什么？

■ 患者是否能活下来？

■ 我是否也会遇到同样的情况？

从 2008 年起，患者有权了解预立医疗指示以及诊所是否会遵守这些指示[89]。我们不知道有多少透析患者立下预立医疗指示或拒绝复苏指令。最近一项为期 5 年的研究发现，所有疾病患者中只有 49% 立下预立医疗指示[158]。

如果患者的心跳或呼吸停止，透析人员或救护人员将进行心肺复苏，除非患者有拒绝复苏指令或在预立医疗指示中指明不进行这类抢救。在电视上，大多数被进行心肺复苏的人都能活下来。而在现实生活中，结果可能不是这么乐观。一项研究显示，因心搏骤停行心肺复苏的住院透析患者中，不到 22% 的患者活到出院[159]。

如果（遵从患者意愿）未行心肺复苏且患者死

亡，其他患者可能会疑惑为什么医护人员什么都不做。他们可能会认为工作人员不喜欢这名患者，这会导致对工作人员的愤怒，并害怕工作人员不会尽力抢救他们。工作人员需要带着同理心处理患者的这些情绪，同时尊重已故患者的隐私。

社工可以在工作人员处于这种危机时帮助其他患者。根据 HIPAA 法案，工作人员未经许可，不得透露其所服务的患者的健康信息。社工可以引导患者说出他们的见闻、感受和担忧，从而让他们平静下来。和他们说说虽然他们也在接受透析，但是与逝者有什么不同，这样或许对他们有帮助。如果患者不想说话，社工可以确保他们知道，当他们准备好交谈的时候，社工随时都在并关心着他们。

危机结束后，您和其他工作人员可能也需要找人倾诉。您可能有一些与其他患者一样的疑问。您可能会想自己是否没有注意到某个预警信号，是否是治疗导致了此问题，或者是否本可以再做些什么。如果您与某些患者的关系比与逝者更亲近，您可能会有负罪感。您可能从未见过或碰到过已过世的人。将逝者转移到诊所内僻静的地方，可能会让您觉得难过和不适。与患者一样，您可能也需要一个安心的地方和可以倾诉的人，以帮您抚慰悲伤。社工同样也可以是您的倾诉对象。

如果危机期间家属在场，社工可以陪伴他们，并帮助他们了解目前发生的事情以及患者的情况。您的诊所应设有相应的制度，规定如果患者的直系亲属不在场，由谁来通知他们，以及如何关切地通知。

由于 HIPAA 的规定，一些诊所会等到讣告见报，然后才让他人知道患者的死讯。与逝者要好的患者心里可能会因此不舒服，因为他们没有机会去葬礼或向家属表达慰问。一些诊所会询问患者是否愿意签署一份 HIPAA 披露同意书，以便让其他人知道他们为什么不在诊所。工作人员可以询问立下拒绝复苏指令的患者，如果发生什么事，是否可以告诉其他患者他 / 她拒绝复苏的指令。有披露同意书可让社工或其他工作人员有更大的余地谈论患者的死亡。这样，社工就可以解释为什么工作人员不为患者做心肺复苏。

如果诊所能确认患者逝去并有一些祭奠仪式，会有助于其他患者和工作人员应对这种情况。有多年透析工作经验的人会结识、了解并失去许多患者。这会有助于您逐渐接受自己会死亡的事实，并想到有必要为自己立下预立医疗指示。肾脏病患者维持治疗联合会拥有相应的资源应对终结生命的决定和死亡，其网址为 www.kidneysupportivecare.org。

患者资源

有许多帮助肾脏病患者的团体。您可以了解这些团体及其联系方式，以便帮助患者。您可能想要浏览他们的网站，以了解有关肾脏病的更多信息，甚至加入这些团体。除了此处列出的全国性项目外，您所在的地区可能也有当地团体。

网站资源

透析预后及实践方式研究（DOPPS）

在本章中，我们引用了 DOPPS 的数据，DOPPS 是一项对全球 20 多个国家或地区的血液透析患者进行的长期研究。最近的 PDOPPS 项目是在 5 个国家或地区进行腹膜透析研究。您可以在以下 DOPPS 网站上实时了解其信息：www.dopps.org。

HOME DIALYSIS CENTRAL™

非营利性机构医学教育协会（MEI）运营 Life Options 和 Kidney School，并编写本《核心课程》，该机构建立了一个网站，以提高人们对腹透和居家血透的认识及采用（图 34）。Home Dialysis Central 网站上列出了美国提供居家透析治疗的所有诊所。它介绍了每种治疗，并提供患者故事、工具、信息、链接等。浏览 www.homedialysis.org 并鼓励患者加入以下 Facebook 群组：www.facebook.com/groups/HomeDialysisCentral/。

KIDNEY SCHOOL™

MEI 为患者和家属提供了一个免费的肾脏病在线学习中心。共有 16 个单元，每个单元都有学前和学后测验、照片和图片、课程、结业证书以及行动计划。主题包括肾脏及其工作方式、可选治疗方式、应对、血管通路、性与生育力、营养、保持积极、长期并发症等。用户可以在线浏览各个单元，下载 PDF 文档以打印和阅读（英语或西班牙语版），或收听音频文件。Kidney School 帮

mei
医学教育协会
肾脏病循证医学教育
我们的宣教计划
LifeOptions.org
创立于 1992 年，
帮助慢性肾病患者
长久且良好地生活
Kidney School.org
慢性肾病患者免费在线
学习
提高对腹透和居家
血透的认识及使用
HOME DIALYSIS.org
My DialysisChoice.org
免费帮患者选择符合其首选
生活方式的透析方案
MEIRESEARCH.ORG

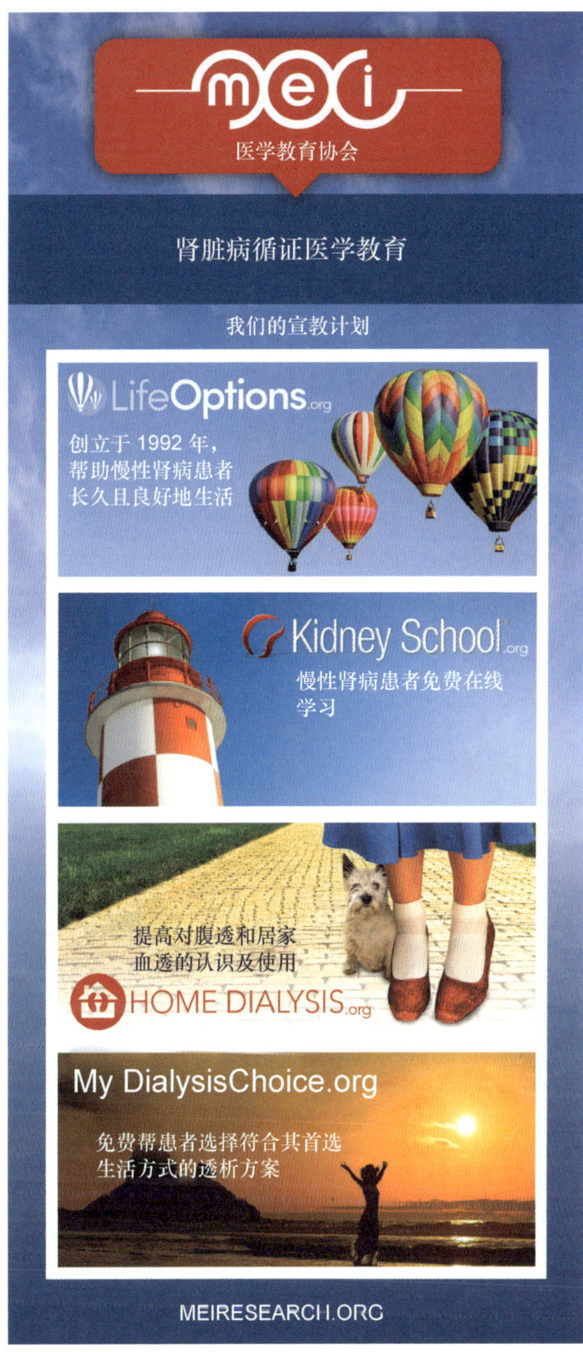

图 34　MEI 患者宣教计划

助患者学习如何进行肾脏病的自我管理。请查看 www.kidneyschool.org。要获得 Kidney School 各个单元的在线继续教育学分，请登录 https://credits.meiresearch.org。

LIFE OPTIONS

MEI 的 Life Options 项目为慢性肾病患者提供免费的、基于研究的手册和情况说明书，每年有超过 150 多万不重复访客。还有一本书介绍“患者需要知道的一切”，名为 *Help, I Need Dialysis !*（《帮帮我，我需要透析！》）。您可以在线试读该书。面向专业人士的免费工具包括 *Let's Talk About...*（我们来谈谈……）电影和六套名为 *A Good Future with Kidney Disease*（肾脏病的美好未来）的慢性肾病患者宣教幻灯片。请致电（800）468-7777 或者向 lifeoptions@meiresearch.org 发送电子邮件索取，又或查看 www.lifeoptions.org。

MY LIFE，MY DIALYSIS CHOICE

MEI 的免费在线辅助决定工具，通过询问以下关键问题，帮助患者选择一种与其生活相符的透析方式：*什么对您很重要?* 用户可以从 25 个涉及生活方式、健康和人际关系的备选项目中选择最重要的项目，然后查看四种透析方式将如何影响每一项，用星级对自己选出的项目进行打分，然后看看什么透析方式最适合。请查看 www.mydialysischoice.org。

患者组织

美国肾脏病患者协会（AAKP）

AAKP 是一个患者自发组织，40 多年来一直致力于帮助肾脏病患者及其家属应对肾脏病带来的身体、情绪和社交影响，从而改善肾脏病患者及其家属的生活。AAKP 项目为患者及其家属提供资讯和鼓励，以便其更好地了解病情，适应环境，并过上更正常、更充实的生活。患者可以免费加入，还可以参加他们的年度会议。请查看 www.aakp.org 了解有关 AAKP 的更多信息，或致电（800）749-2257 联系 AAKP 全国办事处。

美国肾脏病基金会（AKF）

AKF 向有需要的患者直接提供经济支持、进行健康宣教和疾病预防，以此来对抗肾脏病。AKF 还通过提高公众意识活动、免费健康筛查、健康宣教资料和课程、在线宣传，以及免费健康信息帮助热线（866）300-2900 来对抗肾脏病。请查看 www.kidneyfund.org 了解有关 AKF 的更多信息。您还可以登录 www.facebook.com/AmericanKidneyFund，在 Facebook 上查看 AKF。

透析患者公民组织（DPC）

DPC是一个以患者为主导的组织，致力于通过宣教和倡导来提高透析患者的生活质量。他们的目标是为患者提供宣教、机会和信心，让患者自强不息。DPC致力于提高对透析问题的认识，为透析患者发声，改善患者与照护人员之间的合作关系，并促进有利的公共政策。DPC的成员帮助确定DPC的工作重点。如需联系DPC，请致电（866）877-4242或查阅www.dialysispatients.org。登录www.facebook.com/patientcitizens，在Facebook上查看DPC，或在twitter（@PatientCitizen）上关注。

居家透析者联盟（HDU）

非营利性机构HDU是唯一一家致力于居家透析（腹透和居家血透）的透析患者组织，其使命是激励、宣传和倡导居家透析患者群体拥有非凡的生活质量。可以免费成为会员，该团体有季度电子简报、结伴制度、特别旅行安排，并提供在线支持。请查阅www.homedialyzorsunited.org。登录www.facebook.com/groups/nxstageusers，在Facebook上查看HDU，或在twitter（@hdunews）上关注。

美国国家肾脏病基金会（NKF）

NKF自1950年以来，一直为肾脏病患者及其家属提供希望和帮助。NKF为公众、患者和专业医护人员提供一系列项目和服务，帮助应对日益增长的慢性肾脏病公共卫生挑战。NKF网站上提供有关慢性肾病、透析和移植的信息，以及针对肾病涉危人群的免费早期筛查，还有慢性肾病的预防和治疗研究。***NKF Cares***是一条免费患者帮助热线，电话号码是1-855-653-2273。NKF通过公共政策和立法措施来扶持患者，为肾脏科专业人士提供继续教育和会员资格。请参阅www.kidney.org或致电（800）622-9010。

多囊肾基金会

多囊肾大多为遗传性疾病。它会使肾脏里长出囊泡，可导致肾功能下降，并可能引起肾衰竭。多囊肾无法治愈。多囊肾基金会是一个符合501（c）3规定的非营利性组织，致力于促进多囊肾的研究、宣教、支持、倡导和认识提升计划，以探索多囊肾的治疗和治愈方法，并改善所有多囊肾患者的生活。多囊肾基金会在其网站www.pkdcure.org上提供有关多囊肾的宣教和信息，也可以致电（800）PKD-CURE了解。

肾脏病支持网络（RSN）

RSN成立于1993年，由1968年确诊肾脏病的Lori Hartwell创立，旨在为慢性肾病患者的生活注入健康、幸福和希望。RSN是一个非营利性、以患者为中心且由患者运营的组织，为慢性肾病患者提供非医疗服务。RSN通过众多项目，提供患者（及其家属）宣教，使其具备控制疾病进程和管理疾病的能力，以此帮助患者发展个人应对能力、特殊才能和就业能力。拨打免费电话（866）903-1728或参阅www.RSNhope.org，了解有关RSN计划的更多信息。

政府资源

美国疾病控制与预防中心（CDC）

CDC有大量关于疾病、预防措施、应急准备等信息。请参阅www.cdc.gov。

终末期肾脏病（终末肾病）网络

18个地区性终末肾病网络是国会管理的CMS承保商，旨在改善终末肾病患者的照护质量和生活质量。它们帮助透析诊所解决患者问题，并收集和报告终末肾病数据。

这些网络机构处理诊所无法解决的患者投诉。您可以在终末肾病网络网站的论坛上找到您所属的网络，网址为www.esrdnetworks.org。

HEALTHCARE.GOV

根据《平价医疗法案》有资格获得健康保险的人可以在www.healthcare.gov网站上找到或更改计划。

联邦医疗保险

患者可以在www.healthcare.gov注册申请Medicare D部分（药物）计划或变更计划，了解费用和承保范围，了解Medigap补充保险等等。患者还可以注册一个MyMedicare.gov账户，以查看以往3年内的偿付记录。联邦医疗保险的透析机构比较网站（www.medicare.gov/dialysisfacilitycompare/）可让患者查看透析诊所的评级。

结论

作为一名透析技师，最有挑战性且回报也最高的一面是服务肾衰竭的患者。肾衰竭对不幸罹患此病的人来说是一个打击，但并不意味着他们的希望和梦想就此终结。您在这些患者的照护中起着重要的作用。您与他们见面和交谈的机会比照护团队中的任何人都多。您可能见过他们最糟糕的一面，但您有机会帮他们达到自己最好的一面。您可以给患者希望，帮他们学习如何照顾自己，并提供最好的透析照护，从而真正改善患者的生活。

参考文献

1 Greco K, Mahon SM. The kidney in health and disease: Assessment of kidney structure and function. In C.S. Counts (Ed.), *Core Curriculum for Nephrology Nursing: Module 2. Physiologic and psychosocial basis for nephrology nursing practice* (6th ed., 2015. pp. 1-152). Pitman, NJ: American Nephrology Nurses' Association

2 *Definition of Hormone*. MedicineNet.com. Available at http://www.medicinenet.com/script/main/art.asp?articlekey=3783. Accessed October 2016

3 Wadei HM, Textor SC. The role of the kidney in regulating arterial blood pressure. *Nat Rev Nephrol.* 2012;8(10):602-9

4 Hamm LL, Nakhoul N, Hering-Smith KS. Acid-base homeostasis. *Clin J Am Soc Nephrol.* 2015;10(12):2232-42

5 UK Renal Association. *Clinical practice guidelines, acute kidney injury*. 2011, 5th Edition. http://www.renal.org/docs/default-source/guidelines-resources/5_-_Acute_Kidney_Injury_-_Current_version_-_08_April_2008_FINAL.pdf?sfvrsn=0. Accessed April 2017

6 Faulhaber-Walters R, Scholz S, Haller H, et al. Health status, renal function, and quality of life after multiorgan failure and acute kidney injury requiring renal replacement therapy. *Int J Nephrol Renovasc Dis.* 2016;9:119-28

7 Dalrymple LS, Katz R, Kestenbaum B, et al. Chronic kidney disease and the risk of end-stage renal disease versus death. *J Gen Intern Med.* 2011;26(4):379-85

8 Kidney Disease: Improving Global Outcomes (KDIGO) CKD Work Group. KDIGO 2012 clinical practice guideline for the evaluation and management of chronic kidney disease. *Kidney Inter Suppl.* 2013;3:1-150

9 Cooper BA, Branley P, Bulfone L, et al. IDEAL Study. A randomized controlled trial of early versus late initiation of dialysis. *N Engl J Med.* 2010;363(7):609-19

10 Thilly N, Boini S, Soudant M, et al. Outcomes of patients with delayed dialysis initiation: results from the AVENIR study. *Am J Nephrol.* 2011;33(1):76-83

11 Evans M, Tettamanti G, Nyren O, et al. No survival benefit from early-start dialysis in a population-based, inception cohort study of Swedish patients with chronic kidney disease. *J Intern Med.* 2011;270(1):85-6

12 Rosansky SJ, Eggers P, Jackson K, et al. Early start of hemodialysis may be harmful. *Arch Intern Med.* 2011;171(5):396-403

13 United States Renal Data System. *2016 USRDS Annual Data Report: Epidemiology of Kidney Disease in the United States.* National Institutes of Health, National Institute of Diabetes and Digestive and Kidney Diseases. Bethesda, MD, 2016 (Reference Tables, Volume 2, Table A.7). Available at https://www.usrds.org/reference.aspx. Accessed February 2017

14 U.S. Department of Health and Human Services. *Diabetes.* Available at https://www.niddk.nih.gov/research-funding/research-programs. Accessed October 2016

15 Center for Disease Control and Prevention. *National Diabetes Statistics Report: Estimates of Diabetes and Its Burden in the United States.* 2014. Atlanta, GA: U.S. Department of Health and Human Services; 2014. Available at https://stacks.cdc.gov/view/cdc/23442. Accessed October 2016

16 Cabassa LJ, Blanco C, Lopez-Castroman J, et al. Racial and ethnic differences in diabetes mellitus among people with and without psychiatric disorders: results from the National Epidemiologic Survey on Alcohol and Related Conditions. *Gen Hosp Psychiatry.* 2011;33(2):107-15

17 American Diabetes Association. *Pivotal diabetes prevention study reinforced*. Available at http://www.diabetes.org/newsroom/press-releases/2009/pivotal-diabetes-prevention-dppos.html. Accessed October 2016

18 American Heart Association. *Understand your risk for high blood pressure.* Available at https://www.empoweredtoserve.org/index.php/articles/understand-your-risk-for-high-blood-pressure/. Accessed October 2016

19 Beers MH, Berkow R (eds). *The Merck Manual of Diagnosis and Therapy, 17th ed.* Whitehouse Station, NJ. 1999

20 *Low sodium level.* Available at https://medlineplus.gov/ency/article/000394.htm. Accessed November 2016

21 Sterns RH, Gottlieb SS. *Hyponatremia in patients with heart failure*. Available at http://www.uptodate.com/contents/hyponatremia-in-patients-with-heart-failure. Accessed February 2017

22 *Low potassium level.* Available at https://medlineplus.gov/ency/article/000479.htm. Accessed November 2016

23 Tucker B, Moledina DG. We use dialysate potassium levels that are too low in hemodialysis. *Semin Dial.* 2016;29(4):300-2

24 *Hypercalcemia*. Available at https://medlineplus.gov/ency/article/000365.htm. Accessed November 2016

25 Lewis JL. *Hyperphosphatemia (High level of phosphate in the blood)*. 2016. Available at http://www.merckmanuals.com/home/hormonal-and-metabolic-disorders/electrolyte-balance/hyperphosphatemia-high-level-of-phosphate-in-the-blood. Accessed November 2016

26 Nigwekar SU, Sterns RH, Hix JK. Calciphylaxis from nonuremic causes: a systematic review. *Clin J Am Soc Nephrol.* 2008;3:1139-43

27 Schatell D, Ellstrom-Calder A, Alt PS, et al. Survey of CKD patients reveals significant gaps in knowledge about kidney disease. Part 2. *Nephrol News Issues.* 2003;17(6):17-9

28 MedlinePlus. *Glomerular filtration rate*. Available at https://medlineplus.gov/ency/article/007305.htm. Accessed October 2016

29 Personal communication with Dr. John Agar. September 16, 2016

30 Shepshelovich D, Rozen-Zvi B, Avni T, et al. Intravenous versus oral iron supplementation for the treatment of anemia in CKD: An updated systematic review and meta-analysis. *Am J Kidney Dis.* 2016;68(5):677-90

31 Rostoker G, Vaziri ND, Fishbane S. Iatrogenic iron overload in dialysis patients at the beginning of the 21st century. *Drugs.* 2016;76(7):741-57

32 Tolouian R, Mulla ZD, Diaz J, et al. Liver and cardiac iron deposition in patients on maintenance hemodialysis by magnetic resonance imaging T2. *Iran J Kidney Dis.* 2016;10(2):68-74

33 Rockwell Medical. *Anemia and kidney disease*. Available at www.rockwellmed.com/therapeutic-anemia-kidney-disease.htm. Accessed April 2017

34 U.S. Food & Drug Administration. *FDA drug safety communication: Modified dosing recommendations to improve the safe use of erythropoiesis-stimulating agents (ESAs) in chronic kidney disease*. Available at http://www.fda.gov/Drugs/DrugSafety/ucm259639.htm. Accessed October 2016

35 Wetmore JB, Tzivelekis S, Collins AJ, et al. Effects of the prospective payment system on anemia management in maintenance dialysis patients: implications for cost and site of care. *BMC Nephrol.* 2016;17(1):53

36 Mayo Clinic. *Left ventricular hypertrophy*. Available at https://www.mayoclinic.org/diseases-conditions/left-ventricular-hypertrophy/basics/definition/con-20026690. Accessed October 2016
37 Di Lullo L, Gorini A, Russo D, et al. Left ventricular hypertrophy in chronic kidney disease patients: from pathophysiology to treatment. *Cardiorenal Med*. 2015;5:254-66
38 Burton JO, Jefferies HJ, Selby NM, et al. Hemodialysis-induced cardiac injury: determinants and associated outcomes. *Clin J Am Soc Nephrol*. 2009;4:914-20
39 Cheung AK, Sarnak MJ, Yan G, et al. Cardiac diseases in maintenance hemodialysis patients: results of the HEMO study. *Kidney Int*. 2004;65:2380-9
40 Breidthardt T, Burton JO, Odudu A, et al. Troponin T for the detection of dialysis-induced myocardial stunning in hemodialysis patients. *Clin J Am Soc Nephrol*. 2012;7(8):1285-92
41 Eldehni MT, Odudu A, McIntyre CW. Randomized clinical trial of dialysate cooling and effects on brain white matter. *J Am Soc Nephrol*. 2015;26:957-65
42 Flythe JE, Kimmel SE, Brunelli SM. Rapid fluid removal during dialysis is associated with cardiovascular morbidity and mortality. *Kidney Int*. 2011;79(2):250-7
43 Selby NM, McIntyre CW. Peritoneal dialysis is not associated with myocardial stunning. *Perit Dial Int*. 2011;31:27-33
44 Jefferies HJ, Virk B, Schiller B, et al. Frequent hemodialysis schedules are associated with reduced levels of dialysis-induced cardiac injury (myocardial stunning). *Clin J Am Soc Nephrol*. 2011;6:1326-32
45 Arbor Research Collaborative for Health and the University of Michigan Kidney Epidemiology and Cost Center. *End stage renal disease (ESRD) hemodialysis adequacy clinical technical expert panel summary report*. Contract No. 500-2008-000221, Task Order No. HHSM-500-T0001. Baltimore MD, 2013
46 Dad T, Sarnak MJ. Pericarditis and pericardial effusions in end-stage renal disease. *Semin Dial*. 2016 Sep;29(5):366-73
47 Landry CS, Ruppe MD, Grubbs EG. Vitamin D receptors and parathyroid glands. *Endo Pract*. 2011;17 Suppl 1:63-8
48 Cannata-Andia JB, Rodriguez-Garcia M, Carillo- López N, et al. Vascular calcifications: pathogenesis, management, and impact on clinical outcomes. *J Am Soc Nephrol*. 2006;17(12) Suppl 3:S267-73
49 Morten IJ, Gosal WS, Radford SE, et al. Investigation into the role of macrophages in the formation and degradation of β2-microglobulin amyloid fibrils. *J Biol Chem*. 2007;282(40);29691-700
50 Winchester JF, Salsberg JA, Levin NW. Beta-2 microglobulin in ESRD: an in-depth review. *Adv Renal Replace Ther*. 2003;10(4):279-309
51 Dember LM, Jaber BL. Dialysis-related amyloidosis: late finding or hidden epidemic? *Semin Dial*. 2006;19(2):105
52 Okuno S, Ishimura E, Kohno K, et al. Serum β2-microglobulin level is a significant predictor of mortality in maintenance haemodialysis patients. *Nephrol Dial Transplant*. 2009;24(2):571-7
53 Pan Y. Uremic neuropathy. *Medscape*. Dec. 28, 2015. Available at http://emedicine.medscape.com/article/1175425-overview#a5. Accessed October 2016
54 Krishnan AV, Keirnan MC. Uremic neuropathy: clinical features and new pathophysiological insights. *Muscle Nerv*. 2007;35(3):273-90
55 Ghazan-Shahi S, Koh TJ, Chan CT. Impact of nocturnal hemodialysis on peripheral uremic neuropathy. *BNC Nephrol*. 2015;16:134
56 Okada H, Moriwaki K, Kanno Y, et al. Vitamin B6 supplementation can improve peripheral polyneuropathy in patients with chronic renal failure on high-flux haemodialysis and human recombinant erythropoietin. *Nephrol Dial Transplant*. 2000;15(9):1410-3
57 Moriwaki K, Kanno Y, Nakamoto H, et al. Vitamin B6 deficiency in elderly patients on chronic peritoneal dialysis. *Adv Perit Dial*. 2000;16:308-12
58 Otte J, van Netten JJ, Woittiez AJ. The association of chronic kidney disease and dialysis treatment with foot ulceration and major amputation. *J Vasc Surg*. 2015;62(2):406-11
59 Han T, Bai J, Liu W, et al. A systematic review and meta-analysis of α-lipoic acid in the treatment of diabetic peripheral neuropathy. *Eur J Endorinol*. 2012;167(4):465-71
60 Ziegler D, Low PA, Litchy WJ, et al. Efficacy and safety of antioxidant treatment with α-lipoic acid over 4 years in diabetic polyneuropathy: the NATHAN 1 trial. *Diabetes Care*. 2011;34(9):2054-60
61 Pisoni RL, Wikström B, Elder SJ, et al. Pruritus in haemodialysis patients: International results from the Dialysis Outcomes and Practice Patterns Study (DOPPS). *Nephrol Dial Transplant*. 2006;21(12):3495
62 Tuohy CV, Montez-Rath ME, Turakhia M, et al. Sleep disordered breathing and cardiovascular risk in older patients initiating dialysis in the United States: a retrospective observational study using Medicare data. *BMC Nephrol*. 2016;17:16
63 La Manna G, Pizza F, Persici E, et al. Restless legs syndrome enhances cardiovascular risk and mortality in patients with end-stage kidney disease undergoing long-term haemodialysis treatment. *Nephrol Dial Transplant*. 2011;26(6):1976-83
64 Russcher M, Koch BCP, Nagtegaal JE, et al. Long-term effects of melatonin on quality of life and sleep in haemodialysis patients (Melody study): a randomized controlled trial. *Br J Clin Pharmacol*. 2013;76(5):668-679
65 Beecroft JM, Hoffstein V, Pierratos A, et al. Nocturnal haemodialysis increases pharyngeal size in patients with sleep apnoea and end-stage renal disease. *Nephrol Dial Transplant*. 2008;23(2):673-9
66 Koch BC, Hagen EC, Nagtegaal JE, et al. Effects of nocturnal hemodialysis on melatonin rhythm and sleep-wake behavior: an uncontrolled trial. *Am J Kidney Dis*. 2009;53(4):658-64
67 Kaw D, Malhotra D. Platelet dysfunction and end-stage renal disease. *Semin Dial*. 2006;19(4):317-22
68 Tentori F, Hunt WC, Rohrscheib M, et al. Which targets in clinical practice guidelines are associated with improved survival in a large dialysis organization? *J Am Soc Nephrol*. 2007;18(8):2377-84
69 Centers for Medicare & Medicaid Services. (2015). *Measures Assessment Tool (MAT), version 2.5*. Available at https://www.cms.gov/Medicare/Provider-Enrollment-and-Certification/GuidanceforLawsAndRegulations/Dialysis.html. Accessed October 2016
70 McCann L (ed). *Pocket guide to nutrition assessment of the patient with kidney disease (5th ed)*. New York, NY, National Kidney Foundation, 2015
71 National Kidney Foundation. KDOQI clinical practice guideline for hemodialysis adequacy: 2015 update. *Am J Kidney* Dis. 2015;66(5):884-930
72 National Kidney Foundation. KDIGO Clinical Practice Guideline Update on Diagnosis, Evaluation, Prevention, and Treatment of CKD-MBD: 2016 update
73 *Centers for Medicare & Medicaid Services End-Stage Renal Disease Quality Incentive Program Payment Year 2020 Final Measure Technical Specifications*. October 5, 2016. Available at https://www.cms.gov/Medicare/Quality-Initiatives-Patient-Assessment-Instruments/ESRDQIP/. Accessed April 2017
74 Kliger AS, Foley RN, Goldfarb DS, et al. KDOQI US Commentary on the 2012 KDIGO Clinical Practice Guidelines for Anemia in CKD. *Am J Kid Dis*. 62(5):849-59
75 Personal communication, Lesley McPhatter, RD on September 27, 2016
76 Matas AJ, Smith JM, Skeans MA, et al. OPTN/SRTR 2013 Annual Data Report: Kidney. *Am J Transplant*. 2015;15(Suppl 2):1-34
77 United States Renal Data System. *2016 USRDS Annual Data Report: Epidemiology of Kidney Disease in the United States*. National Institutes of Health, National Institute of Diabetes and Digestive and Kidney Diseases. Bethesda, MD, 2016 (Reference Tables, Volume 2, Table A.1). Available at https://www.usrds.org/reference.aspx. Accessed February 2017
78 Hart A, Smith JM, Skeans MA, et al. OPTN/SRTR Annual Data Report 2015: Kidney. *Am J Transplant*. 2017;17(Suppl 1):21-116
79 Mjoen G, Hallan S, Hartmann A, et al. Long-term risks for kidney donors. *Kidney Int*. 2014;86(1):162-7
80 Janki S, Klop KWJ, Kimenai HJAN, et al. Long-term follow-up after live kidney donation (LOVE) study: a longitudinal comparison study protocol. *BMC Nephrol*. 2016;17:14

81 Lerma EV. Kidney-pancreas transplantation. *Medscape*. August 3, 2015. Available at http://emedicine.medscape.com/article/1830202-overview. Accessed October 2016

82 United Network for Organ Sharing. *Questions and answers for transplant candidates about kidney allocation*. Available at https://unos.org/transplantation/matching-organs/. Accessed October 2016

83 Massie AB, Luo X, Lonze BE, et al. Early changes in kidney distribution under the new allocation system. *J Am Soc Nephrol*. 2016;27(8):2495-501

84 Wongsaro P, Kahwaji J, Vo A, et al. Modern approaches to incompatible kidney transplantation. *World J Nephrol*. 2015;4(3):354-62

85 Akkina SK, Muster H, Steffens E, et al. Donor exchange programs in kidney transplantation: rationale and operational details from the north central donor exchange cooperative. *Am J Kidney Dis*. 2011;57(1):152-8

86 United States Renal Data System. *2016 USRDS Annual Data Report: Epidemiology of Kidney Disease in the United States.* National Institutes of Health, National Institute of Diabetes and Digestive and Kidney Diseases. Bethesda, MD, 2016 (Reference Tables, Volume 2, Table D.6). Available at https://www.usrds.org/reference.aspx. Accessed October 2016

87 United States Renal Data System. *2016 USRDS Annual Data Report: Epidemiology of Kidney Disease in the United States.* National Institutes of Health, National Institute of Diabetes and Digestive and Kidney Diseases. Bethesda, MD, 2016 (Reference Tables, Volume 2, Table J.5). Available at https://www.usrds.org/reference.aspx. Accessed October 2016

88 Curtin RB, Johnson HK, Schatell D. The peritoneal dialysis experience: insights from long-term patients. *Nephrol Nurs J*. 2004;31(6):615-25

89 *Conditions for Coverage for End-Stage Renal Disease Facilities: Final Rule*. 73 *Federal Register* 73 (15 April 2008), pp. 20387, 20478-9

90 Zimmerman DG. Presternal catheter design—an opportunity to capitalize on catheter immobilization. *Adv Perit Dial*. 2010;26:91-5

91 National Kidney Foundation. KDOQI clinical practice guidelines and clinical practice recommendations for 2006 Updates: hemodialysis adequacy, peritoneal dialysis adequacy and vascular access. *Am J Kidney* Dis. 2006;48(1) Suppl:S96-146

92 United States Renal Data System. *2016 USRDS Annual Data Report: Epidemiology of Kidney Disease in the United States.* National Institutes of Health, National Institute of Diabetes and Digestive and Kidney Diseases. Bethesda, MD, 2016 (Reference Tables, Volume 2, Table I.23). Available at https://www.usrds.org/reference.aspx. Accessed April 2017

93 Home Dialysis Central database. Available at www.homedialysis.org/clinics/search. Accessed September 2017

94 United States Renal Data System. *2016 USRDS Annual Data Report: Epidemiology of Kidney Disease in the United States.* National Institutes of Health, National Institute of Diabetes and Digestive and Kidney Diseases. Bethesda, MD, 2016 (Reference Tables, Volume 2, Table D.1). Available at https://www.usrds.org/reference.aspx. Accessed February 2017

95 Tentori F, Zhang J, Li Y, et al. Longer dialysis session length is associated with better intermediate outcomes and survival among patients on in-center three times per week hemodialysis: results from the Dialysis Outcomes and Practice Patterns Study (DOPPS). *Nephrol Dial Transplant*. 2012;27:4180-88

96 Saran R, Bragg-Gresham JL, Levin NW, et al. Longer treatment time and slower ultrafiltration in hemodialysis: Associations with reduced mortality in the DOPPS. *Kidney Int*. 2006; 69:1222-8

97 United States Renal Data System. *2016 USRDS Annual Data Report: Epidemiology of Kidney Disease in the United States.* National Institutes of Health, National Institute of Diabetes and Digestive and Kidney Diseases. Bethesda, MD, 2016 (Reference Tables, Volume 2, Table I.17). Available at https://www.usrds.org/reference.aspx. Accessed April 2017

98 American Cancer Society. *Cancer Facts & Figures 2015.* Atlanta: American Cancer Society; 2015

99 Fadem SZ, Walker DR, Abbott G, et al. Satisfaction with renal replacement therapy and education: the American Association of Kidney Patients survey. *Clin J Am Soc Nephrol.* 2011;6(3):605-12

100 Schatell DR, Bragg-Gresham JL, Mehrotra R, et al. *A description of nephrologist training, beliefs, and practices from the National Nephrologist Dialysis Practice Survey (2010)*. Abstract F-FC209 presented at the American Society of Nephrology meeting, Denver, CO, November 19, 2010. Available at http://www.asn-online.org/education/kidneyweek/archives/. Accessed October 2016

101 Zhang H, Schaubel DE, Kalbfleisch JD, et al. Dialysis outcomes and analysis of practice patterns suggests the dialysis schedule affects day-of-week mortality. *Kidney Int*. 2012;81:1108-15

102 Lacson E Jr, Wang W, Lester K, et al. Outcomes associated with in-center nocturnal hemodialysis from a large multicenter program. *Clin J Am Soc Nephrol.* 2010;5(2):220-6

103 Troidle L, Finkelstein F, Hotchkiss M, et al. Enhanced solute removal with intermittent, in-center, 8-hour nocturnal hemodialysis. *Hemodial Int*. 2009;13(4):487-91

104 Lacson E Jr., Xu J, Nesrallah G, et al. Survival with three-times weekly in-center nocturnal versus conventional hemodialysis. *J Am Soc Nephrol*. 2012;23(4):687-95

105 Ok E, Duman S, Asci G, et al., on behalf of the Long Dialysis Study Group. Comparison of 4- and 8-h dialysis sessions in thrice-weekly in-centre haemodialysis: a prospective, case-controlled study. *Nephrol Dial Transplant*. 2011;26(4):1287-96

106 Blagg CR. A brief history of home hemodialysis. *Adv Renal Repl Ther*. 1996;3(2):99-105

107 Jaber BL, Schiller B, Burkart JM, et al., on behalf of the FREEDOM Study Group. Impact of short daily hemodialysis on restless legs syndrome and sleep disturbances. *Clin J Am Soc Nephrol*. 2011;6(5):1049-56

108 The FHN Trial Group: Chertow GM, Levin NW, Beck GJ, et al. In-center hemodialysis six times per week versus three times per week. *N Engl J Med.* 2010;363(24):2287-300. Erratum in *N Engl J Med.* 2011;364(1):93

109 Kjellstrand C, Buoncristiani U, Ting G, et al. Survival with short-daily hemodialysis: association of time, site, and dose of dialysis. *Hemodial Int.* 2010;14(4):464-70

110 Schorr M, Manns BJ, Culleton B, et al. Alberta Kidney Disease Network: The effect of nocturnal and conventional hemodialysis on markers of nutritional status: results from a randomized trial. *J Ren Nutr*. 2011;21(3):271-6

111 Ipema KJR, Struijk S, van der Velden A, et al. Nutritional status in nocturnal hemodialysis patients – A systematic review with meta-analysis. *PLoS ONE*. 2016;11(6):e0157621. doi: 10.1371/journal.pone.0157621

112 Van Eps CL, Jeffries JK, Johnson DW, et al. Quality of life and alternate nightly nocturnal home hemodialysis. *Hemodial Int*. 2010;14(1):29-38

113 Chan CT, Li GH, Valaperti A, et al. Intensive hemodialysis preserved cardiac injury. *ASAIO J*. 2015;61(5):613-9

114 Pauly RP, Gill JS, Rose CL, et al. Survival among nocturnal home haemodialysis patients compared to kidney transplant recipients. *Nephrol Dial Transplant*. 2009;24(9):2915-9

115 Hussain JA, Mooney A, Russon L. Comparison of survival analysis and palliative care involvement in patients aged over 70 years choosing conservative management or renal replacement therapy in advanced chronic kidney disease. *Palliat Med*. 2013;27(9):829-39

116 Untas A, Thumma J, Rascle N, et al. The associations of social support and other psychosocial factors with mortality and quality of life in the Dialysis Outcomes and Practice Patterns Study. *Clin J Am Soc Nephrol.* 2011;6(1):142-152. doi:10.2215/CJN.02340310

117 Swaminathan S, Mor V. Monitoring the Kidney Care Partners' PEAK campaign to reduce the 1-year mortality rates of dialysis patients: Final Report. August, 2013. Available at http://www.nephrologynews.com/ext/resources/files/documents/SpecialSectionsReports/PEAK-report.pdf. Accessed October 2016

118 Wingard RL, Chan KE, Lazaruz JM, et al. The "right" of passage: surviving the first year of dialysis. *Clin J Am Soc Nephrol*. 2009; 4 Suppl 1:S114-20

119 Lacson E Jr, Wang W, DeVries C, et al. Effects of a nationwide predialysis educational program on modality choice, vascular access, and patient outcomes. *Am J Kidney Dis*. 2011 Aug;58(2):235-42

120 Perry BD. Fear and learning: Trauma-related factors in the adult education process. *New Directions for Adult and Continuing Education*. 2006:21-27. doi:10.1002/ace.215
121 Almasri J, Alsawas M, Mainou M, et al. Outcomes of vascular access for hemodialysis: A systematic review and metaanalysis. *J Vasc Surg*. 2016;64(1):236-43
122 Chan M, Kelly J, Batterham M, et al. A high prevalence of abnormal nutrition parameters found in predialysis end-stage kidney disease: is it a result of uremia or poor eating habits? *J Ren Nutr.* 2014;24(5):292-302
123 Takahashi R, Ito Y, Takahashi H, et al. Combined values of serum albumin, C-reactive protein and body mass index at dialysis initiation accurately predicts long-term mortality. *Am J Nephrol*. 2012;36(2):136-43
124 Obi Y, Qader H, Kovesdy CP, et al. Latest consensus and update on protein energy-wasting in chronic kidney disease. *Curr Opin Clin Nutr Metab Care*. 2015;18(3):254-62
125 Campbell KL, MacLaughlin HL. Unintentional weight loss is an independent predictor of mortality in a hemodialysis population. *J Ren Nutr*. 2010;20(6):414-8
126 Mehrotra R, Duong U, Jiwakanon S, et al. Albumin as predictor of mortality in peritoneal dialysis: Comparisons with hemodialysis. *Am J Kidney Dis*. 2011;58(3):418-28
127 Kalantar-Zadeh K, Ikizler TA, Block G, et al. Malnutrition-inflammation complex syndrome in dialysis patients: causes and consequences. *Am J Kidney Dis.* 2003;42(5):864-81
128 National Institute of Diabetes and Digestive and Kidney Diseases. *Overweight & Obesity Statistics*. Available at https://www.niddk.nih.gov/health-information/health-statistics/overweight-obesity. Accessed April 2017
129 Gray-Byham L, Stover J, Wiesen K. *Clinical Guide to Nutrition Care in Kidney Disease*. Second Edition. Academy of Nutrition and Dietetics. Pp 28 and 88. June 1, 2013
130 Peer Kidney Care Initiative. *Peer Report: Dialysis care and outcomes in the United States, 2014*. Chronic Disease Research Group, Minneapolis, MN, 2014. Available at http://www.peerkidney.org/download-the-peer-report/. Accessed October 2016
131 Agar J. (2016 April 7) *Towards compassionate dialysis: Thirst and hemodialysis duration* [Web blog post]. Available at: http://homedialysis.org/news-and-research/blog/146-towards-i-compassionate-i-dialysis-thirst-and-hemoialysis-duration. Accessed October 2016
132 U.S. Department of Health and Human Services and U.S. Department of Agriculture. *2015–2020 Dietary Guidelines for Americans*. 8th Edition. December 2015. Available at http://health.gov/dietaryguidelines/2015/guidelines/. Accessed October 2016
133 Wu PY, Yang SH, Wong TC, et al. Association of processed meat intake with hypertension risk in hemodialysis patients: a cross-sectional study. *PLoS One*. 2015 Oct 30;10(10):e0141917. doi:10.1371/journal.pone.0141917
134 U.S. Food and Drug Administration. *Changes to the nutrition facts label*. 2016. Available at https://www.fda.gov/food/guidanceregulation/guidancedocumentsregulatoryinformation/labelingnutrition/ucm385663.htm. Accessed October 2016
135 Uhlig K, Berns JS, Kestenbaum B, et al. KDOQI US Commentary on the 2009 KDIGO Clinical Practice Guideline for the Diagnosis, Evaluation, and Treatment of CKD–Mineral and Bone Disorder (CKD-MBD). *Am J Kidney Dis*. 55(5):773-799
136 Medicare Program End Stage Renal Disease Prospective Payment System, 81 Fed Reg 77834. 42 CFR Parts 413, 414, and 494. January 2017
137 Noori N, Sims JJ, Kopple JD, et al. Organic and inorganic dietary phosphorus and its management in chronic kidney disease. *Iran J Kidney Dis*. 2010;4(2):89-100
138 Wilson G, Molaison EF, Pope J, et al. Nutrition status and food insecurity in hemodialysis patients. *J Ren Nutr*. 2006;16(1):54-8
139 Finkelstein FO, Finkelstein SH. Sexual inactivity among hemodialysis patients: The patients' perspective. *Clin J Am Soc Nephrol*. 2014;9(1):6-7. doi:10.2215/CJN.11831113
140 Matuszkiewicz-Rowinska J, Skorzewska K, Radowicki S, et al. Endometrial morphology and pituitary-gonadal axis dysfunction in women of reproductive age undergoing chronic haemodialysis—a multicentre study. *Nephrol Dial Transplant.* 2004;19(8):2074-7
141 Hladunewich MA, Hou S, Odutayo A, et al. Intensive hemodialysis associates with improved pregnancy outcomes: A Canadian and United States cohort comparison. *J Am Soc Nephrol*. 2014;25(5):1103-9
142 Iglesias P, Carerro JJ, Diez JJ. Gonadal dysfunction in men with chronic kidney disease: Clinical features, prognostic implications and therapeutic options. *J Nephrol*. 2012;25(1):31-42
143 Brkovic T, Burilovic E, Puljak L. Prevalence and severity of pain in adult end-stage renal disease patients on chronic intermittent hemodialysis: a systematic review. *Patient Prefer Adherence*. 2016;10:1131-50
144 King-Wing Ma T, Kam-Tao Li P. Depression in dialysis patients. *Nephrology* (*Carlton*). 2016;21(8):639-46
145 Bautovich A, Katz I, Loo CK, et al. Depression and chronic kidney disease: A review for clinicians. *Aust N Z J Psychiatry*. 2014;48(6):530-41
146 Palmer SC, Natale P, Ruospo M, et al. Antidepressants for treating depression in adults with end-stage kidney disease treated with dialysis. *Cochrane Database Syst Rev*. 2016;23(5):CD004541. doi: 10.1002/14651858.CD004541.pub3
147 Grigoriou SS, Karatzaferi C, Sakkas GK. Pharmacological and non-pharmacological treatment options for depression and depressive symptoms in hemodialysis patients. *Health Psychol Res*. 2015;3(1):1811. doi: 10.4081/hpr.2015.1811
148 Tentori F, Elder SJ, Thumma J, et al. Physical exercise among participants in the Dialysis Outcomes and Practice Patterns Study (DOPPS): Correlates and associated outcomes. *Nephrol Dial Transplant*. 2010;25(9):3050-62
149 Jaber BL, Lee Y, Collins AJ, et al., on behalf of the FREEDOM Study Group. Effect of daily dialysis on depressive symptoms and postdialysis recovery time: Interim report from the FREEDOM (Following Rehabilitation, Economics and Everyday-Dialysis Outcome Measurements) Study. *Am J Kidney Dis*. 2010;56:531-9
150 Cukor D, Coplan J, Brown C, et al. Anxiety disorders in adults treated by hemodialysis: a single-center study. *Am J Kidney Dis.* 2008;52(1):128-36
151 Stack AG, Martin DR. Association of patient autonomy with increased transplantation and survival among new dialysis patients in the United States. *Am J Kidney Dis*. 2005;45(4):730-42
152 Curtin RB, Oberley ET, Sacksteder P, et al. Differences between employed and nonemployed dialysis patients. *Am J Kidney Dis.* 1996;27(4):533-40
153 Billington E, Simpson J, Unwin J, et al. Does hope predict adjustment to end-stage renal failure and consequent dialysis? *Br J Health Psychol*. 2008;13(Pt. 4):683-99
154 Perry BD. Fear and learning: trauma-related factors in the adult education process. *New Directions Adult Cont Educ*. 2006;110:21-7
155 Kutner NG, Zhang R, Huang Y, et al. Depressed mood, usual activity level, and continued employment after starting dialysis. *Clin J Am Soc Nephrol.* 2010;5(11):2040-5
156 Bed Bugs and Blueberries. The Renal Network, Inc. Available at http://www.therenalnetwork.org/services/resources/BedBugs/Bedbugs_Blueberries.pdf. Accessed May 2016
157 Parker LK. Bed bugs: Who are you sleeping with? Presentation. http://networkofnewengland.org/wp-content/uploads/2013/02/LPark.pdf. Accessed May 2016
158 Feely MA, Hildebrandt D, Edakkanambeth Varayil J, et al. Prevalence and Contents of Advance Directives of Patients with ESRD Receiving Dialysis. *Clin J Am Soc Nephrol*. 2016;(12):2204-2209
159 Wong SP, Kreuter W, Curtis JR, et al. Trends in in-hospital cardiopulmonary resuscitation and survival in adults receiving maintenance dialysis. *JAMA Intern Med*. 2015;175(6):1028-35

3 透析原理

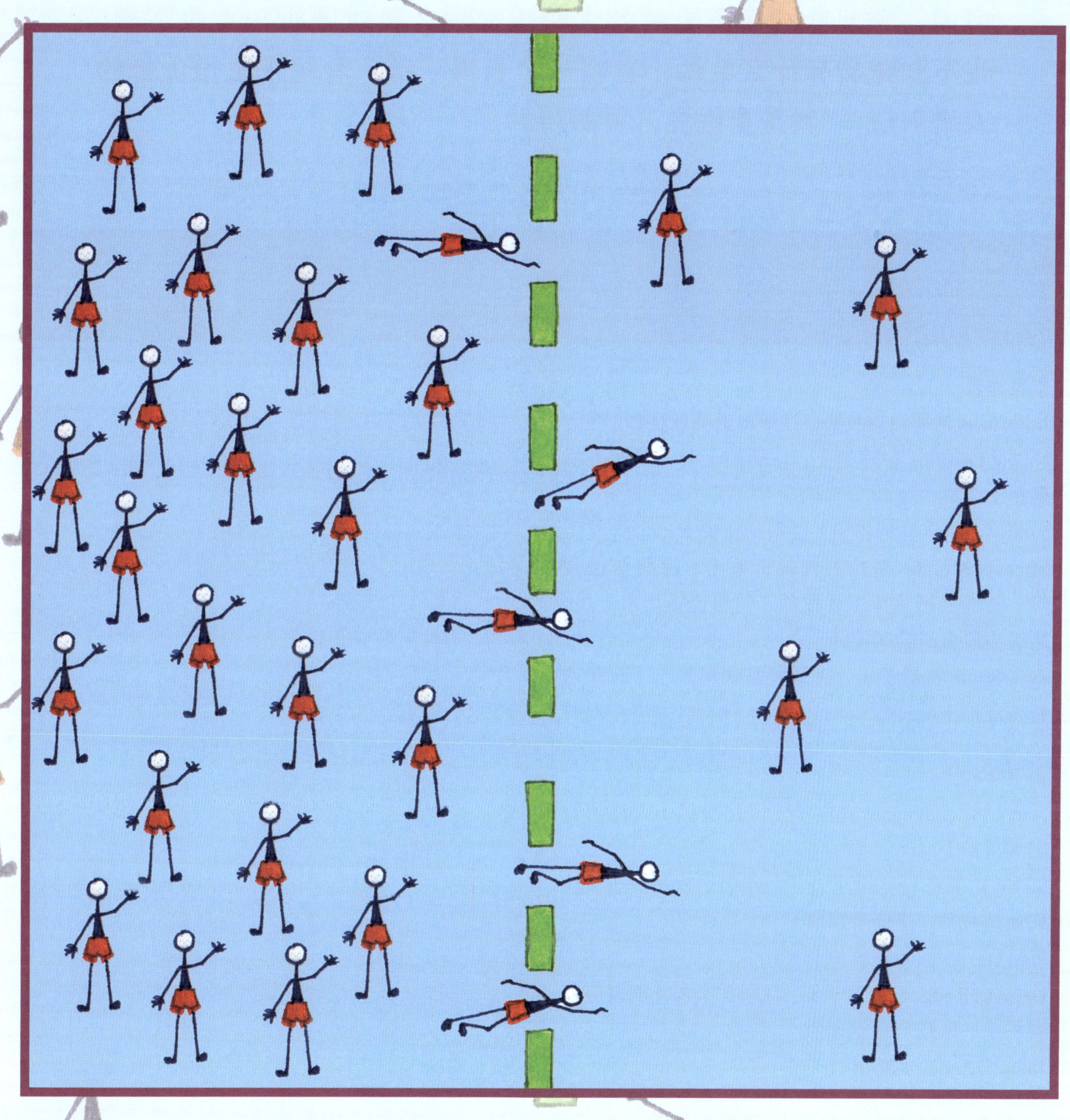

我患肾衰竭32年了。多赚的这些年一部分归功于透析，一部分归功于肾移植。我们透析患者非常感激能有额外的时间活在世上，享受我们与亲友共处的时光，以及工作和整个生活。当然，我们也依赖并从心底感谢让我们有可能延长寿命的所有人士。

—Judith Gluck

"'从来没见过什么人的生化指标这么高还能活着！'走进我房间，拿起我的病历看过的人都这么说。我对透析一点也不懂，也不知道我有什么毛病，直到一个长得不错、看起来也很优秀的人进来说，'我是史医生，肾脏科的。'"

目　标

本章作者

Jim Curtis 注册血透技师、注册血透临床技师

Nicole Griffiths 护理学士、注册护士、注册肾脏病科护士

Cindy Medina 注册护士、注册透析护士

Michael Morales 医疗管理教育硕士、注册血透技师、注册血透临床工程技师、注册透析用水专员、高级注册血透临床技师

Lyle Smith 注册护士、注册肾脏病科护士、腹膜透析认证护士

本章审校人

Nancy M. Gallagher 理学学士、注册护士、注册肾脏病科护士

Susan K. Hansen 注册护士、注册肾脏病科护士、注册血透技师、工商管理硕士

Pam Havermann 注册护士

Darlene Rodgers 护理学士、注册护士、注册肾脏病科护士、医疗质量管理师

John H. Sadler 医学博士

Dori Schatell 理学硕士

Vern Taaffe 理学学士、注册肾脏病临床工程技师、注册透析用水专员

Tamyra Warmack 注册护士

测验问题练习网站：
www.meiresearch.org/cc6

完成本章后，您将能够：

1. 确切表述透析中涉及的主要原理，包括溶液和溶解度、半透膜、弥散、渗透、吸附、流体力学、滤过和超滤。
2. 描述两种在透析期间清除废物的方法及其区别。
3. 解释什么是安全超滤率并分析原因。
4. 说出至少三种影响液体流动的力（流体力学）及其与透析的关系。

缩略语见缩略语及术语表。

引言

透析似乎很复杂，的确是这样。不过，透析是在几项科学原理的推动下实现的，这些原理解释了两种液体被半透膜分开后的表现。透析利用这些原理来辅助替代健康肾脏的部分功能，即：

1. 清除血液中的废物
2. 清除血液中多余的水
3. 平衡血液中的*电解质*（带电粒子）
4. 恢复血液的酸碱平衡（pH 值水平）

基本概念和原理

在本节中，您将学习以下基本原理：

- 溶液
- 溶解度
- 半透膜
- 弥散
- 对流
- 渗透
- 吸附
- 液压
- 流体力学
- 滤过和超滤
- 人体内的液体分布区室

溶液

*溶液*是一种*溶剂*和*溶质*的*混合物*，其中：

- **溶剂**是一种液体。
- **溶质**是一种可溶解的物质。

例如，海水是一种溶液，其中水是溶剂，盐是溶质。

溶解度

*溶解度*是指一种溶质在一种溶剂中的饱和溶解量。有四个因素影响溶解度：

1. 浓度
2. pH 值
3. 溶剂温度
4. 存在其他溶质

浓度

浓度表示有多少溶质完全溶于溶液中。有几种浓度度量单位（见下文彩色文字框）。最简单的度量单位是写明在一定量的溶剂中有多少溶质。如果将 **500 毫克**（mg）钠溶于 **1 升**（L）水中，那么这 1 L 溶液的钠浓度为 **500 mg/L**。（注：对公制的简要说明请见本章附录 A。）

溶剂只能溶解一定量的溶质，之后溶液即达到*饱和*（满）。一旦达到这个量，将不再溶解更多溶质。一些诸如钠之类的溶质可以达到极高的溶解量，才会使溶液饱和。而对于钙之类的其他溶质，则只有少量能完全溶解，溶液既已饱和。

浓度度量单位：

- **mg/L**：毫克 / 升。度量 1 升溶液中的溶质含量。每升 1 毫克等于 1 百万分率（PPM）。
- **PPM**：百万分率。1 克（溶质）含 1000 mg，1 升水即 1000 ml。由于 1000×1000 = 100 万，所以 ppm 与 mg/L 相等。
- **mg/dl**：毫克 / 分升。一分升为 1/10 升。这种度量单位常用于血液检查结果。例如，正常空腹血糖为 70 ～ 105 mg/dl[1]。
- **mEq/L**：毫当量 / 升。当量的定义见第 82 页。

pH 值

pH 值是一个度量溶液中溶解了多少*酸*（水合氢）或*碱*（氢氧）离子的指标（图 1）。溶液含：

- **等量酸离子和碱离子**时，为*中性*，其 pH 值为 7.0

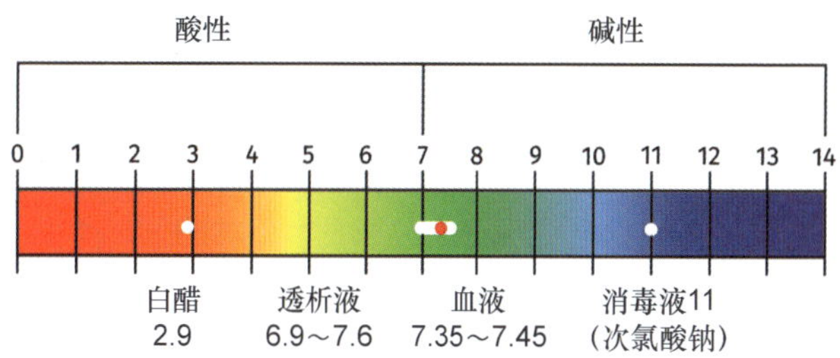

图 1　常见物质的 pH 值[2]

- **酸离子多于碱离子**时，为*酸性*，其 pH 值小于 7.0（< 7.0）
- **碱离子多于酸离子**时，为*碱性*，其 pH 值大于 7.0（> 7.0）

溶液的 pH 值取决于存在哪些溶质。

溶剂温度

溶质在温热溶剂中的溶解量多于冷溶剂。因此，溶质的溶解度会随着溶剂温度上升而升高。

存在其他溶质

溶液中的溶质会影响加入的*其他*溶质的溶解程度。例如，化学反应可降低一种或多种溶质的溶解度。或者，温度变化会影响溶质是否溶解或溶解多少。当我们加入一种新溶质时，一些（原有的或其他）溶质甚至可能“不溶解”并形成**沉淀**（图 2）。例如，当血钙和血磷水平同时过高时，这些矿物质会从血液中析出，形成有棱角的磷酸钙晶体，可损伤软组织和血管，称为*钙性尿毒症性小动脉病*或*钙化防御*，这些晶体可导致卒中、*坏疽*（组织坏死）、截肢和死亡[3]。

半透膜

*滤过膜*是由活性材料或合成材料制成的薄膜：

- *渗透*膜可让水和微粒自由穿过。
- *半透*膜仅可让*某些*微粒（小于一定大小）穿过。

可将半透膜视为捞面漏勺：水可以滤出，但面条太大，无法通过漏孔。滤过膜上的微孔（**膜孔**）可以让水和体积较小的微粒废物迅速通过。较大的微粒需要更长的时间才能通过，有些微粒太大，则根本无法通过。

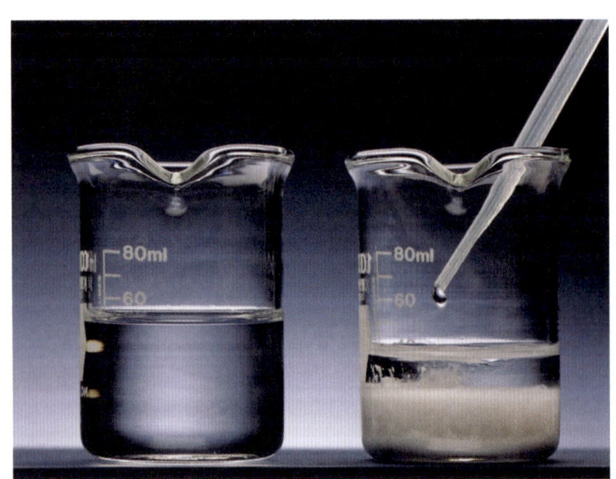

图 2　沉淀

弥散

弥散解释了分子如何发散以占据空间。分子有自己的能量。它们彼此快速碰撞并弹开，称为*布朗运动*。这种运动将一直持续，直至达到**平衡**，即：分子均匀分布（图 3）（译者注：布朗运动是一直持续的，达到平衡后仍在继续）。如果您在屋内的某个角落打碎一个臭鸡蛋，就能亲身感受到这一原理如何发挥作用：短时间内整个屋子都会充斥着一样的臭味。

无论有无滤过膜，都可以发生弥散。茶包即为一例半透膜弥散。将茶包放入热水中时，一些水会进入茶包，变得有浓郁的茶味，而茶包外的水则茶味较淡。茶浸泡几分钟后，茶分子会弥散到*全部*水中，直到茶泡好。此时，茶包内外的水中茶的浓度相同（图 4）。

溶液和弥散

使用滤过膜时，有三个因素会影响弥散速度和弥散量[4]（图 5）：

1. 溶液浓度。溶质*一定是*从浓度较高的一侧穿过滤过膜，转移到浓度较低的一侧。浓度差即为***梯度***。

2. 溶质大小。小分子溶质比大分子溶质更易且更快弥散。我们用*分子量*来衡量分子大小，分子量以*道尔顿*（Da）计。（见第 82 页的文字框。）

3. 溶液温度。高温分子由于能量高于低温分子，因而移动速度更快，从而会加速弥散。（使用热水泡茶比冷水泡茶更快。）

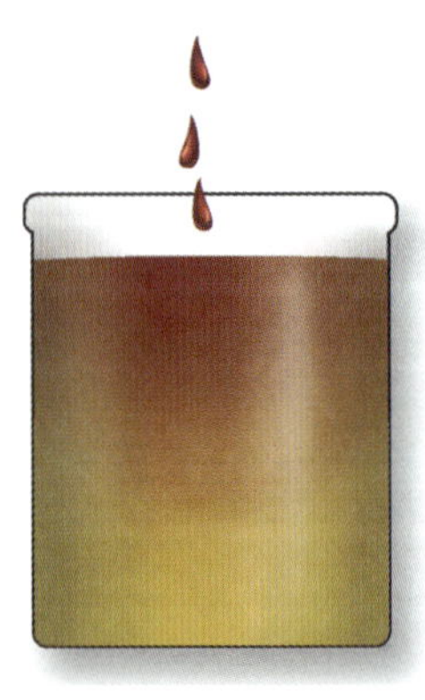

弥散是溶质从浓度较高的区域转移到浓度较低的区域

图 3　弥散

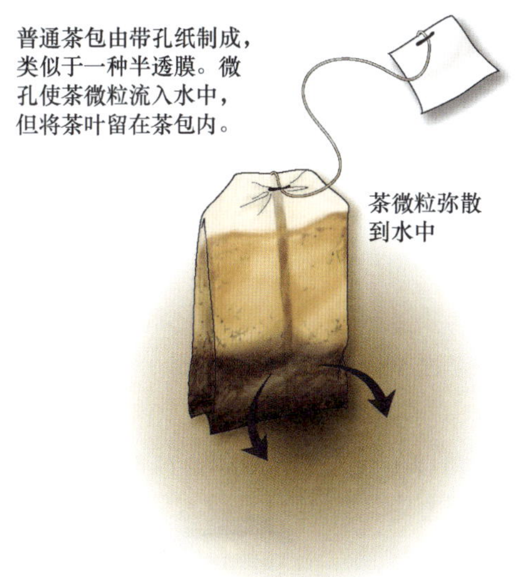

图4 茶的弥散

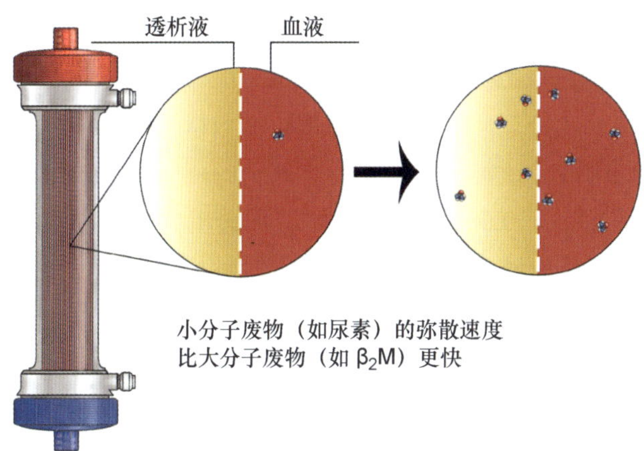

图5 经滤过膜弥散

对流

*对流*是指热量和溶质通过物理循环或运动在液体或气体中传递。

透析时，对流使溶质随着水的运动被“拖拽”穿过透析膜。所以，除水越多，清除的溶质也越多。虽然对流的作用次于弥散，但仍然很重要。基于这个原因，可采用不低于300 ml/h的速率进行超滤。

渗透

渗透作用使两种溶液达到平衡。但是，它与弥散有一个重要的区别：

- 在弥散下，**溶质**（*微粒*）穿过滤过膜。
- 在渗透下，**溶剂**（水）穿过滤过膜（图6）。

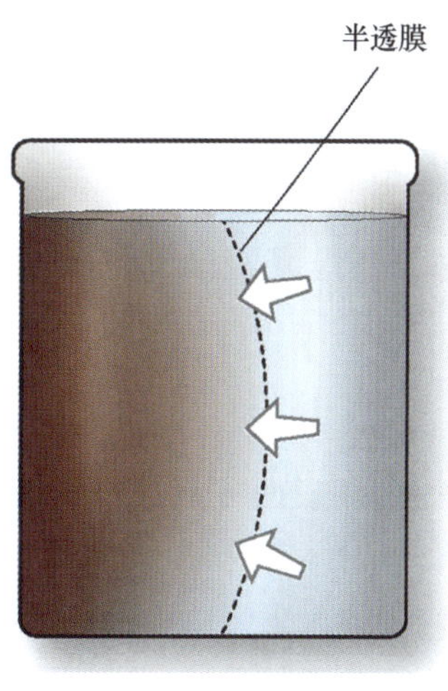

图6 渗透

在完全自然的条件下，水和溶质一*定是*从高浓度向低浓度转移。想象您有一个罐子，用一道可以让水通过、但不能让糖通过的滤过膜分为两部分。如果在罐子的一侧注水，您会发现一半水会缓慢穿过滤过膜，直到罐子两侧的水位相同。

此时，可以使用糖来产生渗透压。将糖溶于滤过膜一侧的水中。这样会产生一个***渗透压梯度***，推送水穿过滤过膜稀释糖水。慢慢地，有糖侧的水位将升至*高于*纯水侧的水位。加入的糖越多，渗透压越高，糖水水位也会升得越高（图7）。

在溶液中，溶质占据一定空间，因此当两份溶液的体积相同，但浓度不同时，溶剂的质量也会不同。在一个试管中注入10 ml纯水，在另一个试管中注入10 ml盐水，则盐水试管中的水较少，因为盐占据了一部分空间。关于渗透的一个常见误解是溶质将水拖拽穿过滤过膜，以达到溶质平衡。实际上，是水穿过滤过膜，达到溶剂平衡。

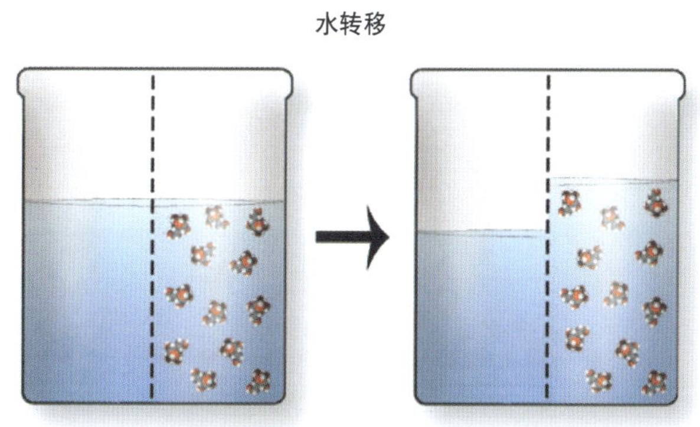

图7 渗透梯度

窍门：弥散还是渗透？

有人会觉得很难分清楚弥散和渗透。有一个窍门是把它想成“水渗透”，将水（溶剂）与渗透联系起来，理解溶剂如何转移。

吸附

分子*附着*（黏附）到表面并形成一层薄膜时，即发生吸附（图8）。高分子量物质，如蛋白质更有可能发生吸附。血液中的血浆蛋白可在几秒内吸附到滤过膜上。吸附影响分子通过滤过膜的方式。对患者而言，覆有一层血液蛋白的滤过膜生物相容性可能也更高，这样使它不太可能引起反应[5-7]。

液压

与渗透压一样，*液压*通过重力或泵来施加，可以帮助溶剂跨膜转移。这种压力可以降低或升高渗透压。

流体力学

*流体*是一种液体或气体，在力（如热、冷或压力）的作用下，以稳定的速率改变形状，并且会形成承载这种流体的容器的形状。*动力学*解释流体的运动规律，这样我们就能预测每种流体的运动。有三种力会影响流体经管路流动：

1. 流速：在一定时间内有多少流体流过一段管路［如：10毫升/分钟（ml/min）］。

2. 流率：一种流体通过一定长度管路的速度。*流率*取决于流速和管路横截面面积（基于直径）。因此，如果流速保持不变，但管路横截面面积减少一半（50%），流率会翻倍。

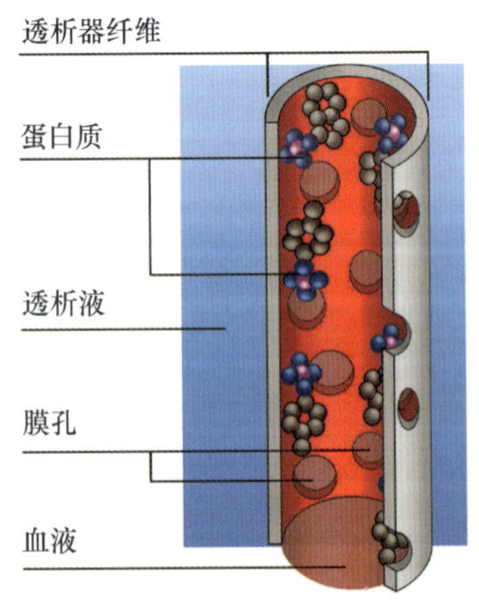

图8 吸附

3. 阻力：因摩擦或管路中的狭窄处导致流速减慢。

流动作用

假设一加仑水必须在1分钟内通过一个直径为1英寸的管路。如果缩小管径，液体必须加快流速，才能在1分钟内通过整整一加仑。为了保持相同的流速，流率需要提高。

但是，如果在1英寸管路的末端接一段直径为1/2英寸的管路，*阻力*将增加，从而*降低*流速。管路最窄的部分是流速的限制因素。如果所有水都必须通过管路，狭窄处需要更长时间通过（即：流速会降低），并且管路中的压力会升高。

任何流体系统中的压力始终与流量和阻力相关。流量或阻力越大，压力越高。

滤过和超滤

滤过是使液体通过滤器以截留微粒的过程。超滤可以截留极小的微粒；实际上，一些超滤器可以清除小至0.001 μm的微粒。在透析中，超滤还用于指从血液中清除水。

人体内的液体分布区室

人体大部分由水组成，这些水分布在细胞、组织和血管内。体内的水分布在不同区室中（图9）：

- 胞内区*在细胞内*——约占60%的体内水分[8]。
- 胞外区——约占40%的体内水分——在细*胞外*，包括：

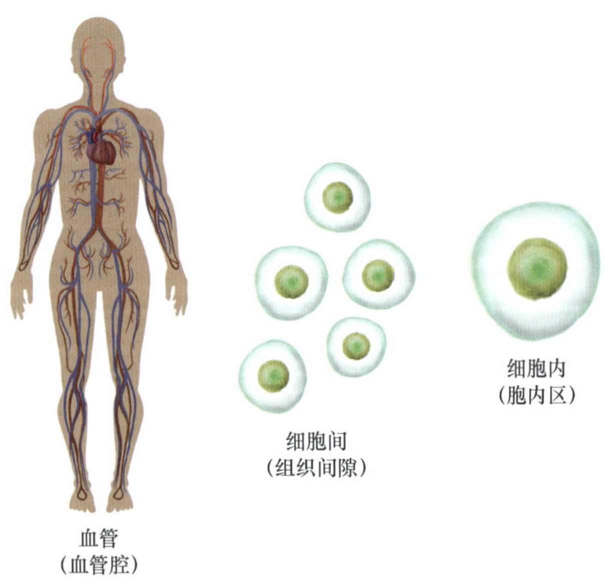

图9 液体分布区室

- **组织间隙**（*细胞之间的水*）——约占 20% 的体内水分[8]。
- **血管**（*血管内的血液*）——约占 7% 的体内水分[8]。
- **其他**（骨骼、脂肪等）——占 13% 的体内水分[8]。

如上文所述，健康的肾脏帮助我们维持*内环境稳态*，即体内水和化学物质的持续平衡。这一过程的其中一部分是保持*平衡*：将所有液体分布区的水和溶质始终维持在一定的水平。**水和溶质不断在不同分布区之间来回转移，直至达到相同水平**，且它们不会长时间保持不变。每次我们饮食、活动肌肉、服药等时，不同分布区之间的水和废物转移就会增多。

运用科学原理进行血液透析（血透）

"我很感激透析能让我活着等待移植，并让我有时间和亲人相处。如果没有透析，我不会是现在这样。"

患者来透析时血液中有废物和多余的水，电解质失衡。透析的主要任务之一是尽可能清除废物和多余的水。另一个重要任务是恢复电解质平衡。刚才学习的所有原则都适用于每种治疗。我们使用半透膜隔开患者的血液与透析溶液，即：透析液。

在本节中，您将学习：

- 血液透析时的溶液：血液和透析液
- 透析器和血液透析时的弥散
- 血液透析时的渗透、超滤和器官休克
- 血液透析时的对流
- 血液透析时的吸附
- 血液透析时的流体力学
- 血液透析滤过

血液透析时的溶液：血液和透析液

透析时，涉及两种溶液：血液和透析液。治疗过程中，患者血液在滤过膜的一侧，透析液在另一侧，两种溶液经滤过膜相互作用。

血液

全血中含有细胞，这些细胞*悬浮*在一种称为*血浆*的淡黄色溶液中。血浆是一种溶剂（像水一样），其中含有溶质，如*电解质*（在液体中分解成离子的矿物质）和化学物质（如激素）。血细胞包括红细胞、白细胞和血小板（图 10）。

如果血浆中的电解质水平不当，我们的身体将无法正常工作。电解质将神经信号传递到所有肌肉，包括心脏。肾衰竭会破坏电解质水平，透析有助于恢复其平衡。

在透析中，我们通常使用一些词语来比较血液与其他溶液的浓度。这些词语是：

- **低渗**：溶质浓度*低于*血液中的水平。例如，纯水的钠含量低于血液钠含量。
- **等渗**：溶质浓度与血液中*相同*。例如，生理盐水的钠浓度与血液水平相同。
- **高渗**：溶质浓度*高于*血液中的水平。例如，高渗盐水的钠含量*高于*血液钠含量。

血液中的细胞

红细胞

红细胞含有血红蛋白，血红蛋白是一种红色的含铁色素，可携带氧。每次心跳时，红细胞将氧从肺输送到身体的每个细胞。在返回心脏的途中，红细胞将二氧化碳带到肺部，以便呼出。

白细胞

白细胞是人体免疫系统的一部分，帮助抵抗感染。

血小板

血小板是血液中的无色小细胞片段，可与凝血蛋白一起阻止或防止出血。

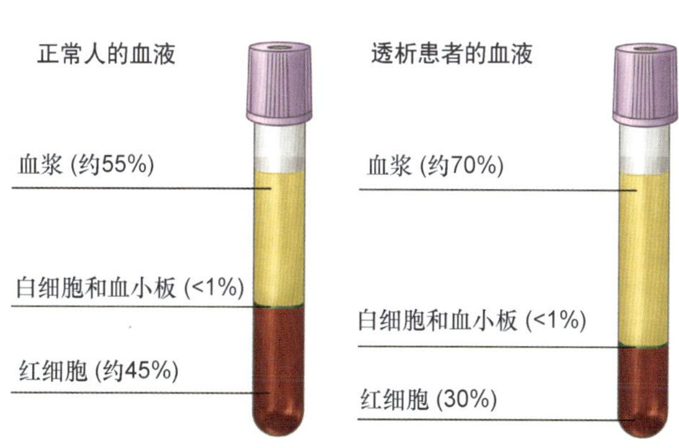

图 10　血液成分

透析液

透析液是一种由下列物质组成的溶液：

- **一种溶剂**——经纯化处理的水
- **若干溶质**——按医生处方准确配制的各种电解质混合物

有透析液才能透析，因为透析液可以提供清除废物并平衡电解质所需的浓度梯度。医生会在处方中规定与健康血液十分相近的透析液*渗透压摩尔浓度*（总溶质浓度）。透析液中含有一些患者需要的溶质，如钙，应仅含有极少量或不含必须清除的废物。关于透析液的更多信息见第 4 章：*血液透析设备*。注：您可能会听到透析液被称为“洗肾液”，这可能是因为它利用透析器（人工肾）膜“清洗”患者的血液。

我们将以下两种浓缩液与经过处理的（ANSI/AAMI 级）水混合来制备透析液：

1. 一种含钙等大部分电解质的**酸（低 pH 值）浓缩液**。
2. 一种用于缓冲并维持 pH 值的**碳酸氢盐浓缩液**。

我们用处理过的水稀释其中一种浓缩液以制成溶液。然后，我们将该溶液与另一种浓缩液混合以制成透析液。如果我们跳过第一步，直接混合两种浓缩液，钙和镁将与碳酸氢盐发生反应，形成固体。制备过程中总是会有一些沉淀。所以，我们用醋酸（5% 乙酸）或枸橼酸制剂清洁机器，以溶解形成的沉淀。关于透析液混合方法的更多信息见第 4 章：*血液透析设备*。

透析器和血液透析时的弥散

“透析就是这个样子：两根穿刺针扎在我胳膊上，接一组管子，净化血液的地方在透析机的那一侧，叫透析器。”

在血液透析中，我们使用*透析器*（即：人工肾）来清除废物和水：

- **血室**（或血液侧）在透析器的中空纤维内。
- **透析液室**（或透析液侧）围绕在中空纤维外围。

当肾衰竭时，废物和多余的水会蓄积在细胞内、细胞之间和血流中。我们会试图清除所有废物和多余的水。**然而，透析只能*直接*作用于血液**。而且，由于血液中只有大约 7% 的人体水分，所以在任何时刻，大部分废物和多余的水都不在血液中。

因此，不在血液中的废物要想通过透析清除，必须：

1. 经每个细胞壁弥散进入组织间隙
2. 经血管壁弥散到血液中
3. 流入透析器的血室
4. 穿过中空纤维透析器膜（经弥散或对流）进入透析液（图 11）

透析废液排入排液管，新透析液流入透析器以保持高浓度梯度。由于弥散速度慢，血液需要多次通过透析器以清除血液中的废物，且治疗时间越长，清除的废物越多。血液每通过透析器一次就会清除更多的水和废物。在血流速为 300 ml/min 时，血液每通过一次透析器仅需 20 秒左右。有几个因素会影响透析时的弥散速率：

1. 滤过膜孔数和孔径
2. 透析器膜面积
3. 液流形态
4. 透析液温度
5. 溶质大小

我们还利用透析时的弥散来帮助平衡电解质。每种电解质都会在滤过膜两侧不断转移，直到两侧达到相同水平。医生可能会在处方中：

- 为透析液中的某种电解质设定一个**较低的浓度**，从而**纠正**患者体内这种电解质浓度

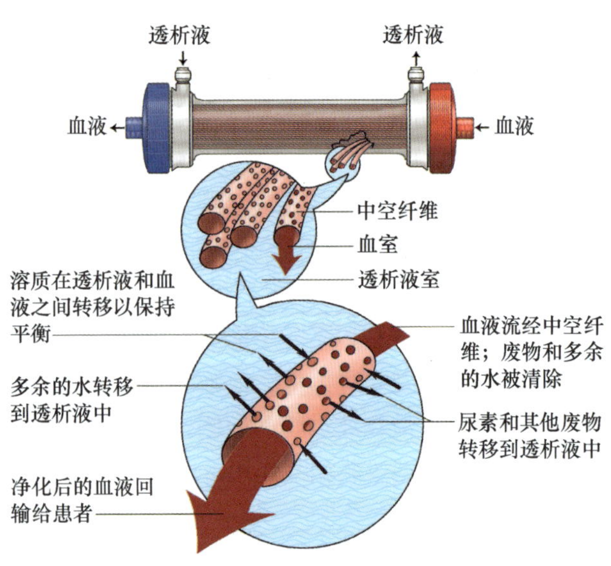

图 11　透析器内的弥散

过高的情况

- 为透析液中的某种电解质设定一个**较高的浓度**，以帮助这种电解质在患者血液中恢复**正常**水平

滤过膜孔数和孔径

膜孔多的透析器膜弥散速度更快。膜孔越大，通过的分子就越大。滤过膜的厚度和设计也会影响弥散速率（图 12）。关于孔径的更多信息见第 4 章：*血液透析设备*。

透析器膜面积

膜面积是指接触液体的滤过膜大小。膜面积越大，弥散就越多。

液流形态：流动方向

血液沿一个方向流经透析器。透析液沿相反方向流动（图 13）。我们特意采用这种*逆向液流*：它在血液溶质和透析液溶质之间保持高浓度梯度以促进弥散。

注：当血液和透析液*同向*流动时，即为*同向液流*。这会使透析器的效率降低约 20%[9]。

透析液温度

为保障患者安全，透析液的温度保持在 34.5℃至 36.5℃之间[10]。治疗过程中，透析液温度处于正常偏低，可能会使患者感觉有点冷，但有助于防止血压下降[11]。透析液温度过高，即：超过 45℃，

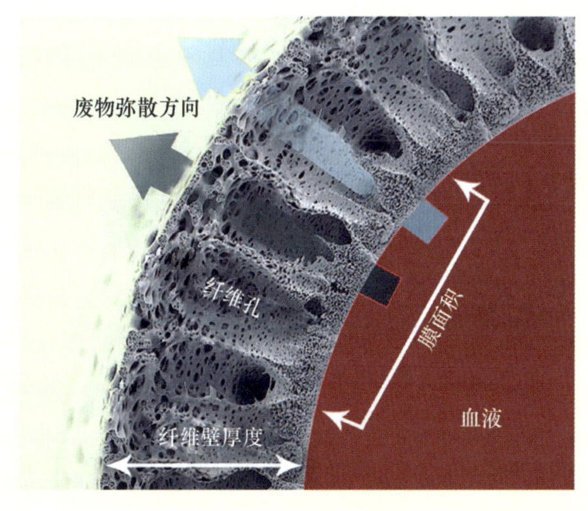

图 12　滤过膜和纤维特性

图片经 Baxter Healthcare Corporation 许可后修改并使用

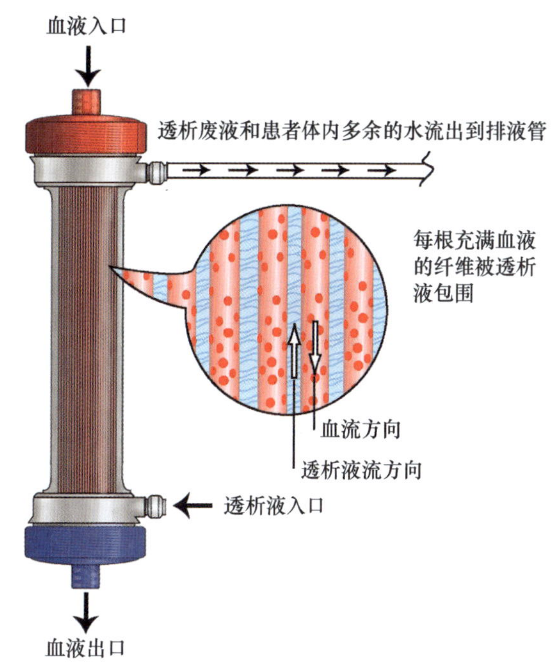

图 13　血液和透析液逆向流动

会导致血液蛋白分解和红细胞破裂（*溶血*）[12]。

溶质大小

在美国，我们采用尿素（一种小分子；60 Da）来衡量透析充分性。然而，目前已发现至少 90 种废物；68 种小分子废物（＜ 500 Da）、10 种“中分子”废物（500 ～ 12 000 Da）和 12 种大分子废物（＞ 12 000 Da）[13]。中、大分子废物如果蓄积，可能会给患者带来远期并发症，但在美国，我们很少对这些中大分子废物进行测量。*也就是说，那些“透析充分性”数值理想的患者体内可能仍有大量的其他废物，需要更多治疗以避免远期并发症。*

肾脏科医生在开具治疗处方时，会考虑弥散因素。他 / 她将根据患者的体型和治疗时间长短，选择膜面积较大或较小的透析器。唯一不能选择的是患者的体型。为了使大体型患者得到充分的治疗，医生可以延长治疗时间和（或）增大透析器膜面积（清除率），以清除更多废物。

血液透析时的渗透、超滤和器官休克

“通常我丈夫没有什么日子感觉不好。但今天早上他感觉不好，因为昨晚透析机的除水量超过了目标值。”

在我们体内，渗透力不断将水从一个液体分布

区室转移到另一个液体分布区室。即使肾衰竭，这些力仍会持续发挥作用。因此，在任何类型的透析中，我们都利用渗透作为一种从患者血液中除水的方式。在血液透析中，我们利用渗透作用*和*泵压，通过*超滤*除水（图 14）。

与废物一样，体内大部分多余的水分布在患者的细胞内和细胞之间（译者注：多余的水分大多分布在细胞之间，细胞内很少，这是一种自我保护机制），*而不是*血流中。例如，踝关节水肿或呼吸困难的患者细胞内和细胞间有积液。在血液透析治疗过程中，会发生一系列事情，有点像慢速流动的瀑布（图 15）：

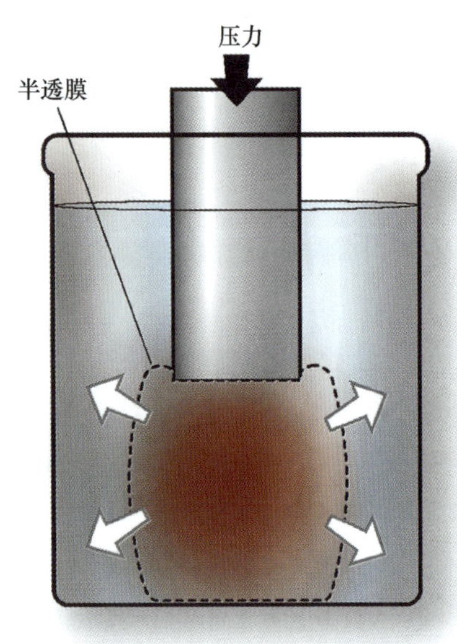

超滤是利用额外的压力经滤过膜清除多余的水。

图 14 超滤

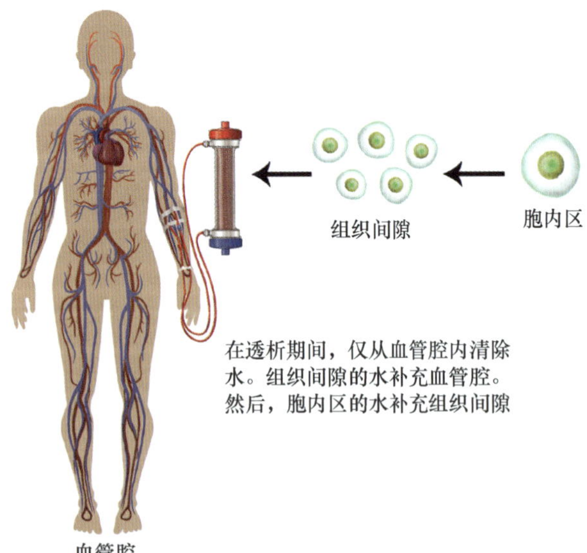

图 15 血液透析时的超滤

1. 我们将多余的水从血液中排出。
2. 随着血液中的水量下降，胞外区的水经毛细血管壁转移到血管内（血管内腔），以补充血管中的水。
3. 随着细胞间的水量减少，细胞内的水经细胞膜转移到胞外，以补充胞外水。（译者注：实际上，细胞内水基本保持不变。）
4. 随着透析不断清除血液中的水，胞外区和细胞内的水会不断转移，以使不同液体分布区室达到平衡。这样，只要有足够的时间，我们就能够清除在治疗间隔期蓄积的大部分或所有多余的水。

测量溶质大小

一些溶质太小，我们只能通过计数它们的原子来进行测量。了解以下词语及其含义，可大致了解透析所清除的废物类型及其相对大小，并帮助您了解一些血液检查结果。

道尔顿：原子量或分子量的一个标准单位，也称为原子质量单位（amu）。一道尔顿*极其微小*（准确地说，是一个碳 12 核质量的 1/12）[14]。

当量：一摩尔（见下文）正电荷或负电荷。例如，钠（Na^+）有一个带正电荷的离子。那么，1 摩尔 Na^+ 是 1 当量。钙（Ca^{2+}）有 2 个带正电荷的离子。那么，1 摩尔钙是 2 当量。

1/1000 当量＝ 1 毫当量（mEq）。

克原子量：一摩尔某种原子的克重。例如，钠（Na）的克原子量为 22.989770[15]，氯（Cl）的克原子量为 35.453[15]。

克分子量：一个分子中所有原子的原子量之和。例如，氯化钠（NaCl）为 58.4427（22.989770 ＋ 35.453）[15]。

摩尔：一种可通过已知物质重量来计算分子量的化学简式。一摩尔是 6.023×10[23] 个分子的任何物质[16]。

透析失衡综合征（DDS）

在血透患者中，当血液中的废物水平非常高，并且在治疗期间迅速下降时，会发生 DDS。DDS 如今较少见，但仍然可能发生在刚开始接受透析的新患者或漏做了几次治疗的患者身上。“血脑屏障”使大脑中的溶质不像在身体其他部位那样可随时在不同液体分布区室之间转移，这是一种大脑的保护机制[17]。当我们从血液中清除废物时，在血液和脑组织之间形成一个渗透梯度。虽然溶质可能无法通过，但水经渗透压驱使转移到大脑中，引起脑水肿。DDS 的症状可以很严重：头痛、恶心、呕吐、烦躁不安，甚至癫痫发作和昏迷，以及死亡。减慢血流速（从而减慢弥散速率）可能有帮助[18]。

目标体重

透析处方中将包括患者的目标体重（TW）*。在目标体重下，患者的理想状态是血液中没有多余的水。患者来诊所时，您要用透析前体重减去目标体重。差值会是治疗期间要清除的水量。但是，衣服或鞋子、肌肉或脂肪的增减也会显示在秤上。***请询问患者*，以确定增减的所有体重是否均为水重**。许多患者了解自己的身体，并可以告诉您他们的体重是否真的增加，或者多出的体重是否真的是水。

* 注：有些诊所将目标体重称为“干体重”或“估算干体重”（EDW）。

超滤率（UFR）

“前段时间，我过了个周末就长了 12 斤。我再也不会这样了。我严重抽筋疼痛、血压严重下降，还出现了昏迷。我周一、周二和周三都接受了治疗。这可给了我个教训。折腾了我整整一周。”

在其他领域，超滤用于清除极小的微粒。在透析中，超滤用于从血液中清除水。设定了安全的超滤目标后，将其输入透析机。透析机会将超滤目标除以治疗时间，以设定超滤率（UFR，以 ml/h 计）并清除适量的水。（参见第 4 章：*血液透析设备*以了解更多信息。）治疗的“超滤目标”将包括：

- **要清除的水重**
- **患者在治疗期间的液体饮用量**。（注：如果患者在治疗期间喝了一杯咖啡，咖啡会被小肠吸收，并会进入血流，但不会立刻进入。可以在下一次治疗时清除咖啡。但是，我们仍将咖啡量加入超滤目标。）
- **治疗中使用的生理盐水或药物**

当超滤控制系统从血液中清除水时，它会在血室和透析液室之间形成压差，称为*跨*膜压（TMP）[19]。所需的压力由透析器超滤系数（KUF）和患者的 UFR 决定。**TMP = UFR÷KUF**。（参见第 7 章：*血液透析标准化操作流程及并发症*，以了解更多信息。）

透析机可将 TMP 显示为正数或负数：

- 监测血液侧 TMP 的**透析机**会将其显示为*正*数。
- 监测透析液侧 TMP 的**透析机**会将其显示为*负*数。

在滤过膜的血液侧施加的压力高于透析液侧，从而使水从血液中排出并进入透析液。

如果患者确实增加了很多水重，通过一次治疗除水所需的 UFR 可能太高，患者会无法耐受。近年来，透析专家了解到，UFR 过高会引起血压迅速下降，称为*透析相关性低血压，即 IDH*。患者可能出现肌肉痛性痉挛、头痛、恶心、呕吐，在某些情况下还会出现休克。在一项大型研究中，有 30.1% 的美国透析中心标准血透治疗发生过 IDH，发生 IDH 的患者死亡风险更高[20]。血压下降也会损害患者的血管通路。目前，患者出现痛性痉挛和血压下降的情况在许多诊所仍然很常见。不过，我们现在已经知道它对患者的危害有多大了。

血浆再充盈率是水和盐从组织间隙（细胞间）转移到血流中的速度。此速率有一个有限的最大值。血浆再充盈率受多种因素影响，如年龄、性别、血清白蛋白、炎症、营养和心脏状况。虽然该速率很难测量，但多数专家认为在 5 ～ 10 ml/（kg · h）之间，稳定患者可能接近于 5 ～ 6 ml/（kg · h）[21-22]。如果透析期间的 UFR 高于血浆再充盈率，患者的血容量会减少。如果患者不能维持稳定的血压，可能会因肌肉痛性痉挛、头痛、恶心和呕吐而“崩溃”，并且治疗后可能需要数小时才能恢复。如上文所述，过多或过快清除水可引起器官休克[23-26]。在表 1 中，可以看到血压下降的风险如何随着 UFR 变化。

避免器官休克

当器官的血流和氧供过低时，会发生器官休克。改变我们的做法以预防此问题是透析的新重点。您可能发现诊所尚未制订方案来防止器官休克。肾脏科医生可开具降低患者风险的透析处方。如果患者出现肌肉痛性痉挛或治疗后恢复时间长等

表 1　UFR 导致的症状性血压下降风险

血透（小时）	液体增量（ml）	每小时超滤量	UFR：ml/（kg · h）（以 75 kg 为基准）	再充盈率（由组织间隙水分补充）	血容量变化	血压下降概率
标准 4 小时治疗						
4	800 ml	200 ml/h	**2.7 ml/（kg · h）**	**200/h**	0	0
4	1600 ml	400 ml/h	**5.3 ml/（kg · h）**	**400/h**	0	0
4	2400 ml	600 ml/h	**8 ml/（kg · h）**	**400/h**	**－ 200 ml/h**	小
4	4000 ml	1000 ml/h	**13.3 ml/（kg · h）**	**400/h**	**－ 600 ml/h**	大
4	4800 ml	1200 ml/h	**16 ml/（kg · h）**	**400/h**	**－ 800 ml/h**	一定
夜间 8 小时治疗						
8	800 ml	100 ml/h	**1.3 ml/（kg · h）**	**100/h**	0	0
8	1600 ml	200 ml/h	**2.7 ml/（kg · h）**	**200/h**	0	0
8	2400 ml	300 ml/h	**4 ml/（kg · h）**	**300/h**	0	0
8	3200 ml	400 ml/h	**5.3 ml/（kg · h）**	**400/h**	0	0
8	4800 ml	600 ml/h	**8 ml/（kg · h）**	**400/h**	**－ 200 ml/h**	小

此表摘自 *Help，I Need Dialysis*（lifeoptions.org/resource-library/help-i-need-dialysis/）并经许可后修改

休克症状，建议他们询问医生是否能：

1. 降低 UFR。UFR 低于每小时每千克体重 10 ml［＜ 10 ml/（kg · h）］可降低因器官休克而死亡的风险[27]。联邦医疗保险的一个专家组建议将 13 ml/（kg · h）作为 UFR 上限[28]。此速率高于现有证据指示的水平，但仍低于当前的实际做法，是朝正确方向迈进的一步。使用 www.homedialysis.org/ufr-calculator 提供的以下免费计算器，为您的患者算出安全的 UFR（图 16）。

2. 延长治疗时间。血液透析时间越长，就越能以更低的 UFR 清除更多的水。大多数患者都不想在诊所待更长时间，因为交通会很麻烦，且更长的治疗时间会打乱诊所的安排。但是，更长的治疗时间可以挽救生命。美国的透析中心血液透析（血透）时间在全球最短：平均 197 ～ 231 分钟。（澳大利亚最长：233 ～ 279 分钟。）[29] 然而，每周接受三次至少 4 小时血透的患者，生存率比接受更少血透的患者高 30%。*此后每增加 30 分钟血透可使生存率再提高 7%*[30]。

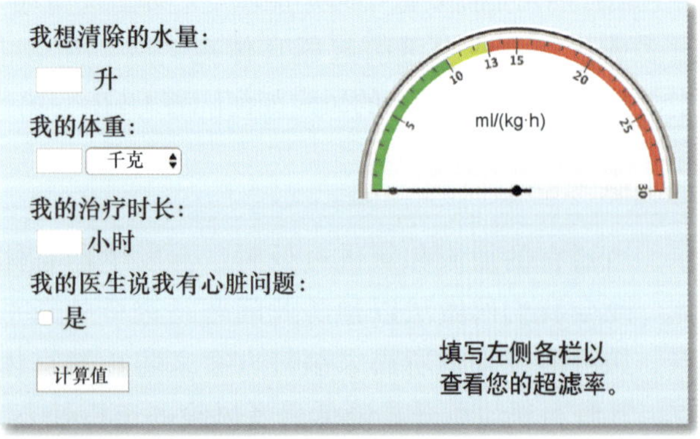

图 16　UFR 计算器

3. 降低透析液温度。透析液低于核心体温 1/2℃（使用耳温计测量）可防止器官休克[10]。虽然专家建议透析液温度保持在 34.5℃至 36.5℃范围内[10]，但有些诊所可能仍在使用温度更高的透析液。大多数患者可以适应转用温度较低的透析液，但有些患者可能会觉得冷。因此，降低透析液温度时，可以循序渐进地进行。

4. 吸氧。透析时吸入低流量氧气（经鼻导管）可增加血氧并降低血压下降的概率[31]。低血压发生概率减少，器官休克的风险也会降低，不过很少有这方面的研究[32]。对于肺气肿等慢性阻塞性肺疾病（慢阻肺）患者或充血性心力衰竭（充血性心衰）患者，须谨慎吸氧。这些患者的呼吸可能会减慢甚至停止[32]。

可调钠——一种正逐渐被淘汰的做法

一些诊所仍然试图向透析液中加钠以形成渗透梯度，从而将更多的水从患者血液中清除。

治疗开始时所加的钠可能较多，然后逐渐减少，直至结束。

KDOQI 透析指南建议我们*不要使用这种可调钠*[33]。向患者血液中加钠会使大脑发出口渴信号。患者*必须喝水，下次前来接受治疗时，水负荷会更高*[34]。

相反，使用低钠透析液并遵守饮食中的限盐要求可以减少口渴，这样患者根本就不会增加太多水重[34]。在处方中规定透析液钠含量是肾脏科医生的职责。

血液透析时的对流

“我很痛苦地明白了一件事。要是早知道我最后要透析，上科学课的时候我就再认真点！”

在透析中，对流将一些废物拖拽穿过膜孔以提高清除率。溶质拖拽的难易程度取决于其大小：较小的溶质容易转移，而较大的溶质可能会被滤过膜截留。中分子不易弥散，对流有助于将其清除。实际上，在一项实验中，有对流辅助设计的透析器能够清除的中分子是无对流辅助透析器的两倍[35]。

*微孔*滤过膜有许多滤孔和（或）大滤孔，可增强对流。在实际应用中，*设计*了多孔滤过膜以辅助对流清除。滤过膜的筛分系数（SC）用于衡量其孔隙情况[36]。在大多数情况下，SC 为 1.0 表示滤过膜可以让 100% 的某种溶质通过；而 SC 为 0.4 则表示该溶质只有 40% 可通过。

进入透析器的新透析液中不含废物。从透析器动脉端的患者血液中清除的水所含的废物水平最高。较大且移动较慢的分子就是在透析器的这一部分通过对流被“拖拽”穿过滤过膜的。

血液透析时的吸附

在透析中，吸附是一层很薄的蛋白膜蓄积并附着在透析膜上。这一过程对患者有利有弊。一方面，这层膜由患者自身的血浆蛋白构成，使滤过膜的*生物相容性*更高（就像身体一样），并且不太可能引起有害炎症。而且，与其他方式相比，吸附能从患者血液中清除更多中分子，如 β_2 微球蛋白[37]。另一方面，吸附会减慢弥散和渗透，使治疗效率降低。某些类型的滤过膜比其他滤过膜更易吸附。关于蛋白膜和滤过膜的更多信息见第 4 章：*血液透析设备*。

血液透析时的流体力学

“今天，我在离做完治疗还有 10 分钟的时候，出现了从没有过的严重抽筋疼痛。做完以后，我的站立血压下降了（54/27 mmHg），我头晕到不得不坐半小时、喝点水，才能走出去坐车。到现在已经过了 4 个小时，我又觉得头重脚轻，背和胃也抽得疼，简直太累了。”

当您打开血透机并开始治疗时，*血泵*将控制从患者流向透析器的血流速。该泵通过穿刺针*抽取*血液，穿刺针会限制血流，造成阻力。**泵前压力**通常为*负*：小于零。然后，血泵将血液经管路*推送*到透析器。**泵后压力**为*正*：大于零。在泵转动时，抽取和推送同时进行（图 17）。血流速越快或阻力越大，**泵前**负压就越高。

随着血液在血泵作用下流经*体外*（身体以外）*循环回路*，流体力学不断改变压力。此循环回路包括：

- 血泵
- 血路管

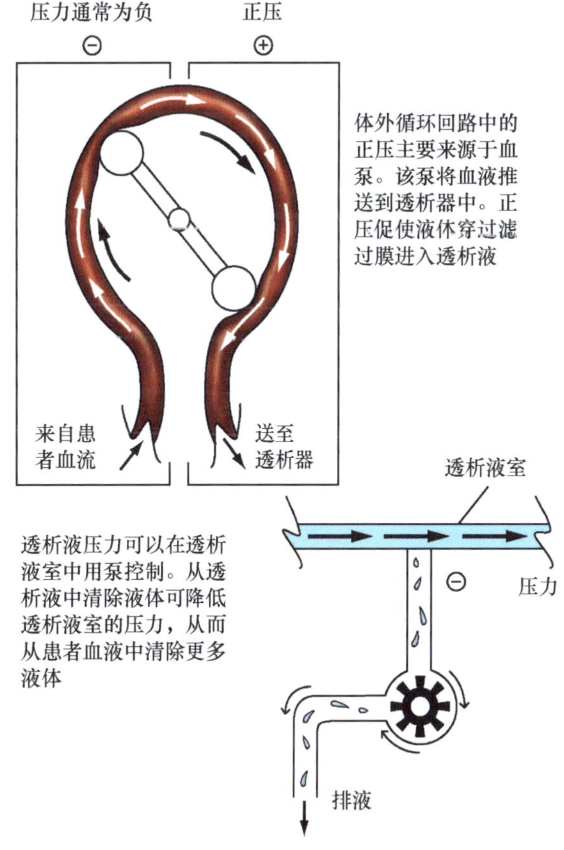

图 17 透析期间的正压和负压作用

- *肝素*（抗凝药物）泵
- 透析器
- 气泡、血压和血流监测器

关于体外循环回路的更多信息见第 4 章：*血液透析设备*。

血泵克服管路、透析器内的中空纤维以及静脉穿刺针或导管的阻力*推送*血液。这种阻力会在管路和透析器纤维中产生*正*压。当血液通过它们时，压力会发生变化：

- 最高正压位于透析器的*动脉接头*处，即血液进入中空纤维的地方。
- 血液流过中空纤维时，压力下降。
- 血液*回路*（管路）中的最低正压在血液离开透析器后。
- *流入和流出透析器纤维的血流平均压力是清除血液中多余水的真正压力（正液压）*[38]。

透析液在通过透析器时也会发生压力变化：

- 透析液压力在透析器*静脉*端（血室压力最低处）最高（最大负压），在动脉端最低（最小负压）。
- 这种压力梯度迫使水从血液中排出并进入透析液。
- 透析液室的压力降低较少，因为水不像血液那样黏稠，*且*透析液回路比血液回路宽得多。
- 透析机控制透析液室的平均压力。这样可确保在治疗期间清除处方规定的水量。

血液透析滤过（HDF）

“我在家做 HDF 已经有一段时间了。我时不时测测透析器前后的血液 β_2 微球蛋白，清除率似乎比普通血透好得多。我的血红蛋白一直比较高，用的补铁剂也比较少，即使略低于干体重，我的血压也保持稳定。”

HDF 是一种刚开始在美国兴起的充分利用透析器对流作用的治疗方法。在治疗期间，透析器中的 UFR 保持在非常高的水平，以通过对流清除更多废物和水。为了确保良好的超滤控制，在 HDF 期间会将无菌置换液注入患者血液中。

加入的这些液体也会清除更多废物。加入的置换液比超滤清除的液体少，因此可从患者体内清除适量的水。置换液可在以下位置注入患者血路管：

- *流入透析器前*：前稀释 HDF（图 18）
- *流出透析器后*：后稀释 HDF
- *透析器内*：中稀释 HDF

在前稀释 HDF 下，需要使用更多置换液和更高的超滤量，才能获得良好的对流清除率，因为血液在进入透析器时被稀释。我们用置换液来控制从患者体内清除水。因此，如果患者在治疗期间需要清除 2 L 水，HDF 系统可能会清除 *20 L* 并补充 18 L。

血液透析使用的透析液不是无菌的。透析液的水必须经过处理，因为它经由透析器膜接触到患者的血液。但 HDF 置换液*必须*无菌，因为它直接输入到患者的血液中。可以直接使用袋装置换液，也可以在透析机上即时制备置换液。通常会额外使用超滤器来确保置换液安全。中稀释通过*反超*将置换液（在透析机上即时制备）注入血液：迫使置换液

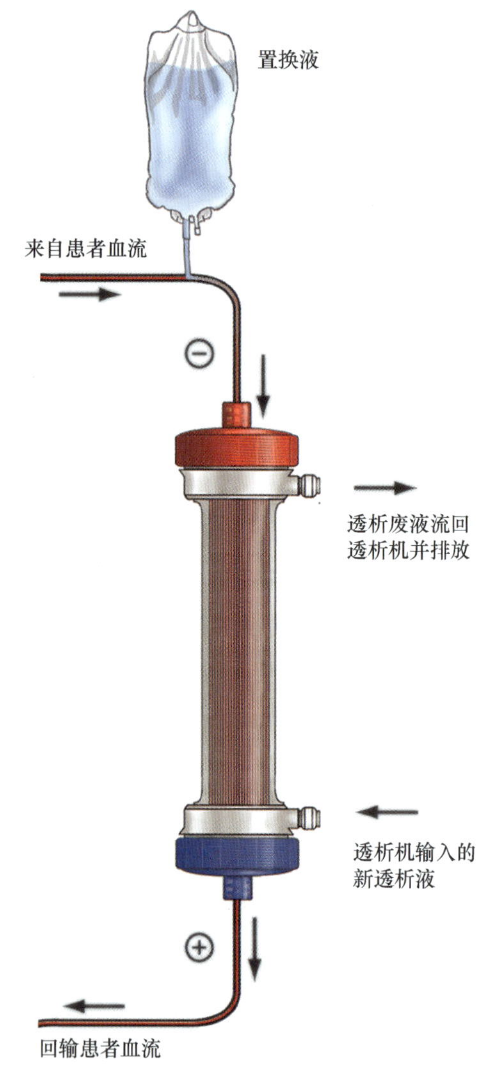

图 18　前稀释 HDF

穿过滤过膜进入血室。

运用科学原理进行腹膜透析（腹透）

“去年，我因为身上的腹透管不愿穿比基尼。今年，我却是很抢眼的那一个，而且鼓励那些因为不完美而少了些自信的其他人也像我一样！我可能没有完美的身体，但我活着，这才是最重要的！”

在血液透析中，我们把患者的血液输送到体外的透析器，以滤除多余的水，平衡 pH 值和电解质，并清除废物。腹透时，血液净化在体内进行（图 19）。腹透凭借同时发生的四个透析原理来实现：①弥散、②渗透、③对流和④吸附。

腹膜是由单层细胞构成的*活体*生物膜，覆于腹壁内面和所有内脏器官外面。腹膜毛细血管可作为腹透的滤过膜。腹膜总血流量为 50 ～ 150 ml/min[39]。腹透导管置入患者腹腔，并利用重力向腹腔灌入无菌透析液。实际上，这样就将患者的腹腔变成透析液室，血液位于腹膜的一侧，透析液位于另一侧。

腹膜透析时的弥散

“我选了腹透作为我的首选治疗，一直用了 6 年，直到发现一处疝漏，让我无法继续这种治疗。要是还可以的话，我会用回腹透。”

在腹透中，弥散是清除血液废物和电解质的主要方法。我们在患者血液与几乎不含废物的腹透液之间营造一个梯度环境。废物和电解质经弥散穿过腹膜进入透析液。当腹透液在患者腹腔内*留腹*（留存）时，废物和电解质接近平衡，弥散减慢。此时，“用过的”透析液（透析废液）被排出，并更换成新透析液。浓度梯度再次形成，弥散也将再次加快。排液并灌液称为一次*换液*。患者每天用手（手动）进行四次换液，或夜间使用自动腹膜透析机在睡眠时进行换液。使用自动腹膜透析机的患者也可能在白天进行一两次手动换液。

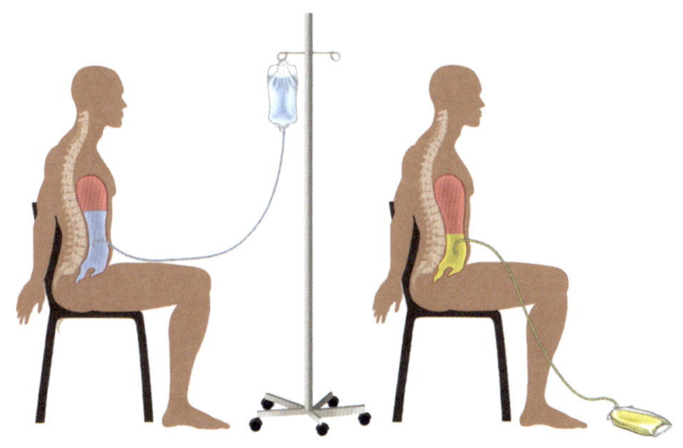
借助重力，向腹腔灌入透析液

透析结束后，再次借助重力，使透析液排入废液袋

图 19　腹膜透析

肾脏科医生会在处方中规定：

- 换液次数
- 每次留腹的时长
- 腹透液量
- 透析液中的溶质浓度

腹膜透析时的渗透

“我手工腹透了几个月，然后开始使用自动腹膜透析机。最后我决定转用自动腹膜透析机，因为它更适合我的生活方式，但有需要的时候，我也会手工腹透。我喜欢腹透带给我的自由。让我不觉得受到限制。”

在腹透时，通常利用袋装无菌透析液中的糖（右旋葡萄糖）来形成渗透梯度。水从含糖量较少的血液中转移到含糖量较多的腹透液中。腹透不使用超滤泵；多余的水通过渗透从血液中清除。每次换液时能清除多少水取决于透析液的渗透浓度（表 2）。告知患者根据需要限制饮食中的盐和水，以将血压维持在安全范围内，并避免增加水重。腹透的饮食和液体限制往往比透析中心标准血液透析要少得多。但是，如果未能遵守这些限制或腹膜功能逐渐发生改变，则可能需要使用浓度更高的透析液。

腹透患者最好尽可能经常使用葡萄糖浓度最低的袋装透析液。患者可从透析液中吸收近 20% 的

表 2　腹透液

浓度	接头（液袋）颜色	生产企业
1.5% 右旋葡萄糖	黄色	百特、费森尤斯
2.5% 右旋葡萄糖	绿色	百特、费森尤斯
4.25% 右旋葡萄糖	红色	百特、费森尤斯
7.5% 艾考糊精（一种非糖聚合物）[40]	紫色	百特

每日热量[41]。透析液中的右旋葡萄糖含量越高，所含的热量就越多。而且，加热会使透析液分解一些糖类，从而形成葡萄糖降解产物（GDP），这些产物可逐渐损伤腹膜。残余肾功能也会受到损害。研究发现，使用低 GDP 透析液有助于保护腹膜功能和肾脏功能[42-43]。必须经常使用高浓度右旋葡萄糖袋装透析液除水的患者，可能已经快不能采用腹透这种治疗方式了。

腹透液中的右旋葡萄糖对糖尿病患者也是一个挑战。非右旋葡萄糖透析液（艾考糊精，商品名为“爱透佳”）可用于长时间（夜间）留腹。然而，这种方案成本较高，在美国不常使用。而且，使用艾考糊精的患者进行血糖检测时，某些血糖监测仪和试纸会测不准。患者可能需要更换监测仪或试纸[44]。

腹膜透析时的对流

“我之所以选择腹透是因为我怕血，而且我想充分享受以后的日子，因为我是没有希望移植了。腹透太适合我了，我甚至还工作了近 2 年。你得全心全意地处理每一个细节，这对我有好处，因为我除了自己以外，不相信任何人做的事。”

对流将一些废物拖拽穿过膜孔以提高腹透清除率。膜孔的数量和大小以及腹膜厚度因患者而异。右旋葡萄糖（或艾考糊精）含量高的腹透液可清除更多的水，并提高小分子溶质的对流运动[45]。在腹透时，对流清除的钠最多[46]。

腹膜透析时的吸附

“嗯……，我的白蛋白只有 29 g/dl，我不知道怎么才能让这个数字上去。我知道它低得危险。大多数日子我都吃不下什么。这真让人丧气。”

在腹透时，吸附可以帮助清除与蛋白质结合的废物。随着透析废液排出体外，一些蛋白质会黏附在导管内壁[47]。而腹透可将患者需要的蛋白质与废物一起清除。*纤维蛋白*是一种凝血因子，它也会聚集并形成长条状，堵塞腹透导管*腔*（孔）。

结论

透析需要综合考虑时间和效率因素，才能让患者过上充实的生活。代替每天 24 小时净化血液的器官履行其功能需要时间。一旦您了解了透析的作用原理，就能明白医生如何制订个体化治疗以满足每位患者的需求。而且，您还可以告诉患者，接受医生开出的所有治疗，甚至要求更多治疗，为什么如此重要。

附录 A　公制及温度换算

公制通常用于透析中的度量。每天照护患者时，您需要进行准确的计算，以确保患者治疗安全。

常用公制单位

数量	单位	符号	单位关系
体积	毫升	ml	1 ml = 0.001 L
	分升	dl	1 dl = 0.1 L
	升	L	1000 ml = 1 L
质量	毫克	mg	1 mg = 0.001 g
	克	g	1 g = 1000 mg
	千克	kg	1 kg = 1000 g
长度	毫米	mm	1 mm = 0.001 m
	厘米	cm	1 cm = 0.01 m
	米	m	1 m = 100 cm
	千米	km	1 km = 1000 m

量度	华氏度	摄氏度
水冰点	32 ℉	0℃
体温（正常）	98.6 ℉	37℃
水沸点	212 ℉	100℃

以下常见换算可能对您有用：

- 1 千克（kg）= 2.2 磅（lb）
- 1 盎司（oz）= 28.35 克（g）
- 1 液体盎司（fl oz）= 29.57 毫升（ml）
- 1 毫升（ml）= 1 立方厘米（cc）
- 1 加仑（加仑）= 3.785 升（L）
- 1 升（L）= 1.057 夸脱（美制）(qt)
- 1 米（m）= 39.37 英寸（in）
- 1 英寸（in）= 2.54 厘米（cm）

您将在透析设置中看到从华氏度到摄氏度的温度换算。使用在线计算器可方便地进行换算。不过，为了让您大致了解这两种度量单位的差异，提供了一些换算供您参考。

参考文献

1 McCann L (ed). *Pocket guide to nutrition assessment of the patient with kidney disease* (5th ed). New York, NY, National Kidney Foundation, 2015

2 *Definition of Blood pH*. Medicinenet.com 13 May 2016. Available at http://www.medicinenet.com/script/main/art.asp?articlekey=10001. Accessed October 2016

3 McCarthy JT, El-Azhary RA, Patzelt MT, et al. Survival, risk factors, and effect of treatment in 101 patients with calciphylaxis. *Mayo Clinic Proc*. 2016;91(10):1384-94

4 Castner D. Hemodialysis: Principles of hemodialysis. In C.S. Counts (Ed.), *Core Curriculum for Nephrology Nursing: Module 3. Treatment options for patients with chronic kidney failure (6th ed., pp. 69-166)*. Pitman, NJ: American Nephrology Nurses' Association, 2015

5 Clark W, Macias W, Molitoris B, et al. Plasma protein adsorption to highly permeable hemodialysis membranes. *Kidney Int*. 1995;48:481-88

6 Cheung A. Biocompatibility of hemodialysis membranes. *J Am Soc Nephrol*. 1990;1:150-161

7 Platelets.se. *Protein adsorption*. Available at http://platelets.se/protein-adsorption/. Accessed May 2017

8 Bhave G, Neilson E. Body Fluid Dynamics: Back to the future. *J Am Soc Nephrol*. 2011;22:2166-81

9 Baldwin I, Baldwin M, Fealy N, et al. Con-current versus counter-current dialysis flow during CVVHD. A comparative study for creatinine and urea removal. *Blood Purif*. 2016;41:171-76

10 Daugirdas JT. Chronic hemodialysis prescription, in Daugirdas JT, Blake PG, Ing TS (eds): *Handbook of Dialysis* (5th ed). Philadelphia, PA, Wolters Kluwer Health, 2015, pg 209

11 Eldehni MT, Odudu A, McIntyre CW. Randomized clinical trial of dialysate cooling and effects on brain white matter. *J Am Soc Nephrol*. 2015;26:957-65

12 Gershfeld NL, Murayama MJ. Thermal instability of red blood cell membrane bilayers: Temperature dependence of hemolysis. *J Membrane Biol*. 1988;101(1):67-72 doi:10.1007/BF01872821

13 Yavuz A, Tetta C, Ersoy FF, et al. Uremic toxins: a new focus on an old subject. *Semin Dial*. 2005;18(3):203-11

14 Senese, F. *What is a "dalton"?* Available at http://antoine.frostburg.edu/chem/senese/101/atoms/faq/what-is-a-dalton.shtml. Accessed November 2016

15 *Molecular weight of sodium chloride*. Available at http://www.convertunits.com/molarmass/Sodium+Chloride. Accessed November 2016

16 Senese, F. *Moles confuse me- why are they used?* Available at http://antoine.frostburg.edu/chem/senese/101/moles/faq/why-use-moles.shtml. Accessed May 2017

17 Johns Hopkins University. *Blood-brain barrier*. (working group) Available at http://bloodbrainbarrier.jhu.edu Accessed October 2016

18 Mah DY, Yia HJ, Cheong WS. Dialysis disequilibrium syndrome: A preventable fatal acute complication. *Med J Malaysia*. 2016;71(2):91-2

19 King B. Principles of hemodialysis, in Counts CS (ed): *Core Curriculum for Nephrology Nursing* (5th ed). Pitman, NJ, American Nephrology Nurses Association, 2008, pp. 662-81

20 Stefansson BV, Brunelli SM, Cabrera C, et al. Intradialytic hypotension and risk of cardiovascular disease. *Clin J Am Soc Nephrol*. 2014;9(12):2124-32

21 Kim KE, Neff M, Cohen B, et al. Blood volume changes and hypotension during hemodialysis. *Trans Am Soc Artif Intern Organs*. 1970;16:508-14

22 Chaignon M, Chen WT, Tarazi RC, et al. Blood pressure response to hemodialysis. *Hypertension*. 1981;3(3):333-9

23 McIntyre CW, Burton JO, Selby NM, et al. Hemodialysis-induced cardiac dysfunction is associated with an acute reduction in global and segmental myocardial blood flow. *Clin J Am Soc Nephrol*. 2008;3(1):19-26

24 Regolisti G, Maggiore U, Cademartiri C, et al. Cerebral blood flow decreases during intermittent hemodialysis in patients with acute kidney injury, but not in patients with end-stage renal disease. *Nephrol Dial Transplant*. 2013;28(1):79-85

25 McIntyre CW. Haemodialysis-induced myocardial stunning in chronic kidney disease - a new aspect of cardiovascular disease. *Blood Purif*. 2010;29(2):105-10

26 McIntyre CW, Harrison LE, Eldehni MT, et al. Circulating endotoxemia: a novel factor in systemic inflammation and cardiovascular disease in chronic kidney disease. *Clin J Am Soc Nephrol*. 2011;6(1):133-41

27 Flythe JE, Kimmel SE, Brunelli SM. Rapid fluid removal during dialysis is associated with cardiovascular morbidity and mortality. *Kidney Int*. 2011;79(2):250-7

28 Arbor Research Collaborative for Health and the University of Michigan Kidney Epidemiology and Cost Center. *End-stage renal disease quality measure development and maintenance hemodialysis adequacy clinical technical expert panel summary report*. Baltimore MD, 2013

29 Tentori F, Zhang J, Li Y, et al. Longer dialysis session length is associated with better intermediate outcomes and survival among patients on in-center three times per week hemodialysis: results from the Dialysis Outcomes and Practice Patterns Study (DOPPS). *Nephrol Dial Transplant*. 2012;27:4180-8

30 Saran R, Bragg-Gresham JL, Levin NW, et al. Longer treatment time and slower ultrafiltration in hemodialysis: associations with reduced mortality in the DOPPS. *Kidney Int*. 2006;69:1222-28

31 Diroll D. Oxygen as an adjunct to treat intradialytic hypotension during hemodialysis. *Neph Nursing J*. 2014;41(4):420-3

32 Meyring-Wösten A, Zhang H, Ye X, et al. Intradialytic hypoxemia and clinical outcomes in patients on hemodialysis. *Clin J Am Soc Nephrol*. 2016;11(4)616-25 doi: 10.2215/CJN.08510815

33 National Kidney Foundation. KDOQI clinical practice guideline for hemodialysis adequacy: 2015 update. *Am J Kidney Dis*. 2015;66(5):884-930

34 Jung ES, Lee J, Lee JW, et al. Increasing the dialysate sodium concentration based on serum sodium concentrations exacerbates weight gain and thirst in hemodialysis patients. *Tohoku J Exp Med*. 2013;230(2):117-21

35 Lee JC, Lee K, Kim HC. Mathematical analysis for internal filtration of convection-enhanced high-flux hemodialyzer. *Comput Methods Programs Biomed*. 2012;108(1):68-79

36 Kallenbach J, Gutch C, Stoner M, et al. *Review of Hemodialysis for Nurses and Dialysis Personnel* (7th ed). Philadelphia, PA, Elsevier, Inc., 2005, p. 66

37 Aucella F, Gesuete A, Vigilante M, et al. Adsorption dialysis: from physical principles to clinical applications. *Blood Purif*. 2013;35 Suppl 2:42-7

38 King B. Principles of hemodialysis, in Counts CS (ed): *Core Curriculum for Nephrology Nursing* (5th ed). Pitman, NJ, American Nephrology Nurses Association, 2008, pp. 662-81

39 Fresenius Medical Care. Advanced Renal Education Program. *Anatomy of the peritoneum*. Available at http://advancedrenaleducation.com/content/anatomy-peritoneum. Accessed November 2016

40 Frampton JE, Plosker GL. Icodextrin: A review of its use in peritoneal dialysis. *Drugs*. 2003;63(19):2079-105

41 Davies SJ, Russel L, Bryan J, et al. Impact of peritoneal absorption of glucose on appetite, protein catabolism and survival in CAPD patients. *Clin Nephrol*. 1996;45(3):194-8

42 Cho Y, Johnson DW, Craig JC, et al. Biocompatible dialysis fluids for peritoneal dialysis. *Cochrane Database Syst Rev*. 2014;(3):CD007554. doi: 10.1002/14651858.CD007554.pub2

43 Wang J, Zhu N, Yuan W. Effect of neutral pH and low-glucose degradation product-containing peritoneal dialysis solution on residual renal function in peritoneal dialysis patients: a meta-analysis. *Nephron*. 2015;129(3):155-63

44 Baxter Healthcare Corporation. 14 June 2016. Available at http://www.glucosesafety.com/us/index.html. Accessed November 2016

45 Asghar RB, Diskin AM, Spanel P, et al. Influence of convection on the diffusive transport and sieving of water and small solutes across the peritoneal membrane. *J Am Soc Nephrol*. 2005;16(2):437-43

46 Fischbach M, Schmitt CP, Shroff R, et al. Increasing sodium removal on peritoneal dialysis: applying dialysis mechanics to the peritoneal dialysis prescription. *Kidney Int*. 2016;89(4):761-6

47 Yanagisawa N, Li DQ, Ljungh A. Protein adsorption on ex vivo catheters and polymers exposed to peritoneal dialysis effluent. *Perit Dial Int*. 2004;24(3):264-73

4 血液透析设备

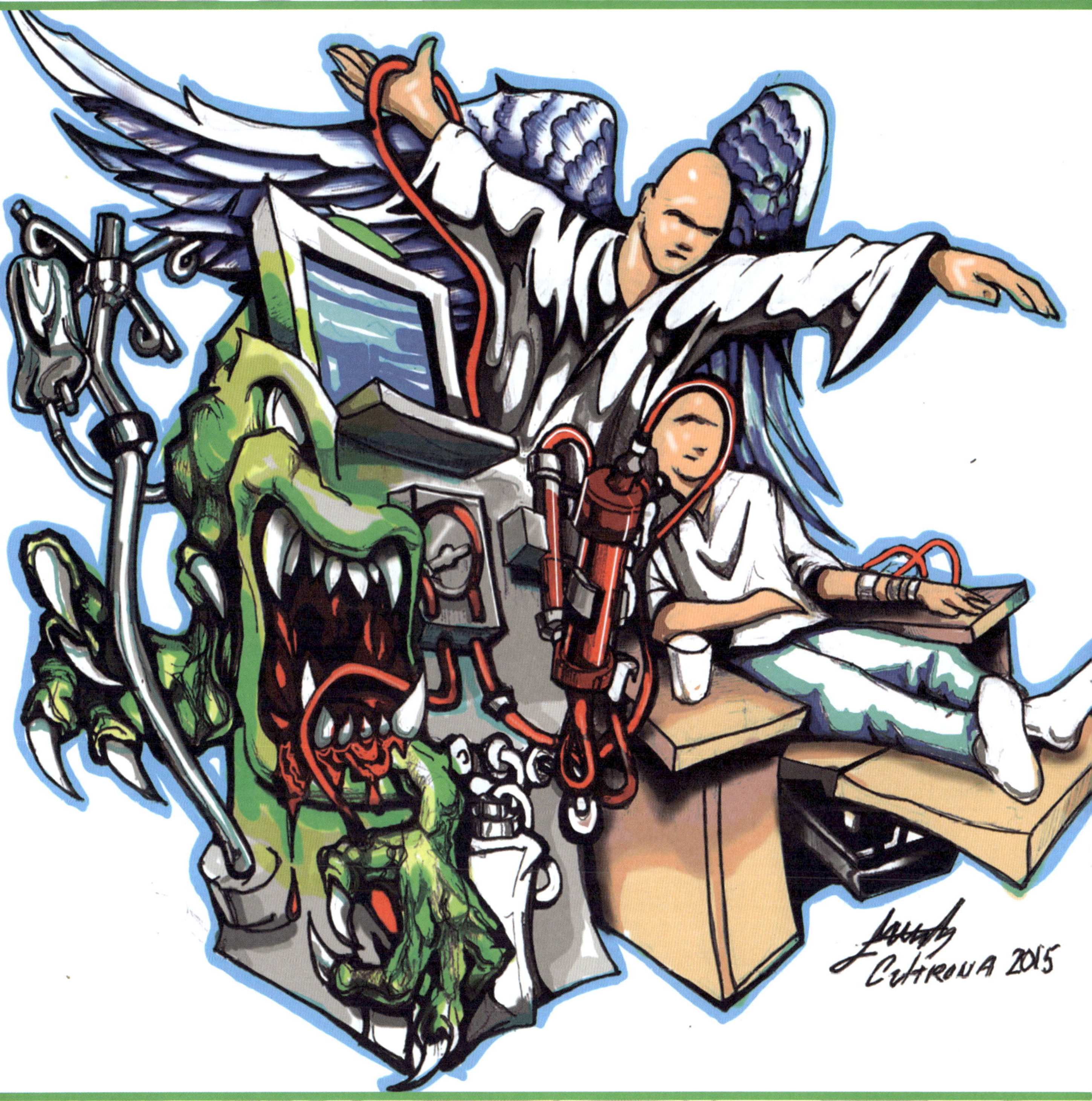

“我画这幅画想表达的意思是，这台机器就像一个邪恶的吸血野兽，但从另一方面看，我知道它还是一个帮我活下去的天使。”

—Mitchell J Cultrona

“技师对我做的最棒的事情是……我到了透析中心，因为我不能再做腹透了。他走进来，望着我的双眼，把手放在我的肩膀上，说‘我知道您不想来这里，不过我们会竭尽全力让您的治疗顺顺利利。’这让我深深知道他懂我。”

目 标

本章作者

Jeff Boyd 注册血透技师

Emily Michalak

Michael Morales 医疗管理教育硕士、注册血透技师、注册血透临床工程技师、高级注册血透临床技师、注册透析用水专员

Kazim Naqvi 注册血透技师、注册肾脏病临床工程技师、注册血透临床工程技师

Dennis Schell 注册血透技师、注册血透临床工程技师

本章审校人

Stanley Frinak

Nancy M. Gallagher 理学学士、注册护士、注册肾脏病科护士

Susan K. Hansen 注册护士、注册肾脏病科护士、工商管理硕士

Darlene Rodgers 护理学士、注册护士、注册肾脏病科护士、医疗质量管理师

John H. Sadler 医学博士

Dori Schatell 理学硕士

Vern Taaffe 理学学士、注册肾脏病临床工程技师、注册透析用水专员

Tamyra Warmack 注册护士

测验问题练习网站：
www.meiresearch.org/cc6

完成本章后，您将能够：

1. 描述透析器如何制成。
2. 解释为什么使用两种浓缩液来制备透析液。
3. 列数透析系统的三个基本功能。
4. 解释空气探测器和漏血探测器的工作原理。
5. 说出体外血液循环回路的五个部分。
6. 解释我们在血液透析（血透）治疗期间采取的患者安全保护措施。

缩略语见缩略语及术语表。

引言

“要是我们被透析打倒，把它当成妨碍我们好好生活的绊脚石，那我们就真的没法享受生活了。我们会生气、抑郁、苦恼、情绪崩溃。我就把透析当作一件好事。我是不是喜欢每周来三次？不是。但大部分时间，我都能面带微笑地走进诊所，开心地见这里的人，还能问候一下，希望能给别人带来点祝福。”

健康的肾脏帮助保持稳定的体内环境，我们称之为*内环境稳态*。虽然透析不能取代健康肾脏的所有功能，但它可以清除一些废物和多余的水。而且，透析有助于使电解质和 pH 值处于适度的水平以维持患者的生命。

本章介绍您要学习使用和监控的血透设备：

- 透析器
- 透析液
- 单程血液透析系统
- 监测装置

临床工程技师的职责

患者需要安全的设备。如果您喜欢操作机器，可能会想成为一名临床工程技师。这一岗位需要确保所有设备符合行业标准（CMS、OSHA、AAMI、本州和本地）。作为照护团队成员，您将操作或参与：

- 血透机
- 从静脉输液泵到血压袖带等所有医疗设备
- 水处理系统的所有部件
- 浓缩液混合系统
- 透析器复用系统
- 硬件设施
- 培训和宣教

作为临床工程技师，您将参与质量评估业绩改进计划。该计划让您有机会与团队其他成员分享您的工作。

如今的血透机监测每项治疗，并向您实时显示进展情况。更优良的技术使您能够将更多的时间放在患者身上。训练有素的工作人员了解透析原理、熟悉设备并遵守操作规程，最能保证患者安全。

透析器及其工作原理

“这是我使用另一种透析器的第二个月了，我的各项检测化验结果更好了！磷 3.3 mmol/L！钾 4.9 mmol/L。对这种改变我再开心不过了！”

透析器替代了患者已衰竭肾脏的部分功能。*中空纤维透析器*是目前最常用的一种透析器。此类透析器在一个小巧、坚固的透明塑料筒中容纳了较大的膜面积[1]（图 1）：

- 数千根纤细如发的中空纤维组成半透膜。如上文所述，纤维内部的空间是透析器的血室。（当血室压力变化时，此处容积不会改变。）透析液室围绕在纤维外面。
- 在塑料筒的两端，各有一个塑料端盖将血路管牢固地连接到透析器上。端盖可能是透明的，也可能以颜色区分，红色连接动脉管路，蓝色连接静脉管路。有些端盖可以拆卸。这样透析器复用技师就能在对透析器进行复用处理时取下端盖，清洁血室末端。
- 端盖内部有像黏土一样的聚氨酯“封口胶”来固定纤维并保持纤维入口开放。
- 透析器侧面的接口使透析液可以流入和流出纤维外面的区域：即透析液室。

透析期间，血液从动脉（红色）端进入透析器，流经每条纤维，并从静脉（蓝色）端流出。透析液则逆向围绕纤维流入（图 2）。

透析器如何制造会影响患者的舒适度、安全性以及治疗对废物和多余水的清除效果。在本节中，

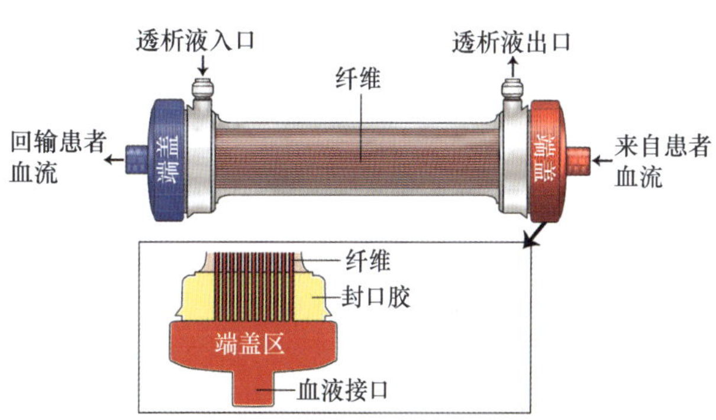

图 1　透析器

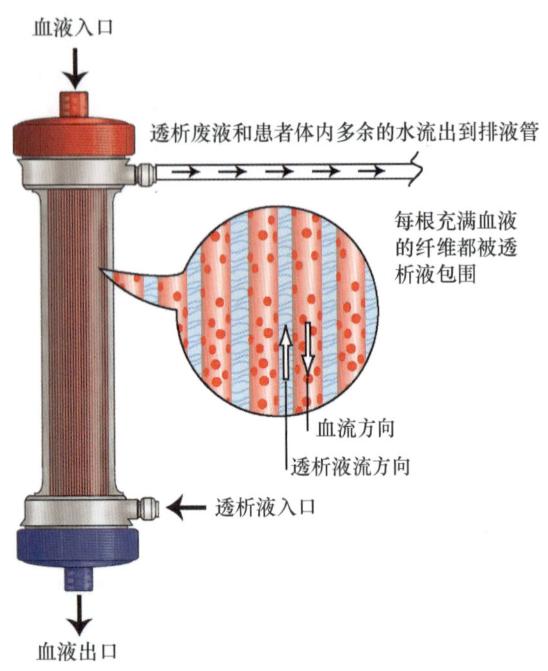

图2　血液和透析液流

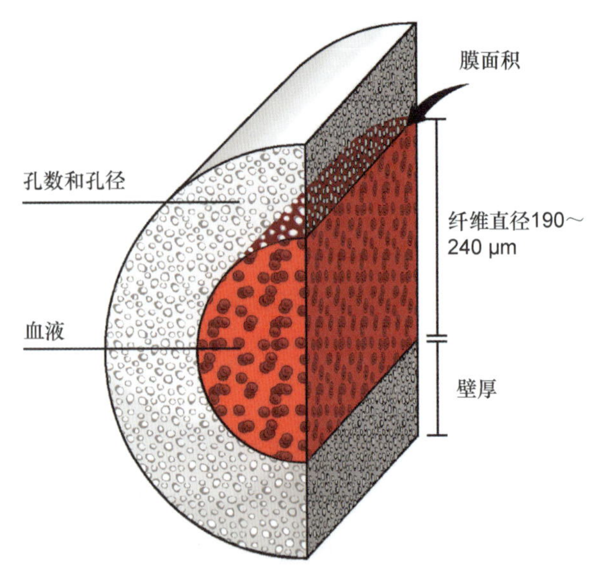

图3　滤过膜和纤维特性

您将学习：

- *膜材料*——滤过膜由什么制成
- *生物相容性*——滤过膜在多大程度上与人体相近
- *膜面积*——滤过膜的大小
- *膜孔径*——可通过滤过膜的溶质大小
- *清除率*——溶质清除速率
- *溶质转运系数*——溶质经滤过膜弥散的能力
- *超滤系数*——除水能力
- *测定透析器清除率*——如何判断透析器的实际清除率是否与生产企业的技术指标一致

肾脏科医生开具透析器处方。您作为技师的一项职责是按照每位患者的处方来选用透析器。

膜材料

与肾单位一样，透析器膜具有*选择性*。只有水和一定大小的溶质才能通过。更大的物质，如细菌和血细胞，不会通过小滤孔。但是，细菌细胞壁的内毒素片段*可*穿过滤过膜，从而可引起发热和寒战。

滤过膜有几个因素会影响其清除水和废物的效果。这些因素包括材料、孔径、孔数、纤维直径和膜面积（图3）。

生物相容性

如上文所述，生物相容是指某种物质与身体非常相似，以至于免疫系统不会对它产生反应。*所有*透析器对于身体而言都是异物，患者的免疫细胞会在一定程度上产生反应：

- 反应可能很小，患者甚至注意不到。血液检查可以检出白细胞的变化[2]。
- 免疫反应可能引起症状，如在治疗期间发生头痛或瘙痒等。
- 可发生罕见但严重的过敏（速发严重过敏反应），甚至可能导致死亡[3]。

医生开具透析器处方。务必使用患者可以耐受的滤过膜。大多数合成（人造）膜的生物相容性高于*纤维素*（植物纤维）膜。合成纤维*疏水*：它们排斥水，因此能更好地吸附血液中的蛋白。患者血液接触的是血液蛋白，而不是滤过膜[4]。

纤维素膜

早期的透析器膜由纤维素（一种植物纤维）制成，这种膜薄而结实，但在一些患者中引起免疫反应[4]。因此，如今在美国很少使用未改良的纤维素膜。

改良纤维素膜

从20世纪70年代起，人们对纤维素膜的化学成分做出了一些改变，目的是提高其生物相容性。

具体做法是[4-5]：

- 用醋酸纤维素、二醋酸纤维素或三醋酸纤维素代替一些*羟基*团，即：形成醇的原子
- 增加抗氧化涂层，如维生素 E

合成膜

合成膜由*聚合物*（塑料分子团）制成。它们通过弥散、吸附和少量对流清除废物。由于它们可清除的溶质高达 15 000 Da，所以可清除一些 β_2M。

合成膜的生物相容性非常好。它们可迅速吸附血液蛋白，从而避免血液接触膜[6]。每种材料还有独特的功能特性，使其可用于某种用途（表 1）。

合成膜已逐渐改进。纤维和孔径如今更加一致，以便我们能更好地控制弥散以清除*废物*。除水主要取决于超滤率，所以膜越精良，我们对超滤的控制就越精准。

血透期间患者对透析器的反应

"有没有其他人一连上透析机马上就出现过敏反应？我痒到把自己挠出血，反应一直持续到早上。"

极少情况下，患者会对透析器或用于制造它的化学物质过敏，但这些过敏可致命。反应分为两种：A 型和 B 型[3]。

A 型透析器反应（A 型反应）

A 型反应可能由*环氧乙烷*引起，它是新透析器的灭菌剂。**或者，如果使用 PAN 膜，无论怎样灭菌，服用血管紧张素转化酶（ACE）抑制剂降血压的患者都可能对其产生反应。** A 型反应往往*在治疗的前几分钟内*发生。大约每 25 000 次治疗中可见 1 例此类反应。

轻度 A 型反应症状可能包括[3]：

- 发痒或荨麻疹
- 穿刺部位烧灼感
- 面部潮红、头痛、发热、寒战
- 咳嗽、打喷嚏或喘鸣
- 腹部痉挛性绞痛、腹泻、恶心、呕吐
- 背痛和胸痛

重度症状可能包括*速发严重过敏反应*，这是一种危及生命的过敏：

- 呼吸困难
- 濒死感
- 严重血压下降，可致心搏骤停和死亡

如果发生 A 型反应，***停止治疗，不要为患者回输血液***。患者可能需要药物治疗。透析器复用、用额外的生理盐水冲洗、更换滤过膜，或给予患者抗组胺药或类固醇药物，可预防今后出现 A 型反应问题。

表 1　合成膜的功能特性[7]

材料	功能特性
聚丙烯腈（PAN）	■ 亲水表面能吸引水，以形成一层弥散和透水性良好的水凝胶 ■ 可能覆有涂层，以提高生物相容性 ■ 某些类型可以实现无肝素透析
聚砜（PSf）	■ 清除多种废物 ■ 筛分能力和通透性高，有助于对流 ■ 截留内毒素
聚醚砜（PES）	■ 中分子清除能力强，且不会流失很多白蛋白（所有高通量膜都会使部分白蛋白流失） ■ 截留内毒素
聚甲基丙烯酸甲酯（PMMA）	■ 吸附性高 ■ 中分子清除能力强 ■ 吸附 PTH 并改善瘙痒
聚酯聚合物复合膜（PEPA）	■ 独特的三层结构，可严格控制对水和溶质的通透性，以及白蛋白流失 ■ 可作为内毒素滤器使用
乙烯-乙烯醇共聚物（EVAL）	■ 光滑的亲水表面可留住水分 ■ 很少吸附血浆蛋白；炎症较少 ■ 可帮助患者更好地维持四肢血流

B 型透析器反应（B 型反应）

B 型反应不如 A 型严重，但更常见。在使用新改良纤维素膜进行的治疗中，发生率为 3% ～ 5%。这种反应往往在治疗的前 15 ～ 30 分钟开始，随着治疗继续，发生风险降低。其原因可能是一种称为*补体活化*的免疫反应。透析器复用可能有所帮助：预处理过程可冲洗掉生产中残留的化学物质和（或）降低免疫反应。

症状可能包括：

- 胸痛和背痛
- 呼吸困难
- 恶心和呕吐
- 血压下降

塑料中的毒素

透析所用的任何器械既可帮助患者，又可伤害患者。由于血路管、透析器和静脉输液袋由塑料制成，因此塑料成分关乎患者安全。透析中需要特别注意两种塑料添加剂：

- **DEHP**：增塑剂是一种可使塑料弯曲并改变形状的化学物质。DEHP 即：邻苯二甲酸二（2- 乙基己基）酯，是一种通常加入血路管组、静脉输液袋和透析器中的增塑剂，可引起健康风险[8]。
- **双酚 A**（BPA）：一种内分泌（激素）干扰物，可引起肾脏和心脏损伤。BPA 见于塑料食品外带盒、收银台收据、食品罐内层以及大多数透析器中。由于肾脏帮助清除体内的 BPA，透析患者的 BPA 很可能高于正常水平[7, 9]。

截至本《核心课程》完稿时，ELISIO-H 一次性高通量透析器是美国唯一一款不含 DEHP 或 BPA 的透析器。一项临床试验正在研究它对患者健康是否有意义[10]。

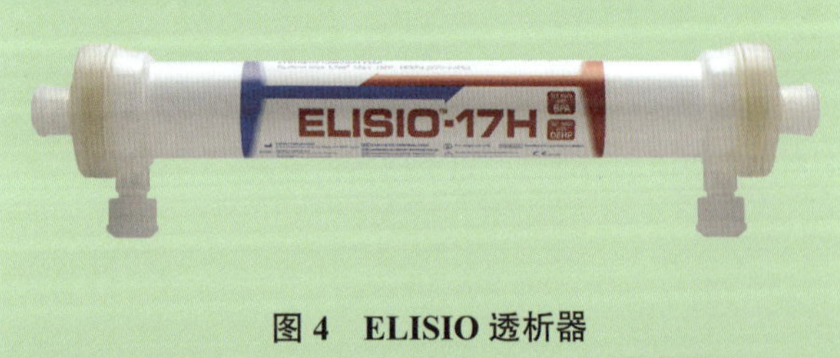

图 4　ELISIO 透析器
图片经 NIPRO Medical Corporation 许可使用

膜面积

“我太高兴了，我的诊所负责人终于给我开了一个更大的透析器！据我所知，我是这一片区第一个用它的人！”

*膜面积*是指将所有纤维展开并一一相接铺平后，膜所占的面积。若所有其他因素不变，面积更大的膜可使更多血液接触透析液，从而清除更多溶质。若使用膜面积较小的膜，延长治疗时间可以清除更多溶质。成人透析器的总膜面积通常为 0.5 ～ 2.5 平方米。儿童或废物水平非常高的患者可使用膜面积较小的透析器来透析，以帮助预防*透析失衡综合征*引起的脑水肿[11]。

膜孔径

若要清除患者血液中的废物，膜孔径是关键。健康的肾脏清除体内多余的水和小、中、甚至大分子废物：

- **小分子**如尿素和肌酐，低于 500 道尔顿[7]。
- **中分子**如 β_2M，介于 500 ～ 15 000 道尔顿[7]。
- **大分子**如白蛋白（不是我们想要清除的分子），大于等于 15 000 道尔顿[7]。

透析器往往不会像肾脏那样能够彻底清除中、大分子废物。而这些中、大分子废物长久蓄积会损害患者的心脏[12]、血管[13]，以及骨骼关节[14]。

截留分子量（以道尔顿计）是滤过膜至少能截留 90% 的溶质大小。也就是说，只有 10% 的这种大小的溶质能够通过滤过膜（表 2）。医生会选择能从血液中清除某些分子的滤过膜。

*通量*是通过半透膜的流量：

表 2　常见分子量[15]

分子	分子量（Da）
白蛋白（$C_{2936}H_{4624}N_{786}O_{889}S_{41}$）	66 500
钙（Ca^{2+}）	40
肌酐（$C_4H_7N_3O$）	113
三氧化氮（NO_3^-）	62
磷酸盐（PO_4^{2-}）	95
尿素（CH_4N_2O）	60
水（H_2O）	18
锌（Zn^{2+}）	65

- **普通**或**低通量**膜在美国很少使用，它们的孔径小，仅可清除小分子废物，却清除不了多少中、大分子废物。除水量也较少，因为这些透析膜的 KUF 等于或小于 10 ml/（h · mmHg）[16]。由于孔径较小，低通量膜不太会*反超*，反超会使内毒素片段从非无菌的透析液穿过透析膜进入患者血液。
- **高通量**膜的 KUF 大于 20 ml/（h · mmHg），且孔径比普通膜大[16]。此类透析膜的*通透性*（孔隙）更高，可清除与蛋白结合的废物和中分子废物。由于孔径较大，高通量膜也更易发生反超，可导致内毒素反应，即：透析期间发热和寒战[16-17]。适当控制跨膜压（TMP）可防止此问题。由图 5 可见，尿素小且光滑，可轻易穿过滤孔。诸如 β_2M 的中等分子可能很复杂、扭曲，而且更大，因此要清除会难得多。
- "高效"透析器的 KUF 介于 10 ～ 19 ml/（h · mmHg）之间[16]。中分子清除率可能高，也可能低[16]。

清除率

清除率（K）是指在一定时间内，血液中的某种溶质的清除量[5]。在一定的血液和透析液流速下，每种透析器都有一个分子清除率。例如，尿素清除率为 **250 ml/min** 的透析器将*在 1 分钟内*从 **250 ml 血液中**清除所有尿素。但是，假设：

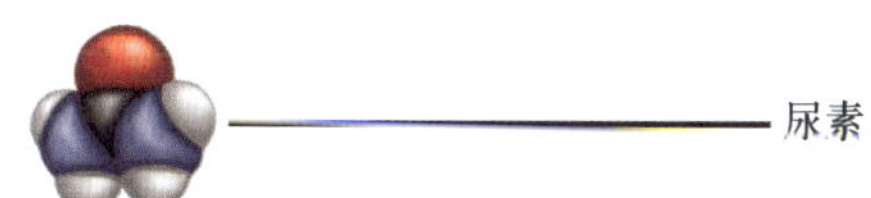

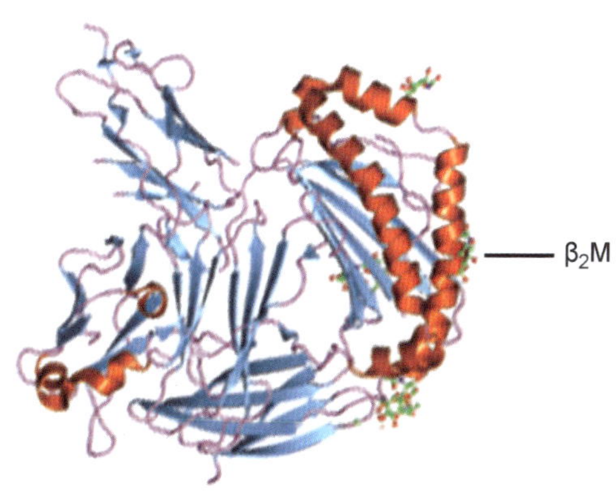

图 5　尿素和 β_2M 分子

- 透析机上的血流速设置为 400 ml/min。
- 透析液流速为 500 ml/min。
- 透析器的尿素清除率为 **308 ml/min**。

该透析器将在 ***1 分钟内*，从流过它的 400 ml 血液中，清除 308 ml 血液中的**所有尿素。

治疗过程中，患者血液多次流经透析器，每次流经都会多清除一些尿素。

开具可清除更多废物的透析处方

肾脏科医生可以通过多种方式增加溶质的清除率，包括：

- **在处方中开具膜面积更大的透析器**。由于更多血液接触滤过膜，在相同治疗时间下，清除的废物会更多。
- **在处方中开具清除率更高的透析器**。清除率更高意味着在治疗期间清除的废物更多。
- **提高血流速（Qb）**。Qb 限制了清除率，因为血液只能以一定的速度流出患者的血管通路。然而，即使血液*可以*流得无限快，清除率仍然会封顶[18]。因此，血流速加倍不会使清除率加倍（见第 99 页的 KoA，了解更多信息），还可能损伤自体内瘘或人工血管内瘘[19]。
- **提高透析液流速（Qd）**。如果 Qb 至少为 350 ml/min，将 Qd 提高至 800 ml/min 会使尿素清除率**增加**约 14%[18]。但是，即使使用透析液流速更快的透析器，将 Qd 增至 600 ml/min 以上也可能是无益的[20]。
- **延长治疗时间（T）**。更长的时间可以使更多废物从*胞内*（细胞内）和*组织间隙*（细胞间）液体分布区室转移到血液中，以便我们将其清除。与较短的血液透析治疗时间相比，较长的治疗时间所清除的小分子和中分子溶质更多[21-22]。

如果患者有尿毒症症状，可以要求医生考虑以上一种或多种方案。

透析器通过三种方式清除患者血液中的废物 *：

1. 弥散
2. 对流
3. 吸附

* 请参阅第 99 页的“超滤系数”一节，详细了解透析器如何清除患者血液中多余的水。

弥散

在血液透析中，弥散可以清除最小的小分子溶质。弥散速率取决于以下因素[23]：

- 血液和透析液流速
- 膜面积和厚度
- 孔径和孔数
- 溶液温度
- 浓度梯度
- 溶质的大小、分子量及电荷

透析中弥散作用的总结

弥散是指溶质从浓度较高的一侧穿过半透膜转移到浓度较低的一侧，直到两侧相等。

对流

对流即*溶剂拖拽*，是清除中、大溶质的最佳途径[24]。一些溶质在溶剂中经超滤作用被拖拽穿过滤过膜。血液透析仅有少量对流。

从第 3 章：*透析原理*可知，透析膜的***筛分系数***（SC）是其孔隙情况的衡量指标[25]。SC 用于预测某种溶质通过对流而被清除的量（图 6）。一种溶质的筛分系数为 0.5，表示血液中 50% 的该溶质可通过滤过膜。其余部分将被滤过膜吸附或截留。对流清除率取决于[24]：

- 滤过膜的截留分子量
- 膜面积
- 超滤率（UFR）

透析中对流作用的总结

当水穿过半透膜时，一些溶质会随之一起穿过。这就是对流，即溶剂拖拽[24]。

吸附

所有透析器至少在一定程度上*吸附*（吸引并附着）小的蛋白质（图 7）。合成膜吸附的蛋白质比纤维素膜多。吸附作用有利有弊。蛋白质防止血液接触滤过膜，有助于“隐藏”异物，避免发生免疫反应。首次使用综合征就是这样一种免疫反应，曾见于未改良的新纤维素膜。另一方面，蛋白质积

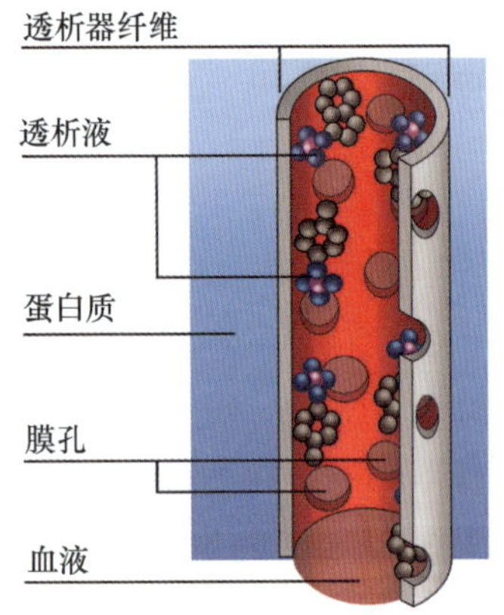

图 7　吸附

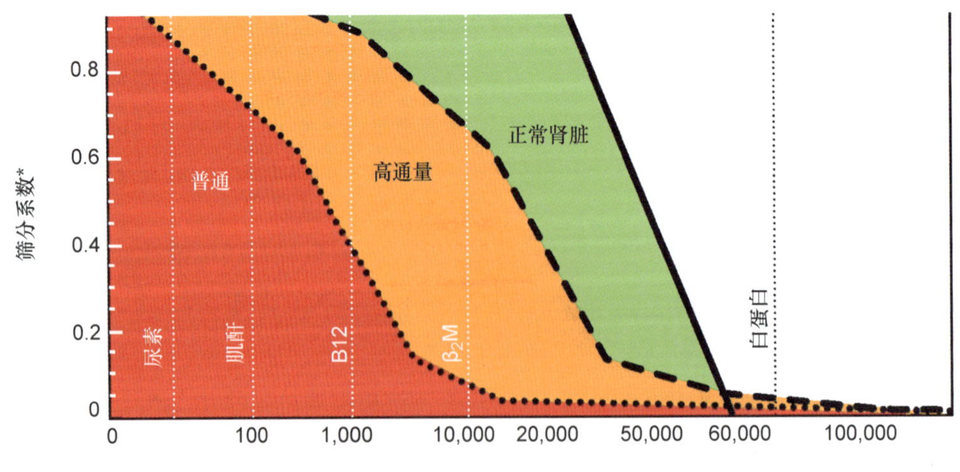

图 6　透析器筛分系数比较

聚在滤过膜上会阻塞滤孔并在一定程度上妨碍弥散（和对流）。

一些透析器经过*复用处理*（清洁并由同一名患者复用）。高吸附性膜在多次复用后性能可能会变差。

透析器的吸附能力取决于：

- 膜材料
- 膜面积
- 蛋白质吸附量

透析中吸附作用的总结

透析器*吸附*（吸引并附着）血液蛋白，这些血液蛋白继而在滤过膜上形成一层覆膜。

溶质转运系数（KoA）

KoA 是在一定的血液和透析液流速下，某种溶质通过透析膜清除的最高清除率。KoA 较高的透析膜比 KoA 较低的膜通透性更高。我们以透析器对一种物质的弥散清除率（Ko）乘以其膜面积（A）来衡量 KoA，单位为 ml/min[18]。《*透析手册*》（*Handbook of Dialysis*）将透析器的 KoA 分为低、中或高三级（表 3）[5]。

医生会根据每位患者的个体需求，开具 KoA 适当的透析器。KoA 可用于估计在任一血流速和透析液流速下，对某种溶质的清除率。在美国，透析中最常用的是尿素 KoA。要详细了解我们测定尿素的方法及原因，请阅读本页下文的“实测透析器清除率”一节。

超滤系数

“他们一次就给我除了 3 升水。我抽筋得厉害，得让人把我扶上我的车。通常，他们 4 小时内除 2 升水，那样就没问题了。”

透析器的除水量（超滤）和废物清除量各不相同。我们用超滤系数，即 KUF 来衡量透析器的超滤性能。KUF 表明，在一定的跨膜压（TMP）下，1 小时内通过滤过膜的水量，以毫升计。KUF 为 10 ml/（h · mmHg）的透析器可在每毫米汞柱（mmHg）跨膜压下，每小时清除 10 ml 水，表示为 ml/（h · mmHg）。透析器生产企业会为自己的每种透析器型号列明 KUF。

表 3　透析器 KoA、效率及用途

KoA	效率	用途
< 500 ml/min	低	小体型患者、低效治疗
500 ～ 800 ml/min	中	常规治疗
800 + ml/min（最高可达 1600 ml/min）	高	高效透析

KUF 可帮您预测在一次治疗中可从患者体内除去多少水。例如：

- 患者的处方中开具的是 **KUF 为 8 ml/（h · mmHg）**的透析器。
- 该次治疗的 TMP 为 **100 mmHg**。
- 患者**每小时治疗将除去 800 ml 水**［8 ml/（h · mmHg）×100 mmHg ＝ 800 ml/h］。

注：现代透析机不再依赖 TMP 来设定患者的液体清除速率。而是由医生在患者的处方中规定 UFR，由 UFR 来设定机器上一个精确泵的液体清除速率。这种泵清除速率可能远远低于透析器的完整 KUF。因此，最好将透析器的 KUF 视为*最大值*，而不是固定值。

跨膜压（TMP）的总结

透析机会改变泵压来控制超滤率（UFR）和超滤量。血室中的高压迫使水流出血液。TMP 是*跨*滤过膜的平均压差（血液侧减去透析液侧的压力）。

实测透析器清除率

我们通过实测透析器的清除率（K）来衡量其性能。生产企业在实验室使用比血液稀得多的液体，*体外*（在机体外的受控环境中）检测透析器。因此，当我们在实际使用期间测定对患者的实际清除率时，结果可能与标称值相差 5% ～ 30%[5]。尿素最常用于检测透析器的清除率。

抽取两份患者血样，一份为进入透析器前的血样，另一份为流出透析器后的血样，检测对某种溶质的清除率。一旦知道该溶质在两份样本中的水平，就可以得出实际清除率。计算此清除率（K）的公式为[5]：

$$K_s = Q_b \frac{(C_{bi} - C_{bo})}{C_{bi}}$$

K_s ＝溶质（s）清除率

C_{bi} = 透析器入口（动脉）处的 s 血液浓度

C_{bo} = 透析器出口（静脉）处的 s 血液浓度

Q_b = 血流速

一些透析机在治疗期间实时监测透析器清除废物的效果。这种反馈使临床医生可以根据肾脏科医生的医嘱调整治疗，以达到患者处方要求的清除量。截至本书英文版付梓时，市场上有三套系统可以提供实时监测：

- **百特（金宝）Diascan** 可检测经过透析器前后的透析器钠浓度。两个水平之间的电导度差值就是钠清除率。由于钠从血液中清除的速率与尿素大致相同，因此有助于我们估计尿素的清除率[26]。
- **贝朗医疗 Adimea™** 使用发光二极管（LED）射出紫外光，透照流出透析器的透析液。LED 光源另一侧的传感器测量光的强度。穿过滤过膜的废物会散射紫外光并使其变弱；光线变弱表明透析液中的废物增多[27]。
- **费森尤斯医疗 Care Online Clearance Monitor®**。该器械在治疗期间，透析液进入透析器前，6 次短暂改变透析液钠浓度。然后，在透析器的入口和出口处测量透析液的电导度。电导度的变化可指示钠清除率[28]。

这些手段可能不那么精确，却是一种追踪清除率的有效方法。

透析液

"我会确保使用的洗肾液是对的：钾含量 K1、K2……此外，我还确保血流量和泵流量与医生的处方一样。我到新透析中心就会让人为我更改这些设置，要是我没有亲自核对，就不会有这么好的透析。"

透析液或"洗肾液"是肾脏科医生为每位患者开的一种药物。它是由经过处理的水、酸和碳酸氢盐、电解质以及葡萄糖或（有时会添加）铁组成的一种混合物，可以清除患者血液中的废物。透析液还可以补充一些患者需要的物质。如钙和碳酸氢盐，可以进入到血液中，从而帮助维持恰当的血液 pH 值水平（表 4）。

表 4 血液和透析液中的物质

物质	正常血液浓度范围[29]	透析中心标准血透的透析液浓度范围[30-31]（每日 / 夜间血透的范围，若与以上范围不同则于括号内列出）
醋酸盐（$CH_3CO_2^-$）	0.025±0.002 mmol/L[32]	3 ～ 8 mmol/L
碳酸氢盐（HCO_3^-）	22 ～ 28 mmol/L	25 ～ 35 mmol/L *（28 ～ 33 mmol/L）*
钙（Ca^{2+}）	9 ～ 10.5 mg/dl 2.2 ～ 2.6 mmol/L 离子钙 4.8 ～ 5.6 mg/dl[33]	2.5 ～ 3.5 mEq/L 1.25 ～ 1.75 mmol/L *（夜间血透为 3.0）*
氯（Cl^-）	98 ～ 106 mEq/L 98 ～ 106 mmol/L	98 ～ 124 mEq/L
柠檬酸（$C_6H_5O_7^{3-}$）	67 ～ 400（平均 161）μmol/L[34]	2.4 ～ 3.0 mEq/L *（0.8 ～ 1.0 mmol/L）*
葡萄糖（$C_6H_{12}O_6$）	正常空腹： 70 ～ 105 mg/dl 3.5 ～ 5.8 mmol/L	0 ～ 11 mmol/L
镁（Mg^{2+}）	0.62 ～ 0.99 mmol/L	0.25 ～ 0.375 mmol/L *（0.5 mmol/L）*
磷（P）	3.0 ～ 4.5 mg/dl（无机）	*（每周透析 30 小时以上为 1 ～ 2 mg/dl）*
钾（K^+）	3.5 ～ 5.0 mmol/L	2.0 ～ 3.0 mmol/L *（2.0 ～ 3.5 mmol/L）*
钠（Na^+）	136 ～ 145 mmol/L	135 ～ 145 mmol/L *（135 ～ 140 mmol/L）*

注：使用配比不当的透析液可导致患者受到伤害或死亡。在治疗前或治疗期间，透析液若未能通过三项安全性检测中的任意一项，则会直接送至排液管。此过程称为**旁路模式**，若透析液存在以下情况，则会启动这种模式：

- 电解质浓度不当
- 温度过高或过低
- 含有血液

透析液电导度

“我刚才碰到一件特奇怪的事。大家的治疗都好好的，突然，所有人的警报都开始响了，前后相隔不到 30 秒。一位护士说这和电导度有关。”

除葡萄糖和铁外，透析液中的所有化学物质均为电解质。如上文所述，电解质在水中分解成离子。**透析液中的电解质浓度必须严格保持在适当范围内，以确保患者的安全**。我们用*电导度*（液体传导电流的能力）来检测透析液中的电解质浓度。

透析浓缩液的混合配制

医生开出的透析液处方，均由酸和碳酸氢盐这*两种*浓缩液配制而成。

1. 酸浓缩液（即 A 液）中所含的酸（通常是醋酸或枸橼酸）可以降低透析液的 pH 值。配制透析液时，要先加酸、后加碳酸氢盐。这样有助于防止碳酸氢盐和钙形成碳酸钙沉淀。我们用醋酸对透析机进行酸洗，也是为了清除机器内部的沉淀。A 液中还含有定量的：

- 氯化钠
- 氯化钾
- 氯化镁
- 氯化钙
- 葡萄糖

2. 碳酸氢盐浓缩液（即 B 液）中含有碳酸氢钠，某些情况下还含有氯化钠。

配制透析液时，需要以用量准确、经过处理的水来稀释*每一种*浓缩液。两种浓缩液与适量的水混合后，将形成电解质浓度适合患者治疗需要的透析液（表 4）。混合会使一些碳酸氢盐与 A 液中的醋酸发生反应，形成醋酸离子和二氧化碳（CO_2）。

这种反应有助于：

- 使透析液更稳定
- 平衡透析液中的 CO_2 与患者血液中的 CO_2 水平

浓缩液有多种配方。***须十分谨慎地选择搭配合适的 A 液和 B 液***。美国医疗器械促进协会（AAMI）发布了标准图形标志，可帮助您找到并使用适当的浓缩液。

设为使用 45X 浓缩液的透析机*仅*可使用这种浓缩液，其标记是一个三角形里面有 45X 字样。这些图形标志见表 5。

表 5 浓缩液配比比例

名称	35X	36.83X	45X	36.1X	其他[a]（新增）
总混合比[bc]	1 + 1.23 + 32.77	1 + 1.83 + 34	1 + 1.72 + 42.28	1 + 1.1 + 34	待定[a]
酸混合比[de]	1 + 34	1 + 35.83	1 + 44	1 + 35.1	待定[a]
碳酸氢盐混合比[fg]	1 + 27.46	1 + 19.13	1 + 25.16	1 + 31.8	待定[a]
图形标志	正方形□	圆形○	三角形△	菱形◇	待定[a]

[a] 对于不符合上表的任何新配方，应指定一个唯一的几何图形标志并在其中标明比例（待定）。
[b] 酸浓缩液＋碳酸氢盐浓缩液＋水。
[c] 每种浓缩液的混合比例可能略有差异；例如，可使用 1 + 1.18 + 32.82 和 1 + 1.26 + 32.74 代替 1 + 1.23 + 32.77，可使用 1 + 1.58 + 42.42 代替 1 + 1.72 + 42.28。
[d] 酸浓缩液＋碳酸氢盐浓缩液＋水。
[e] 酸混合比也可表示为酸浓缩液＋（碳酸氢盐浓缩液＋水）：可使用稀释比 1∶34 和 1∶44 代替 1 + 34 和 1 + 44。
[f] 碳酸氢盐混合比也可表示为碳酸氢盐浓缩液＋（酸浓缩液＋水）。
[g] 碳酸氢盐混合比基于 8.4% 碳酸氢钠溶液（1000 mmol/L）。临床上还可能使用其他溶液，使用它们时的混合比例会不同。

血液透析机

“我来自瑞典，在这里，护士想让你学会怎样操作机器。他们会鼓励你自己做得越多越好，以便更好地了解整个治疗。”

血液透析机（血透机）是一个大型设备系统的一部分，该系统称为*血透系统*，它帮助我们提供安全的治疗（图 8）。血透机将：

- 混合并输送透析液
- 泵送血液通过透析器
- 监测治疗

如今所用的血透机是*单程*血透机（表 6）。透析液仅单次通过透析器，然后就排到废液管。

血透机监测患者和透析机的安全，包括：

- 血流速
- 空气检测
- 漏血监测
- 透析液流速
- 透析液温度
- 透析液电导度
- 静脉压
- 动脉压
- 患者血压
- 透析器清除率
- 超滤率及超滤量
- 热原

血透系统有两大回路接入血透机[5]：

1. **透析液回路**
2. **血液体外循环回路**

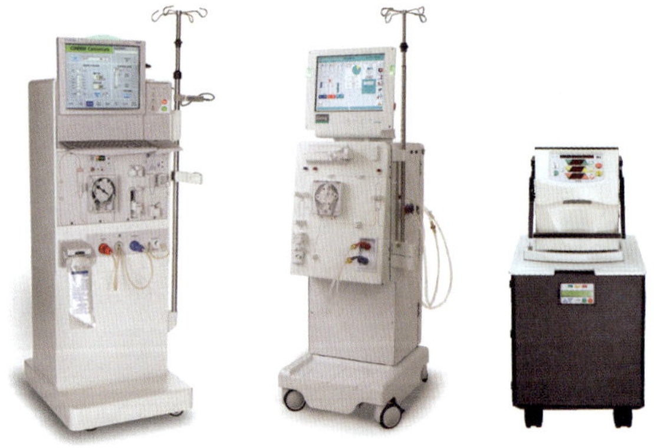

图 8 血液透析机示例

图片从左到右分别为：2008T 血液透析系统，图片经 Fresenius Medical Care North America 许可使用。Dialog +® 血液透析系统，图片经 B. Braun 许可使用。NxStage System One™ 联合 PureFlow™ SL，图片经 NxStage 许可使用

表 6 美国透析诊所使用的单程血透机

生产企业	型号及规格网站
贝朗医疗	www.bbraunusa.com
费森尤斯	www.fmcna-hd.com
金宝	www.baxter.com
日机装	www.nikkiso.com
NxStage	www.nxstage.com
Tablo	www.outsetmedical.com/tablo

透析液回路

透析液回路包括 6 个子系统，它们协同工作以制备透析液，将其送入透析器，并监测其安全性。其中一个子系统是水处理系统，您将在本《核心课程》的第 8 章中学习。其他 5 个子系统将在下文介绍，包括：

- 透析液混合
- 透析液输送
- 监测器和警报
- 超滤控制
- 高级选配件 / 可选功能

透析液混合

配比系统将两种新的浓缩液（A 液和 B 液）与一定量的处理过的水混合，以制备透析液。内置泵控制此混合过程，所需的准确水量和浓缩液量在机器上设定。具体设定值将由诊所的制度与规程来决定。

配比系统可使用两种泵来制备透析液。这两种泵都需要在新浓缩液和经过处理的水持续供应的条件下工作：

- **固定比例泵**。可以是隔膜泵或活塞泵，将定量浓缩液和水送入混合室。
- **反馈控制泵**。电导度传感器检测混合液中的总离子水平。电路将测得的电导度与医生处方中规定的电导度进行比较，然后根据需要进行调整。混合后，自动检测透析液的电导度、温度、压力和流速。

透析液输送

血透系统输送透析液通过透析器。可以一次只对一名患者供液（单人透析），也可以一次同时对多名患者供液（集中供液）。

单机透析液供液系统

单独为一名患者制备透析液时，可以根据患者的需求进行个体化定制。当然，每位患者都使用个体化透析液时，出错的可能性会大得多。因此务必进行核对，以确保为患者使用了正确的透析液。

单独向一名患者输送透析液的方式有两种，一种方式是将制备好的浓缩液放入特定的容器中，并将其连接到透析机上的浓缩液输入管路（图 9）。

另一种方式是使用透析浓缩干粉。将装有适量干粉的容器安装在患者旁边的透析机上。然后，连接液路将水注入干粉，制成液体，接着再抽出这些新制成的浓缩液，以制备透析液。

浓缩液集中供液系统

可一次性为所有患者配制大批量的 A 液。通过一条供液管路将 A 液送至每个患者透析单元附近的接口。然后，透析机按配比比例将一定量的 A 液与 B 液混合，配制出符合每位患者处方规定的透析液[35]。

在此类系统中，如果透析液出现问题，将同时影响全部患者。

监测器和警报

"今天的透析不得消停。一直停电，也没有备用发电机。机器不停地报警！"

每次治疗过程中必须全程检查透析液，以确保其浓度（通过电导度检测）、温度和流速正确。一些供液系统还会检查 pH 值。

停电

停电时，透析机上的所有灯都会熄灭，并发出持续的警报。为了保护患者，停电时还将：

- 停止血泵
- 夹闭静脉夹
- 停止透析液流量泵和加热器

停电时将无法使用静音按钮关闭此警报声。

选用碳酸氢盐浓缩干粉（B 干粉）

用于血透系统的 B 干粉筒是一种可以取代需要混合的 B 液或 B 干粉的实用选择。市场上有两种此类产品。它们均可直接连接到透析机上，以联机生成 B 液，这种方式细菌生长风险低：

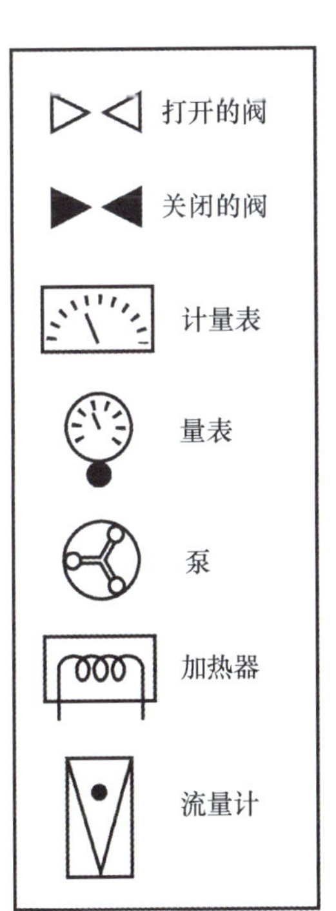

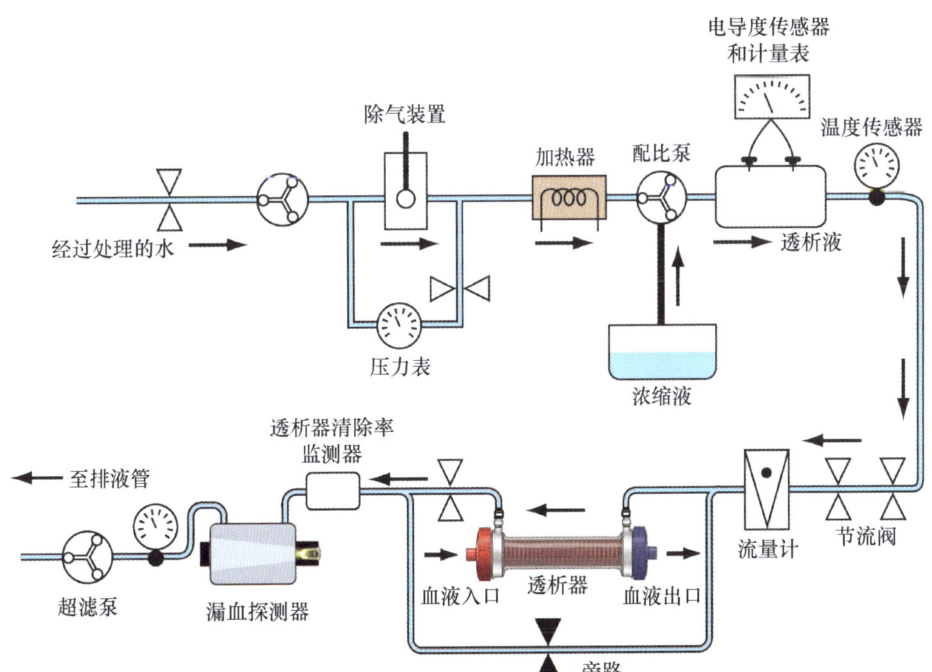

图 9 单机透析液供液系统示意图

- **bi*bag*® 机载碳酸氢盐浓缩干粉**。在配备 bibag 模块的费森尤斯 2008T 透析机上，可使用 bibag 干粉袋联机溶解生成浓缩液。该干粉袋用后从透析机上取下时，不会有液体滴落。bi*bag* 有 650 g 装和 900 g 装两种规格，干粉袋可回收，减少了废物[36]。
- **BiCart® 干粉筒**。这种轻巧的干粉筒有一个反渗水入口，以供净化水流入并与 B 液混合。溶解好的 B 液从出口流出。这种干粉筒的化学性质稳定，比浓缩液需要的储存空间少[37]。

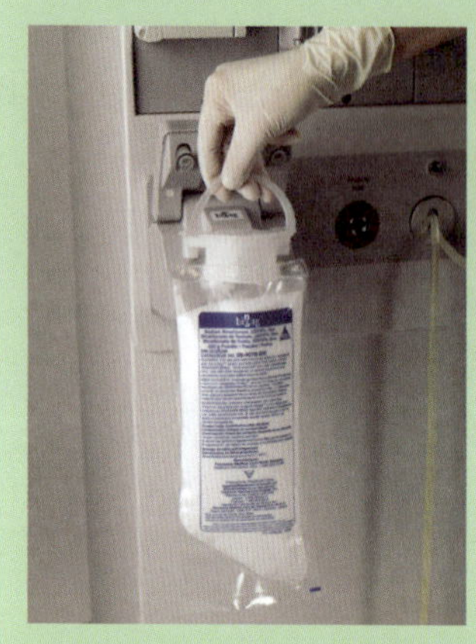
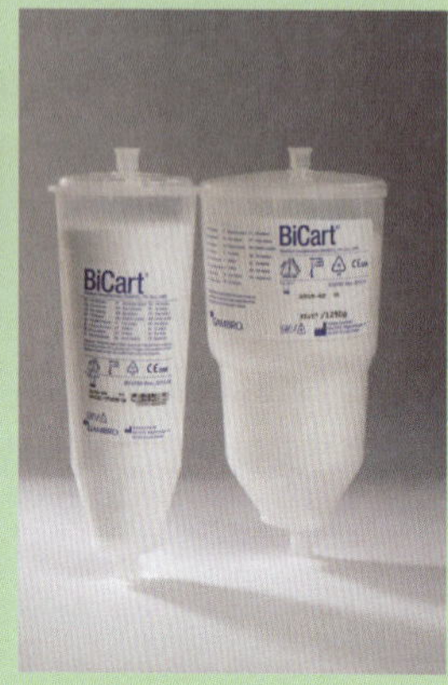

图 10　碳酸氢盐浓缩干粉

bi*bag*® 图片经 Fresenius Medical Care North America 许可使用。BiCart® 图片经 Baxter Healthcare Corporation 许可后使用

停水

如果供水管破裂，或水泵、管道或滤器出现故障，则水压可能会下降。发生这种情况时，系统将发出声光警报，并且：

- 反渗透装置没有供水，会引起低水压警报。
- 纯水箱的水会用尽。
- 如果透析机没有供水，电导度和温度警报可能会响起，还可能出现流量警报。

电导度

透析液配比系统检测透析液的电导度。透析液中有一对电极或一个传感器单元。透析机通电测量电流，即可得知透析液中的总离子浓度，其中主要是钠。

为安全起见，大多数血透机有两个或以上的电导度警报器。每个都有各自的传感器和电路，以便在透析液配制过程中对其进行监测。一个传感器检测第一种浓缩液（通常是 A 液）与水混合后的电导度。另一个传感器检测终透析液的电导度。采用这种*双重监测*后，只有*两个*传感器同时发生故障，才可能伤害到患者。

电导度的检测位置通常有两处：

1. 透析液混合时

2. 透析液进入透析器之前

不同诊所的透析机上，电导度可能用以下一种单位来表示：

- 微姆欧 / 厘米，即 μMho/cm——1 Mho/cm 的 1/1 000 000
- 毫姆欧 / 厘米，即 mMho/cm——1 Mho/cm 的 1/1000
- 微西门子 / 厘米，即 μS/cm——1 西门子 / 厘米的 1/1 000 000
- 毫西门子 / 厘米，即 mS/cm——1 西门子 / 厘米的 1/1000

姆欧是一个美制计量单位。西门子是一个国际单位。这两种单位是*一致的*（相同值）。因此，透析液的电导度为 14.1 mMho/cm 即等于 14.1 mS/cm。

大多数透析液供液系统都有预设的电导度限值。透析液电导度超出限值会启动电导度监测控制电路。该电路*切断流向透析器的透析液，并将其转送至排液管*。这一过程称为***旁路模式***。旁路模式可防止不合格的透析液接触患者。该电路还会触发以下声光警报，以提醒工作人员：

- **低电导度警报**最为常见。这种情况通常发生在 A 液或 B 液桶中的溶液即将耗尽时。在集中供液系统中，液流压力低会使送至透析单元的溶液过少。
- **高电导度警报**最常见的原因是：
  - 配比系统供水流量不足
  - 进水未经处理
  - 使用错误的浓缩液

每次治疗之前，请检查电导度警报，以确认其是否正常工作；还要用电导度表检查透析机电导度显示值是否准确。*整个治疗过程中，必须确保系统中有足够的浓缩液供应*。

温度

“有些天，我治疗时得盖五层毯子。”

透析液应保持在 34.5 ～ 36.5℃范围内，以确保患者的安全[38]：

- **透析液温度过高**会引起患者的红细胞破裂（*溶血*）。透析液温度超过 47℃时，包括红细胞在内的蛋白质开始分解。超过 39℃时，可导致患者*体温过高*（危险的高热），甚至中暑[39]。
- **透析液温度过低**会使患者感觉寒冷，弥散会减慢。然而，使用温度稍低，即：低于患者核心体温 1/2℃的透析液（图 11），可以帮助预防致命的透析相关性低血压和器官休克。大多数情况下，这一温度约为 36.5℃（97.7℉）[40]。

透析液温度由诊所的制度以及医生的处方决定。您的职责是确保患者接受处方中要求的治疗。

水在与浓缩剂混合之前必须进行加热。为了节约能源，有些血透系统在加热器前安装了热交换器。在热交换器中，透析废液将其热量传递给刚进入机器的冷水，使其温度在进入加热器之前有所提高。大多数系统的加热器连到一个温度调节电路，即：一种恒温装置上。

为确保透析液温度对患者安全，在透析器前的透析液液路上连接了一个监测器。该监测器独立控制，不使用加热器控制热敏电阻。如果透析液温度过高或过低，监测器电路会发出声光警报。该电路也会启动旁路模式，将透析液转送至排液管。

在每次治疗前检查透析液温度警报，以确保其正常。

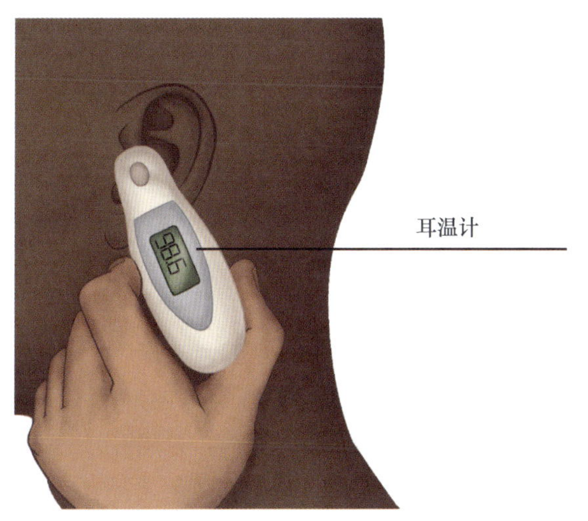

图 11　体温

流速

流量泵控制透析液流向透析器的流速。医生在处方中规定透析液流速（Qd），其范围为 0 ～ 1000 ml/min。一些系统配有流量计，在仪表或数字显示器上显示透析液流速。更新款的透析机会设有一个选项，允许机器自动设置透析液流速。以下情况会触发透析液流速声光警报：

- 低水压
- 透析液泵故障
- 透析液液路堵塞
- 实际流速与设定流速不符

漏血探测器

“今天我的透析器发生了漏血。我们不得不换掉我的透析器和血路管（我失了 250 ml 左右的血），好在我的技师和护士会处理！有事儿一定要喊工作人员！”

透析液从透析器出口流出后，就会流经一个**漏血探测器**，以检查是否含有血液（图 12）。该探测器可以检测到极少量的血液，少到肉眼无法看到。透析液中有血液可能意味着透析器膜撕裂。所以，漏血警报通常被视为*体外*（身体以外）警报，但漏血探测器本身是安装在透析液回路中的。

如果血液和透析液混合：

- 患者可能大量失血。
- 如果患者的血液被非无菌的透析液污染，则该患者可能会出现*脓毒血症*（血液中毒）。不过，由于血室和透析液室之间存在压力差，这种情况不太可能发生。

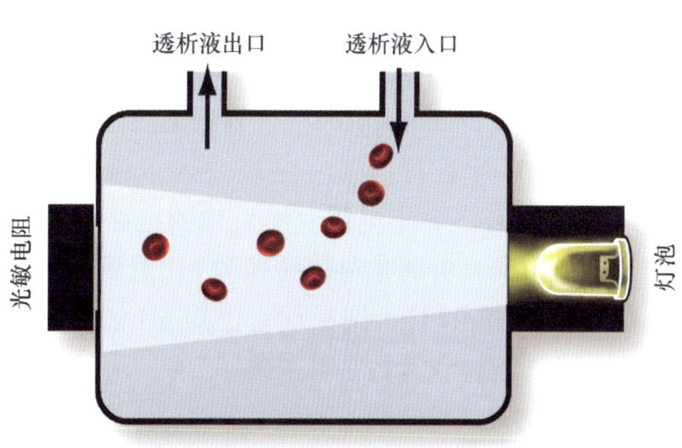

如果光束被血液阻断，警报将响起，血泵将停止工作

图 12　漏血探测器

漏血探测器发射出一束光，这束光穿过透析废液，照射到光电管或光敏电阻上。由于透析液是透明的，因此光线可以穿过。即使只有微量血液也会阻断光束。探测器将探测到这种阻断并触发声光警报。

发生漏血警报时，血泵停止工作。静脉管路夹闭，以防止可能被透析液污染的血液回输到患者体内。某些系统会启动**旁路模式**，将透析液转送至排液管。这样可以降低负压，防止更多血液通过膜撕裂处进入透析液。

如果发生漏血警报，使用经 FDA 认可的透析漏血检测试纸做进一步检测，该试纸通过与血液产生反应来检查漏血程度。在透析器的透析液出口处使用试纸进行检测：

- 透析液中有血或呈粉红色表示*严重*漏血。
- 透析液透明但漏血检测试纸的检测结果呈*阳性*，提示有*轻微*漏血。
- 透析液透明且漏血检测试纸的检测结果呈*阴性*，则表示误报警。

发生漏血时，按照诊所的相应处理规程停止治疗，且***不回输患者血液***。由于血液可能受到污染，您不会希望它接触患者，因为这样会引起感染。漏血探测器的警报限值通常由生产企业预设。您可以短时解除该报警以排除相关故障[41]。

pH 值

血液 pH 值通常约为 7.35 ～ 7.45，呈弱碱性。透析液的 pH 值必须与血液的 pH 值接近，这样才不会改变血液的 pH 值。透析液的 pH 值范围通常为 6.9 ～ 7.6[42]。

一些透析系统在治疗全程监测 pH 值。无论是否有 pH 值监测仪，*在每次治疗开始时，必须进行检测，以确保透析液的 pH 值在安全范围内*：

- 检测透析液 pH 值的一种方法是使用带电极的 pH 计进行测量。电极放入溶液时，会释放出一个小电压。然后检测电路会读取该电压，并将信号值转换为 pH 值显示。如果使用 pH 计，则必须有已知 pH 值的检测液，以检查读数是否正确。
- 变色试纸也常用于测定透析液 pH 值，且不需要使用检测液。

热原过滤器

“上周透析时，我每半分钟左右就会剧烈发抖一次。我根本控制不了！工作人员为我量体温，每次量都升高。接下来，我知道他们在抽血，我两边的患者也开始出现相同的症状。第二天我没能下床。我的肾脏科医生告诉我，我出现了热原反应。”

*热原*是细菌释放出以保护自己的毒素。它们如果进入患者的血液，会引起发热和寒战。热原过滤器是某些透析机上的一个选配件。透析液配制完成后，流经该过滤器，以滤除细菌和大多数热原。小于 20 000 Da 的小*内毒素*颗粒可能通过透析膜，但很少。热原过滤器根据使用时长或诊所制度进行更换。

超滤控制

“我还能排一些尿，而且我的（除水）目标通常在 1 千克以下，所以我的超滤率总是很低。”

从血液中除去多余的水（*超滤*）是透析治疗的一个关键部分。如果透析膜的血液侧压力高于（通常所说的正值）透析液侧压力，就会发生超滤，使血液中的水穿过透析膜进入透析液侧。

跨膜压控制通过透析膜的除水量。以前，治疗时须为每位患者设定一个总除水量目标值，并使用公式手工计算每小时的超滤率（UFR）。

如今，透析机上的超滤控制使用其超滤泵和液体平衡系统自动设置超滤率。该系统生成一个透析液压力，用于计算跨膜压。跨膜压显示在透析机屏幕上，便于观察透析器内的情况（图 13）。您只需要输入目标除水量（以 ml 计）和治疗时间即可。

透析机采用**容量式**（最常见的类型）超滤控制或**流量式**超滤控制为患者除水并测量除水量。两种控制介绍如下。

容量式超滤控制

容量式超滤控制系统有一套*平衡腔*（图 14）。工作原理如下：

- 两个腔室有相同的固定容积。
- 每个腔室由一片软隔膜分成两半。
- 每个腔室的隔膜*两侧*各有入口和出口。
- 每个腔室隔膜的一侧在“*流至透析器*”的新透析液液路上。

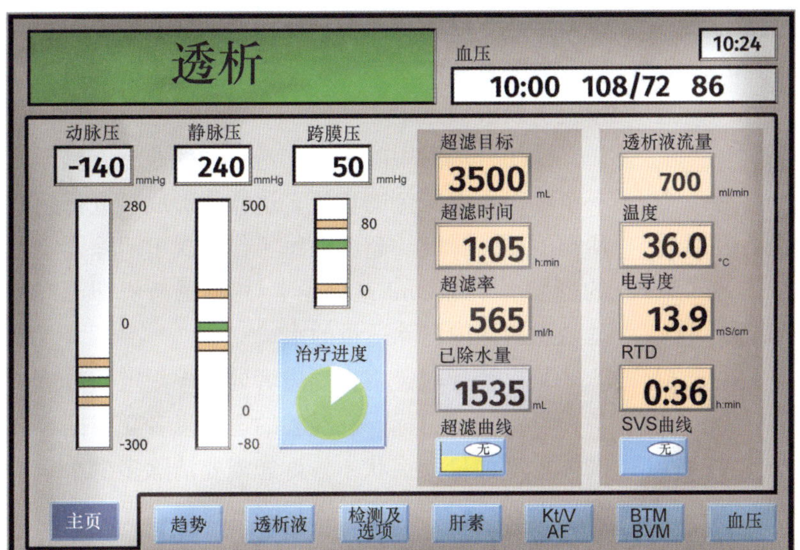

图 13 显示跨膜压的屏幕

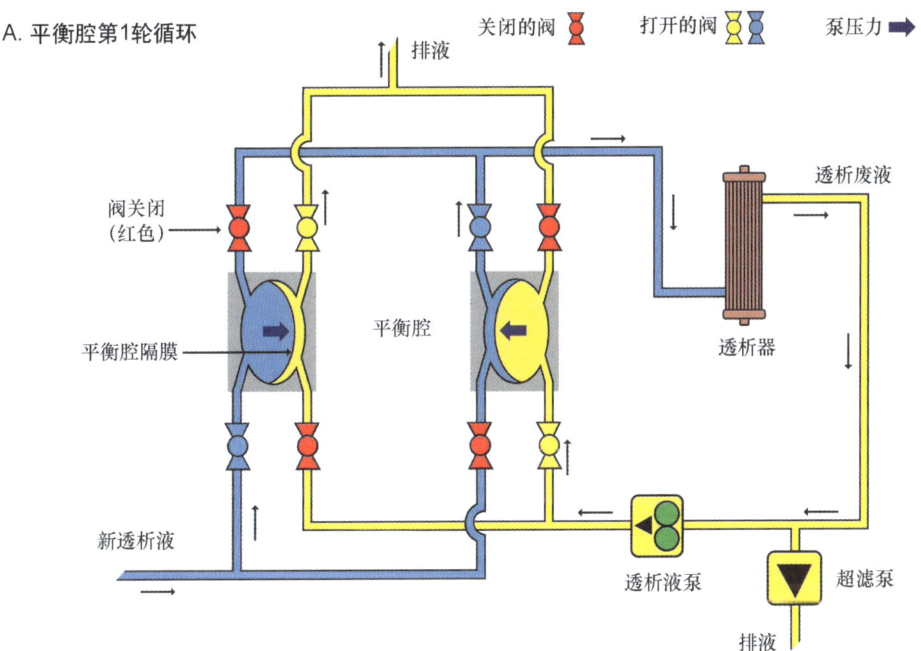

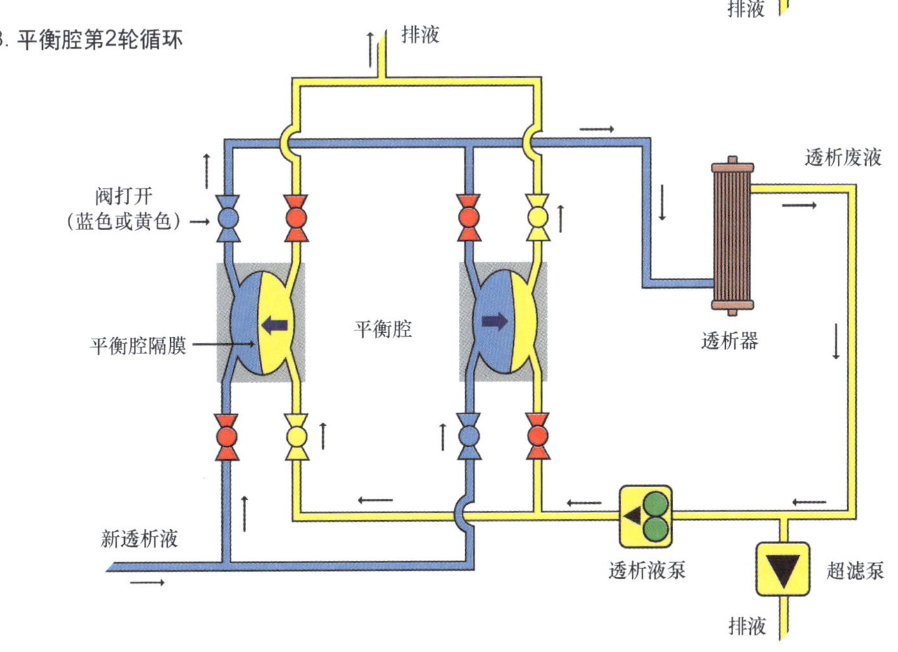

图 14 容量式超滤控制系统

图片经 Stan Frinak 许可使用。此图展示了透析机平衡腔的两轮循环。循环期间关闭的阀以红色表示，打开的阀以蓝色或黄色表示。在第一轮循环（A）中，左侧腔室利用新透析液泵的压力将平衡腔隔膜向右侧推。这样会迫使透析废液排出，流入排液管。右侧腔室则利用透析液泵的透析废液压力将平衡腔隔膜向左侧推。这样会迫使新透析液进入透析器。在平衡腔第二轮循环（B）时，两个腔室的操作相互对调

- 另一侧在“*流出透析器*”的透析废液液路上。
- 每个入口和出口上的阀交错打开和关闭。当液体进入腔室的一侧时，会向另一侧推动隔膜，迫使另一侧的液体流出。
- 一个腔室“连通”透析器液路，而另一个“不连通”的腔室会补充新透析液，并将透析废液排出到排液管。
- 两个腔室轮流处于连通和不连通状态。
- 阀打开和关闭的时间同步，从而实现透析液连续流入和流出透析器。

安全超滤

血透期间，需要正确设置*两项*参数才能确保安全地为患者除水：

- **除水量**：目标体重
- 达到该目标的除水**速度**或**速率**：超滤率

除水不充分会使患者*血容量高*（体液过多），可引起水肿和呼吸困难。长时间的体液过多可导致心力衰竭。

除水过多*或者虽然适量但速率过快*可引起患者*血容量不足*（脱水）。血容量不足可导致患者的血压下降。患者还可能出现头痛、严重的肌肉痛性痉挛、呕吐，甚至昏迷。患者各器官的供血（和供氧）水平可能会下降到危急的程度。如上文所述，这就是器官休克，可引起永久性损伤。

研究表明，最安全的超滤率应不高于 10 ml/（kg · h）[43]。一些透析公司和联邦医疗保险将其上限规定为 13 ml/（kg · h）[44]。确保为每位患者正确设定超滤量和超滤率。在治疗期间，若患者以安全的超滤率进行除水，但仍无法耐受，可能需要延长治疗时间或额外增加一次治疗，才能达到除水目标。在诊所或家中接受夜间血透可以缓慢、温和地清除更多水。

一个流量泵将*新*透析液推入平衡腔。另一个流量泵将透析*废*液推入平衡腔。“连通”腔室的透析液经闭合环路流入和流出透析器。流入和流出的透析液量相同，这是因为流入平衡腔一侧的透析液会挤压隔膜，使另一侧相同体积的透析液排出。因此，流入和流出透析器的流量也是平衡的。

然后，**超滤泵**通过透析器膜从该闭合环路中除水。大多数超滤泵是隔膜泵或活塞泵，它们通常置于透析废液液路中。

从闭合环路中除水会在透析器的透析液侧形成一个相对于血液侧的负压。这样就形成了进行超滤所需的压力梯度。超滤泵每工作一次可清除固定且的少量水（约 1 ml 或更少）。这样透析机即可准确地从患者体内清除适量的水。

每次治疗时，将根据患者处方中规定的*目标体重*，设定超滤目标。有经验的透析患者会根据自己的体重增加量和症状，告诉您需要清除多少水。或者，由您或护士为患者设定除水目标。无论哪种情况，您都要在透析机上输入超滤目标和以小时计的治疗时长。透析机的电脑会计算超滤率，进而设定超滤泵的速率。**请核对是否为每次治疗设定了正确的超滤目标。**

控制、监测和保障透析治疗安全的其他系统部件有：

- **压力传感器**控制泵速，防止压力过高，计算跨膜压并检测渗漏。
- **空气分离室**清除在预冲新（干式）透析器时排出的空气。空气分离室很重要，因为空气滞留在闭合环路系统中会导致除水错误。从分离室中排出的空气排入排液管。

流量式超滤控制

流量式超滤控制系统在透析器的入口和出口侧设有流量传感器，以控制透析液流量（图 15）。这种系统的超滤泵位于透析器后，按照透析机设置的超滤率进行除水。超滤泵速等于超滤率。以下是其工作原理：

- 设置透析器入口和出口的流量泵，使入口和出口流量传感器处测得的流量相等。
- 超滤泵会抽走一部分透析废液，其余废液到达出口流量传感器。该传感器确保出口流量等于入口流量。
- 出口流量泵会额外泵出被超滤泵抽走的液量。这样就会产生负压，推动与该超滤液量等量的水穿过透析器膜。

流量式超滤控制系统使用透析器后超滤泵，按照透析机设置的超滤率来除水。超滤泵速等于超滤率。

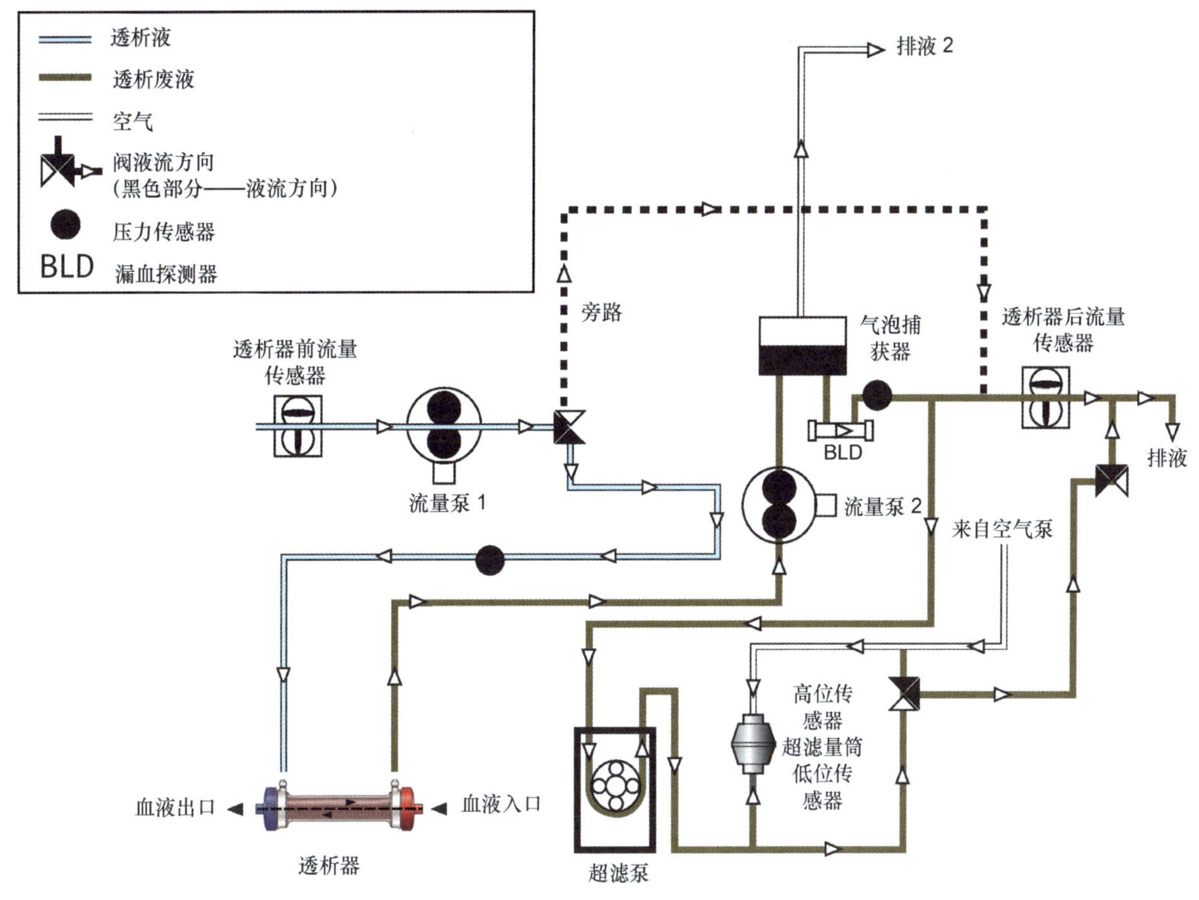

图 15　流量式超滤控制系统

超滤泵速由充满超滤量筒（已知容积的小室）所需的时间决定。充满和排空量筒需要四步：

- 超滤量筒中的高位和低位传感器向一个阀发出打开和关闭信号。
- 当超滤量筒装满时，该阀打开。
- 有一个泵会将空气从量筒顶部推入并将废液送入排液管，从而排空量筒。
- 超滤量筒排空后，该阀关闭，超滤量筒开始重新充注。

在治疗过程中，这些步骤重复多次。出口流量传感器不测量超滤泵清除的水。流量式超滤控制系统可使用压力传感器和空气分离室来监测和控制透析液流量并计算跨膜压。

超滤曲线

血透机可以运行各种程序来控制超滤、钠、碳酸氢盐、温度和透析液流速设置。每一项都根据患者的处方和您所在诊所的制度进行。您可以通过超滤曲线对血透机进行设定，以在治疗期间改变超滤率。透析机则通过升高和降低跨膜压来实现这种改变。与可调钠不同，超滤曲线不会向患者血液中加入钠。

高级选配件 / 可选功能

透析机可连接一些独立部件或选配部件。这些部件在治疗期间采集、监测和分析来自患者和透析系统的数据。照护团队可以使用这些数据来帮助改善治疗。

充分性监测

所有血透机都有选配件 / 可选功能来测量治疗期间给予的血透剂量。许多机器还可以检测透析废液，以显示已从患者血液中除去多少尿素，但结果必须经血液检测来确认。

可调钠的危害

"今天早上，我治疗了大约 30 分钟后，就开始感觉不好了，我的心好像要跳出来一样，然后我就立刻被推进急诊室！"

透析机可在治疗*期间*，根据医生的处方自动调整透析液的钠浓度。这种*可调钠*透析的目的是在不引起不良症状的情况下，清除更多的水。大多数情况下，都采用起始钠浓度高，在治疗过程中逐渐降低的方式。大部分诊所都不再使用可调钠，原因有两个：

- 当透析液钠浓度高时，钠会弥散*到*患者的血液中。这会迫使水从细胞内和组织间隙转移到血液中，从而可通过透析清除。但是，可调钠也会使钠*滞留*在血液中。高血钠会使大脑发出口渴的信号，因此患者一*定*会喝水，从而导致增加更多水重。因此，这种做法开启了一个恶性循环[45]。
- 可调钠可帮助一些患者增加超滤量，同时不会引起很多不良症状。但是，如果超滤率高于患者的*血浆再充盈率*，他们的血压就会下降。血浆再充盈率是细胞间的水补充到血管中所需的时间，估计约为 5 ～ 10 ml/（kg·h）[46-47]。因此，如果超滤率高于 10 ml/（kg·h），患者的血压可能会下降，导致患者器官的血流和氧供减少，并可能引起器官休克。

美国*所有*大规模透析公司的医疗总监都曾公开反对在常规血透中使用可调钠。他们指出，这种做法可向患者血液中加入多达 9 g 的钠，这是大多数患者每天可摄入钠量的 4.5 倍[48]！

自动血压监测模块

血透机内置袖带，以在治疗期间检查血压，可为每位患者设置警报限值。如果您发现血压袖带不起作用，则从管路上拧下连接的袖带，让袖带自行放气。然后，将袖带接头拧回管路中，再重新启动血压检查。注：切勿用手给血压袖带放气；这样会让内部部件猛烈放气，导致血压泵停止工作。

血液检测系统

一些血透机配有监测器，以显示血路管脱落或患者血管通路渗漏。

血液 / 透析液分析装置

有一些设备可在治疗期间检查患者的血液。无论是内置于体外循环回路中还是供液系统中，它们都可：

- 测量实际血流速
- 检测血液中的血红蛋白和（或）血氧水平
- 测量血管通路的血流速
- 测量动脉和静脉管路中的血液温度
- 确定透析期间传递给患者多少热能
- 检查通路再循环

医疗信息系统（HIS 系统）

许多血透机都连接到医疗信息系统（HIS 系统）。这些系统会收集机器设置和治疗数据。或者，从独立监测器收集数据。

体外循环回路

"今天的治疗好极了！我想对那些一直以来都做得这么好的工作人员说声谢谢。"

体外（身体以外）循环回路将血液从患者血管通路送至透析器，然后再回输到患者血管通路（图 16）。这是血透系统的第二大子系统，包括：

- 动脉和静脉管路
- 血泵
- 肝素泵
- 透析器
- 静脉管路夹
- 安全监测器

血路管

"我丈夫告诉我，他在透析时觉得自己胃有些不舒服，所以就示意别人给他点水喝。技师走过来说'你要的不只是水，你在出血。'管路接头松开了，幸亏技师在他要水喝的时候看到了。"

在血透期间，血液从患者血管通路的动脉穿刺针经过血路管流入透析器，然后经静脉穿刺针回流到患者体内。血路管的内径小，所以任何时间只有 100 ～ 250 ml 的血液在患者体外。血路管由两部分组成：

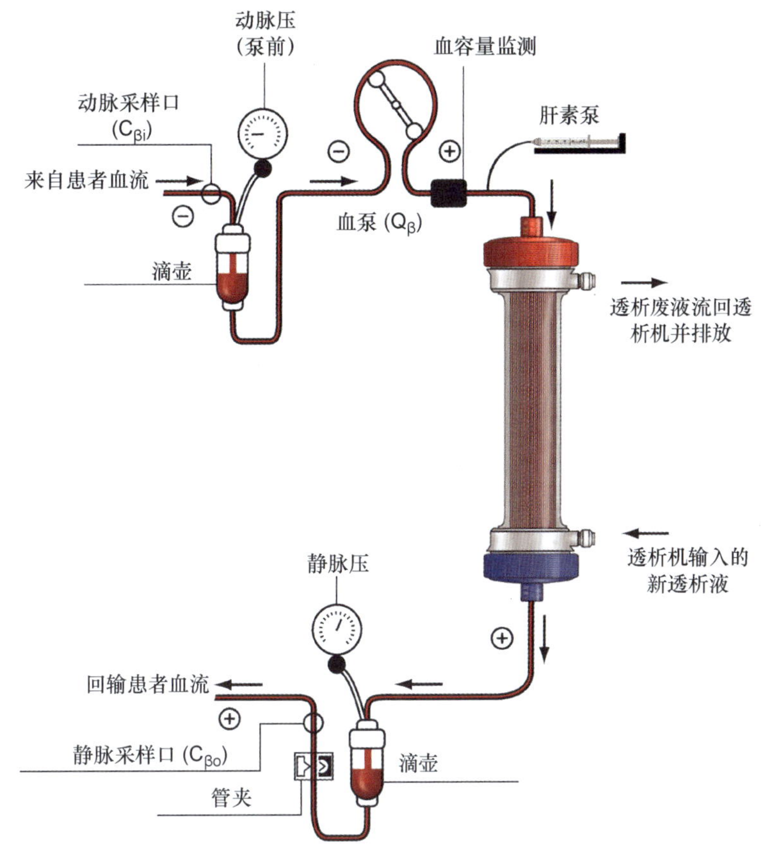

图 16　体外循环回路

- 动脉管路——通常以红色来区分
- 静脉管路——通常以蓝色来区分

血路管的内壁光滑，以减少附着血凝块和气泡的可能。对于某些类型的设备和患者，可定制血路管。每套血路管都有专用部件。这些部件的布设顺序视系统设计、治疗处方和所需的监测而异。血路管的部件包括：

- **患者接头**——动脉和静脉管路段一端的尖头接头或鲁尔锁接头，将管路与患者的穿刺针或导管口连接在一起（图 17）。
- **透析器接头**——管路另一端与透析器连接的接头。动脉管路段连接到透析器的动脉端。静脉管路段连接到透析器的静脉端。
- **滴壶或气泡捕获器**——监测血液回路中的动脉压或静脉压并捕获空气的监测管路。滴壶中会有一个细网筛，以防止血凝块流入患者体内。这种滴壶位于透析器后至患者血管通路前的静脉管路段。在一些新款血路管中，用柔性膜取代了滴壶。
- **血泵管**——动脉管路中耐用、柔韧且直径较大的血泵段。它安装在血泵中。
- **肝素输注管**——从血路管上分出的一小段管路，用于向患者给予*肝素*（一种*抗凝剂*，即血液稀释剂）。此管路最常置于动脉管路的透析器前那一段。
- **生理盐水补液管**——可在透析期间向患者

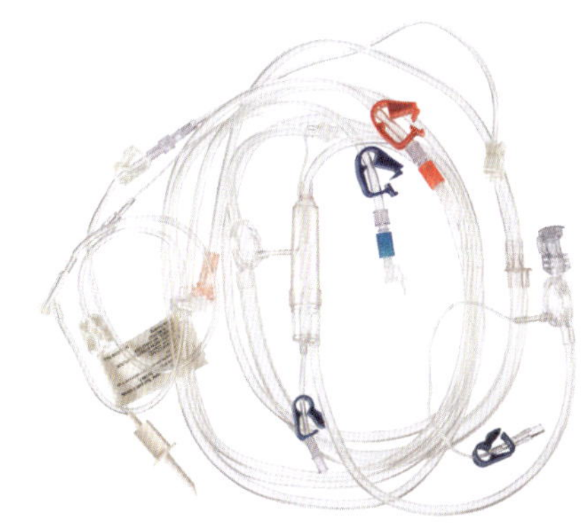

图 17　带接头的血路管
图片经 B. Braun 许可使用

输注生理盐水。该输注管通常置于血泵前的动脉管路段，以便将生理盐水送入回路。如果在治疗期间没有夹闭此管路，过多的液体或空气会进入体外循环回路。

传感器保护罩

*传感器*是透析机中将空气压力转换为电子信号的装置。该信号显示静脉压、动脉压和跨膜压。水汽会损坏电子器件。*传感器保护罩*是一个带滤过膜的防护罩，将管路中的血液与每个传感器隔开，以保持传感器干燥。由于保持传感器干燥十分重要，因此可能会有外部传感器保护罩（血路管部件）*以及*备用的内部传感器保护罩。

外部传感器保护罩通过滴壶顶部的一小段管路连接到透析机的静脉和（或）动脉压力接口。传感器接口管路的中段有一个小管夹。保护罩连接到这些管路的末端，将透析机和血路管（滴壶）衔接起来。

传感器保护罩内的小孔径（0.2 μm）滤过膜[35]具有*疏水性*（排斥水），因此血液无法通过。如果滤过膜浸湿，会阻碍气体流动[35]。因此，传感器保护罩浸湿或被夹闭可能会导致压力读数错误和跨膜压问题。泵前动脉壶接口的传感器保护罩松动或损坏，还会使空气进入血路管。

传感器保护罩浸湿的最大风险是感染。美国疾病控制与预防中心（疾控中心）有降低这种风险的建议。如果传感器保护罩浸湿，诊所必须[49]：

- 立即将其更换。
- 检查保护罩的透析机侧是否有污染或被浸湿。
- 让有资质的技师检查或更换透析机内的传感器保护罩。
- 如果有液体漏入外部传感器保护罩，则须清洁并消毒外部和内部传感器保护罩之间的通路。

更新款的血路管可能配有柔性膜，而不是滴壶。如果是这样，柔性膜位于血路管和内部压力传感器之间。

血泵

“血流速过快对我们的心脏是个负担。我们的心室必须充盈到一定容量，然后才能将血液泵送到其他器官。”

血泵（图 18）将血液从患者的动脉穿刺处经管路送到透析器，然后再回送到静脉穿刺处。通常，血泵通过电机来转动泵头。此类泵称为*蠕动泵*，因为它一波一波地泵送血液。泵头的速度控制血流速，该流速由医生在处方中规定并由工作人员设置。

以下是其工作原理：

- 血路管的血泵管从滚柱和泵头之间穿过。
- 滚柱转动时，挤压管路收窄，将血液推出泵管。
- 滚柱经过后，泵管恢复原状，血液被吸入以重新充盈。
- 通过这种方式，血液被同时吸入和推出泵管。

从本质上讲，血泵是一种旋转的管夹，并内置了几项安全功能以保护患者：

- 在静脉端，如果出现血液操作警报或电源故障，静脉管路夹应自动夹闭静脉管路。
- 停止血泵是一项“故障保护”功能，即使在断电时也能保护患者。

所有血泵在紧急情况下都可以手动启动。通常，血泵会配有一个手柄。快速转动手柄，使静

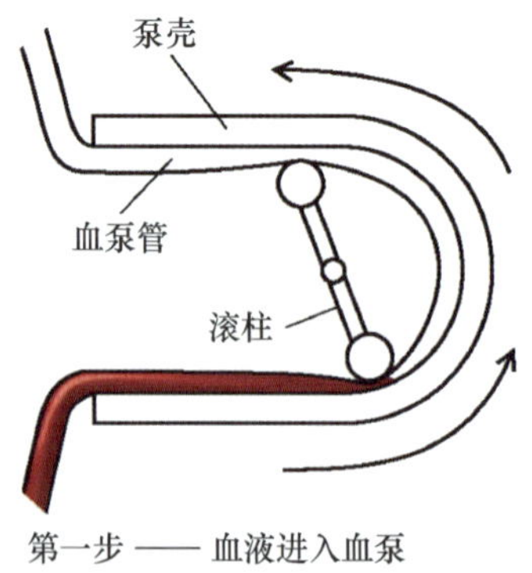

第一步 —— 血液进入血泵

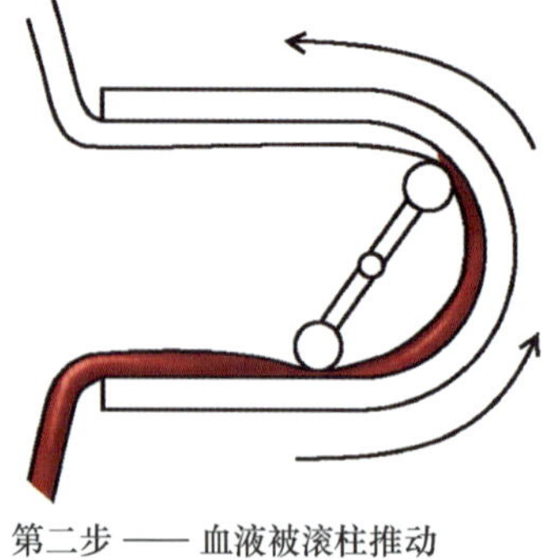

第二步 —— 血液被滚柱推动

第三步 —— 产生恒定的血流速

图 18　血泵

脉压保持在报警前的水平（图 19）。*在转动手柄之前，必须将静脉管路从管路夹中取下，这样体外循环回路将畅通，血液可回输至患者体内。*

泵隙

*泵隙*是滚柱和泵壳之间的间隙。血泵滚柱必须向泵管施加足够的压力，才能吸入并推出血液通过循环回路：

- 过**紧的滚柱**可能会将泵管压裂，或者在滚柱的碾压下溶解（破坏）红细胞。
- 过**松的滚柱**可能会使血液逃过滚柱回流，从而使血流低于规定的流速。红细胞也会溶解。

现代滚柱使用弹簧在滚柱和泵壁之间产生一个恒定力。*您必须将血泵管正确安装到血泵中*。如果将装入泵壳内的泵管两端向下拉，泵管上的张力会压缩弹簧并降低有效血流速。

必须检查每台机器的泵隙。根据生产企业的要求调节泵隙。如果您所在的诊所改用了其他尺寸的管路或更换了生产企业，请重新检查泵隙。

血流速

"您在透析中心做完治疗后有没有觉得很难受，半天恢复不过来？您有没有觉得心慌？我知道 450 ml/min 的流速是一种标准，但是我和医生谈过，让他们降到 400 ml/min 后，简直说不出感觉好了多少，尽管我要多治疗 20 分钟。"

我们按照患者处方，通过改变血泵滚柱的速度来设置透析机血流速。通常血流速（Qb）约为 350 ml/min [5]。

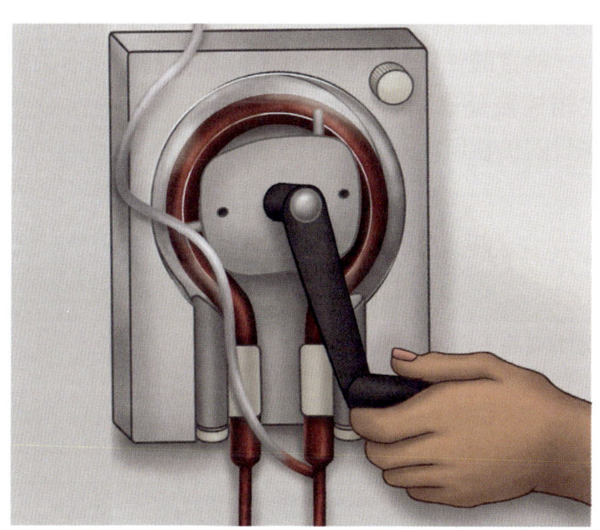

图 19　带手柄的血泵

透析机将显示血泵设置，包括每分钟的血泵转数和血泵管内的容量。透析器前的压力总是负压，因为血泵将血液抽入循环回路。然而，负压使血泵管*变得扁平*，进而使其容量减少，因此算得的 Qb 高于实际值[35]。当动脉压是 −150 mmHg 或更低时，这种差值足以造成治疗效果不足。动脉压非常低也可能意味着血管通路出现问题，应进行检查[35]。

一些透析机可以计算血泵转数，并计算治疗过程中*处理的血液升数*。如果知道*处方中规定的*待处理血液升数，就能计算血流速：将处理的血液升数除以治疗分钟数。该值可作为一项质量保证指标。*结果应与透析机上的血流速相同*。血流速必须正确，*且*必须与患者的处方一致。您必须确保该流速读数正确。

肝素泵

"我以前几次治疗时都有出血的问题。用最上面的针眼从来都没问题。而用最下面那个针眼时，我保持不动 10 分钟，然后站起来，就感到一股液体涌出，是开始漏血了。减少肝素会不会有用？"

患者的血液接触血路管和透析器时，容易出现凝结。肝素是一种抗凝血药物，即*抗凝剂*，用于预防体外血液循环回路内凝血。可通过以下三种方式给予肝素：

- 透析期间**间歇性**（时开时关）给予。在医嘱规定的各个时间，向动脉管路中注入医嘱规定的肝素量。
- 在治疗前一刻**快速推注**（一次性注射全部剂量）。
- **连续输注**（在治疗全程以医嘱规定的速率输注）。使用一支注满肝素的注射器、一根肝素输注管和一个输注泵（图 20）。输注泵缓慢地将肝素注入体外循环回路。治疗前，给予患者一个低起始剂量。肝素泵有不同输注速度，可根据医嘱进行设置。连续输注肝素泵分为四部分：

1. 一个注射器支架
2. 一个用于推动注射器推杆的活塞
3. 一个用于推动推杆输注肝素的马达

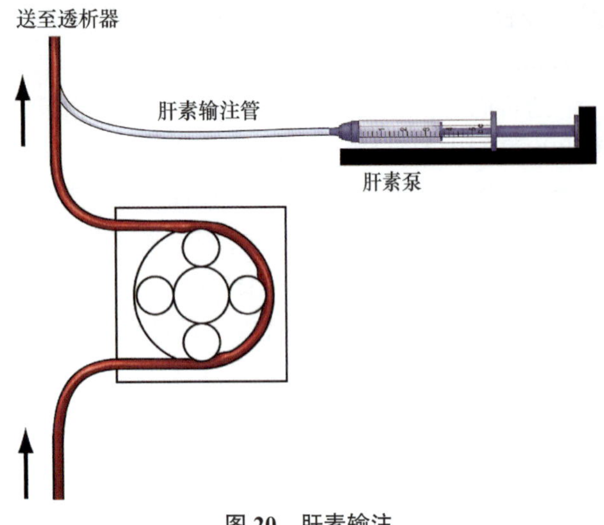

图 20　肝素输注

4. 一种设定医嘱速率的方法

肝素输注到动脉管路上的肝素管中。肝素管位于血泵管后、透析器前。血路管的这一段为正压，这一特点决定了肝素管连接在此是安全的。如果为负压，空气会通过肝素管被吸入回路。或者，如果注射器活塞变松，吸入血路管中的肝素会过多，从而引起用药过量。

对于大多数有动静脉内瘘或人工血管内瘘的患者，*在治疗结束之前*会停止输注肝素，以便恢复正常凝血。

静脉管路夹

静脉管路夹是患者的最后一道用于防止漏血、空气进入血路管或停电的防线。该管路夹置于静脉管路上的静脉壶后，在治疗期间，由一个弹簧式电磁铁使管夹保持"张开"。如果检测到不良事件，则会释放磁力，使管夹闭合，并使血液停止回流到患者体内。*在开始治疗之前，必须确保静脉管路夹正常工作*。

安全监测器

"我的人工血管想撂挑子，动脉压一直上升。我可不想满身毛病。回去找血管外科医生帮帮我！"

有若干体外循环回路监测器会检查患者的血压和血液中的空气，以帮助保持安全。必须设置并检查这些监测器，以便其正常工作。即便使用了这些装置，也还是会发生错误，患者也还是会受到伤害。当您逐渐了解了您的患者以及他们对治疗的反应后，就可以通过观察他们的变化，来帮助保护他们的安全。您是最重要的安全监测因素。

体外压力监测器

体外循环回路的压力取决于血流速和流动阻力。回路中的阻力大多来自穿刺针（或导管）、管路和透析器。血泵可帮助克服阻力。在压力表、量表或屏幕上显示的压力以毫米汞柱（mmHg）计。

我们监测体外压力，以计算跨膜压并确保患者安全。在某些系统中，压力监测器有可以设置的上限和下限。另一些系统则有一个预设范围，工作人员可以选择中值。压力过高或过低时，系统会触发声光警报，停止血泵，并夹闭静脉管路（表 7 和表 8）。

可监测表 7 中的任何压力，具体视透析机而定。动脉管路上可能有泵前或泵后滴壶。静脉管路在透析器后至静脉管路夹前会有一个滴壶。每个滴壶都连接一条监测线或压力计，以检查体外循环回路中的压力（图 21）。

血泵工作时，必须全程使用压力监测器。压力高限和压力低限警报的常见报警原因见表 8。

每次治疗前，必须检查体外循环回路的血液压力警报，以确保其能正常工作。

透析机故障排除

透析机检测失败——若透析机内有空气，则压力测试会失败。进行 3 分钟冲洗，然后重新检测透析机。大多数透析机可能需要大约 15 分钟才能达到稳定。*不得在透析机准备就绪之前，匆忙进行设置或强行让透析机进入检测模式，以缩短这一时间*。

放置酸性浓缩液和（或）碳酸氢盐浓缩液的壁式箱连接处渗漏——将接头拔出，检查确保 O 型密封圈仍在原位。

表 7　体外循环回路中的压力类型

压力	位置	水平
动脉管路（即泵前）	患者穿刺处至血泵之间	＜0（－）
透析器前管路（泵后，即泵后动脉管路）	血泵至透析器之间	＞0（＋）
静脉管路（即透析器后）	监测处至静脉回流处段	＞0（＋）

表 8　压力警报触发因素[41]

压力低限警报	压力高限警报
动脉压（－）（泵前）	
■ 从患者穿刺处流出的动脉血流受阻 ■ 动脉管路受压或扭结 ■ 动脉穿刺针位置不当或外渗 ■ 血泵的设置速率高于血管通路的供血速率 ■ 低血压 ■ *血管收缩*（患者血管收紧） ■ 中心静脉导管不畅通	■ 血路管脱落（如果上限设为低于零） ■ 患者和监测处之间的管路存在渗漏 ■ 血泵泵速下降 ■ 输注生理盐水或药物
透析器前压力（＋）（泵后）	
■ 血流不畅或血流速（Qb）下降	■ 透析器两端的压差 ■ 静脉穿刺针或血透导管位置不当或外渗 ■ 血流速（Qb）升高 ■ 透析器和监测处之间的血路管存在扭结
静脉压（＋）	
■ 血路管从静脉穿刺针或导管上脱落 ■ 血流速下降 ■ 监测处前的血路管阻塞 ■ 透析器内存在严重凝血	■ 监测处至静脉穿刺处的血路管阻塞 ■ 静脉穿刺针位置不当或外渗 ■ 中心导管不畅通 ■ 通路内有血栓

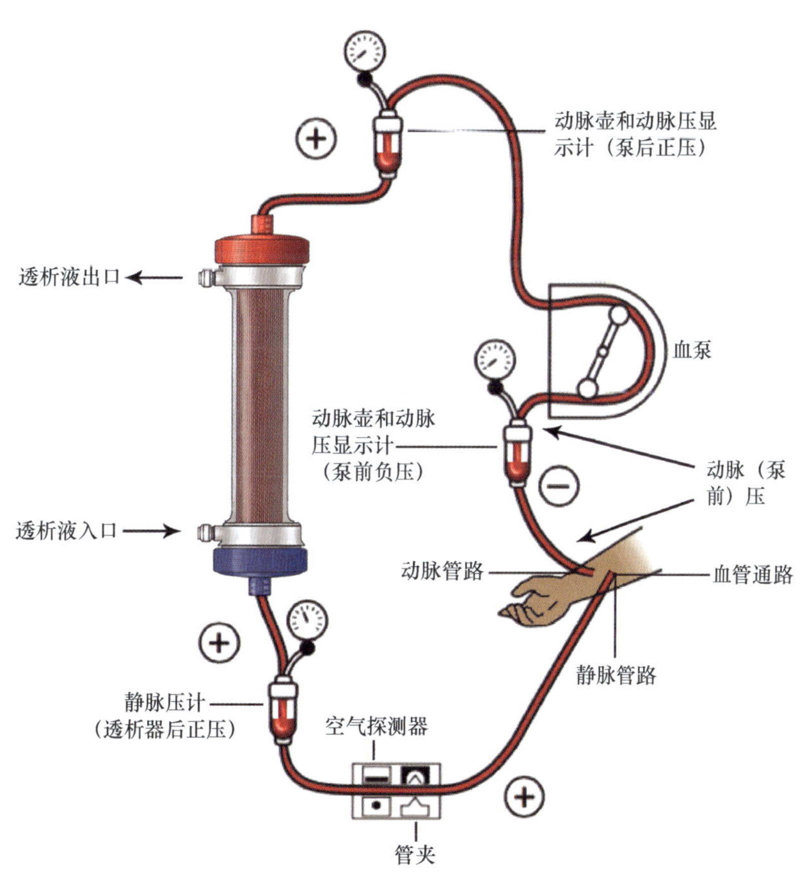

图 21　压力监测装置

消除可以预防的透析出血

"那时，我在做血流检查，渐渐睡着了，醒来时发现血把我的裤子都浸透了。满座位都是血，还流到地上。现在，每个人对拧紧管路这件事都格外小心。"

透析穿刺针脱出或血路管脱落时，只需片刻就会使患者失血而死。每年，估计有400名美国患者*在透析期间、有工作人员值守的情况下*失血死亡[50]。

由于血液温度与体温相同，失血时患者可能感觉不到，他们会很安静地失去意识。血液可能会被衣服或毯子吸掉，也可能流到地板上，这时您或其他患者可能会看到。

务必用胶带固定穿刺针并牢固地连接血路管。养成经常扫视患者穿刺部位、衣服、毯子和地板，以查看是否有血液的习惯。

透析机警报可能无法检测到静脉穿刺针或管路脱落。（静脉穿刺针的阻力可能被视为压力，所以警报不会响起[51]。）有些诊所使用静脉管路警报器，如RedSense®或尿床警报器来检测浸湿。

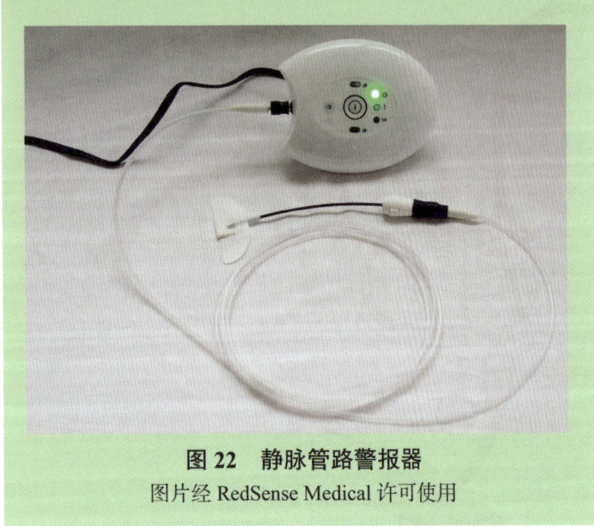

图22　静脉管路警报器
图片经RedSense Medical许可使用

空气探测器

"如果连接到静脉的管路末端有几个零星小气泡，就算不会有任何伤害，但我要是看到了，就会让他们多花点时间处理，因为我能感到气泡进入我体内，我不喜欢这种感觉。"

血流中的极少量空气（微气泡）会像血凝块一样存在于患者器官中[52]。在一项小型随机研究中，使静脉壶（以及在使用间隔期内湿式储存的透析器）中的血液保持高位，可减少微气泡的数量[53]。较大量的空气可引起死亡。空气/泡沫探测器检查静脉管路段的所有血液是否有空气和泡沫。系统会检查静脉壶或其后的血路管中是否有空气。

有两种空气探测器（图23）：

- **超声型**。此类空气探测器开启时，发射器将一道*声波*穿过滴壶或血路管发射到另一侧的接收器上。如果声波发生变化，探测器将发出警报。
- **光电管型**。若配有光电管，则会射出一束*光*穿过管路。对侧的传感器可在血液流经该传感器时检测（由于空气混入产生的）没有血细胞的空隙。

探测器在治疗过程中检查信号是否有任何变化。如果滴壶内的血位下降或血路管内出现空气，则声级会下降。声级下降会触发声光警报，停止血泵，并夹闭静脉管路，以防止空气进入患者体内血流。

空气探测器的警报限值通常由生产企业预设。这些限值可由有资质的技师进行校准。

每次治疗前，按照生产企业的说明，检查空气探测器，确保其正常工作。***开始治疗前，确保滴壶或血路管正确安放在传感器中***。空气探测器必须在治疗过程中*全程*使用，且必须将静脉管路夹置于该管路段。

血容量监测（BVM）

"要想在没有监测器的情况下管理目标体重只能靠猜。这是一个不断变化的目标，我们体内有多少钠，决定了我们除水的难易程度。我们的实际体重也会有增有减，而且可能会被误认为是水重。"

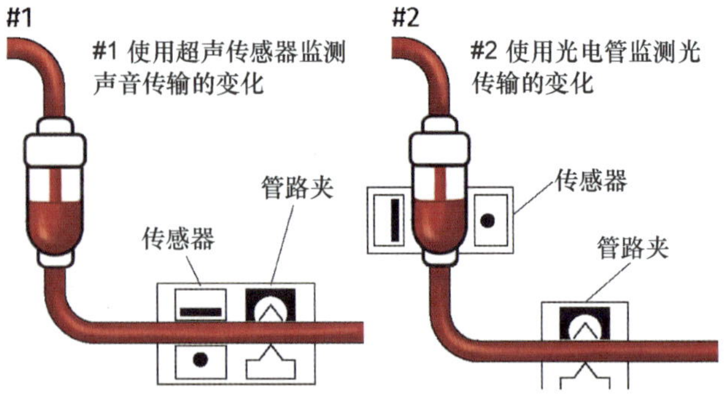

图23　空气探测器

治疗*期间*会进行血容量监测，以测量患者的血容量。血容量监测装置可以提供以下实时反馈：

- **血容量变化百分比**——除水时的剩余血量。
- **血细胞比容**——血液中红细胞所占的百分比。
- **血氧饱和度**——血液中的氧含量。
- **血管再充盈**——水从细胞内和细胞间转移到血液中。

如果患者的血容量下降过多或过快，其血压会下降，这样会使器官休克。进行血容量监测可让您在治疗期间根据每位患者的除水能力来调节超滤率，从而达到更安全、更温和，且血压“剧降”情况更少的治疗效果。

有两种器械获得 FDA 批准，在美国用于进行血容量监测，它们是费森尤斯医疗的 Crit-Line® 和 InteloMed 的 CVInsight®。

Crit-Line 技术（Crit-Line Ⅲ监测仪、Crit-Line Ⅳ监测仪和传感器夹）

Crit-Line 技术（图 24）通过将一束光穿过血液照射到传感器上，来测定患者血细胞比容（血液中红细胞所占的百分比）的变化。红细胞对光的吸收不同于血液的其他成分。血细胞比容升高表明，随着水分排出血容量下降。因此可以安全地进行超滤。Crit-Line 监测仪还可以测量血氧饱和度。要使用该器械，需要将传感器夹在透析器动脉接口处的血路管上。

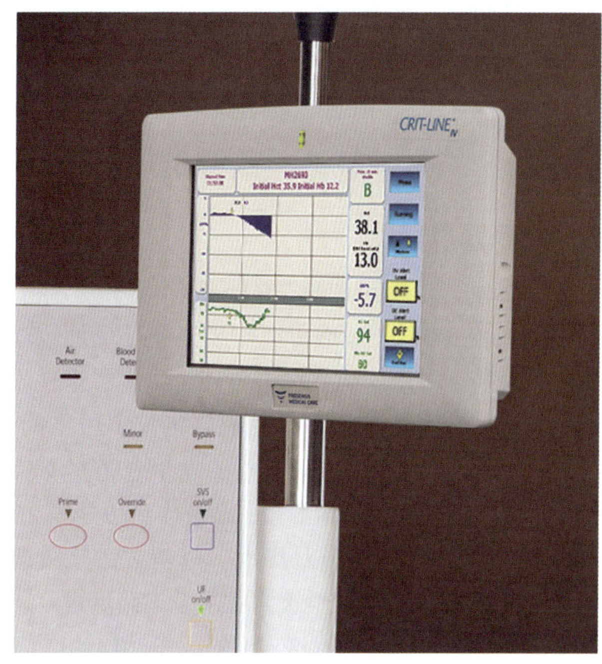

图 24 Crit-Line 技术

图片经 Fresenius Medical Care North America 许可使用

CVInsight

此器械使用前额传感器测量*脉搏振幅*，即：患者心率的变化程度。结果在显示屏上显示为*脉冲强度*（相对于基线的变化百分比）。每位患者的脉冲强度都是独一无二的。该器械（图 25）还采集脉率和其他关键指标的变化，如：

- 脉搏不规则
- 血氧饱和度

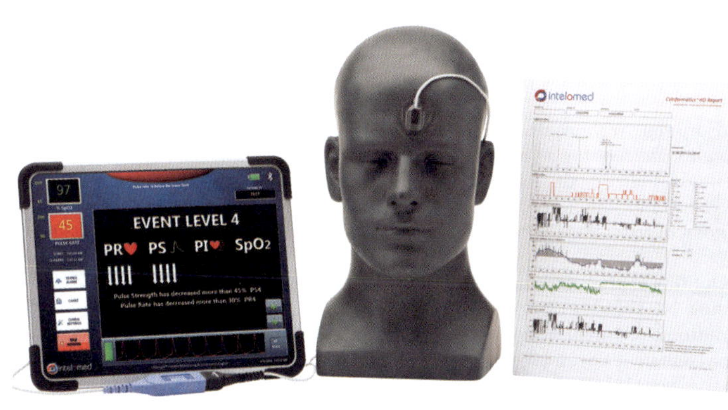

图 25 CVInsight® 系统

图片经 InteloMed 许可使用

废弃物处理与“绿色”透析

“我所生活的地区崇尚‘绿色’生活和环保回收。所以，看到每次治疗后被送去垃圾填埋区的那些东西，真让我吃惊不小。别误会，我百分百感谢透析。但是，一想到我们的透析筒和所有那些塑料埋在堆填区以后的分解时间可能比我们的寿命还长，就真的让我很难过。”

在透析领域，如何处理每次治疗所产生的废弃物开始日益受到关注。除了空盒、空包装以及透析废液罐等垃圾外，血透还产生另两类废弃物：

- **医疗废弃物**，包括用过的透析器、血路管、注射器、玻璃瓶、敷料等。

- **水**，包括透析废液和反渗透装置产生的“废”水。（如需了解有关反渗透的更多信息，请参见第 8 章：水处理。）

医疗废弃物

一次血透治疗可产生 2.5 kg 固体医疗废弃物，其中塑料占 38%[54]。透析医疗废弃物可就地或送到别处焚烧或处理。这些废弃物还可以装袋送往堆填区，这样会污染空气或占用有限的堆填区空间。透析器复用可减少每次血透治疗的废弃物量。（如需了解更多信息，请参见第 5 章：*透析器复用处理*。）

许多研究人员正努力找出一些新方法来处理废弃塑料。在印度，塑料被回收用于道路修建[55]，荷兰的一家公司也在进行这方面的工作[56]。美国使用回收塑料作为道路基材混合料，得克萨斯州的一家公司将废塑料苏打水瓶变成道路修补桩钉[57]。虽然*医疗*废弃物是一项更大的挑战，但一些先驱也在着手加以解决。例如，在宾夕法尼亚，混合医用塑料经过灭菌、粉碎，变为塑胶木材[58]。一家大型透析公司有一个试点项目，将医疗塑料变为新塑料容器，可使高达 350 000 磅废弃物无需送往堆填区[59]。这些想法可以将废弃物化废为宝。

透析用水

一台单程透析机进行一次血透治疗还会使用 500 升水，其中 2/3 是从未接触过患者的反渗透“废”水。反渗透废水的纯度足以饮用，但却被送入排液管。在澳大利亚，废水经过加热制成蒸汽对设备进行消毒；用于公园和花园；用于家庭洗衣和厕所[60]。在法国，一家有 173 名患者的诊所使用反渗透废水进行建筑维护，每年节省 120 万升水，并在 5 年内收回管道投资[61]。

结论

“我把每位护士和技师都看成我们的天使，他们听我们诉苦、见过我们哭泣、什么时候都面带微笑，我们真的需要感谢他们。”

如本章所述，透析系统在透析安全方面发挥着重要作用。每次治疗期间，透析机几乎检查患者治疗的每一部分，除了：您。

您是确保患者安全的所有监测因素里最重要的一环。警报如果被忽略，则毫无用处。设备必须进行维护。许多系统需要先进行检测，然后才能将其用于患者治疗。

如果将配比不当的透析液连接到透析机上，患者会面临极大的危险。透析器和透析系统不仅仅是机器、监测仪和透析液，它们还是使肾衰竭患者能够过上充实、积极生活的一种有效的治疗方式。您注重细节并有能力解决问题，将有助于患者达到更好的预后。了解透析机的各个系统后，您就可以安全地加以使用。

参考文献

1 King B. Principles of hemodialysis, in Counts CS (ed): *Core Curriculum for Nephrology Nursing* (5th ed). Pitman, NJ, American Nephrology Nurses Association, 2008, pp. 662-81

2 Aljadi Z, Mansouri L, Nopp A, et al. Activation of basophils is a new and sensitive marker of biocompatibility in hemodialysis. *Artif Organs.* 2014;38(11):945-53

3 Bellucci A. *Reactions to the hemodialysis membrane*. Available from UpToDate: https://www.uptodate.com/contents/reactions-to-the-hemodialysis-membrane. Accessed May 2017

4 Ford LL, Ward RA, Cheung AK. Choice of the hemodialysis membrane, in Henrich WL (ed): *Principles and Practice of Dialysis* (4th ed). Philadephia, Lippincott Williams & Wilkins, 2009, pp. 1-11

5 Ahmad S, Misra M, Hoenich N, et al. Hemodialysis apparatus, in Daugirdas JT, Blake PG, & Ing TS, *Handbook of Dialysis,* (5th ed). Philadelphia, Wolters Kluwer Health, 2015

6 Chanard J. Membrane biocompatibility in dialysis: the role of adsorption. *Nephrologie*. 2003:24(7):359-65

7 National Kidney Foundation. *A clinical Update on dialyzer membranes: State-of-the-art considerations for optimal care in hemodialysis*. Available from https://www.kidney.org/sites/default/files/02-10-6050_FBD_Clinical_bulletin.pdf. Accessed May 2017

8 Hoenich NA, Levin R, Pearce C. Clinical waste generation from renal units: implications and solutions. *Semin Dial*. 2005;18(5):396-400

9 Bacle A, Thevenot S, Grignon C, et al. Determination of bisphenol A in water and the medical devices used in hemodialysis treatment. *Int J Pharm*. 2016;505(1-2):115-21 doi: 10.1016/j.ijpharm.2016.03.003

10 Potential effect of dialyzer leaching of BPA from the Fresenius Optiflux 160NR compared to the Nipro ELISIO-15H (bisphenol-A). NCT02627118. Available from ClinicalTrials.gov, https://clinicaltrials.gov/ct2/show/NCT02627118. Accessed November 2016

11 Sahani MM, Daoud TM, Sam R, et al. Dialysis disequilibrium syndrome revisited. *Hemodial Int.* 2001;5(1):92-6

12 Lin CJ, Wu V, Wu CJ. Meta-analysis of the associations of p-Cresyl Sulfate (PCS) and Indoxyl Sulfate (IS) with cardiovascular events and all-cause mortality in patients with chronic renal failure. *PLoS One*. 2015;10(7):e0132589. Doi: 10.1371/journal.pone.0132589

13 Zumrutdal A. Role of β2-microglobulin in uremic patients may be greater than originally suspected. *World J Nephrol*. 2015;4(1):98-104
14 Yamamoto S, Kazama JJ, Narita I, et al. Recent progress in understanding dialysis-related amyloidosis. *Bone*. 2009;45(Suppl 1):S39-42
15 Available at http://www.convertunits.com. Accessed May 2017
16 Ambalavanan S, Rabetoy G, Cheung AK. High-efficiency and high-flux hemodialysis, In Schrier RW (ed). *Atlas of Diseases of the Kidney*, Vol 5. Hoboken, NJ, Blackwell Science, 1999
17 Schiffl H. High-flux dialyzers, backfiltration, and dialysis fluid quality. *Semin Dial*. 2011;24(1):1-4
18 Daugirdas JT. Physiologic principles and urea kinetic modeling, in Daugirdas JT, Blake PG, & Ing TS, *Handbook of Dialysis,* (5th ed). Philadelphia, Wolters Kluwer Health, 2015
19 Agar J. *Don't flog the fistulas: slow hemodialysis blood flow!* Available from http://homedialysis.org/news-and-research/blog/38-dont-flog-fistulas-slow-hemodialysis-blood-flow. Accessed October 2016
20 Ward RA, Idoux JW, Hamdan H, et al. Dialysate flow rate and delivered Kt/V urea for dialyzers with enhanced dialysate flow distribution. *Clin J Am Soc Nephrol*. 2011;6(9):2235-9
21 Cornelis T, van der Sande FM, Eloot S, et al. Acute hemodynamic response and uremic toxin removal in conventional and extended hemodialysis and hemodiafiltration: a randomized crossover study. *Am J Kidney Dis*. 2014;64(2):247-56
22 Cornelis T, Eloot S, Vanholder R, et al. Protein-bound uraemic toxins, dicarbonyl stress and advanced glycation end products in conventional and extended haemodialysis and haemodiafiltration. *Nephrol Dial Transplant*. 2015;30(8):1395-402
23 Castner D. Principles of hemodialysis. In Counts CS (ed.), *Core Curriculum for Nephrology Nursing: Module 3 Treatment options for patients with chronic kidney failure* (6th ed.). Pitman, NJ. American Nephrology Nurses' Association, 2015, pp. 69-166
24 Khosla N, Mehta RL. Continuous dialysis therapeutic techniques, in Henrich WL (ed): *Principles and Practice of Dialysis* (4th ed). Philadelphia, Lippincott Williams and Wilkins, 2009, pp. 196-218
25 Kallenbach JZ, Gutch CF, Stoner M, et al. *Review of Hemodialysis for Nurses and Dialysis Personnel* (7th ed). Philadelphia, Elsevier Mosby, 2005, p. 217
26 Baxter. *Diascan monitoring system: a quality assurance tool*. Available from https://www.baxter.com/assets/downloads/products_expertise/renal_therapies/Diascan_Brochure.pdf. Accessed May 2017
27 Adimea™ *A unique technology for monitoring dialysis dose*. B.Braun, Bethlehem, PA, 2010. Available at www.bbraunusa.com. Accessed May 2017
28 *Online clearance monitoring: assuring the desired dose of dialysis*. Fresenius Medical Care, Deutschland GmbH, 2007. http://fmc-au.com/pdf/machines/OnLine%20Clearance%20Monitor-5008.pdf. Accessed November 2016
29 Wians, FH, Jr. *Blood Tests: Normal Values – Appendixes*. Merck Sharp & Cohme Corp., a subsidiary of Merck & Co., Kenilworth, NJ. Available from: http://www.merckmanuals.com/professional/appendixes/normal-laboratory-values/blood-tests-normal-values. Accessed May 2017
30 Ward RA, Ing TS. Dialysis water and dialysate, in Daugirdas JT, Blake PG, & Ing TS, *Handbook of Dialysis,* (5th ed). Philadelphia, Wolters Kluwer Health, 2015
31 Nesrallah GE, Suri RS, Lindsay RM, et al. Home and intensive hemodialysis, in Daugirdas JT, Blake PG, & Ing TS, *Handbook of Dialysis,* (5th ed). Philadelphia, Wolters Kluwer Health, 2015
32 Richards RH, Dowling JA, Vreman HJ, et al. Acetate levels in human plasma. *Proc Clin Dial Transplant Forum*. 1976;6:73-9
33 MedlinePlus [Internet]. Bethesda, MD: National Library of Medicine (US). *Calcium – ionized*; [updated 2015 May 5]. Available from: https://medlineplus.gov/ency/article/003486.htm. Accessed May 2017
34 Welshman SG, McCambridge H. Estimation of citrate in serum and urine using a citrate lyase technique. *Clin Chim Acta*. 1973;46(3):243-6
35 Mitra S, Mitsides N. Technical aspects of hemodialysis, in Magee CC, Tucker JK, Singh AK (eds.) *Core Concepts in Dialysis and Continuous Therapies*. New York, Springer, 2016. DOI 10.1007/978-1-4899-7657-4_2
36 Fresenius Medical Care North America. bibag® *On-line dry bicarbonate concentrate*. Available from: www.fmcna-bibag.com. Accessed June 2016
37 Baxter International Inc. *BiCart Cartridge*. Available from: https://www.baxter.com/assets/downloads/products_expertise/renal_therapies/BiCart_Brochure_FINAL.pdf. Accessed October 2016
38 Daugirdas JT. Chronic hemodialysis prescription, in Daugirdas JT, Blake PG, & Ing TS, *Handbook of Dialysis,* (5th ed). Philadelphia, Wolters Kluwer Health, 2015
39 Jepson R, Alonso E. Overheated dialysate: a case study and review. *Nephrol Nurs J*. 2009;36(5):551-3
40 Eldehni MT, Odudu A, McIntyre CW. Randomized clinical trial of dialysate cooling and effects on brain white matter. *J Am Soc Nephrol*. 2015;26(4):957-65
41 Fresenius USA, Inc. *2008K Hemodialysis machine operator's manual*. 2009. Available from: https://www.manualslib.com/manual/439583/Fresenius-Medical-Care-2008k.html. Accessed November 2016
42 Association for the Advancement of Medical Instrumentation. AAMI Recommended Practice, *Dialysate for hemodialysis* (ANSI/AAMI RD52:2004). Arlington, VA, American National Standard
43 Flythe JE, Kimmel SE, Brunelli SM. Rapid fluid removal during dialysis is associated with cardiovascular morbidity and mortality. *Kidney Int*. 2011;79(2):250-7
44 Arbor Research Collaborative for Health and the University of Michigan Kidney Epidemiology and Cost Center. *End Stage Renal Disease (ESRD) quality measure development and maintenance hemodialysis adequacy clinical technical expert panel summary report*. April 16-17, 2013 in Baltimore, MD. Sent to CMS on June 28, 2013. Available from: https://www.cms.gov/Medicare/Quality-Initiatives-Patient-Assessment-Instruments/MMS/Downloads/Hemodialysis-Adequacy-TEP-Summary-Report-and-Addendum.pdf Accessed June 2017
45 Raimann JG, Thijssen S, Usvyat LA, et al. Sodium alignment in clinical practice—implementation and implications. *Semin Dial*. 2011;24(5):587-92
46 Chaignon M, Chen WT, Tarazi RC, et al. Blood pressure response to hemodialysis. *Hypertension*. 1981;3(3):333-9
47 Kim KE, Neff M, Cohen B, et al. Blood volume changes and hypotension during hemodialysis. *Trans Am Soc Artif Intern Organs*. 1970;16:508-14
48 Weiner DE, Brunelli SM, Hunt A, et al. Improving clinical outcomes among hemodialysis patients: a proposal for a "Volume First" approach from the Chief Medical Officers of US dialysis providers. *Am J Kidney Dis*. 2014;64(5):685-95
49 Centers for Disease Control and Prevention. *Recommendations for preventing transmission of infections among chronic hemodialysis patients* April 27, 2001 / 50(RR05);1-43. Available from: http://www.cdc.gov/mmwr/preview/mmwrhtml/rr5005a1.htm Accessed November 2016
50 Sandroni S, Sherockman T, Hayes-Leight K. Catastrophic hemorrhage from venous needle dislodgement during hemodialysis: continued risk of avoidable death and progress toward a solution. 2008; *J Am Soc Nephrol*. 19(891A)
51 Axley B, Speranza-Reid J, Williams H. Venous needle dislodgement in patients on hemodialysis. *Nephrol Nurs J*. 2012;39(6):435-45
52 Stegmayr B, Brännström T, Forsberg U, et al. Microbubbles of air may occur in the organs of hemodialysis patients. *ASAIO J*. 2012;58(2):177-9
53 Forsberg U, Jonsson P, Stegmayr C, et al. A high blood level in the venous chamber and a wet-stored dialyzer help to reduce exposure for microemboli during hemodialysis. *Hemodial Int*. 2013;17(4):612-7
54 Hoenich NA, Levin R, Pearce C. Clinical waste generation from renal units: implications and solutions. *Semin Dial*. 2005;18(5):396-400
55 Kapur A. *India's 'Plastic Man' turns litter into paved roads*. July 11, 2014. Bloomberg. Available from: https://www.bloomberg.com/news/articles/2014-07-10/indias-plastic-man-chemist-turns-litter-into-paved-roads. Accessed November 2016
56 Building Design and Construction. Caulfield J (ed.) *Must see: Dutch company to test using plastic waste for road construction*. July 27, 2015. Available from: https://www.bdcnetwork.com/must-see-dutch-company-test-using-plastic-waste-road-construction. Accessed November 2016

57 Dykes Paving. *Texas roads made from plastic*. Available from: http://www.dykespaving.com/blog/texas-roads-made-from-plastic/. Accessed November 2016
58 Johnson J. *Alternative uses for processed regulated medical waste*. Available from: http://www.plasticsnews.com/article/20151230/NEWS/151239990/finding-new-life-for-medical-waste. Accessed November 2016
59 DaVita. *DaVita to launch dialyzer recycling pilot project through collaboration with waste management and BD*. July 27, 2011. Available from: https://www.wm.com/documents/pdfs-for-services-section/DaVita%20Recycling%20Pilot.pdf. Accessed November 2016
60 Agar JW. Green dialysis: the environmental challenges ahead. *Semin Dial*. 2015;28(2):186-92
61 Ponson L, Arkouche W, Laville M. Toward green dialysis: focus on water savings. Hemodial Int. 2014; 18(1):7-14

5 透析器复用处理

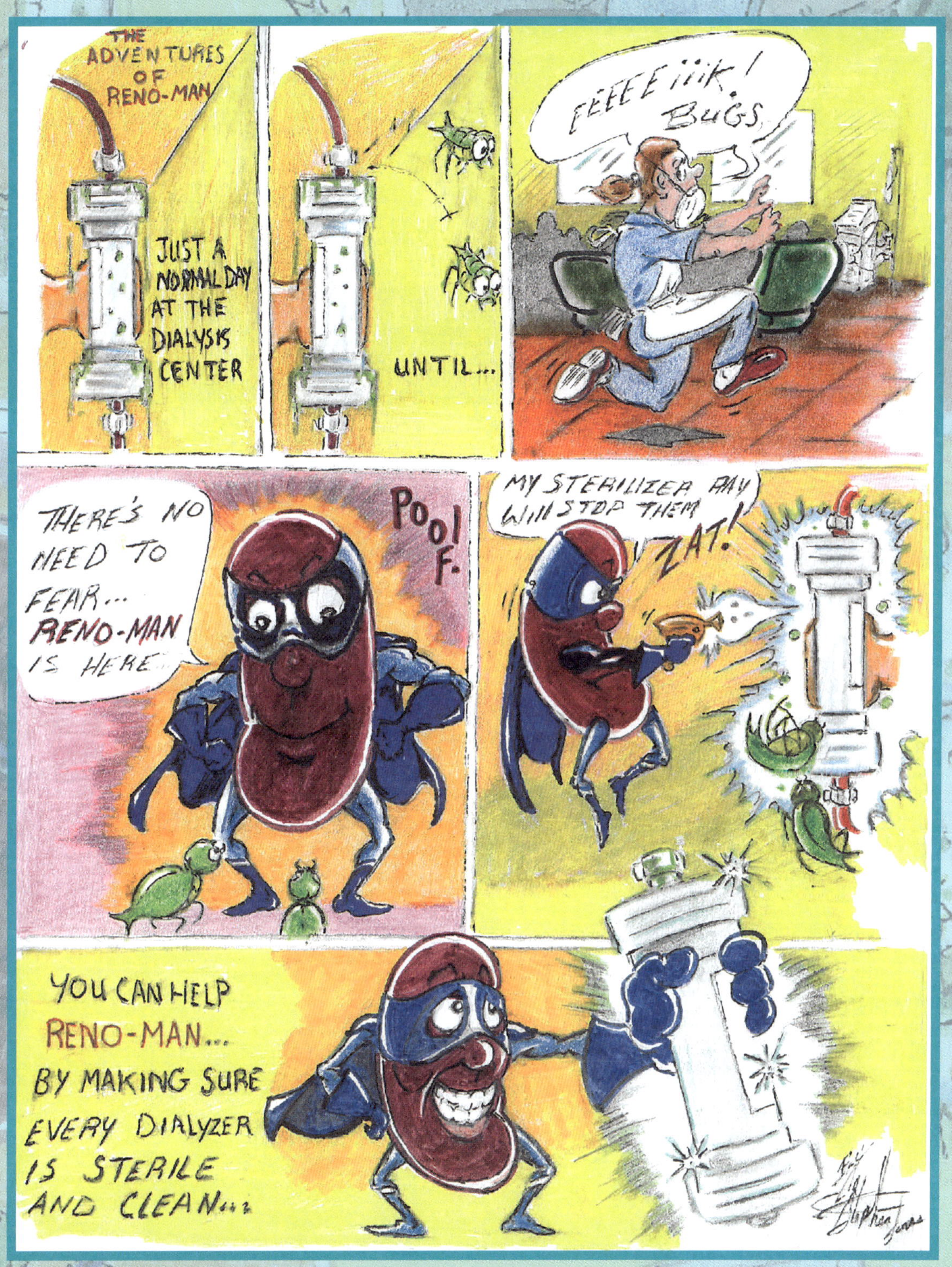

Stephen Jones 与家人住在弗吉尼亚州的里士满。他 7 岁开始画画，已热衷绘画很多年。他爱画画，觉得可以通过自己的作品游历许多地方。经常能看到 Stephen 在透析时画画，他喜欢给别人看自己的作品。他觉得给人看这些画是一种福气和荣耀。

“我复用透析器大概已经有 3 年了。我没出现过副作用。每次透析前，注册护士或技师都会当着我的面进行检测，我们双方都得同意检测结果完全没有问题。否则的话，就再冲洗透析器 15 分钟，然后重检。”

目 标

本章作者

James W. Bates

Charles H. Johnson 注册血透技师

Suzanne E. Kuester 注册护士、注册肾脏病科护士

Tia Sabin 注册血透技师

Philip Varughese 注册血透技师、注册肾脏病临床技师

本章审校人

Nancy M. Gallagher 理学学士、注册护士、注册肾脏病科护士

Darlene Rodgers 护理学士、注册护士、注册肾脏病科护士、医疗质量管理师

John H. Sadler 医学博士

Dori Schatell 理学硕士

Vern Taaffe 理学学士、注册肾脏病临床工程技师、注册透析用水专员

Tamyra Warmack 注册护士

测验问题练习网站：

www.meiresearch.org/cc6

完成本章后，您将能够：

1. 讨论透析器复用处理发展史。
2. 说明透析诊所为什么可以对透析器进行复用处理。
3. 依次列举透析器的复用处理步骤。
4. 讨论透析器复用处理可对患者和工作人员造成的危害。
5. 说明对透析器进行复用处理时所需的文档记录。

缩略语见缩略语及术语表。

引言

中空纤维透析器，即人工肾，是现代工程设计的一大创举。仅仅只是完成人体肾脏的部分工作，已经十分复杂。然而，透析器却足够可靠，可多次使用。可对透析器进行*复用处理*，即：清洁、检测并消毒，以供同一患者再次使用，而不是治疗一次后就丢弃。这种做法称为*复用*。

美国联邦和一些州的法律法规中设立了关于透析器复用处理的规定。这些规定陈述了诊所必须采取哪些措施，以使复用对患者和工作人员安全有效。复用处理技师的重要职责是降低复用的风险。这需要认真遵守所有法律、规定和诊所规程。

本章介绍了复用处理发展史、各种规定和指南的作用，以及对透析器进行复用处理的步骤。

透析器复用处理发展史

自 20 世纪 60 年代末以来，就有透析器复用处理程序了。起初，这一程序由人工完成。如今，复用处理通常采用自动系统来完成。随着透析器技术的发展，复用设备也随之发展。

20 世纪 60 年代中期，大多数患者都使用 Kiil 透析器进行治疗（图 1）。Kiil 是一种“夹心”透析器，由多层平板滤过膜组成，膜之间用带凹槽的塑料板隔开。由橡胶垫和金属夹将“夹心”材料固定在一起。Kiil 透析器在每次使用前，必须装配并进行压力测试，这一过程缓慢且复杂。Kiil 透析器的压力测试失败率为 10% ～ 20%，这时，必须换上新的平板滤过膜从头开始整个过程。

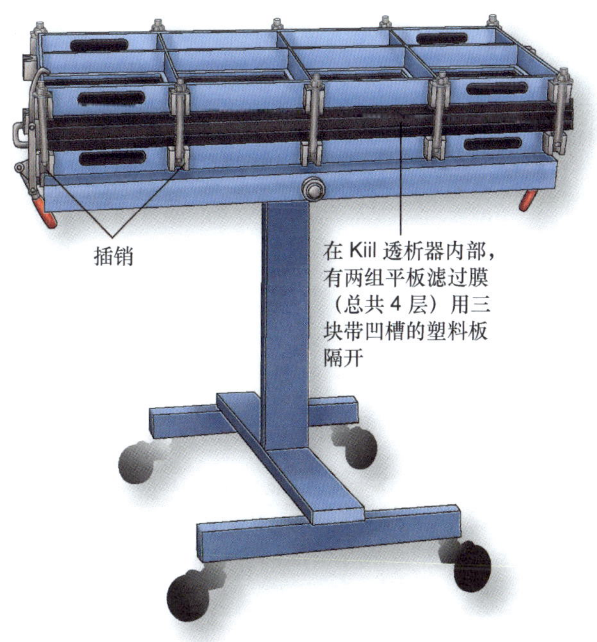

图 1　Kiil 透析器

1967 年，Belding Scribner 医生（帮助设计了动静脉内瘘）报告，有可能复用 Kiil 透析器。可在 Kiil 透析器的血液侧注入*杀菌剂*（细菌杀灭剂），进行冲洗，然后再次使用。这意味着不必每次使用时都要拆开并重装 Kiil 透析器，省去了 Scribner 医生的居家治疗患者在拆开并重装 Kiil 透析器时所花费的一些工夫。当时，他在西雅图的大部分患者都进行居家血透[1]。

到 20 世纪 60 年代末，盘管透析器成为复用的首选。盘管透析器比 Kiil 透析器更易安装和预冲（用生理盐水灌注冲洗）。但是，正如其生产企业所说，对于许多医院来说，盘管透析器若只是使用一次，成本就太高了。该透析器在复用之前，灌注杀菌剂，并存放在冰箱中[2]。

到 20 世纪 70 年代末，平行板式透析器仍在使用，且能够复用。该透析器的血液侧和透析液侧可以用杀菌剂密封，从而降低细菌在其中生长的概率。

中空纤维透析器与复用

1970 年，中空纤维透析器一经上市，就展示了其非常适合复用的特性。它们很结实、易于冲洗，可以使用高水压从纤维中冲洗出纤维蛋白和血液。*纤维总容积* *（TCV）即：血室的总血液体积，它易于测量，如果透析器的基线纤维总容积损失 20%，则将其丢弃。由于这些原因，中空纤维透析器成为复用的首选。

* 对于大多数中空纤维透析器，损失 20% 的纤维总容积大致相当于损失 10% 的清除率。

透析器的复用与时俱进。在这方面进行了研究、测试和实践。研究人员研究了透析器在小溶质清除方面的差异。他们尝试了多种不同的杀菌剂、停留时间、浓度和温度。渐渐地，他们找到了杀灭和预防细菌生长的最佳方法。一些公司开始制造自动化复用处理系统。有些系统一次处理一个透析器，而另一些则为多点处理系统。

透析器复用数量

1976 年，约有 18% 的美国血透患者复用透析器进行透析[3]。20 世纪 80 年代，许多研究报告称，复用并辅以适当的质量控制是安全的[3]。自动化复用处理系统也推动了这种做法的发展。

1983 年，联邦医疗保险改变了其透析费用支付方式，不再向诊所支付服务费，而是对每次治疗支付一笔定额费用（*综合费率*），包括所有设备、人工、检测化验和用品[4]。这种改变可能是复用快速增长的最大原因，它在 1997 年达到最高，有 82% 的诊所都在使用[3]。

到 2002 年，复用率降至 63%[3]，这是因为在 2001 年，美国最大的透析提供商停止在旗下的诊所复用透析器，因为他们也生产透析器[5]。如今，在 10 大透析提供商中，只有 4 家复用其部分透析器。2010—2015 年的复用数据表明，这些公司的透析器复用率从 28% 降至 12% 以下[6]。

复用透析器的原因

复用透析器的原因已逐渐发生变化。在用纤维素透析器进行血透治疗期间，透析膜内表面覆有一层血液蛋白。使用一些不含次氯酸钠的杀菌剂进行复用处理，可将这些蛋白留在透析器中，使透析器的生物相容性更高。这种覆层降低了*首次使用综合征*的发生率，即：使用新透析器时的胸痛和背痛症状[7]。由于中空纤维透析器所用的新型合成膜往往生物相容性更高，大多数患者没有首次使用综合征。

如今，复用大多是为了节约费用。大多数临床医生相信，安全地复用不会对患者造成任何伤害。实际上，在首次使用透析器前对其进行预处理，可冲洗掉可能致命的增塑剂和生产残留物质。曾有一起事件，有 53 名使用新透析器进行治疗的患者，死于生产厂商使用的一种名为 PF-5070 的化学品[8]。

节省资金并减少医疗废弃物

复用透析器可降低每次透析治疗的成本，若是考虑*所有*成本，也许不会降低。如果透析器的成本为 9.00 美元，且可以使用 15 次，则其每次治疗的成本为 0.60 美元，似乎每次治疗节省了 8.40 美元。但是，每次治疗后的复用处理本身就可能需要花费 3.00 ～ 5.50 美元，还有人工费，且必须使用额外的生理盐水冲洗透析器以供下一次治疗。这些计算可以解释为什么每年进行透析器复用处理的诊所数量会减少。

透析器只使用一次会对地球产生影响。每年，美国产生的医疗废弃物估计有 260 万吨[9]。一家大型透析公司指出，复用意味着一年可少用 4600 万个透析器，并使 6200 万磅（31 000 吨）废弃物无需送往堆填区（图 2）[10]。复用还可降低医疗废弃物处理成本。使用过的透析器可能会焚烧，这也会影响空气质量。

复用的安全性

透析器复用的安全性如何？在 2012 年的一篇论文中，研究人员分析了 14 项研究，这些研究都设有复用组和非复用组。他们发现两组的生存率大致相同[11]。但是，复用如果操作不当，可能会令患者接触到病原体或杀菌剂。注：CMS 不要求患者书面同意复用，但患者团体（AAKP 和 NKF）则建议这样做。CMS 规定要求，必须告知患者有关复用的情况以及该过程如何进行[12]。患者有权在每次治疗时使用一个新透析器，但可以是一个成本较低的透析器[13-14]。

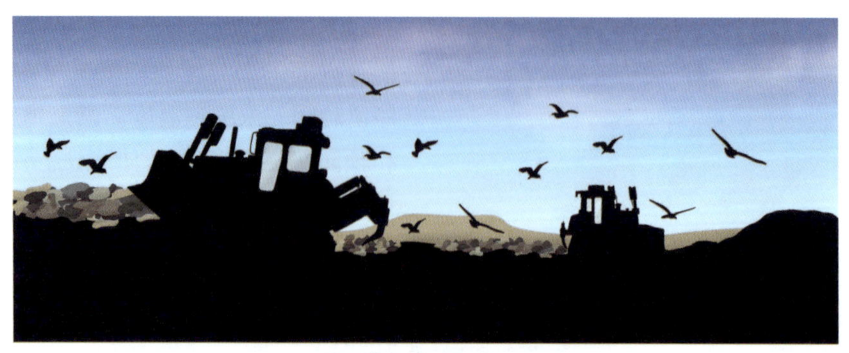

图 2　复用可减少堆填区的医疗废弃物

复用及接触病原体

细菌可从用于制备透析液的水中进入透析器。治疗后，透析液侧的细菌可能会留在透析器中。如果这些细菌繁殖并进入患者血液，则可能引起致命的：

- ***热原反应***（发热、寒战、恶心、呕吐、低血压、肌肉疼痛）
- ***脓毒血症***（危及生命的血液感染）

2016 年的一项研究检测了在透析器经过复用处理后细菌是否会生长，结果是会[15]。在下列情况下，经过复用处理后，细菌或内毒素仍可存活：

- 透析液水质差
- 杀菌剂已过期、混合不当或用量不足
- 透析器和杀菌剂的接触时间过短
- 透析器复用处理后储存不当

复用透析器中有任何细菌或内毒素都会对患者构成风险。务必检查并记录患者的体温，至少在治疗前后应检查记录。这将为您提供基线数据，以防患者在治疗期间出现任何症状，如寒战。医生需要判定症状是否可能由对透析器的不良反应而引起。如果患者有突发症状，照护团队需要采集血液和透析液培养物并评估是否：

- 使用了受污染的水
- 治疗中有失误
- 透析器复用处理不当

如果有一群患者因复用而*同时*出现热原反应或脓毒血症，诊所必须停止复用。除非检查了整个复用处理系统，否则不得重新启动复用[16]。

对于乙型肝炎表面抗原（HBV＋）检测呈阳性的患者，切勿复用透析器。

美国医疗器械促进协会（AAMI）[17]和 CMS *承保条件*[18]均有此规定。这些透析器在使用后会丢弃，以保障工作人员和其他患者的安全。

复用和接触杀菌剂

杀菌剂如果进入患者血液，即使很少量，也会产生毒性（图 3）。如果在治疗开始前没有冲洗掉*所有*杀菌剂，患者可能会：

- 血管通路侧肢体有烧灼感
- 感觉嘴唇麻木
- 视力或听力降低
- 死亡

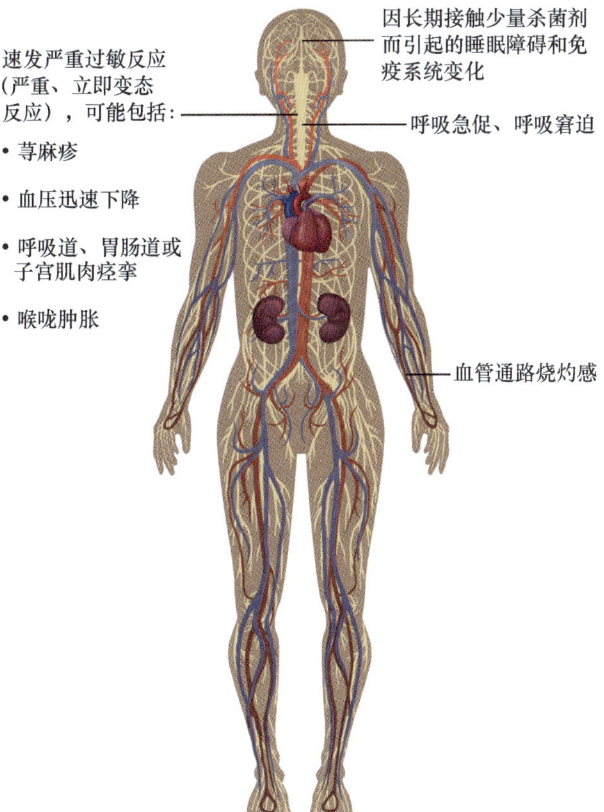

图 3　透析器复用处理不当的医疗风险

如果透析不是在完成杀菌剂检测后立即开始，则可能发生*急性*（突发）中毒。会发生这种情况是因为透析器的透析液侧可能存在残留的杀菌剂。待用期间一些杀菌剂会转移到血液侧，进而可与那里的患者血液混合。

少量的某些杀菌剂可能不会引起急性症状，但可能引起长期问题，如睡眠障碍和免疫系统变化。

请遵循您所在诊所的化学品使用制度与规程，以避免或尽量减少接触风险。***对每个透析器都进行使用前检测，以确保所有化学品均已清除。***

复用和透析器效率

每次复用和复用处理都会改变透析器膜，并可能减少纤维总容积。纤维总容积提示我们透析器的溶质清除和除水能力。纤维总容积降低会逐渐影响溶质转运和超滤。如果发生这种情况，患者就接受不到完整的透析剂量，因为：

- **清洁剂和杀菌剂会损坏滤过膜**。可发生渗漏和清除率降低。
- **每次使用透析器时，纤维会被血液或其他**

物质堵塞。这些堵塞会减少透析器的膜面积。膜面积减少会降低清除率和超滤率。

大多数透析器的纤维总容积下降 20%，相当于尿素清除率减少 10%，意味着从患者体内清除的废物减少[19]。若部分纤维堵塞，其余纤维的血流量会提高，因此每根未堵塞纤维的弥散速率会更高。因此，纤维总容积为基线的 80% 时，尿素、钠或离子清除率仅下降约 10%，而不是全部 20%。

透析器复用处理规定

透析器必须采用 ANSI/AAMI 标准进行复用处理。联邦医疗保险采用 ANSI/AAMI《*血液透析器复用*》第三版，作为*承保条件*和联邦法规[20]。

ANSI/AAMI 标准涵盖：

- 设备
- 清洁和消毒
- 标签标示和复用处理程序
- 记录保存
- 复用处理耗材
- 实际设施和环境安全
- 患者注意事项和工作人员资质
- 培训
- 透析准备
- 杀菌剂检测
- 监测
- 质量保证

我们会在讲解复用处理步骤时（图 4），告诉您必须遵守哪些规定。

透析器的复用标签

透析器必须经 FDA 批准方可复用。1996 年，FDA 要求每个透析器的标签上必须标明是供“单次”使用还是“多次”使用[21]，这一指导原则如今仍有效[22]。**我们仅可复用标签上标有“多次使用”的透析器**。向诊所销售可复用透析器的公司必须提供[21]：

- 透析器复用处理方法
- *许可使用的清洁剂和杀菌剂清单*。（并非所有透析器都可用任何杀菌剂进行复用处理。）
- 证明复用该透析器安全有效的科学证据。

每个透析器都配有生产企业的《使用说明》。

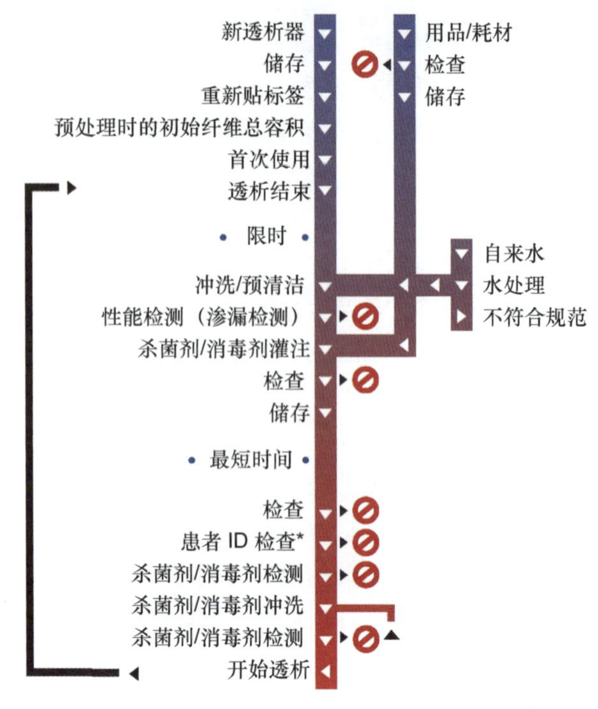

图 4　透析器复用处理系统示意图

请在您开始准备对透析器进行复用处理*之前*，阅读该《使用说明》。您所在的诊所必须为复用透析器设定最大限用次数。

自动复用处理与人工复用处理

*可*人工对透析器进行复用处理。但是，使用自动化系统（图 5）：[23]

- 更高效
- 更一致
- 可跟踪过程

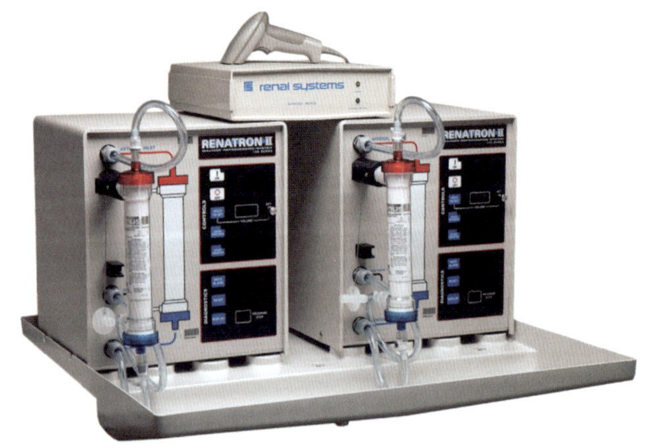

图 5　自动复用处理系统
图片经 Medivators Inc. 许可使用

■ 可能更安全

由于复用处理是重复性工作，因此很容易感到厌倦并出错，从而可能伤害患者。此外，自动化系统采用一致的标准、打印正确的标签，并保存记录。

自动化系统可自行对透析器进行检测。请按照生产企业的说明加以使用。如果人工对透析器进行复用处理，则必须检测所用的工具，以确保其功能正常。您需要遵循所在诊所的操作规程，并使用：

- 一个量筒来收集透析器血室中的液体并进行测量，以了解纤维总容积
- 一个秒表和一个手持式压力球和压力计，以便对血室施加压力，从而确定计时跨膜压降

这些检测可以显示透析器的纤维总容积测量值是否在其初始容积的 80% 之内，以及透析膜是否完好。

透析器首次使用前准备

CMS *承保条件*阐述了对透析器标签的规定[24]：

- ***透析器在首次使用前，必须贴上标签，且标签上必须有患者的姓名。***
- ***如果患者的姓氏相同（或相近），则透析器上必须有警告或提醒***（图 6）。标签上还应包含其他信息以防止混淆，例如：
  - 患者的名字
  - 区分颜色
  - 病历编号
- ***标签上要有足够的位置来标明以下信息：***
  - 使用次数
  - 透析器的上次复用处理日期和时间
  - 复用处理人员的识别编号
  - 透析器检测结果

CMS 还要求，在复用处理后，需仍能*辨认*标签文字。标签*不得*遮盖：

- 型号或批号
- 血流和（或）透析液流箭头
- 其他关键数据

在透析器的透明外壳上，贴好标签后，应能看到部分纤维从透析器的一端贯穿到另一端。

预处理

新透析器首次使用之前，需要对其进行*预处理*。也就是说，要完成所有复用处理步骤，从而了解基线纤维总容积。然后，在每次使用*后*，需要对照透析器*自身的*纤维总容积值对其再次进行检查。**如果纤维总容积低于基线的 80%，则应丢弃该透析器。**

诊所必须对*所有*要复用的新透析器进行预处理[19]。如果是使用未经预处理的“干透析器”（拆包后直接使用的透析器），则在治疗一次后必须将其丢弃。有些生产企业生产的透析器无法进行预处理。它们仅供一次性使用。

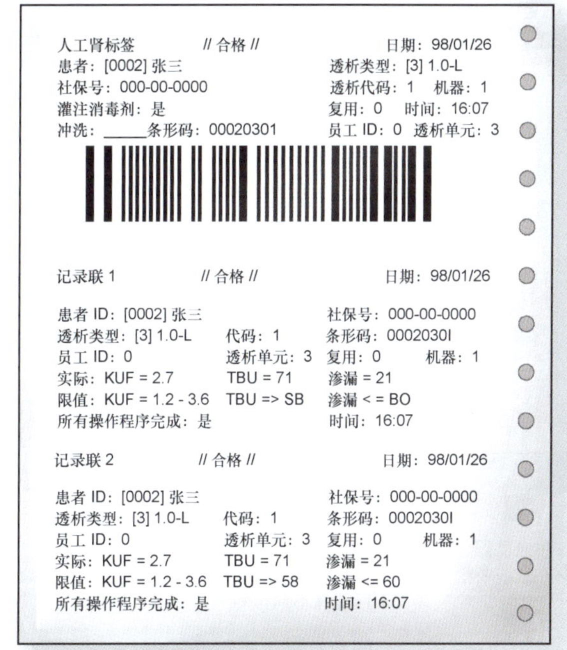
人工肾标签　// 合格 //　日期：98/01/26
患者：[0002] 张三　透析类型：[3] 1.0-L
社保号：000-00-0000　透析代码：1　机器：1
灌注消毒剂：是　复用：0　时间：16:07
冲洗：_____条形码：00020301　员工 ID：0　透析单元：3

记录联 1　// 合格 //　日期：98/01/26
患者 ID：[0002] 张三　社保号：000-00-0000
透析类型：[3] 1.0-L　代码：1　条形码：0002030I
员工 ID：0　透析单元：3　复用：0　机器：1
实际：KUF = 2.7　TBU = 71　渗漏 = 21
限值：KUF = 1.2 - 3.6　TBU => SB　渗漏 < = BO
所有操作程序完成：是　时间：16:07

记录联 2　// 合格 //　日期：98/01/26
患者 ID：[0002] 张三　社保号：000-00-0000
透析类型：[3] 1.0-L　代码：1　条形码：0002030I
员工 ID：0　透析单元：3　复用：0　机器：1
实际：KUF = 2.7　TBU = 71　渗漏 = 21
限值：KUF = 1.2 - 3.6　TBU => 58　渗漏 <= 60
所有操作程序完成：是　时间：16:07

图 6　复用处理标签和同名提醒式样

透析后

治疗结束时，将透析器内的血液用生理盐水冲洗*回血*（回输给患者）。尽可能给患者充分回血，以减少失血。回血尚可或不良会将过多血液留在透析器中。留下的血液可能会凝结堵塞纤维，从而使透析器更难清洁且性能降低（图 7）。回血后：

- 在体外循环回路中*再次循环*（通过回路）生理盐水，然后再从透析机中取出透析器。

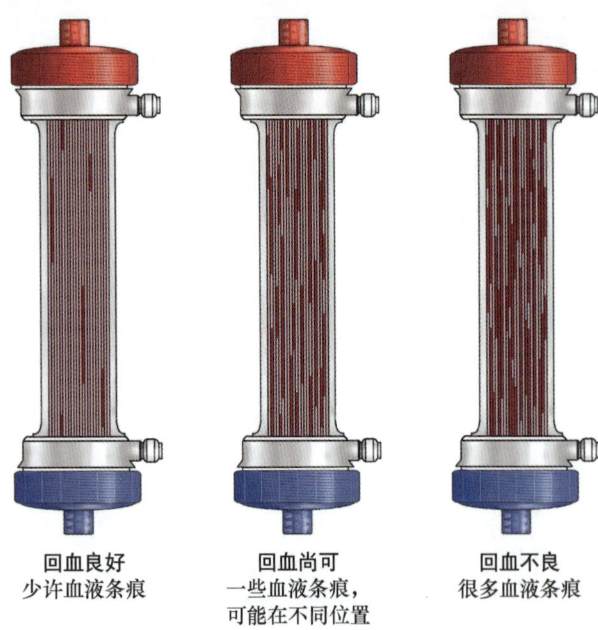

图 7 回血良好、尚可和不良

要执行此操作，需要连接血路管并启动血泵。生理盐水的持续流动将减少凝血。

- 从透析器上断开血路管。在每个接口上，盖上专为透析器复用而制的消毒帽。
- 将盖好的透析器送入复用处理室。或者，将透析器装入袋中，以防止交叉污染，然后与其他要送入复用处理室的物品一起放在一个容器中。

用于冲洗、预处理、复用处理透析器和稀释杀菌剂的所有水必须符合 ANSI/AAMI 标准[25]。

在 2 小时内不进行复用处理的透析器必须冷藏，但不得冷冻。使透析器保持低温可减缓细菌生长。送到别处进行复用处理的透析器在运输过程中必须保持低温。温度范围和最长冷藏时间由您所在的诊所设定。

预清洁透析器

预清洁是可选操作。诊所可在复用处理之前，选择预清洁所有或部分透析器，又或不预清洁透析器。预清洁完成后，会从血室中去除一些血液。**必须使用符合 ANSI/AAMI 水质要求的水**＊[26]。

用于制备透析液或浓缩液或复用的所有产水，其活菌总数必须低于 200 CFU/ml。内毒素水平必须低于 2 EU/ml。

- 产水（反渗水）活菌总数的干预水平为 50 CFU/ml。
- 内毒素含量的干预水平为 1 EU/ml[27]。

＊ANSI/AAMI RD47 标准是公认的透析器复用规范。CMS 采用了 RD47：2008 标准的许多规定，作为*承保条件*的要求。

可采用*反向超滤*进行预清洁。如果是这样，则[28]：

- 排空透析液室的所有空气。这样会迫使透析器中剩余的空气通过透析膜。
- 将一个接口帽盖在一个透析液接口上。
- 以生产企业建议的压力（*最大跨膜压*），向另一个透析液接口灌入符合 ANSI/AAMI 水质要求的水。
- 如果使用手动系统，请监控压力。压力过高可能会破坏纤维并导致漏血。自动化系统监测并调节内部压力。

清洁并消毒端盖内的密封层

透析器外壳、支架和透析膜会吸附内毒素。如果发生这种情况，内毒素可能会在下次治疗时释放到血液中。内毒素很难被冲洗出来。因此，在用于制备透析液和稀释杀菌剂的水中，细菌水平必须尽可能低[25]。清洁并消毒密封层也有助于降低内毒素水平。对于某些透析器，可能需要取下端盖，来清除密封层上凝结的血液（图 8）。如果是这样，请学习并按照您所在诊所的制度规程，取下透析器端盖。取下端盖后[29]：

- *仅*使用符合 ANSI/AAMI 水质要求的流水清洁密封层、端盖和 O 型圈，不要用回形针、4 cm×4 cm 大小的消毒棉片或抹布。
- 洗干净密封层、端盖和 O 型圈后，先将其浸入消毒剂中，然后再将其装回透析器。
- **将端盖和 O 型圈装回原透析器上。**误将其他透析器的部件装上可能会使患者接触到他人的血液。因此，一次清洁一个透析器最安全。

检测透析器性能

冲洗并清洁透析器后，需要对其进行检测。注：透析器检测是自动化系统中的内置流程。

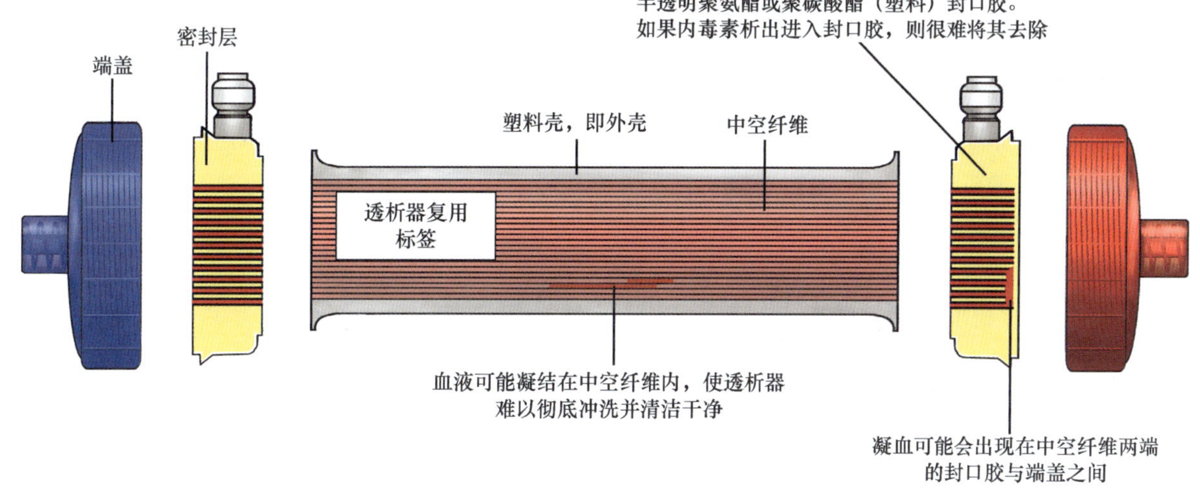

图 8 中空纤维透析器的部件

- 由于透析器性能与纤维总容积相关，因此联邦和州法规都要求在每次复用后检查纤维总容积。
- 还需要进行渗漏检测。该检测测量透析器承受压力负荷及防止患者漏血的能力。
- 检查透析器的塑料外壳是否有裂纹、碎片或缺陷。

弃用透析器

在您继续进行复用处理之前，请丢弃存在以下情况的透析器[30]：

- 已达到最大使用次数（根据您所在诊所的制度）
- 性能检测失败
- 塑料外壳有裂纹或渗漏处
- 曾接触过多种杀菌剂
- 密封层有大面积凝血或其他沉积物
- 变色纤维不在“少数”——患者和工作人员必须认为透析器外观良好
- 标签字迹无法辨认
- 纤维总容积低于基线的 80%[19]

透析器消毒

外观检查合格的透析器接下来需要进行消毒。连接透析器后，自动化系统将向其中灌注杀菌剂。**联邦医疗保险仅允许透析器使用一种复用处理杀菌剂**[31]。因此，如果您所在的诊所转用一种新的杀菌剂，则必须在使用新杀菌剂之前丢弃所有透析器。

每种杀菌剂都有优缺点（表 1）。美国使用的四大类杀菌剂是：

- **过氧乙酸**
- **热水和枸橼酸**
- **甲醛**
- **戊二醛**

表 1 杀菌剂的利弊[23]

杀菌剂	优势	弊病
过氧乙酸	稀释后，分解成可生物降解的乙酸（冰醋酸）、氧气和水	■ 成本较高
热水和枸橼酸	对工作人员和环境安全	■ 并非所有透析器都可以采用热消毒
甲醛 *	成本低	■ 技师必须佩戴呼吸口罩 ■ 诊所必须有快速全身冲淋装置 ■ 可能引起癌症 ■ 处置成本较高
戊二醛 *	成本低	■ 可能引起皮肤和呼吸问题 ■ 处置成本较高

* 仅用于人工复用处理，如今已很少用

使用机载混合杀菌剂的自动化系统时，需要至少每月检查一次[17]。有些杀菌剂已按照透析器适用浓度预先混合好。生产企业已对此进行了核验，但最好在使用之前加以检查。

杀菌剂必须在透析器中停留一定时间才能杀死细菌。这种*接触时间*视不同杀菌剂而异。您所在的诊所会设有接触时间规定，该规定根据生产企业的要求来制定。CMS 要求您所在的诊所保存所有这些信息的详细记录。

处理有害物质

用过的透析器是*有害物质*。它们含有血液。应采用标准防范措施对其进行操作，直到内外均已消毒。接触用过的透析器时，应穿戴个人防护装备[32]。

杀菌剂虽然杀死细菌，但***也可伤害您和您的患者***。使用杀菌剂时，需要防护装备和定期监测复用处理区内及其周围的气体。

OSHA 标准要求诊所告知员工其工作场所内的所有有害化学品。OSHA 还设定了复用处理杀菌剂的接触限值。请参见表 2，了解 OSHA 设定的环境接触限值。诊所必须为接触有害化学品的复用处理人员保存健康检查结果档案[33]。

您所在的诊所必须提供一份所有化学品清单并及时更新：

- 必须将每种物质的一份安全技术说明书（SDS）放入工作人员可以取用的文件中[34]。
- 必须再将一份张贴在化学品使用处附近，以便在紧急情况下可迅速找到。
- 所有容器都必须清楚标识，以免混淆。

安全培训

您所在的诊所必须对您进行有害物质处理规程培训[35]。对于您要使用的化学品，他们必须有相应的全套泄漏应急处理装备，并对您进行使用培训。诊所必须鼓励您阅读其书面制度规定。您应该知道在哪里可以找到制度规定、应急处理规程和培训材料。有超过 10 名员工的诊所还必须保存职业病和工伤记录。遵守安全规范和规定是雇主的职责。

规程本身无法保护您免受有毒物质危害。您必须学会具体步骤并照做。走捷径可能引起事故，并不能节省时间。*保护自己、同事和患者：学会如何安全地处理有害物质。*

过氧乙酸的安全防范

进行空气质量检测，检测空气中的乙酸和过氧化氢，以确保安全。

甲醛的安全危害

甲醛对眼、鼻、喉有强刺激性[36]。因此，它会：

- 引起咳嗽或喘鸣
- 引起皮肤、眼和呼吸道严重过敏反应
- 可能引起癌症

戊二醛的安全危害

戊二醛也是一种强刺激物。它会[37]：

- 刺激或灼伤眼睛和皮肤
- 引起瘙痒或皮疹
- 刺激鼻喉，引起咳嗽、喘鸣或突发性哮喘发作
- 导致头痛、感觉困倦或头晕，或流鼻血

表 2　OSHA 环境接触限值

物质	允许接触限值（PEL）
乙酸	10 ppm TWA*
二氧化氯（即：氧化氯）	0.1 ppm TWA 0.3 STEL**
枸橼酸	未规定
甲醛	0.75 ppm TWA 2 ppm STEL（15 分钟） 0.5 ppm（干预水平）
戊二醛	0.2 ppm（NIOSH/OSHA 最高值）
过氧化氢	1 ppm TWA
过氧乙酸	参见两种主要成分——乙酸和过氧化氢的限值
苯酚（可用于消毒端盖或外壳内部）	5 ppm TWA

ppm =百万分率
NIOSH =美国国家职业安全与健康研究所
OSHA =职业安全健康管理局
PEL——可以是 TWA 或 STEL（如下）
* 时间加权平均值（TWA）——员工在 8 小时内可以接触的量
** 短时接触限值（STEL）——在任意 15 分钟内可以接触的量

此表经 AAMI 许可后修改并使用。版权所有 2008，美国医疗器械促进协会，ANSI/AAMI RD47：2008 Reprocessing of Hemodialyzers. Table 1.

复用透析器的储存

储存透析器，以免其变质、受到污染或破损。可以使用壁架或推车，只要其易于清洁即可。您所在的诊所应遵循杀菌剂生产企业的复用透析器最长储存时间指引。透析器超过这一时间必须重新进行复用处理或丢弃。按照您所在诊所的制度与规程来储存透析器，包括：

- 储存前，用消毒剂擦拭透析器外表面或将其浸入消毒剂。
- 为透析器贴标签之前，检查其是否干净且接口是否盖紧。
- ***切勿将复用透析器与新透析器存放在一起，或将未清洁的透析器与干净透析器存放在一起***[38]。

下次使用前准备

检查透析器

为了准备好透析器，以供下次使用，首先需要进行查看（图 9），以确保：

- 标签正确。
- 没有结构损坏或改动。
- 接口盖上接口帽，这些接口或透析器的其他部件没有渗漏。
- 储存时间足以供杀菌剂发挥作用，但不至于超过其保质期。
- 外观良好，*看起来*很干净，无可见损坏。

查看过透析器后，使用一张效力检测试纸或安瓿，确认有杀菌剂且其浓度足以发挥杀菌作用。单凭查看透析器无法得知杀菌剂的强度。一些杀菌剂（如过氧乙酸）是透明的。而透析器有时可能只是意外充满了水。杀菌剂还会逐渐降解。*必须*检测液体，以确认存在杀菌剂及其浓度[39]。检测方法取决于您所在的诊所使用哪种杀菌剂。

去除杀菌剂

下一步是在使用前，按照您所在诊所的规程，从透析器中***彻底冲洗***掉杀菌剂。杀菌剂可“藏”在透析器中。表 3 中的步骤可以帮助您确保全*部*将其清除，从而使患者可以安全使用。

按照您所在诊所的规程冲洗 / 预冲和再循环体外循环回路。

- 预冲可将空气和杀菌剂冲出透析器和血路管。
- 再循环有助于杀菌剂从透析器的血液侧转移到透析液侧，然后继续流入排液管。

开始治疗的前一刻，***检测透析回路中是否有杀菌剂残留***。确保杀菌剂处于或低于生产厂家和诊所的可接受水平[40]。

若未充分冲洗透析器，杀菌剂会被输入到患者体内。

治疗前检查透析器

工作人员必须确保透析器已经准备好使用。***透析器复用处理不当会伤害患者***。透析器必须贴有正确标签、结构良好（无裂纹或渗漏处、所有盖子均

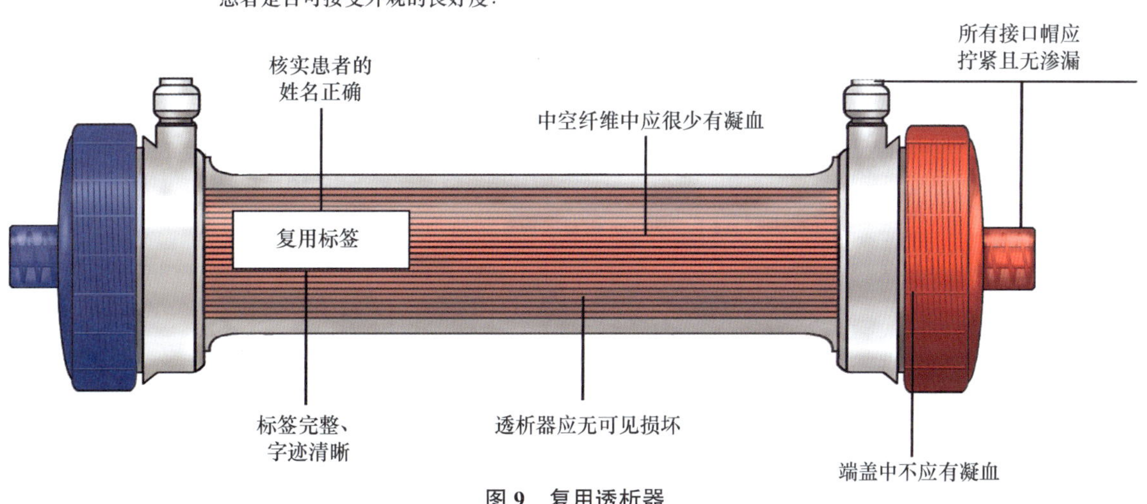

图 9　复用透析器

表3　如何冲洗复用透析器[17]

问题	解决方法
纤维中的气泡中可能含有杀菌剂	***将动脉管路连接到透析器之前，对其进行充分预冲***。如果使用过氧乙酸杀菌剂，请在预冲透析液侧之前冲洗血液侧
透析液侧的空气中可能含有杀菌剂	***边冲洗，边转动透析器***，以释放滞留的空气
杀菌剂可能退入肝素管或监测管中	***夹闭肝素管***，使液体无法流入
杀菌剂可能退入生理盐水袋中	***不要将透析回路中的液体推入生理盐水袋中***。遵循您所在诊所的规程
冲洗后过早采样可能导致杀菌剂检测呈假阴性	***检测前冲洗透析器***。遵循您所在诊所的冲洗持续时间规定
生理盐水预冲液可能含有一些杀菌剂	***请务必将生理盐水预冲液更换为新生理盐水***，然后再开始向透析器引血

盖好等）、无杀菌剂且干净清洁。

治疗开始前一刻，***必须由两人检查透析器标签，以确保其就是该患者的专用透析器***。其中一位最好就是患者本人。在复用记录或透析记录单上记录这一步，并由检查人签名。

文档记录

复用属于医疗范畴。而复用处理则属于一种生产工艺。复用透析器的诊所应遵循透析器生产企业所用的《药品生产质量管理规范》标准。建立投诉调查档案，保存对复用透析器的所有投诉和不良反应记录，将漏血、透析器性能改变和其他问题记录到该档案中，包括任何纠正措施。审查该档案以了解是否存在趋势性问题，从而帮助不断改进，使诊所成为对工作人员和患者更安全的场所。

透析器复用处理需要大量的文档记录（表4）[41]。工作人员必须勤勉、准确且完整地填写此类表单。

质量保证（质保）和质量控制（质控）

诊所必须证明可以安全有效地对透析器进行复用处理。联邦（CMS）法规要求复用透析器的诊所设立一个计划来检查其系统[20]。质保和质控是该计划的两个部分。

质保需要证明诊所编写、采用并测试了其复

表4　透析器复用处理文档

文件	描述
透析器复用处理手册	所有复用规范、制度、规程、培训资料、手册、方法以及各种样表和标签式样汇总
复用处理记录	记录透析器从进入诊所到所有检测，直至丢弃的每一步使用过程
水质	记录水处理系统维护及操作，以符合ANSI/AAMI标准及诊所的制度与规程。包括细菌培养、内毒素和化学分析
投诉调查档案和专项事件报告	记录患者和工作人员就透析器故障或可能的有害反应提出的所有投诉。包括投诉结果和为解决问题而采取的措施。应审查投诉以了解是否存在趋势性问题
环境检测	记录监管机构要求对透析器复用处理所用的杀菌剂或清洁剂进行的检测
设备维护	记录对所有复用处理设备和安全设备进行预防性维护和维修的日期，以及定期检测的结果
耗材用品接收记录/耗材用品质量记录	记录接收的耗材用品，如：透析器、接口帽、消毒剂、其他用品；所有质量控制检测结果；先进先出库存控制；以及失效日期
人员健康监察记录	根据监管机构的要求，记录工作人员的身体检查结果，以监察可能有毒物质的接触情况
培训记录	记录工作人员完成透析器复用处理培训课程，证明其能够正确执行复用，并由医务主任认证
质量保证和质量控制	记录所有质量保证和质量控制评估的日期和结果

用制度与规程。必须纳入所有标准以及州和联邦规定。每位进行透析器复用处理的人员必须接受诊所的培训课程并合格通过，证明自身的能力，并由医务主任认证。

每人必须通过每年一次的能力审核。诊所应每年*以及*在任何时候发生可能由设备故障引起的问题时，检讨审查所有程序和手册。ANSI/AAMI RD47：2008[17]对于复用质保计划的所有部分都有详细说明（表 5）。

质控需要证明材料、工艺流程和最终产品符合设定的标准。复用处理质控包括纤维总容积、细菌和内毒素检测以及杀菌剂检测。

结论

透析器复用处理如果执行得当，对患者来说是安全的。但是若不得当，会给患者*和*工作人员带来危害。作为透析技师，您的职责是遵循诊所的制度与规程，以确保患者和工作人员的安全。

表 5 质量保证稽查时间表

	每月一次	每季度一次	每半年一次	每年一次
患者信息制度（14.3）				✓
设备手册和程序（14.4）				✓
设备维护维修制度（14.4）				✓
环境安全（8.1）				✓
环境安全（8.2）		✓		
环境安全（8.4）		✓		
复用处理耗材（9）			✓	
水处理 *（11.4.1.5）	✓			
血液透析器标签（10）		✓		
复用处理程序 **（14.8）	✓		✓	
透析准备程序（14.9）		✓		

* 如 11.4.1.5 所述，起初可能需要更频繁的监测。
** 这些功能可减少其各自章节中所述情况下的相应审查次数
（括号中的数字是指 AAMI 中的章节）

此表经 AAMI 许可后修改并使用。版权所有 2008，美国医疗器械促进协会，ANSI/AAMI RD47：2008 Reprocessing of Hemodialyzers. Table 2.

参考文献

1 Pollard TL, Barnett BMS, Eschbach JW, et al. A technique for storage and multiple re-use of the Kiil dialyzer and blood tubing. *Trans Amer Soc Artif Int Organs.* 1967;13:24-8

2 Deane N, Wineman RJ, Bemis JA (eds): *Guide to Reprocessing of Hemodialyzers*. Norwell, MA, Martinus Nijhoff Publishing, 1986, p. 4

3 Finelli L, Miller JT, Tokars JI, et al. National surveillance of dialysis-associated diseases in the United States, 2002. *Semin Dial.* 2005;18(1):52-61

4 Lockridge RS. The direction of end-stage renal disease reimbursement in the United States. *Semin Dial.* 2004;17(2):125-30

5 Fresenius phasing out reuse at its dialysis clinics. *Nephrol News Issues.* 2001;15(5):8

6 Neumann ME. The largest dialysis providers in 2016: Poised for change. *Nephrol News Issues*. Post. Available at: http://www.nephrologynews.com/largest-dialysis-providers-2016-poised-change/. July 11, 2016.

7 Charoenpanich R, Pollak VE, Kant KS, et al. Effect of first and subsequent use of hemodialyzers on patient well-being: the rise and fall of a syndrome associated with new dialyzer use. *Artif Organs.* 1987;11(2):123-7

8 Shaldon S, Koch KM. Understanding the epidemic of deaths associated with the use of the Althane dialyzer. *Artif Organs*. 2002;26(10):894-5

9 Homer A. *Syringes and sandcastles: a history of healthcare waste*. http://www.psna.org/a-history-of-healthcare-waste/. Accessed January 2017

10 DaVita. *Dialyzer reuse for dialysis*. https://www.davita.com/kidney-disease/dialysis/treatment-options/dialyzer-reuse-for-dialysis/e/5272. Accessed January 2017

11 Galvao TF, Silva MT, Araujo ME, et al. Dialyzer reuse and mortality risk in patients with end-stage renal disease: a systematic review. *Am J Nephrol.* 2012;35(3):249-58

12 Centers for Medicare and Medicaid Services, HHS. End Stage Renal Disease (ESRD) Program Interpretive Guidance Version 1.1, Part 494 *Conditions for Coverage for ESRD Facilities.* (V Tag 312) October 3, 2008

13 HealthInsight. ESRD Alliance/Network 18. *Patients' rights & responsibilities*. Available at: http://www.esrdnetwork18.org/patients/patient-rights/. Accessed on June 2017
14 National Kidney Foundation. *What you should know about dialyzer reuse: A guide for hemodialysis patients and their families*. Available from https://www.kidney.org/sites/default/files/docs/dialyzer_reuse.pdf. Accessed January 2017
15 Toniolo Ado R, Ribeiro MM, Ishii M, et al. Evaluation of the effectiveness of manual and automated dialyzers reprocessing after multiple reuses. *Am J Infect Control*. 2016;44(6):719-20
16 Centers for Medicare and Medicaid Services, HHS. End Stage Renal Disease (ESRD) Program Interpretive Guidance Version 1.1, Part 494 *Conditions for Coverage for ESRD Facilities*. (V Tag 382) October 3, 2008
17 Association for the Advancement of Medical Instrumentation. Reprocessing of hemodialyzers [ANSI/AAMI RD47:2008 (R2013)]. Arlington, VA, American National Standard
18 Centers for Medicare and Medicaid Services, HHS. End Stage Renal Disease (ESRD) Program Interpretive Guidance Version 1.1, Part 494 *Conditions for Coverage for ESRD Facilities*. (V Tag 301) October 3, 2008
19 Centers for Medicare and Medicaid Services, HHS. End Stage Renal Disease (ESRD) Program Interpretive Guidance Version 1.1, Part 494 *Conditions for Coverage for ESRD Facilities*. (V Tag 336) October 3, 2008
20 Centers for Medicare and Medicaid Services, HHS. End Stage Renal Disease (ESRD) Program Interpretive Guidance Version 1.1, Part 494 *Conditions for Coverage for ESRD Facilities*. (V Tag 300) October 3, 2008
21 U.S. Food and Drug Administration. *Guidance for hemodialyzer reuse labeling* (October 6, 1995). Available at https://www.fda.gov/downloads/MedicalDevices/DeviceRegulationandGuidance/GuidanceDocuments/UCM078470.pdf. Accessed January 2017
22 Code of Federal Regulations, Title 21, Volume 8. Revised as of April 1, 2016. *Food and Drugs*, Chapter 1, Subchapter H, Part 876. (21CFR876) Available from https://www.accessdata.fda.gov/scripts/cdrh/cfdocs/cfcfr/CFRSearch.cfm?CFRPart=876&showFR=1&subpartNode=21:8.0.1.1.25.6. Accessed January 2017
23 Parks MS. Reuse: Is it right for your facility? (Part 2.) *Nephrol News Issues*. 2003;17(7):30-4
24 Centers for Medicare and Medicaid Services. *Conditions for Coverage for End-Stage Renal Disease Facilities; Final Rule*, 73 *Federal Register* 73 (15 April 2008), p. 20484. Available at www.cms.gov/Regulations-and-Guidance/Legislation/CFCsAndCoPs/downloads/esrdfinalrule0415.pdf. Accessed January 2017
25 Centers for Medicare and Medicaid Services, HHS. End Stage Renal Disease (ESRD) Program Interpretive Guidance Version 1.1, Part 494 *Conditions for Coverage for ESRD Facilities*. (V Tag 178) October 3, 2008
26 Centers for Medicare and Medicaid Services, HHS. End Stage Renal Disease (ESRD) Program Interpretive Guidance Version 1.1, Part 494 *Conditions for Coverage for ESRD Facilities*. (V Tag 175) October 3, 2008
27 Centers for Medicare and Medicaid Services, HHS. End Stage Renal Disease (ESRD) Program Interpretive Guidance Version 1.1, Part 494 *Conditions for Coverage for ESRD Facilities*. (V Tag 180) October 3, 2008
28 Centers for Medicare and Medicaid Services, HHS. End Stage Renal Disease (ESRD) Program Interpretive Guidance Version 1.1, Part 494 *Conditions for Coverage for ESRD Facilities*. (V Tag 332) October 3, 2008
29 Centers for Medicare and Medicaid Services, HHS. End Stage Renal Disease (ESRD) Program Interpretive Guidance Version 1.1, Part 494 *Conditions for Coverage for ESRD Facilities*. (V Tag 334) October 3, 2008
30 Centers for Medicare and Medicaid Services, HHS. End Stage Renal Disease (ESRD) Program Interpretive Guidance Version 1.1, Part 494 *Conditions for Coverage for ESRD Facilities*. (V Tag 343) October 3, 2008
31 Centers for Medicare and Medicaid Services, HHS. End Stage Renal Disease (ESRD) Program Interpretive Guidance Version 1.1, Part 494 *Conditions for Coverage for ESRD Facilities*. (V Tag 379) October 3, 2008
32 Centers for Medicare and Medicaid Services, HHS. End Stage Renal Disease (ESRD) Program Interpretive Guidance Version 1.1, Part 494 *Conditions for Coverage for ESRD Facilities*. (V Tag 331) October 3, 2008
33 Centers for Medicare and Medicaid Services, HHS. End Stage Renal Disease (ESRD) Program Interpretive Guidance Version 1.1, Part 494 *Conditions for Coverage for ESRD Facilities*. (V Tag 310) October 3, 2008
34 OSHA Quickcard - Hazard Communication Safety Data Sheets. OSHA 3493-12R 2013. Available from https://www.osha.gov/Publications/HazComm_QuickCard_SafetyData.html. Accessed January 2017
35 Centers for Medicare and Medicaid Services, HHS. End Stage Renal Disease (ESRD) Program Interpretive Guidance Version 1.1, Part 494 *Conditions for Coverage for ESRD Facilities*. (V Tag 308) October 3, 2008
36 OSHA. OSHA FactSheet - *Formaldehyde*. 2011. Available at https://www.osha.gov/OshDoc/data_General_Facts/formaldehyde-factsheet.pdf. Accessed June 2017
37 OSHA. Healthcare Wide Hazards. *Gluteraldehyde*. Available from: https://www.osha.gov/SLTC/etools/hospital/hazards/glutaraldehyde/glut.html. Accessed June 2017
38 Centers for Medicare and Medicaid Services, HHS. End Stage Renal Disease (ESRD) Program Interpretive Guidance Version 1.1, Part 494 *Conditions for Coverage for ESRD Facilities*. (V Tag 321) October 3, 2008
39 Centers for Medicare and Medicaid Services, HHS. End Stage Renal Disease (ESRD) Program Interpretive Guidance Version 1.1, Part 494 *Conditions for Coverage for ESRD Facilities*. (V Tag 325) October 3, 2008
40 Centers for Medicare and Medicaid Services, HHS. End Stage Renal Disease (ESRD) Program Interpretive Guidance Version 1.1, Part 494 *Conditions for Coverage for ESRD Facilities*. (V Tag 353) October 3, 2008
41 Taaffe VS. Quality assurance for hemodialyzer reprocessing: Minimizing risks. *Nephrol News Issues*. 2001;15(7):36-39, 41-2

6 血管通路

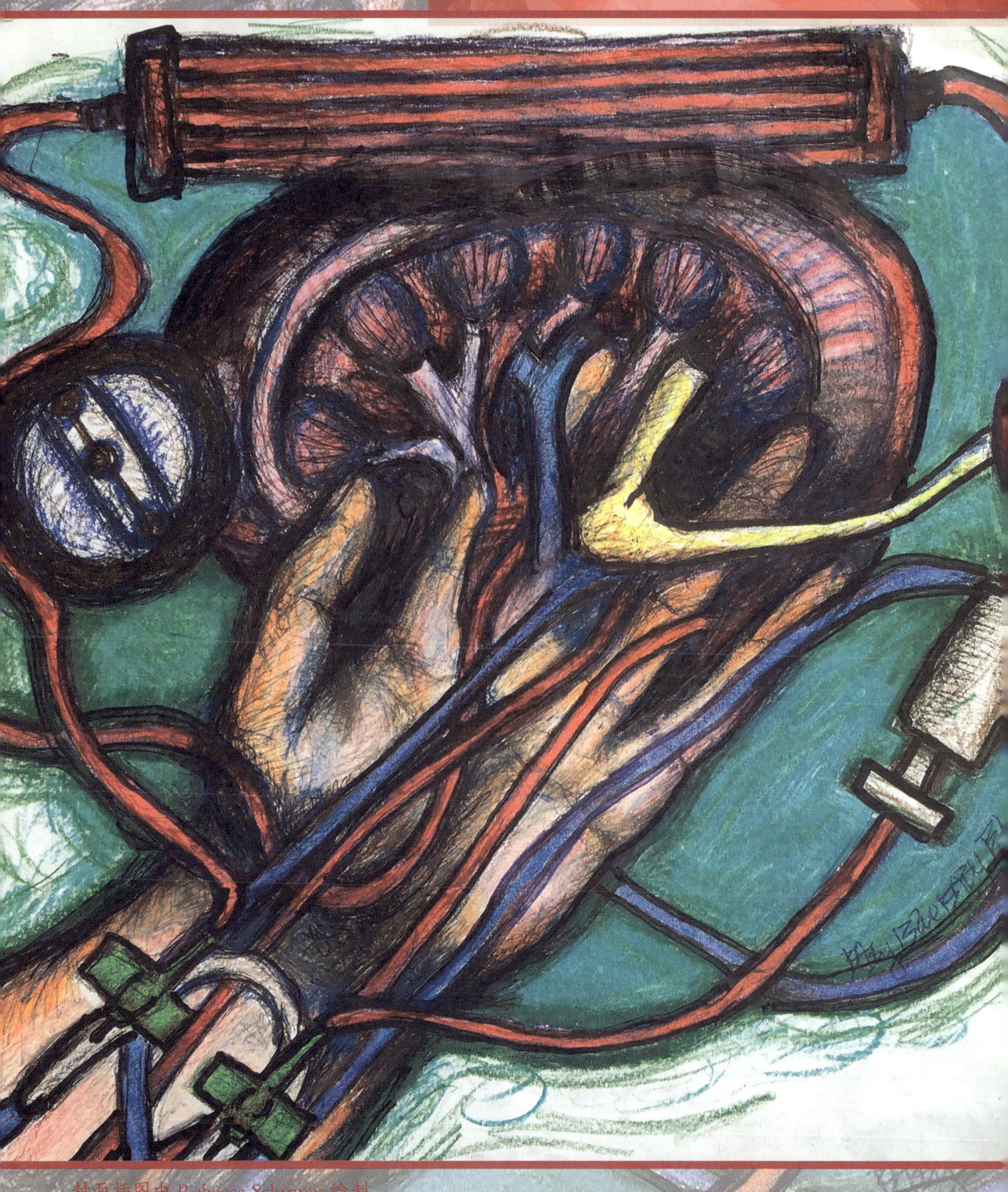

封面插图由 Rebecca Schirmer 绘制

“我的内瘘很大，但它是我的生命线，我渐渐地喜欢上它了。它是我身体的一部分。我爱我自己。”

目标

本章作者

Lynda Ball 护理学硕士、注册护士、注册肾脏病科护士

Janet Holland 注册护士、注册肾脏病科护士

Vickie Peters 护理学硕士、教育学文学硕士、注册护士、医疗质量管理师

Lynn Poole 认证执业家庭护士、注册肾脏病科护士

Lyle Smith 注册护士、护理学士、注册肾脏病科护士

本章审校人

Deborah Brouwer-Maier 注册护士、注册肾脏病科护士

Gary W. Lemmon 医学博士、美国外科医师学会会员

Nancy M. Gallagher 理学学士、注册护士、注册肾脏病科护士

Nicole Gualandi 理学硕士 / 公共卫生硕士、注册护士、感染防控护士

Christi Lines 公共卫生硕士

Priti Patel 医学博士、公共卫生硕士

Darlene Rodgers 护理学士、注册护士、注册肾脏病科护士、医疗质量管理师

John H. Sadler 医学博士

Dori Schatell 理学硕士

Vern Taaffe 理学学士、注册肾脏病临床工程技师、注册透析用水专员

Tamyra Warmack 注册护士

测验问题练习网站：
www.meiresearch.org/cc6

完成本章后，您将能够：

1. 说明三种主要血管通路的优缺点。
2. 概述在血液透析治疗前，观察自体内瘘或人工血管内瘘的步骤。
3. 识别感染、血栓和狭窄的迹象，并说明如何预防每种问题。
4. 说明如何穿刺自体内瘘或人工血管内瘘。
5. 列举使用血液透析导管的步骤。

缩略语见缩略语及术语表。

引言

建立血管通路使患者有可能进行长期血液透析（血透）。它是使照护团队可以“接触到”患者血液以进行透析的途径。想象有一名宇航员用一条生命线系在一艘太空船上。如果这条生命线断了，宇航员就会飘浮到太空中并死亡。*对于透析患者，血透通路就是生命线*。每位血透患者都会有一条或多条血管通路。一条没有任何问题且功能正常的通路是接受血透的患者的治疗目标之一。

1966 年首条自体内瘘建立[1]，彼时血管通路是成功血透的最大挑战之一。如今仍是这样。通路问题可导致手术、疾病、截肢和死亡。实际上，27% 的血透患者住院是由于通路问题[2]。

可建立血透通路的身体部位有限（图 1）。每个部位都很宝贵，必须小心维护，就像它是患者可以使用的最后一条通路一样。***每年都有一些人由于用完了所有通路部位而必须停止血透***。如果他们不能进行腹透或接受移植，就会死亡。您可以学习评估、观察并安全且十分小心地*穿刺*（将穿刺针扎入）患者的通路部位，从而帮助预防这种情况。

通路类型

“我和大家说，我是一个斗士，这些都是我与病魔斗争的标志。我从左手腕到肩膀有一些内瘘手术留下的瘢痕。”

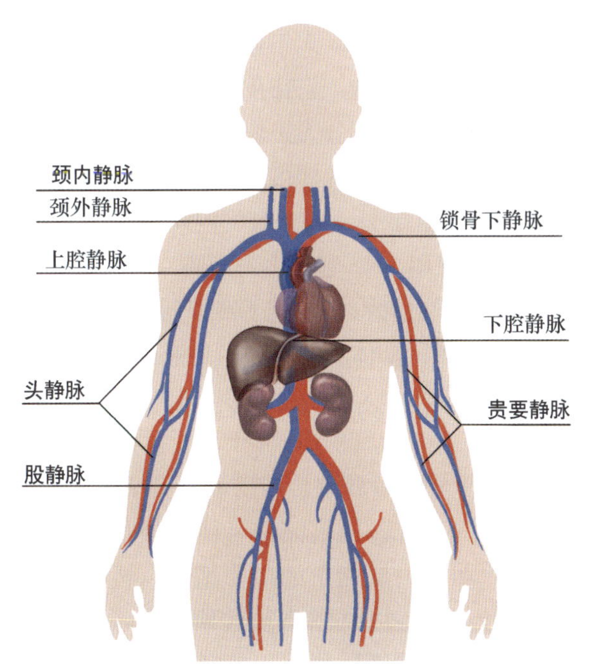

图 1　血透通路部位

理想的血透通路：

- 可承受处方规定血透剂量下的血流速
- 直径足够大，可扎入血透穿刺针
- 由不太可能引起过敏或感染的物质制成
- 在一段（长）时间内可正常使用，无需诸多修复
- 在工作人员可以触及且患者感到舒适的部位

血透通路主要有三种：

1. **动静脉自体内瘘**
2. **动静脉人工血管内瘘**
3. **血液透析（血透）导管**

自体内瘘基础知识

“我胳膊上下满是疤。有人盯着看，我就也盯着他们。这都是我与病魔斗争的标志！”

动静脉内瘘可称为*永久性*或*静脉*（使用静脉的）*通路*。要建立一条***动静脉***（动脉＋静脉）*内瘘*，外科医生会将一条动脉和一条静脉在皮下缝合到一起。这是因为：

- 动脉将富氧血液从心脏和肺输送到身体其他部位。用于自体内瘘的动脉必须较粗，且血流良好。然而，大多数动脉位于皮下深层，穿刺针难以扎入。
- 静脉将贫氧血液送回心脏和肺部。一些静脉易于穿刺，但许多静脉太细，不适合血透。

动脉和静脉的连接部位是***吻合口***（图 2）。

手术成功后，自体内瘘会将一条动脉的强劲血流连接到一条易于穿刺的静脉上。为了正常发挥作用，患者的血管必须健康。所选静脉必须足够健康、足够直、足够粗，可以供大号穿刺针穿刺，且足够长，可以容纳若干*穿刺*（穿刺针扎入）点。外科医生还必须确保患者通路*肢远端*（末端）（如手或脚）的血供充足，从而使患者不会疼痛和出现窃血综合征。（参见第 161 页，了解窃血综合征。）

自体内瘘最常见的建立位置是手臂。如果患者的浅表静脉太细，外科医生可将一条深静脉*转位*（转移）到皮肤浅表[3]。转位对患者来说可能意味着需要第二次手术，从腋窝到肘部会有一条长手术

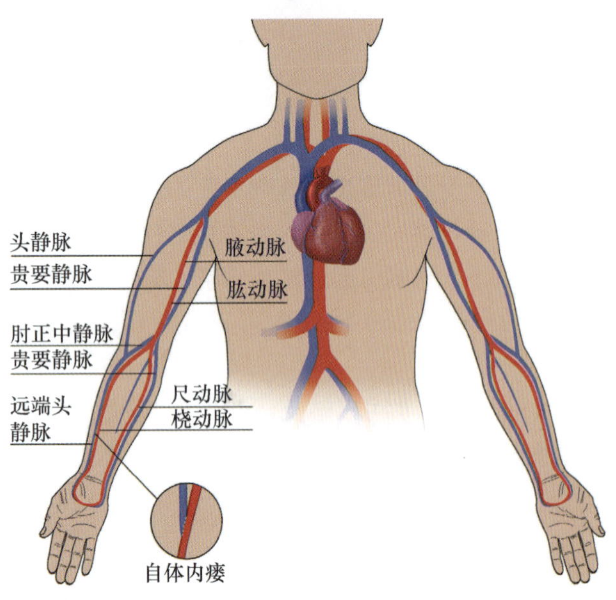

图 2　动脉和静脉

切口，或者有几个小切口。除了将静脉引到浅表以外，外科医生还可以进行*脂肪切除术*，切除静脉和皮肤之间的脂肪，从而使穿刺针可以扎入自体内瘘[4]。对于没有手臂通路部位可以使用的患者，可以使用腿部通路。

若自体内瘘建立成功，术后 4～6 周内，动脉的高压血流将使静脉壁*动脉化*（增厚）。静脉会*扩张*（增大），从而*成熟*，即：足够粗，足以供血透穿刺针进行穿刺。成熟的自体内瘘可以承受进行血透所需的血流速。

自体内瘘的利弊

由于自体内瘘仅使用患者自身的组织，具有生物相容性，且自体内瘘位于皮下，因此可以保护其免受伤害。（注：如果出现技术失误，细菌可经由透析穿刺针进入血液。）这是最不可能发生感染或血栓的一种血透通路。良好的自体内瘘平均可使用时间超过 5 年[5]；有些则使用了十年或几十年[6]。新的技术、手术方法和血管评估保护方法使自体内瘘成为更多患者的可选方案。因此，功能正常的自体内瘘是“金标准”。

但是：

- **自体内瘘需要 4～6 周才能成熟**，因此不能立即用于血透。
- **新自体内瘘有大约 23% 的机会出现血栓或无法扩张**，这种问题称为*原发性内瘘失功*[7]。这对患者是个灾难。告诉患者这不是他们的过错引起的。可能需要尝试多次才能建立一个功能正常的自体内瘘。
- **在老年患者中，有超过一半的自体内瘘（53.6%）发生原发性失功**[8]。由于这个原因，也由于老年患者的寿命可能不那么长，一些肾脏科医生建议，人工血管内瘘更适合 80 岁以上的患者。但是，另一些医生并不同意。一项对 507 791 名美国患者进行的研究发现，使用自体内瘘的患者比使用其他类型通路的患者寿命更长，他们甚至活到快 90 岁[9]。

人工血管内瘘基础知识

“我装了一条 Gore-Tex® 人工血管。从 8 月份装上以后，就一直正常使用。9 个月里我只需要除两、三次血栓。”

动静脉人工血管内瘘也是一种永久性或静脉通路。为了建立人工血管内瘘，外科医生**使用一段人*工*（人造）或*生物*（活体源）血管将一条动脉和一条静脉连接起来**。与自体内瘘一样，人工血管内瘘与动脉和静脉连接的两处称为*吻合口*。大多数情况下，人工血管内瘘置于一条手臂上，若患者手臂上已无法再找出合适的通路位置，可使用腿部（图 3）。

人工血管内瘘的利弊

与自体内瘘一样，人工血管内瘘可以让大量血液通过，以进行血透。它在皮下，但细菌可经由穿刺针进入身体。大部分人工血管内瘘一经愈合即可使用，置入 2～3 周内即可愈合，它们有不同的大小和形状。“即穿型”人工血管内瘘甚至可以在置入后 3 天内使用[10]。它们无需成熟，而且有很长的穿刺区。对于血管不够粗或不够强韧，无法建立自体内瘘的患者，如体型较小或者患有糖尿病或其他血管疾病的患者，人工血管内瘘可能是最佳选择。

但是，人工血管内瘘：

- ***容易发生静脉吻合口狭窄***（变窄）。血液回流到手臂时的高流速可能会损伤患者静脉和动脉内层光滑的*内膜*细胞。机体会生长出新细胞以试图修复这种损伤。随着血管内膜层的细胞增多，管径会缩小，流经的血液会减少，*血栓*（凝血块）会形成。因

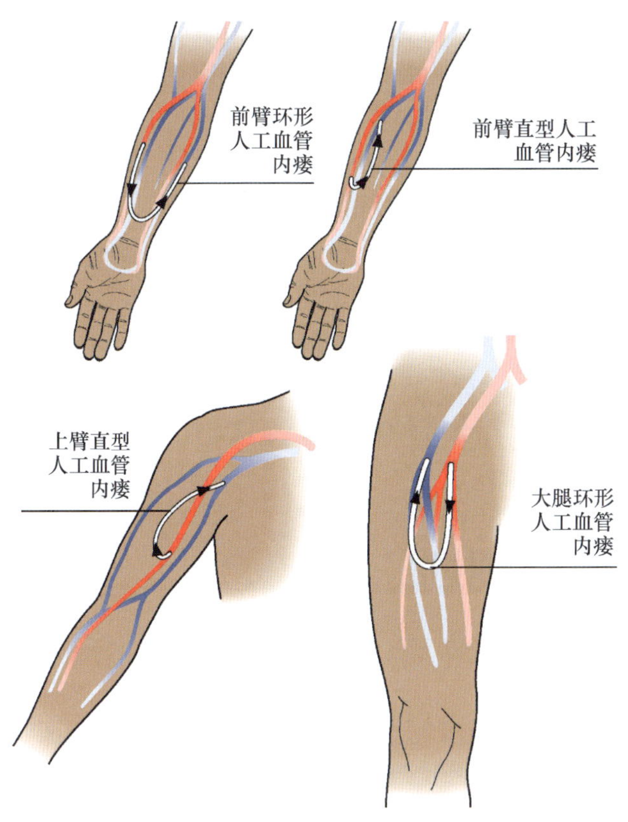

图 3　常见人工血管内瘘位置

此，与自体内瘘相比，人工血管内瘘往往需要更多“维护”来清除血栓，或通过球囊*血管成形术*（血管修复）将狭窄处撑开。每周接受 3 天血透的患者还必须花时间在介入治疗室或血管外科医生诊室接受这些手术。

- **感染风险较高**，因为人工血管内瘘材料是患者体内的异物。
- **使用寿命比自体内瘘短**（平均约为 2 年）[5]

导管基础知识

“我讨厌导管，因为它老是跑出来，老是感染，而且诊所还不让我洗澡或淋浴！不如杀了我算了！”

血透导管是一根 Y 形中空塑料管，置于一根较大的中心静脉中，最好是*颈内*静脉。大多数情况下，血透导管经胸壁皮下的隧道连接静脉。导管头位于右心房内，两条“分支管”从胸壁皮肤的*出口处*引出，这里也可能是细菌的入口（图 4）。

其他导管位置不常见。股静脉导管置于大腿（*股*）静脉中，可能会引起不适。由于靠近腹股沟，

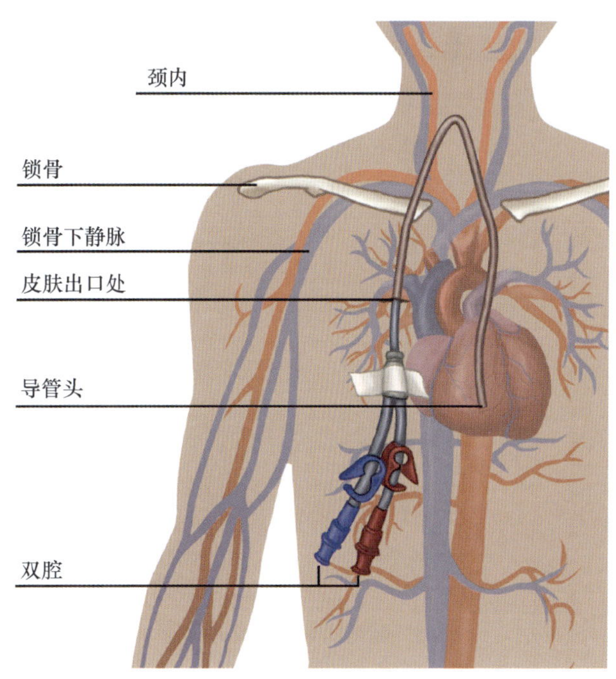

图 4　颈内导管

它们的感染风险较高。更少见的是，导管可置于靠近脊柱（*经腰段*）或肝脏（*经肝段*）*的深静脉*（*下腔静脉*）*中*。这些位置仅在患者没有其他选择时使用。

血透导管主要有两种：

- **带涤纶套隧道式导管**。外科医生建立一条到达中心静脉的皮下隧道。皮下涤纶套有助于将导管固定到位，因为患者的组织最终会长入涤纶套。涤纶套还可防止细菌进入心脏。带涤纶套隧道式导管可称为“永久性”通路，但如果可能，使用静脉通路始终是最好的。
- **非隧道式导管**（图 5）。这些导管经一个皮肤小切口直接置入中心静脉，并缝合固定。它们只有 20 ～ 25 cm 长，仅供短时间使用。美国疾病控制与预防中心（疾控中心）建议，如果血透导管需要使用 3 周以上，应使用带涤纶套隧道式导管[11]。尚没有任何随机研究比较过隧道式和非隧道式导管的感染率。但是，我们所做的研究表明，非隧道式导管的感染率会高 2 ～ 3 倍[12]。

血透导管用于以下患者：

- 等待建立自体内瘘或人工血管内瘘，或者等待自体内瘘成熟或等待人工血管内瘘可用的患者

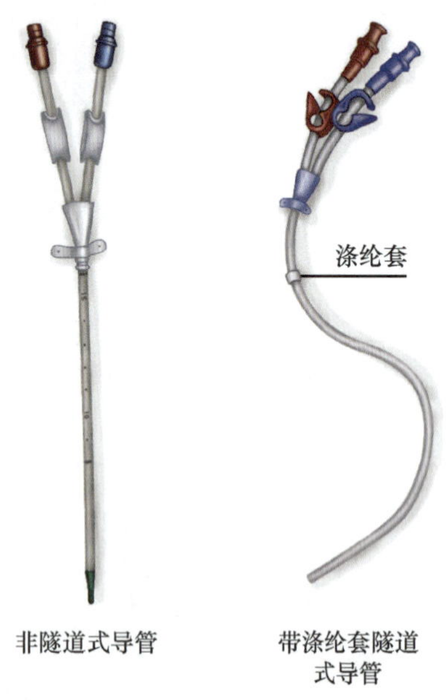

图 5　隧道式与非隧道式导管

- 由于血管细或病变，又或已没有可用通路部位，无法建立自体内瘘或人工血管内瘘的患者
- 急性肾损伤，且可能很快恢复肾功能的患者
- 等待腹膜透析（腹透）导管愈合的患者
- 等待已排期的活体肾移植的患者

导管的利弊

导管可作为短期或长期患者血管通路。可在置入当天使用，无需穿刺。血透导管可藏在衣服下，因而他人不会看到。血透期间，置入导管的患者可以自由活动双臂和（或）双腿。但是，导管：

- **一部分在皮下，一部分在皮肤外**，形成一个使细菌进入血液的入口。与建立自体内瘘或人工血管内瘘的患者相比，置入导管的患者更易感染，死亡率高 53%[13]。
- **是体内的异物**
- **可引起中心静脉狭窄（变窄）**，这会导致血栓，使日后建立血管通路更加困难。
- **可能对*体位敏感***，患者只有坐着或将头转到一定角度时，血流速才够满足透析的要求，这可能很难做到，并可能导致治疗效果不佳。
- **血流速不佳**
- **患者不能游泳**
- **可缩短自体内瘘和人工血管内瘘的寿命**。在一项对 314 名患者进行的研究中，若在建立人工血管内瘘和自体内瘘前，曾经在同一侧置入过导管，则该人工血管内瘘和自体内瘘的寿命会缩短 2 ～ 2.5 倍[14]。
- **可能会损害所置入的血管**。极少数情况下（0.4% ～ 1% 的概率），血透导管会*侵蚀*（磨损）其所置入的血管[15]，甚至刺入心脏[16]。

由于这些问题，导管必须经常取出，然后再次置入同一条静脉或一条新静脉。居家血透时使用血透导管，并不比在透析中心血透时使用血透导管更安全[17]。

通路规划

“我在去年夏天做了个内瘘——知道以后会用得着。3 个月前我第一次用它。我打心眼里觉得这是我做过的最明智的选择。我不需要导管，因为我在还没有肾衰竭并需要采取急救措施前，就先做了这一步。”

没有一种通路是适合所有患者的。我们已经明确知道，患者希望听到事实，并充分了解情况，以便能够与照护团队一起做出选择。

请患者在开始透析之前或之后尽快参与完成通路规划，有助于预防问题和改善预后。工作人员和患者可以相互配合，一起完成每一步（表 1）。

自体内瘘详览

如何建立自体内瘘

“我今天早上做了内瘘手术。胳膊很疼。手术部位只有在移动胳膊的时候才会疼，但我的手不断发麻，所以我不得不一直动我的胳膊。我太累了。”

自体内瘘是*天然*或*自体*通道，即：由患者自身的血管制成，没有人造组织或塑料。通常在吻合口处有瘢痕。一般需要 4 ～ 6 周才能使自体内瘘强韧到可耐受大号针穿刺，因此最好在需要血透之前先建立一个自体内瘘。

手术一经完成，强劲、快速的动脉血流就会开始扩张内瘘并使其更加强韧。如果一切顺利，这种静脉动脉化会使内瘘成熟。术后大约 1 周，患者可

表 1　照护团队和患者在通路规划方面的职责

照护团队职责	患者职责
与患者一起进行通路规划	参与通路规划
安排高危患者进行血管评估	进行血管评估，以找出最佳血管
帮患者安排见外科医生	按时赴诊
鼓励患者接受通路手术并跟进	接受自体内瘘或人工血管内瘘手术
评估自体内瘘的成熟情况或人工血管内瘘的愈合情况以及是否可用	等待自体内瘘成熟或人工血管内瘘愈合
让专家十分小心地穿刺新自体内瘘或人工血管内瘘	允许对自体内瘘或人工血管内瘘进行穿刺，或要求学习如何自行穿刺
自体内瘘或人工血管内瘘可正常使用后，安排拔除血透导管	让医护人员拔除导管
继续密切观察通路	在透析以外的时间进行通路维护

以开始锻炼，如捏握橡胶球或提轻物。一些小型随机研究表明，这些任务有助于使自体内瘘更快成熟[18-19]。患者的外科医生可能希望、也可能不希望患者做这类锻炼。

如果可以，第一条通路应靠近患者的腕部。一种常见的自体内瘘是将桡动脉和头静脉连接起来（在腕部和肘部之间），称为***桡动脉-头静脉***内瘘（图 6）。如果日后需要，可在该手臂的高位建立一个自体内瘘。通路失功可能会损害通路下方的手臂血管，从而使其无法用于建立其他通路。

肱动脉-头静脉（肱动脉＋头静脉）瘘是最常见的上臂瘘。头静脉沿手臂拇指侧上行，易于看到并触及。如果这些血管不适用，可以使用肱动脉和贵要静脉（***肱动脉-贵要静脉***）（图 6）。贵要静脉沿手臂小*指侧上行。由于该静脉往往较深且位于手臂内侧*，因此可能很难穿刺。外科医生可将该血管转位浅置到上臂外侧。为此，外科医生会在内臂上做一个长切口或一组小切口。如果您看到这些瘢痕，所见的可能是转位后的扁平肱动脉-贵要静脉内瘘，而不是肱动脉-头静脉内瘘。

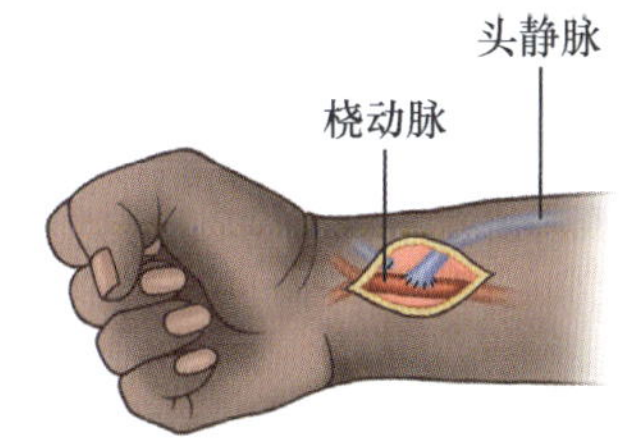

桡动脉-头静脉内瘘

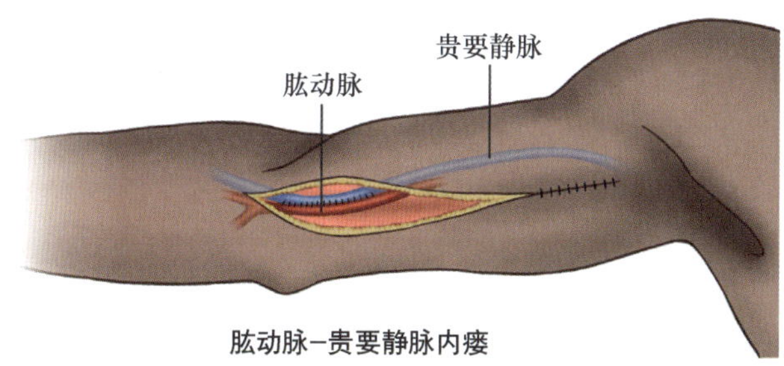

肱动脉-贵要静脉内瘘

图 6　常见自体内瘘部位

尽管自体内瘘通常是最佳通路，但并非所有患者都可以建立自体内瘘，原因如下：

- **手臂静脉损伤**。可能的原因有：
  - 以往检测化验抽血或静脉输注时穿刺针伤及
  - 使用*经外周中心静脉导管置管*（PICC 管）
  - 药物或血管疾病引起的炎症
- **中心静脉损伤**。可能的原因有：
  - 使用血透导管——狭窄、血栓或*纤维蛋白*（血液蛋白）鞘（积聚）
  - 药物或血管疾病引起的炎症
- **以往血管手术**
- **动脉粥样硬化**——斑块状或蜡状胆固醇阻塞血管（最常见于动脉）
- 血管疾病或糖尿病引起的**动脉状况不佳**
- 手部**只有一条功能正常的动脉**供血

即使可以建立自体内瘘，可能也无法成熟，原因如下：

- **吻合口太窄，限制血流**
- ***吻合口旁*狭窄**（JAS），限制血流。您或许能够摸到此狭窄处，它是吻合口旁 7.5 cm 范围内的一个扁平处。
- **动脉或静脉太细（< 2 mm）**，无法扩张。

- 抽血、静脉输注或 PICC 置管次数过多，导致**静脉受损**。

患者必须能够承受*心输出量*（通过心脏的血量）至少增加 10% 才能建立自体内瘘。这是因为，动脉血液改道*迅速*通过自体内瘘，而不是*缓慢*通过微小的毛细血管。因此，自体内瘘可引起或加重*高输出量心力衰竭*，又称为*充血性心力衰竭*（充血性心衰）。

外在形象和患者对自体内瘘的排斥

"两周前我做了内瘘。我的胳膊还在，但不知为什么，我觉得好像已经失去它了。不是因为疼痛，甚至也不是瘢痕，而是比这些更要命的东西。我觉得身体的一部分没有了，就像是自己最好的朋友永远地走了。我再也回不到以前的样子了。"

患者穿短袖时，他人可以看到自体内瘘。一些患者担心自体内瘘太大或不美观，会破坏形象，因而不同意接受手术[20]。晕针（见第 153 页"帮助恐针患者"）可能会使患者不同意*使用*自体内瘘。

如果可能，透析诊所应敦促患者建立并使用自体内瘘。这可能会给尚未下定决心的患者带来压力。不要向患者施压；与他们交谈。了解*为什么*害怕有助于您和照护团队帮助每位患者建立最佳、最安全的通路。如果可以，找一些对自体内瘘评价正面、并将其视为生命线的患者与新患者交谈，并帮他们克服恐惧。

血管评估和自体内瘘手术

"我的血管评估非常简单，我十分放松。我只是躺在放射科的检查床上，放射科医生用一个超声头在我的胳膊和胸部滑动。像做了一次小小的按摩。"

高危患者在接受自体内瘘手术之前，应进行*血管评估*。这种无痛超声检查可以提高外科医生找到合适的血管建立自体内瘘的机会[21]。联邦医疗保险支付血管评估费用。

手术时，会在皮肤上标出选定血管所在的部位。在将要使用的血管上方皮肤上做一个切口，然后将血管缝合在一起。外科医生是采用血管口、还是血管侧壁进行吻合，取决于患者的生理结构（图 7）。

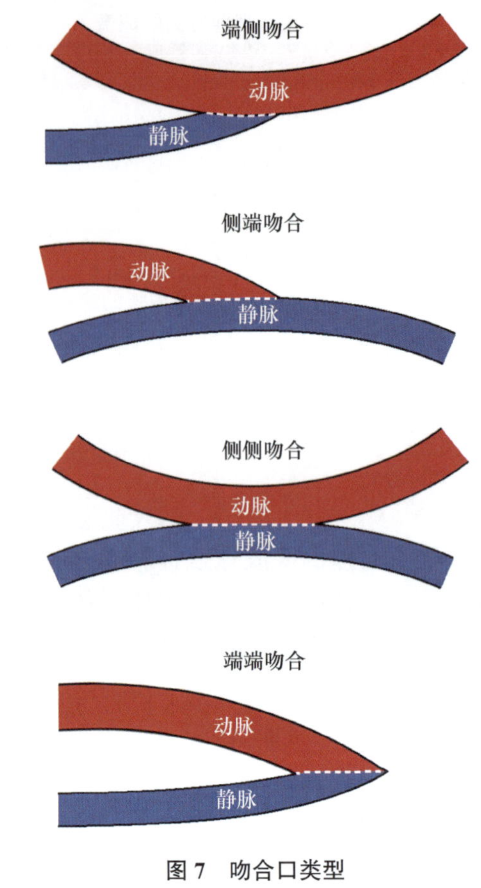

图 7　吻合口类型

震颤感、搏动和血流音

震颤感、搏动和血流音是*确认*（证明）新自体内瘘*通畅*或张开的三种方式：

- 切口缝合后，新自体内瘘上应有***震颤感***，即一种振动或颤动。震颤感在吻合口处最强烈，沿着自体内瘘走行逐渐变弱。
- 将手指轻轻放在自体内瘘上，应能感到一种像心跳一样的**搏动**。您的手指会随着每次跳动略有起伏。
- 若使用听诊器，应能在该静脉上听到***血流音***，这是一种呼呼声，有些人的血流音是一种像敲小鼓一样的持续*低沉*的声音。

评估自体内瘘成熟度

"我的第一个内瘘一开始就失败了。第二个成熟得很慢（9 个月），就算我用了握力器，还是需要用球囊把它撑开。于是，我的外科医生决定需要转位把它引到浅表。"

作为一名新透析技师，不会让您穿刺*新*自体内瘘。新工作人员*不得*穿刺新自体内瘘，此类内瘘很脆弱，需要专家来穿刺[22]。只有诊所里技术最好的工作人员才能穿刺新自体内瘘。

专家级护士需要在每次治疗时检查所有新自体内瘘是否成熟[23]。您可以留意各种体征和迹象，然后告诉护士。如果新自体内瘘在 2 ～ 3 周后没有扩张，需要告知肾脏科医生和外科医生。所有建立了新自体内瘘的患者应在内瘘建立后 4 ～ 6 周见外科医生进行一次术后就诊[24]。外科医生会用超声查看新内瘘的内径以及血流。检查新自体内瘘时，护士会：

查看并确保：

- 手与术前一样。
- 手术部位清洁干燥。
- 自体内瘘上方的皮肤肤色一致，与周围皮肤相近。皮肤发青或苍白可能表示存在*窃血综合征*，即：内瘘偷走了手部过多的血液。此问题可能需要手术修复。
- 通路上方皮肤无青肿或肿胀。
- 无发红或渗液。
- 血管壁厚度足以耐受穿刺。如何判断自体内瘘血管壁有多厚？可使用超声设备来查看，血管壁至少应为 0.13 mm 厚[25]。大多数诊所还没有配备此类设备，但它们很快就会更普及。

感觉：

- **震颤感**——随着自体内瘘成熟，震颤感会变得更强。
- **搏动**——轻微跳动，使手指随着每次跳动略有起伏。
- **血管扩张**——新自体内瘘应在术后立即开始扩张，且应在 2 周内明显扩张。记下所有扁平处。
- **可安全穿刺的穿刺区**，即：至少 7.5 cm 长、可扎入穿刺针，同时又不会损坏通路的区域。沿着整条自体内瘘*触诊*（触摸）可帮助找到该区。护士会从吻合口起，量出 5 cm。这是可以穿刺的第一个位置。血管变得过深或者跳动感不太强的地方就是穿刺区的结束位置。
- ***窃血综合征***——因流向手部的血流量低导致的*缺氧*（组织和神经缺少氧气）（见第 161 页）
  - ➤ 患者的血管通路手是否比另一只手更冷或更苍白？
  - ➤ 患者捏握护士或您的手时，其血管通路手是否比另一只手力气弱？
  - ➤ 甲床是否青紫？
  - ➤ 手指是否有溃疡或黑点（坏死）？
  - ➤ 患者是否说血管通路手疼痛，特别是提

如何进行举臂试验 *

一名专家级护士将对新自体内瘘进行这项试验。您将学习如何对已建立自体内瘘的患者使用这种方法。具体步骤如下：

1. 让患者放下血管通路侧手臂，握拳并松开几次，使内瘘充血。

2. 一边将患者手臂举到高于其心脏水平，一边*查看内瘘是否塌陷*（图 8）：

- ➤ **完全塌陷**表示静脉系统*无狭窄*。
- ➤ **部分塌陷**表示内瘘*内存在狭窄*。
- ➤ **无塌陷**通常表示内瘘*外*（即在中心静脉内）存在狭窄。

3. 让患者在 10 秒内将手臂放回正常姿势。

4. 向护士报告部分塌陷或无塌陷，以便让患者接受干预。

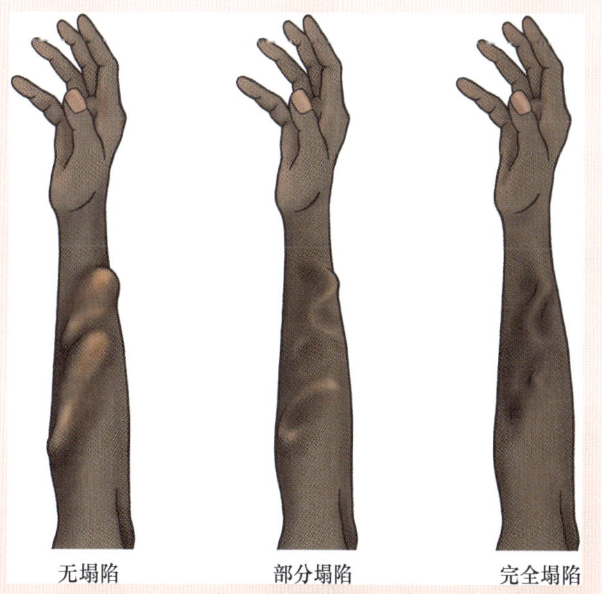

图 8 举臂试验

* 注：此项试验*仅*用于自体内瘘，因为人工血管内瘘不会塌陷

高血流速时?

> 患者是否报告血管通路手有麻木、刺痛等感觉?

查听：

- **血流音**。此声音应低沉、连续；且一声接着一声。整个穿刺段均应可闻及血流音，吻合口处最为强烈。

一旦自体内瘘扩张变大、变强韧，照护团队就会收到穿刺指示。您所在的诊所应设有针对新自体内瘘的书面制度与规程。请认真加以遵守。例如，新自体内瘘穿刺方案[22]可能会要求在第一周使用小号针（17 号）和低血流速（200 ~ 250 ml/min）。这些措施有助于防止*外渗*（血液从内瘘渗入组织，导致肿胀、疼痛和青肿）（见第 159 页）。如果没有发生外渗，则可根据治疗要求，使用更大号的穿刺针并提高血泵速度。只有具备良好评估能力的专家才能穿刺新自体内瘘，以避免外渗。

使用成熟的自体内瘘开始血透

“就算是已经在那儿工作了一段时间的工作人员给我穿刺都很困难。要是熟悉我的血管通路的人去度假了，我就特别害怕去透析。”

每次治疗时，在进行透析穿刺前，需要先计划您的置针方法。您有机会教患者了解其自体内瘘，*并*提供安全、有效的血透治疗。***每一针都很重要***，安全穿刺始于良好的计划（图 9）。

接触患者的自体内瘘前，*先想一下*您要做什么以及为什么这样做：

- 穿刺针朝哪个方向进针?
- 多大、多长的针适合这名患者的自体内瘘?
- 相对于前几次治疗的穿刺点，这次应该在哪里置针?
- 您是否能教患者自行穿刺?
- 如何处理患者的穿刺疼痛和（或）恐针?

计划***两个***穿刺针的穿刺位置。动脉和静脉穿刺针头之间需要留出 2.5 ~ 4.0 cm 的距离，以防止通路再循环。如果可能，尽量在静脉穿刺针旁再留出一定的距离，以防第一次穿刺失败或外渗。动脉穿刺针务必置于靠近动脉吻合口处。注：切勿尝试穿刺两针以上。如果需要再穿刺一次，让其他人来穿刺。穿刺不得超过三次，以免对患者和通路造成创伤。谨记穿刺对患者的风险有多大，以及保护他们的生命线对您来说有多么重要。

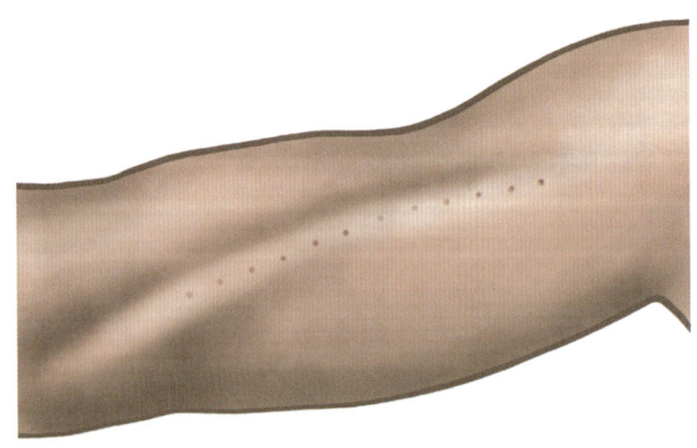

图 9　成熟的自体内瘘

洗手

“我留意着透析中心的一举一动，他们告诉我们要主动监督技师和护士。要是看到有什么违反安全的事，我们就要让他们洗手并戴上新手套。如果他们把一卷胶带掉在地上，就让他们扔掉，不要给任何人用。我要说，我只要求过一位技师洗手，然后戴新手套。”

接触*任何*通路前的第一步*始终是*清洁双手。干净的双手和新手套可防止将皮肤上的细菌带到通路上。*手卫生*是疾控中心对于用肥皂和水洗手或使用含醇手消毒剂的说法。如果双手有明显的污垢，必须清洗。如果没有，可以清洗或使用手消毒剂进行手卫生。

穿刺准备工作包括：

- **遵循您所在诊所的制度**。疾控中心建议您在戴上手套前和脱下手套后使用含醇手消毒剂或用肥皂和水洗手。疾控中心还指导您何时必须更换手套以保护自己和患者。
- **穿戴个人防护装备**。*承保条件*[26]要求血透诊所遵守疾控中心的感染控制规定。这些规定对任何可能有血液溅出的情况都有约束效力。因此，在穿刺或拔针时，您要佩戴手套、穿隔离衣、戴护目用具和面罩。

参见第 7 章：*血液透析标准化操作流程及并发症*，以了解更多关于手卫生和感染控制的信息。

检查自体内瘘

“这几个月来，我的内瘘上长了个肿块，2 周前，我取下绷带时，一侧变色了。它被感染了，所以医生把它取出来，伤口已经快好了，在他们决定好怎么做之前，我先用着一根导管。”

每次治疗时，在穿刺前先做 1 分钟血管通路检查：视诊、听诊、*触诊*（触摸）自体内瘘，并进行举臂试验[27]。开始穿刺前，向主管护士报告您发现的任何变化或问题。如果您能提醒护士自体内瘘的任何变化，就能帮助挽救即将失功的通路，从而及时进行修复，以免太迟。

查看是否有：

- **感染迹象**——发红、渗液、脓液、脓肿、皮肤开裂、发热或疼痛。***切勿穿刺看似感染的自体内瘘***。穿刺针会将皮肤上的细菌推入患者的血液，可引起*脓毒血症*，即：一种可致命的严重血液感染。如果看到感染迹象，请立即告诉护士，以便其请肾脏病科医生查看。
- **窃血综合征**——流向血管通路侧肢体的血流不足：皮肤或甲床苍白或发青。严重情况下，指尖可能会变黑。
- **狭窄**——血管变窄，引起血管通路侧手臂肿胀、皮肤苍白，以及胸壁静脉或血管通路臂侧的颈部静脉扩张且呈青色或紫色。
- **穿刺部位问题**——弯曲、扁平处或*动脉瘤*（血管囊状突起）。如果看到动脉瘤，请记下其宽度、高度和外观。通知您的主管护士。请勿穿刺这些部位：它们会长时间出血或破裂。

查听：

- **血流音**——听每位患者的血管通路声音，并注意任何变化。比正常声音更尖或更响可能表示狭窄。将听诊器沿着整条自体内瘘移动，听血流音。然后，将听诊器从一侧移到另一侧，听血流音停止。完成这一步将帮助您大致了解自体内瘘，尤其有助于了解更深的通路。
- **血流方向**——用手指按压通路中心，用听诊器听两端。在*动脉*侧应听到血流声音。

感觉：

- **皮肤温度**——温度升高可能是感染的征兆；有些部位温度偏低则可能表示血流量少。
- **震颤感**——应存在而且是持续、小幅波动或振动，*而不是*强劲的搏动或弹跳搏动。自体内瘘应该有较强的血流，所以可在吻合口感到更强的震颤感。自体内瘘应只有一种震颤感。
- **搏动**——感觉应像您自己的脉搏一样。将手指放在吻合口上，会使手指大幅起伏的*弹跳*（扑动的）搏动可能表示狭窄。
- **狭窄**——由于狭窄使血管变窄，您应能摸到通路上有扁平处，检查这些地方是否有震颤感或血流音改变。
- **静脉直径**——从吻合口开始，用拇指和示指顺着自体内瘘两侧摸。应能感觉到内瘘壁。宽度因人而异，但一般来说，成熟通路应至少有小指那么粗（约 6 mm）。

问问自己：

- **整条内瘘各处的直径是否相同？**
- **如果有动脉瘤，动脉瘤有多宽？**
- **是否有扁平处？**
- **血管宽度是否大于穿刺针直径？**
- **通路有多深？**这会影响您的进针角度。

通路皮肤准备

可鼓励患者在治疗前清洗血管通路侧手臂 / 腿。穿刺前洗掉皮肤上的一些皮屑和细菌，有助于降低感染风险。可以使用肥皂和水或含醇手消毒剂。如果患者无法清洗自己的手臂，您需要用肥皂和水或其他皮肤清洁剂清洗穿刺部位，然后用干净的纸巾轻轻拍干。

每次治疗前，需要在患者的穿刺部位涂抹皮肤消毒剂，并待其晾干。这一步有助于防止细菌在穿刺时进入血液。感染是引起血透患者死亡的一个首要原因，因为：

- 肾脏病会削弱患者的免疫系统。
- 许多患者有糖尿病，使他们更易感染。
- 住院和手术使患者接触许多细菌。
- 其他患者和工作人员可携带细菌。
- ***工作人员并不总是洗手或遵循其他感染控制规范***。您可以帮助预防这种致命的错误。

穿刺前，用表 2 中的一种产品清洁并准备患者皮肤。穿刺部位准备好后，不要再触摸患者的皮肤。

切勿再触摸穿刺部位

散装的检查手套是干净的，*不是无菌的*。它们可当作个人防护装备使用，但不能防止皮肤污染。如果您在进针时触摸到患者的皮肤，或触摸到针孔，您会污染穿刺针，并有感染患者的风险。**用消毒剂准备好皮肤后，切勿再次触摸**。只有使用标明“无菌”的手套，才能再次触摸穿刺部位的皮肤。

使用压脉带

“技师今天在我的内瘘上使用了压脉带，穿刺针毫不费力地一下子就扎进去了！我几乎没有什么感觉！没出血，也没青没肿！”

穿刺自体内瘘（即使是较大的自体内瘘）时使用压脉带可以：

- 帮您更好地看清内瘘
- 帮您找到合适的进针角度
- 让您对穿刺有更好的“感觉”
- 降低您可能*刺透*（刺穿）血管后壁的风险
- 有利于“干净利落地”进针
- 扩张血管，从而减少穿刺针扎入时的疼痛感

在*腋窝*区（腋下）扎压脉带。这样有助于均匀分布压力，以降低前臂通路被刺透的风险。*切勿将压脉带扎得过紧，从而引起疼痛、刺痛或切断患者手指血流*。压脉带应平放在皮肤表面：压脉带卷起会增加患者的不适。另一种方法是让患者按压腋窝区的血管，而不是使用压脉带。注：压脉带仅可用于*进针*和*穿刺*。穿刺针扎好后，立即解下压脉带并将其丢弃。压脉带仅供一次性使用。

穿刺

“我从一开始就用这个内瘘。要是你能保持穿刺部位干净，并留意医生的要求，就能做个享受生活的终末期肾友，我就是一个活生生的例子！”

由于每周至少进行三次血透，因此自体内瘘会反复使用。为了让血管在治疗间隔期愈合，您将使用以下一种穿刺方式：

- **阶梯式穿刺法**。每次治疗时选择一个新穿刺部位，在自体内瘘上形成一个图案，看起来像绳梯上的结。
- **扣眼式穿刺法**。复用相同的两个穿刺部位，直到形成瘢痕组织通道，就像穿好的耳环孔一样。这两个穿刺部位看起来像一个纽扣。

避免使用“局域式穿刺”，在一小片区域内反

表 2　可选用的通路皮肤准备方式

产品及一般使用说明（详情请查看生产厂家的具体说明）
液体：2% 葡萄糖酸氯己定 /70% 异丙醇（ChloraPrep®）[27] 用一块无菌纱布吸饱本品。来回摩擦一个穿刺部位 30 秒，将其润湿。用一块新纱布对另一个穿刺部位重复以上操作。待其晾干。
棉签：2% 葡萄糖酸氯己定 /70% 异丙醇（ChloraPrep®）[28] 从侧面豁口撕开包装袋，抓住涂药器手柄。将撕开的那条包装转个方向，完全撕掉。不要碰到棉签头。将棉签头扁平的一面压在一个穿刺部位。轻轻来回涂抹 30 秒，将其润湿。待其晾干 30 秒。请勿擦拭掉或印干。对另一穿刺部位重复以上操作。
次氯酸钠（ExSept® Plus）[29] 打开两片 2 cm×2 cm 大小的无菌纱布片，让其放在原包装中，并吸饱 ExSept Plus 消毒液。戴上干净的非灭菌手套。使用一片蘸有本品的纱布片从中心向外打圈清洁一个穿刺部位及其周围 5 cm 处，用另一片纱布片对另一个穿刺部位重复以上操作。先让皮肤晾干，然后再进行下一步。打开一片新的酒精棉片，擦拭清洁一个穿刺部位 15 秒。用另一片新的酒精棉片对另一个穿刺部位重复此操作。让皮肤晾干。
70% 酒精[30] 在每个穿刺部位用一片新的棉片打圈擦拭 60 秒。让皮肤晾干。
10% 聚维酮碘[30] 涂抹在每个穿刺部位，然后等待 2 ～ 3 分钟后再穿刺。

复穿刺（图 10）。这种方法会迅速损坏自体内瘘。可形成薄弱处，导致通路失功，如果薄弱处破裂，患者会死亡。一项对九个国家超过 7000 名透析患者进行的研究显示，局域式穿刺最有可能引起通路失功[31]。

阶梯式穿刺法

“我的胳膊青肿、疼痛得厉害，很难找到一个不让我喊疼的地方穿刺。那个弄疼我的技师在我开始大叫的那一刻就应该停下来，但他没有。他还是继续往下探，说他找不到静脉。”

患者前来接受治疗时，找到前几次治疗的穿刺痂，选择与前几次穿刺位置至少相隔 0.6 cm 的部位穿刺。如果穿刺区足够大，使动脉和静脉穿刺针之间保持 3.8 cm（约两指宽）或尽可能远的间隔。至少 2 周不要再用以前的部位，以便其愈合。

使用整段自体内瘘，包括正面和侧面，从而使内瘘能够尽可能长久地使用（图 12）。

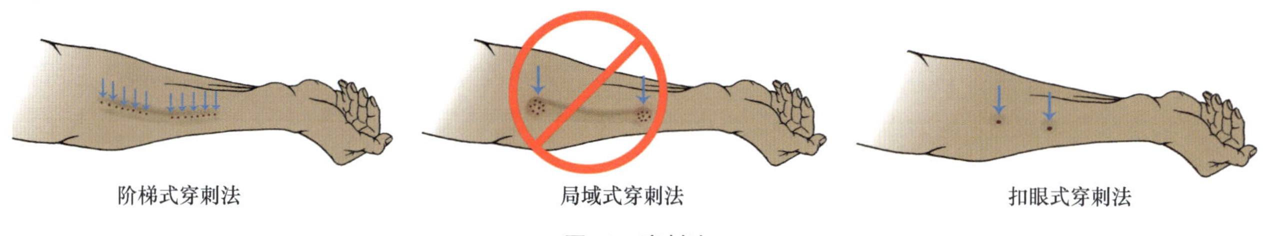

图 10　穿刺法

关于透析穿刺针

“那些血透针太大了！像修房顶的钉子一样！”

大多数治疗需要两根穿刺针：

- **动脉**穿刺针将血液从患者体内抽出送至透析器。
- **静脉**穿刺针将血液送回患者体内。

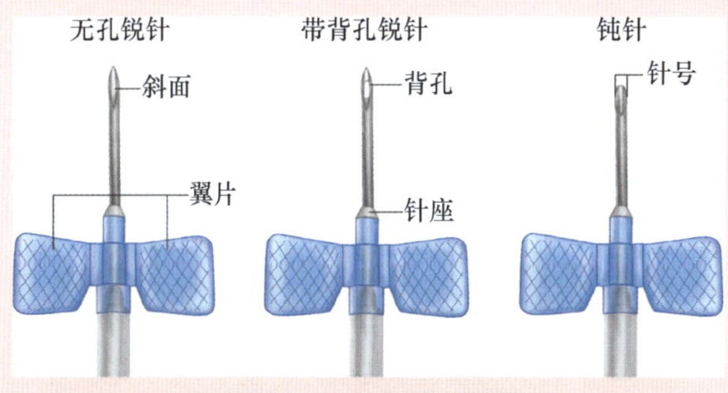

图 11　血透穿刺针构造

最近，新出了一款单针透析穿刺针（单穿刺针），它是一款套针，配有 Y 形管路。您在诊所不会见到这种针，它们目前用于一些居家血透患者，尤其是接受夜间血透的患者。对于透析中心标准血透而言，单穿刺针透析效率不够高，并未获准用于该用途。参见第 152 页以了解更多信息。

针号

为了输送大量血液，使用大直径穿刺针。在美国，血透穿刺针由薄壁钢制成，成人用的规格为 17 号到 14 号；*针号越小，针直径越大*。

因此，14 号针比 17 号针大。17 号针用于新（或小）通路，因为这种通路的血管细、压力低和（或）血流速低。

锐针与钝针

大多数穿刺针头都有锐利的切缘以穿透皮肤。扣眼式穿刺法（见第 150 页）先使用锐针直至形成永久性隧道，然后使用*钝针*。（锐针会有割损隧道并引起创伤或感染的风险。）钝针的针号规格齐全，并且应该与用于形成扣眼的锐针规格一致。

穿刺针长度

穿刺针有三种长度：1.5 cm、2.5 cm 和 3.2 cm。标准 2.5 cm 穿刺针用于皮肤表面下 6 mm 以内的通路。对浅表通路使用较短的穿刺针，以降低刺透风险。对较深的通路使用较长的穿刺针。

背孔

带背孔穿刺针即使贴近血管壁，也可让血液流入针内。将背孔针（即背侧有孔的穿刺针）用作动脉穿刺针。无孔针（无背孔的穿刺针）仅用作*静脉*穿刺针。如果进行血管通路流量检测，需要使用两根背孔穿刺针，才能获得准确的读数。

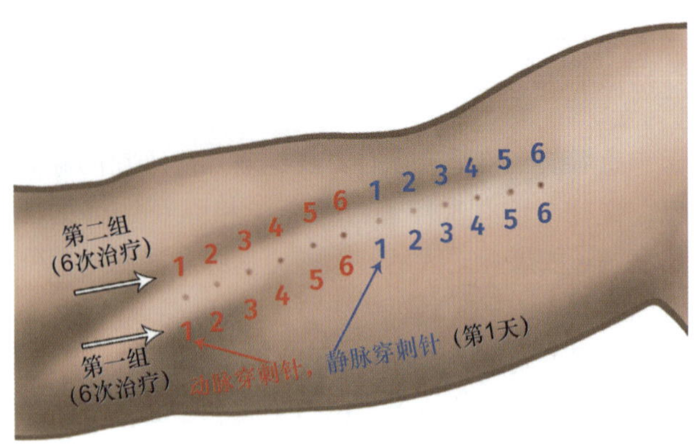

图 12　阶梯式穿刺法

采用阶梯式穿刺法轮换使用穿刺部位，有助于防止*动脉瘤*（血管壁上膨出的薄弱处）。患者可能会*要求*您穿刺动脉瘤，因为疼痛感较小。告诉他们动脉瘤是受损部位，任何人都不得在这些部位进针。如果将穿刺针扎入动脉瘤，动脉瘤会*破裂*，可引起大量失血或死亡。

锐针穿刺自体内瘘

一些患者在穿刺前会使用*局部*（皮肤表面）*麻醉*（麻木）品。参见第 153 页以了解更多信息。

您所在的诊所应设有一个书面培训计划，其中包含一个检查清单，以确保您了解穿刺的所有步骤。患者的生命线不是用来练习的。***尝试给患者穿刺前，先在练习臂上学习这些技能***。要想精于穿刺需要*大量*练习。如果您所在的诊所条件允许，可以坐下穿刺。虽然没有对坐着和站着穿刺进行研究，但坐着也许能更好掌控穿刺针。

有两种穿刺方式。使用哪种方式取决于您所在诊所的规程和患者的通路：

- **干法穿刺**是最常用的方法。扎入穿刺针，并查看穿刺针管路中的回血。然后将一段

穿刺针应朝哪个方向进针？

首先穿刺动脉穿刺针。该穿刺针将血液从患者体内送至透析器。在离吻合口最近的部位或*远心端*（离心脏最远处）穿刺。为了确保知道通路的哪一端是动脉端，穿刺前，用一根手指按压通路中心几秒：

- 动脉端会扩张并*变硬*，伴有强劲的搏动和较大的血流音。
- 静脉端由于血量减少会*塌陷*。

如果通路上还有穿刺位置，将动脉穿刺针**顺向**（顺着血流方向，即朝向心脏）扎入。*逆向*（与血流方向相反）扎入不会改变治疗的充分性[32]，但是可能会引起自体内瘘受损：

- 每根血透穿刺针都会在血管壁上切出一个血管瓣。顺向穿刺针拔出后，血流会使该血管瓣*闭合*。逆向穿刺针拔出后，血流会使该血管瓣*张开*。一项尸检研究发现，逆向穿刺的血管瘢痕显著更多[33]。
- 一项对超过 7000 人进行的研究发现，穿刺针逆向扎入且斜面朝下时，内瘘失功的概率*显著*更高[31]。**最安全的穿刺方法是顺向且穿刺针斜面朝上**。如果必须采用逆向穿刺，斜面朝上会更好。

接下来穿刺**静脉**穿刺针。静脉穿刺针*务必*顺向扎入。这种穿刺有助于防止血液从透析器回输到患者体内时的湍流。该穿刺针置于*近心端*（离心脏最近处）。如果血透患者自行穿刺，则两根穿刺针均应**顺向**扎入。

有两条原则有助于预防穿刺问题，使患者获得良好的血透治疗：

- 使两个穿刺针头至少相隔 3.8 cm。
- 与吻合口至少相隔 3.8 ～ 5.0 cm。

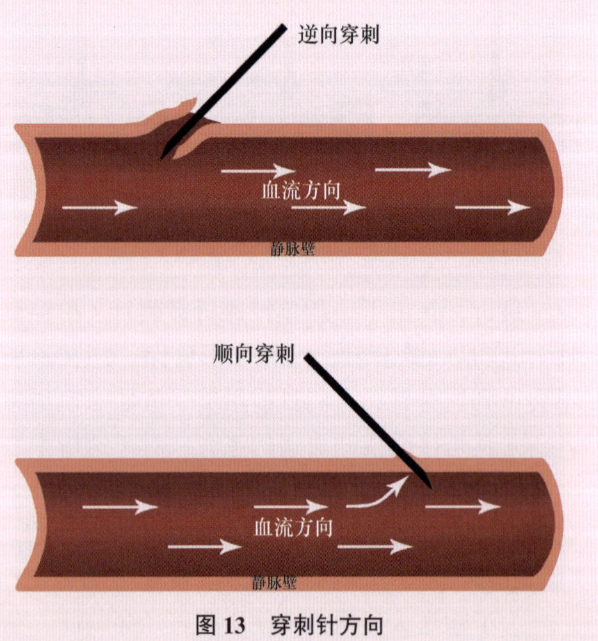

图 13　穿刺针方向

胶带贴在针翼上，以将穿刺针固定在血管中。让穿刺针管路中充满血液，然后再连接到血路管，或夹住穿刺针管路，然后在每根针的管路上连接一支空注射器。松开穿刺针管路夹，检查血流，轻轻地将血液抽入和推出注射器，以确保穿刺针位于血管中心。快速向后拉推杆，但不要将其完全拉出。若穿刺针位置良好，血液会跟随推杆在注射器中移动。若抽血时感到推杆卡顿，则表明穿刺针*不在*血管中心，需要进行调整，然后再继续贴胶带。穿刺针位置调整好之后，开始透析后就应该不会有警报问题。

- **湿法穿刺**可用于新自体内瘘、难以穿刺的情况，或凝血迅速的患者。穿刺前一刻，采用无菌操作将 10 ml 无菌生理盐水抽入无菌注射器中，或使用预充式注射器。将该注射器连接到透析穿刺针上，冲洗针管，直至生理盐水从针头滴出。此时即可进行穿刺。

穿刺针的进针角度视通路深度而异。通路越深，需要采用的穿刺角度越大（45°）和（或）穿刺针越长。对于皮肤表面下 6 mm 以内的通路，以 20° ～ 35° 进行穿刺。有些通路可能太深，无法安全穿刺，需要手术将其引至浅表，以便于穿刺。

穿刺是一项*细致轻柔*的技术（图 14）。*流畅*地完成以下步骤，*不要用穿刺针戳或探查*：

1. 如果患者没有清洁通路部位，请用肥皂和水清洁。

2. 进行手卫生。

3. 戴上干净的新手套。

4. 选择角度。

5. 按照生产企业的说明涂抹皮肤杀菌剂，并使其晾干。皮肤准备完成后，不要触摸通路部位。

6. 抓住针翼并使针头斜面向上，平稳流畅地引导穿刺针穿过皮肤和组织，直到感到压力释放。

7. 检查确保有*回血*（针管内有血液）。

8. 将穿刺针放平。

9. 推送穿刺针（向前推入血管），使针翼保持与自体内瘘平行。

10. 采用无菌操作连接血路管。

11. 将穿刺针固定到位（见第 152 页）。

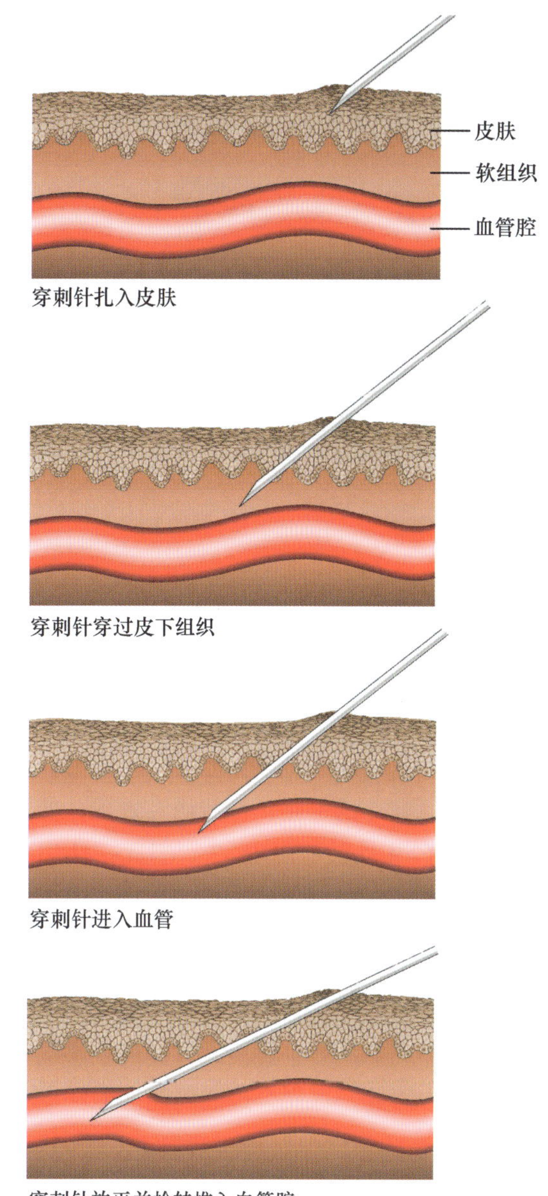

图 14　穿刺针进针

12. 脱下手套，再次进行手卫生。

注：如果您难以成功穿刺，请另找一位工作人员来穿刺。大多数患者都可以告诉您谁最能成功穿刺他们的自体内瘘。

避免穿刺针刺伤

尖锐的内瘘穿刺针配有针头保护套（图 15），以减少您意外扎伤自己的可能，扎伤可能使您接触到患者血液中的细菌，包括 HIV 或肝炎病毒。***取出尖锐的穿刺针时，请使用针头保护套***。扣眼式穿刺法所用的穿刺针已获得 FDA 批准，无需使用针头保护套。但是，这些钝针仍可划破皮肤。请小心操作此类穿刺针，并尽快将其放入锐器盒中。

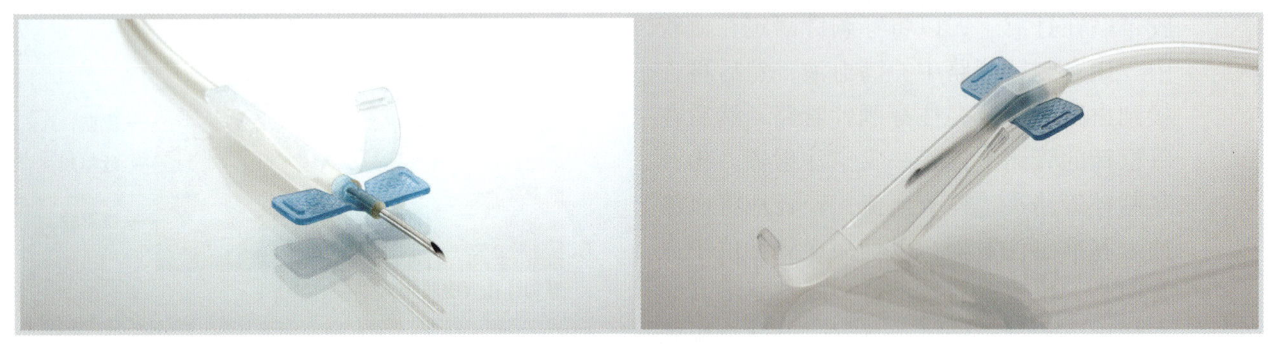

图 15　针头保护套

MasterGuard® 图片经 NxStage 许可使用

扣眼式穿刺法

"我有这个内瘘 23 年了，用了 21 年。我在家进行夜间血透，已经在家透析 9 年了。我自己穿刺，我的扣眼已经用了 10 年了。"

扣眼式穿刺法自 1977 年起在欧洲使用，它最初用于穿刺区较小的通路。一些研究发现，使用此法的穿刺疼痛和动脉瘤更少[34]。因此，使用扣眼式穿刺的患者恐针或害怕自体内瘘破坏形象的情况可能更少。其他研究没有这些发现。已发现使用扣眼式穿刺法存在血流和隧道感染的风险[35-36]。然而，比利时的一项研究对患者进行了 8 年或更长时间的随访，并未发现阶梯式穿刺法与扣眼式穿刺法在感染方面有任何差异[37]。居家血透患者更有可能使用扣眼式穿刺法。

为了形成扣眼，每次治疗时，以*相同的角度*将锐针扎入相同的两个部位。

3～4 周（约 9～12 次治疗）后，即形成瘢痕隧道，就像穿好的耳环孔一样[38]。此法最好是由同一人

三点法穿刺可缓解穿刺疼痛

血透穿刺针需要足够大，以提供足够的血流进行透析。因此，穿刺会造成疼痛。此法的目的是易于扎入穿刺针，并尽可能减少疼痛和通路创伤。这种**三点法**可帮您减轻穿刺疼痛并辅助穿刺[39]：

1. 扎上压脉带后，将*非*持针手的拇指和示指放在自体内瘘两侧、进针处略靠上的位置。

2. 用*持针*手的小拇指或无名指拉紧皮肤并向下按压，以防止静脉滑移。这样可压迫神经末梢，从而减轻疼痛。

3. 穿刺。

按压皮肤可阻断疼痛感传到大脑长达 20 秒，这段时间足够完成穿刺而患者也感觉不太痛。

如需了解关于如何减少恐针和疼痛的更多信息，请参见第 153 页。

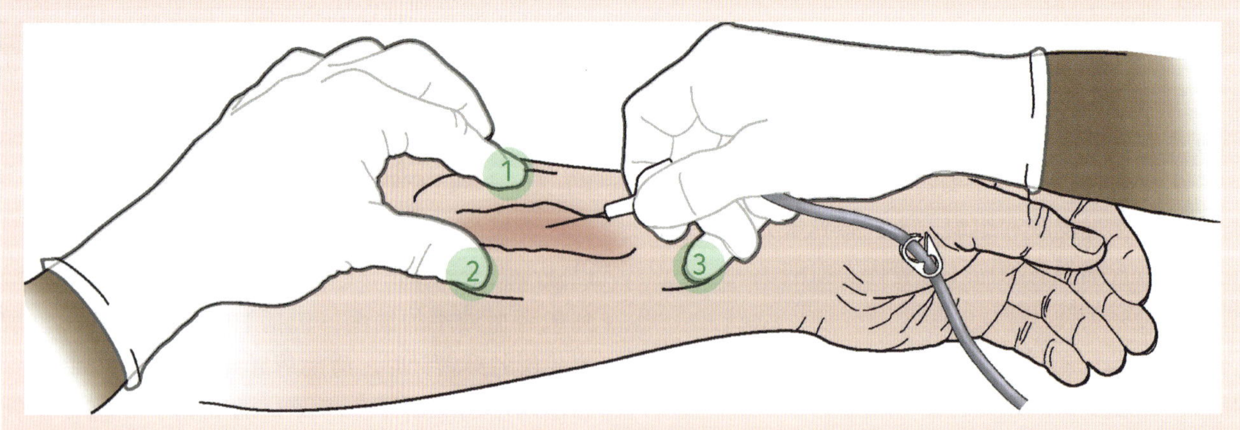

图 16　三点法穿刺

图片经 Lynda Ball 许可后修改并使用

进行穿刺，直至扣眼形成。*穿刺者最好是患者本人*。扣眼式穿刺法*仅*可用于自体内瘘，不能用于人工血管内瘘。自体内瘘壁有肌纤维，可在拔针后使扣眼闭合。

扣眼隧道形成后，在每次治疗前，用无菌挑针清除结痂。用钝针沿着隧道穿刺。在扣眼中使用锐针可能会增加引起动脉瘤的风险[40]。*不要用针座抵触皮肤*。“针座埋入”的压力可引起组织塌陷，形成凹陷状扣眼[41]（图 17）。这样很难完全去除结痂，且很难清洁，增加了感染的机会，感染是扣眼式穿刺法最大的风险。由于这种风险，一些诊所没有让进行自我照护的患者（可能接受透析中心治疗或居家治疗）使用此法[42]。

与所有其他部位一样，扣眼隧道可生长病原体，如葡萄球菌。若穿刺针将细菌带入血流，可引起致命的血液感染。研究证明，治疗前认真清洁皮肤并*彻底*去除结痂，有助于降低感染风险[43]。

治疗前让患者洗手和清洗血管通路侧手臂。之后，您所在的诊所可能使用如下两步法[44]：

1. 用皮肤杀菌剂清洁结痂和穿刺部位，然后去除结痂。结痂上有我们不想带入血流的皮肤细菌。患者可在家中将浸有酒精的棉签用胶布固定在结痂处，以杀死细菌同时湿润结痂。按照您所在诊所的方案去除结痂。可以选用：

- *无菌*镊子。*切勿使用指甲或要扎入的内瘘穿刺针的针头*。
- **一种*无菌*除痂器，在钝针*针帽*上或针帽中**。*不要从包装中取出此除痂器或将其放在保护垫上*。这样会使除痂器在使用前受到污染。

2. 完全去掉结痂后，再次涂抹皮肤杀菌剂，并让扣眼部位晾干。涂抹皮肤杀菌剂后，不要再触摸扣眼部位。按照您所在诊所的规定穿刺。

扣眼晾干后，即可用钝针进行穿刺（图 18 说明了窦道建立过程）。如果您所在诊所的规定包括*凭触觉穿刺*，您需要捏住针翼*后*的管路穿刺[45]。用这种方法，引导穿刺针进入扣眼所用的力要小得多，并可降低刺破隧道的概率。受损的隧道发生感染的风险更高[39]。有关凭触觉穿刺的更多信息，请见本章附录 A。

扣眼式穿刺法并非对每位有自体内瘘的患者都是一个理想选择。根据常识，一些患者的感染风险可能更高，如：

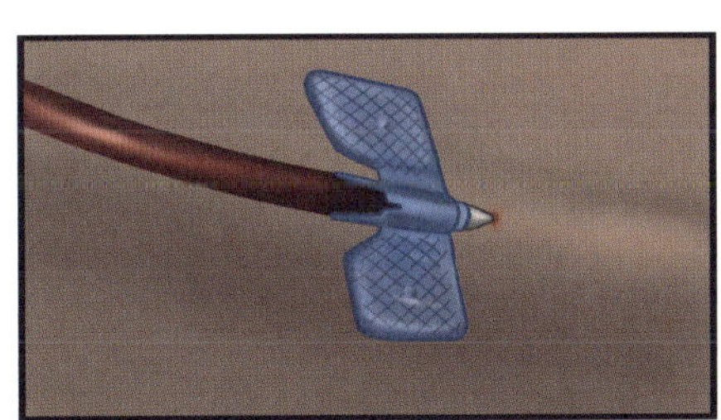

针座不得进入隧道

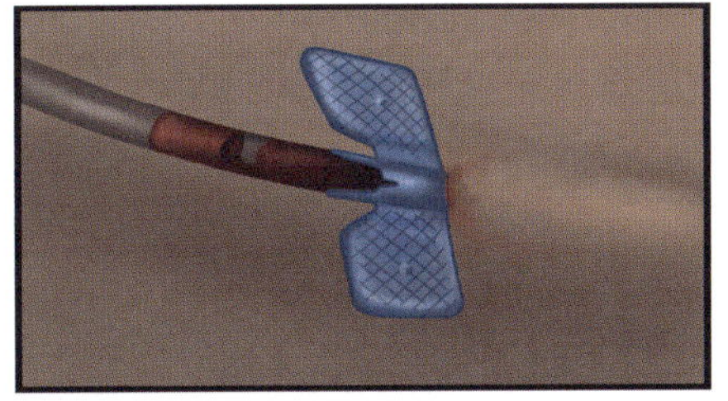

针座埋入是穿刺针扎得太深。针座埋入隧道入口，无法看到

图 17　针座埋入

使用动静脉内瘘锐针，抓住针翼，取下针头保护套。将套管针的斜面朝上，对准穿刺部位并将皮肤拉紧

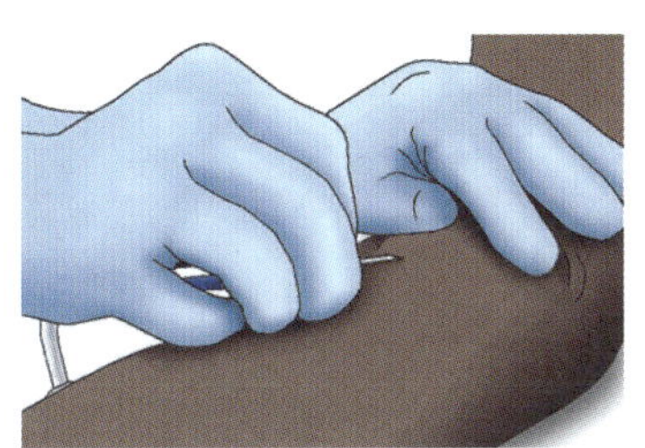

穿刺该部位。务必每次以相同的穿刺角度和深度，在完全相同的位置穿刺正在形成的固定穿刺点。这要求由一位穿刺人完成所有穿刺，直到穿刺点最终形成

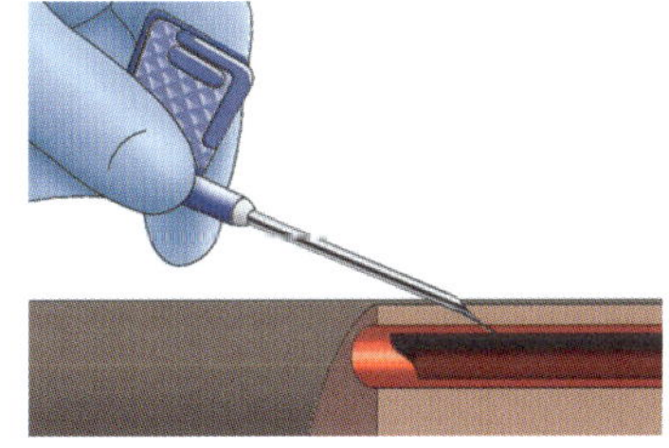

回血表示穿刺针已进入通路。放低穿刺角度。继续将穿刺针推入动静脉内瘘，直至其达到血管内的适当位置

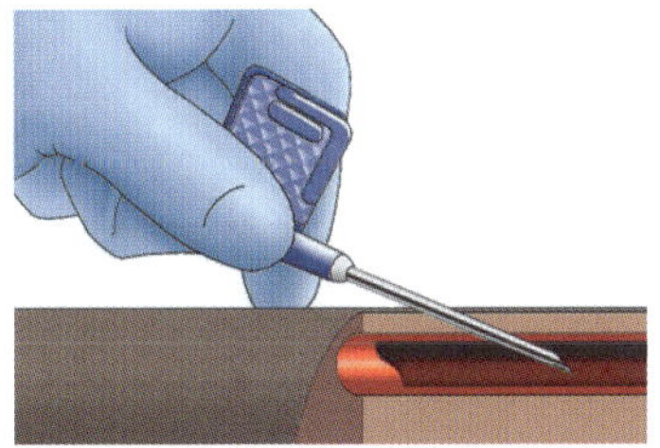

按照诊所方案，将动静脉内瘘穿刺针用胶带牢固固定，并继续透析治疗

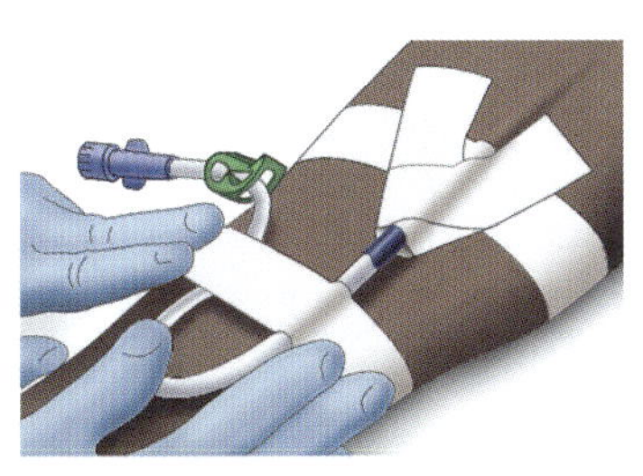

图 18　形成扣眼

图片经 NxStage 许可后修改并使用

- 有心内膜炎或心脏瓣膜疾病病史的患者
- 植入了人工器械（如起搏器或置换髋关节）的患者
- 个人卫生情况差的患者
- 爱抠结痂的患者

穿刺后胶带固定穿刺针

"上机透析后大约 15 分钟，我出现了一个可怕的高动脉压。它把胶带都绷开了！"

穿刺后，必须可靠地固定穿刺针，以免其移动或拉出。遵循您所在诊所的制度与规程。**蝶形胶带固定法**是一种安全有效的固定方法（图 19）：

1. 将一条 2.5 cm 宽、13 ～ 15 cm 长的胶带贴在蝶形针翼上，以固定穿刺针。这样可以防止穿刺针在通路内移动。

2. 将一条 1.3 cm 宽、15 cm 长的胶带置于针翼后的血路管下方，*有粘胶的一面朝上*。

3. 将第二步中的胶带右端向左上折，贴在左针翼上，然后将胶带左端向右上折，贴在右针翼上。这种交叉（即 V 型）固定可防止穿刺针脱落。

4. 将以下任意一物贴在穿刺部位上，以防止细菌沿穿刺针进入无菌血流：

- 邦迪 ®
- 纱布和胶带
- 干净的胶布
- 一次性胶带，针翼稳定后撕下

监测动脉压

随着自体内瘘扩张变大以及使用更高的血流速，需要监测动脉压。动脉负压越低，*溶血*（血细胞破坏）就越多。*动脉压不得低于－250 mmHg*（图 21）。负压过大可能表示需要增大针号。查看您所在的诊所关于何时改换针号的规定。主管护士会告诉您患者达到充分透析所需的穿刺针规格和血流速。

居家夜间血液透析可选用的透析单穿刺针

OneSite™ 双腔穿刺针

OneSite™ 是一种双腔穿刺针，设计用于 NxStage System One 透析机，以进行*低流量血透*，尤其是在夜间。在低血流速下，一根穿刺针可以同时完成动脉穿刺针和静脉穿刺针的工作。采用扣眼式穿刺法进行穿刺。由于只需要一根穿刺针，该器械将自行穿刺的工作量减半。OneSite 仅获准用于居家血透，因此在诊所见不到。如果您的职责涉及服务居家血透患者，可能会在他们那里看到。

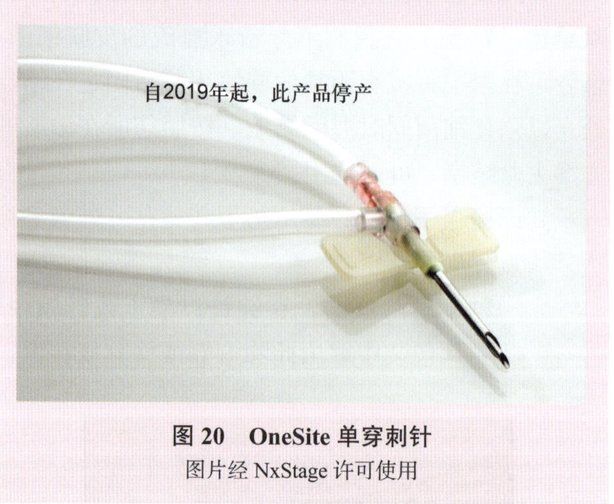

图 20 OneSite 单穿刺针
图片经 NxStage 许可使用

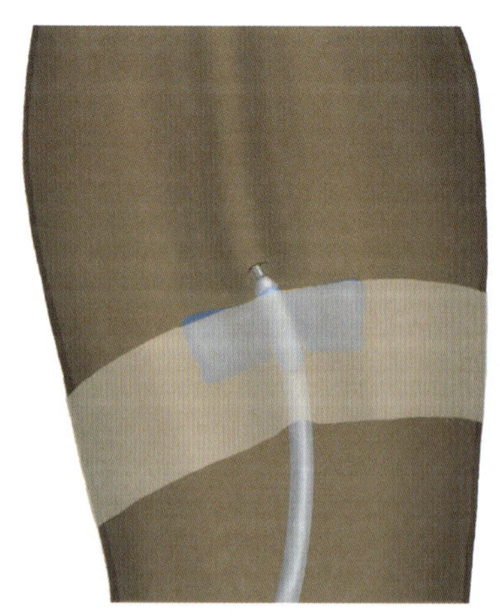
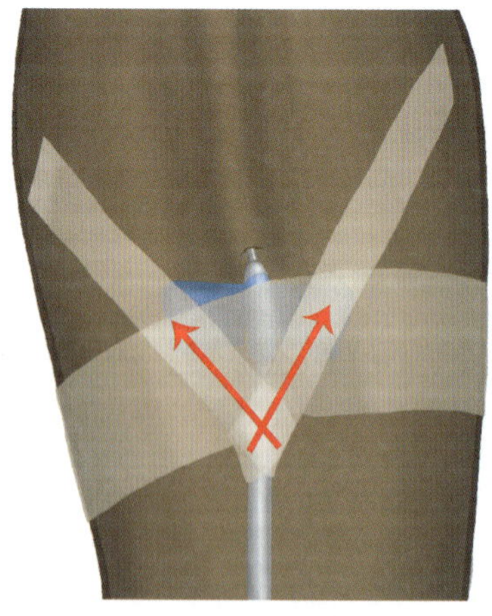
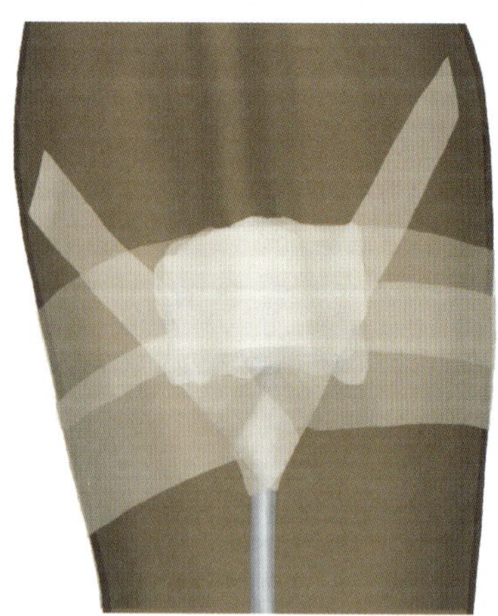

图 19 蝶形胶带固定法
图片经 Lynda Ball 许可后修改并使用

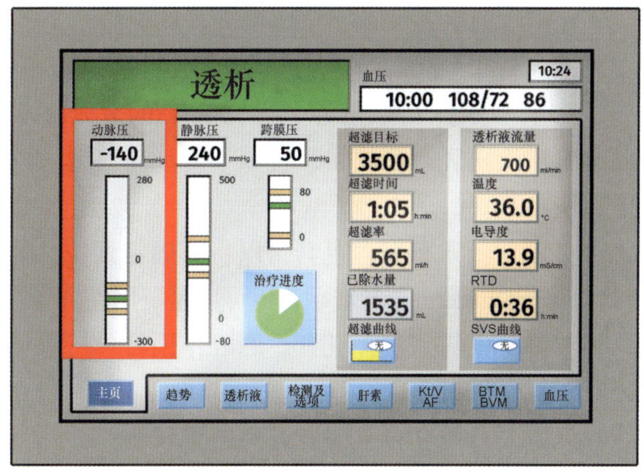

图 21　动脉压

帮助恐针患者

“我曾经在每次治疗的前一晚，僵硬地躺在床上提心吊胆。我特别怕穿刺。每到透析那天，我都要经过激烈的思想斗争，才能鼓起勇气去透析。我的内瘘多次被刺透，我发现即使已经穿刺好了，全身还是抖个不停。现在，我吃帕罗西汀，这药有点帮助。”

一般人中有 3% ～ 4% 会恐针。这种问题称为“血液、损伤、注射恐惧症”，会让人逃避接受必要的健康和牙齿护理。在慢性病患者中，这一比例更高：男性约为 6% ～ 17%，女性约为 16% ～ 32%[46]。有这种恐惧的人会对针头、见血、手术等产生不自主的*血管迷走神经性*（感觉昏晕）反应[46]：

- 首先，患者脉搏加快，血压升高。
- 然后，脉搏减慢，血压下降。应激激素释放，心律可能改变（可致命）。
- 患者可能会苍白、出汗、恶心或头晕。约有一半的人可能会昏倒。

由于透析穿刺针太大，即使不恐针的患者也会害怕。一些患者因害怕而选择腹膜透析（腹透）以避免穿刺。联邦医疗保险或其他保险可能会支付恐针治疗的费用。恐针的患者还可以预防血管迷走神经性反应。以下方法可能有所帮助：

- **将椅子放平**，保证大脑的血液供应，这样患者就不会昏倒。
- **让患者将非血管通路侧肢体的肌肉收紧** 10 秒或 20 秒，然后放松，接着再收紧，直到穿刺针扎入。（先征得医生的同意。）这种肌肉挤压可短暂升高血压并防止血管迷走神经性反应[47]。
- **减少穿刺疼痛**。疼痛是引起恐惧的一部分原因。使用下一节中所述的方法。
- **教患者如何自行穿刺**。这样可以让他们专注于掌控穿刺针，从而分散他们对疼痛的注意力。
- **使用影像设备引导穿刺**[48]。如果可以*看到*皮下血管，您就不太可能穿刺不当和刺透通路[49]，这样可减少患者的恐惧。目前尚不清楚有多少美国透析诊所使用此类新设备。

减少穿刺带来的疼痛

“我永远也忘不了使用利多卡因 / 丙胺卡因进行的第一次穿刺。我转过头去，祈求一切顺利。觉得似乎比平时久了一点，所以我回头看，发现两根穿刺针都扎好了，我一点感觉也没有……一点也没有！”

每周进行三次血透的患者，每年要被尖锐的大号穿刺针扎 300 多次。减轻穿刺疼痛对于提高患者的生活质量有着深远的意义。缓慢深呼吸、意象导引（可使用耳机和播客或视频）、音乐或其他分散注意力的事物会有所帮助；或者还可以用*局部麻醉剂*麻醉皮肤以减轻穿刺疼痛。可以选用：

- *外用*（涂于皮肤表面）利多卡因乳膏或凝胶
- *皮内*（皮下浅表注射）利多卡因
- 氯乙烷“皮肤冷冻”喷雾

注：与所有药物一样，患者可随时对这些药品产生过敏。如果出现皮疹或水疱，请停止使用并另换一种方法。有些时候，患者可能会短时间使用这些药品，然后就不再使用。必须尊重他们的选择。

教患者自行穿刺

“我这种血管穿刺起来比较难。我的动脉人工血管很深，我得用一根 3.2 cm 的穿刺针才能够着。而且还没准儿扎不扎得上。我自己穿刺解决了很多情绪上的困扰。不用再担心谁会乱戳我了。穿刺比我想的要简单。”

联邦医疗保险赋予患者一定的权利，其中有一项是按自己的意愿主动参与自身照护。此项权利包括自行穿刺。联邦医疗保险调查员在检查诊所时使用的文件规定：

“患者有权按照自己的意愿，了解并参与其自身的照护和治疗。患者如果选择自行穿刺，可在接受适当培训并展示其能胜任后，在任何机构内自行穿刺。”[50]

诊所在教患者自行穿刺方面，*无需*取得专项批准[26]。

参见本章附录 A 中的逐步指导，了解如何教患者自行穿刺。还必须教给患者自行穿刺时的重要感染控制方法，如手卫生和无菌操作。

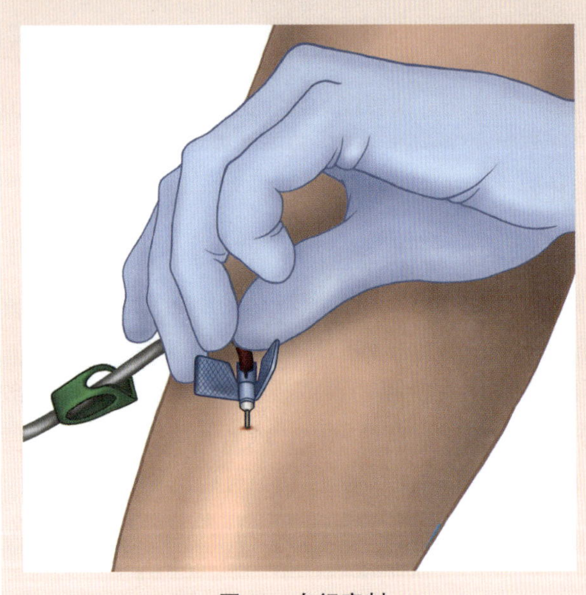

图 22　自行穿刺

外用利多卡因乳膏或凝胶

利多卡因是一种麻醉剂，可经皮肤缓慢吸收。在一项随机对照试验中，利多卡因乳膏（利多卡因/丙胺卡因）在所有减轻血透穿刺疼痛的方案中效果最好[51]。由于该乳膏或凝胶必须在*治疗前* 1 ～ 2 小时施用，所以患者必须在家中涂抹。乳膏的涂抹时间取决于通路的深度：

- 如需麻醉表层以下 3 mm 的组织，请在治疗前 1 小时涂抹乳膏。
- 如需麻醉表层以下 5 mm 的组织（用于较深的通路），请在治疗前 2 小时涂抹[52]。

若使用利多卡因/丙胺卡因或其他外用利多卡因乳膏或凝胶，患者需要：

1. 清洗血管通路侧手臂以清除皮肤油脂。
2. 在每个穿刺部位的完好皮肤上（而不是溃疡或皮疹上）涂抹 0.3 cm 厚、硬币大小的乳膏。提醒患者在涂抹乳膏*后*洗手，且双手要远离眼睛，以免损伤黏膜。
3. 用封闭敷料覆盖乳膏，以将其固定到位。敷料可以是 Tegaderm™ 敷料贴，也可以是厨用保鲜膜。
4. 治疗前先清洗掉乳膏。麻醉作用将再持续一小时。

以下是几例利多卡因乳膏（还有其他）：

- 处方 EMLA™ 乳膏（2.5% 利多卡因 /2.5% 丙胺卡因）
- 非处方药 L.M.X.®（4% 或 5% 利多卡因）
- 非处方药 Topicaine®（4% 或 5% 利多卡因）

利多卡因注射液

可使用 1% *皮内*（皮下浅表）利多卡因注射液来麻醉穿刺部位。注：由于使用针头且该注射液有灼烧感，这种利多卡因*无益于恐针*的患者。

- 首先将皮肤杀菌剂涂抹在穿刺部位，并待其晾干。
- 在每个部位单独使用 1 ml 或结核菌素注射器和针头（图 23）。
- 以 15° 角将利多卡因注射到人工血管内瘘或自体内瘘上方的皮下组织。*切勿将利多卡因注射到患者的自体内瘘或人工血管内瘘中，它会进入血流*[53]。利多卡因会在皮下浅表形成气泡或“风团”。利多卡因有灼烧感，因此仅少量使用[53]。
- 一些利多卡因可能会外渗，且/或注射部位可能会渗出。使用无菌纱布擦除所有渗出

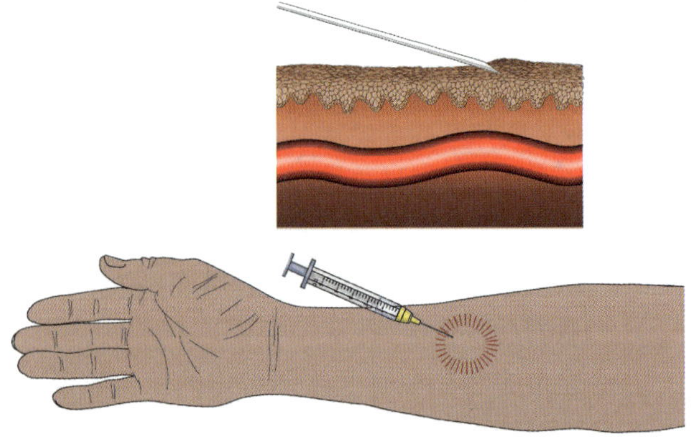

图 23　皮内注射利多卡因

液或血液。

- 将透析穿刺针扎入麻醉过的部位。

利多卡因注射液是一种*血管收缩剂*，可使自体内瘘变细，并将其略推向皮下更深处。虽然没有关于这方面的研究，但有人认为它可能会逐渐导致自体内瘘血管纤维化，从而使穿刺更加困难。自体内瘘位置较浅的患者在*不使用*利多卡因的情况下，疼痛程度也较低。可以在穿刺一个部位时使用利多卡因，另一个部位不用，让患者比较疼痛程度。根据您所在诊所的规程，让患者选择更想用的方法。

冷却喷雾

冷却喷雾（如：氯乙烷）是一种可“冷冻”皮肤的冷却剂，可用于减轻穿刺疼痛。在一项随机研究中，使用喷雾的患者均未出现严重穿刺疼痛。但是，这种喷雾不会像利多卡因乳膏那样麻醉使用部位[51]。如果使用过多或过于接近皮肤喷涂，该喷雾可能会引起冻伤。它高度易燃，必须远离热源或明火。冷却喷雾不会麻醉皮下组织，因此，对于通路较深的患者，当穿刺针扎入血管时，仍然会感到疼痛。遵循您所在透析诊所的规程，并：

- 阅读产品说明书，了解冷却喷雾罐应与皮肤保持多远距离进行喷涂，以及喷涂多少秒，如距离 6.4 cm 喷用 2 秒[51]。
- 在用皮肤消毒液对穿刺部位消毒***前***，可以使用**非无菌**喷雾。
- 皮肤消毒***后***，需使用**无菌**喷雾。
- 穿刺前，用皮肤消毒液再次消毒皮肤。

治疗后的自体内瘘维护

“我们诊所有一位最可爱的护士，但每次她为我拔针的时候，都特别用力地按，使我的内瘘整个周末都肿着而且特别疼。我知道你们需要用力按，但她是唯一一位让我在拔针后疼 2、3 天的护士。”

治疗结束时，您要按照诊所的规程撕下胶带、拔针，并敷上纱布。然后，您或患者必须用适当的力按压穿刺部位以止血，同时又不会*阻断*（停止）通路中的血流：

- **按压皮肤前，将穿刺针完全拔出**。针头斜面锋利，如果按压得太早，会割伤患者的通路内壁。
- **用适当的力按压穿刺部位**。按压的目的是对皮肤穿刺处和通路血管穿刺处进行止血。但是，不要损伤通路或阻断血流通过通路，这样会增加形成血栓的风险。使穿刺部位的组织复位并止血所需的按压力与检查脉搏时所用的按压力相同。
- **教患者如何在治疗后按压自己的穿刺部位**。他们一次应按压一个部位（用两根手指）。正确按压可使每个部位完全止血，有助于防止患者离开诊所后穿刺部位出现意外渗血。
- **如果每个穿刺部位在 20 分钟后仍未止血，请告诉护士**。穿刺部位长时间出血可能表示存在需要修复的通路问题，如狭窄。
- **服用抗凝药物的患者可能需要弹性绷带来止血**。安全地缠好弹性绷带是一项护理职责。

有助于延长自体内瘘寿命的提示

“我真的很幸运。我的内瘘是 20 年前做的。6 年后，把连接处向浅表移了 2.5 cm。我现在使用的静脉还是第一次透析时用的那条。我已经自己穿刺 19 年了。”

- 每次治疗时，按照处方规定轮换使用穿刺部位或使用扣眼式穿刺法。***避免使用“局域式穿刺”***。这种方法可导致动脉瘤形成。
- 告知患者不要让人在血管通路侧手臂上进行静脉注射、常规抽血或测量血压。需要抽血时，佩戴“保护静脉”卡或腕带可能有所帮助。
- 准确详细地记录每次治疗。如果发现患者的通路有任何问题，请告诉护士或医生。

人工血管内瘘详览

人工血管内瘘可为直型、弯型或环形。一些人工血管内瘘的设计使表面积更大，以便穿刺。根据 KDOQI 建议，首选前臂环形人工血管内瘘，因为它所提供的穿刺表面积最大[54]。

作为血透通路的人工血管内瘘用什么制成

人工血管内瘘是由*生物*（生物活体源）材料或*生物工程*（合成）材料制成的管路：

- **生物材料**——有些人工血管内瘘可用患者腿部静脉制成。有些是由遗体捐献者捐赠的人体血管制成（CryoPreserved™）。*牛*动脉和静脉经过处理，去除可引起人体排斥的蛋白质后，可用于制作人工血管内瘘。一些早期的牛源人工血管内瘘的感染率和动脉瘤发生率很高。如今，市场上有两款牛源人工血管内瘘。它们可用于不适合建立自体内瘘或使用合成人工血管内瘘失败的患者。
- **生物工程材料**——如今几乎用于所有人工血管内瘘，目前最常见的是膨体聚四氟乙烯，即 ePTFE。其他新的动静脉人工血管内瘘材料仍在试验中。

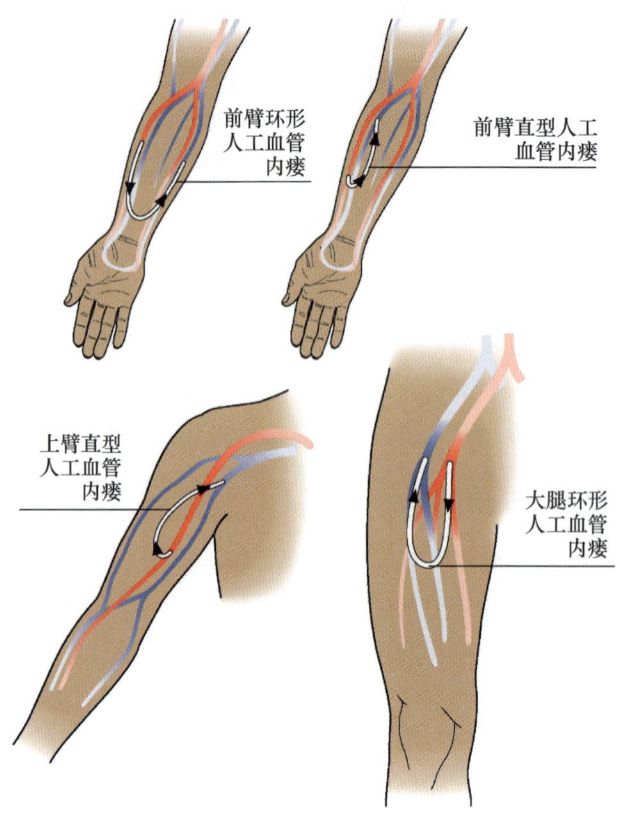

图 24　人工血管内瘘位置

人工血管内瘘如何建立

人工血管内瘘经外科医生建立的隧道置入皮下，看起来像衔接动脉和静脉的“桥梁”（图 24）。自体内瘘有一个吻合口连接静脉和动脉，而人工血管内瘘有*两个*：

- 一个**动脉吻合口**将人工血管与患者的动脉相连。
- 一个**静脉吻合口**将人工血管与患者的静脉相连。

穿刺人工血管内瘘时，需要*避开两个*吻合口。因为吻合口是血管被切开并与人工血管内瘘材料缝合的部位，所以它们也是人工血管内瘘最薄弱的部位。

此外，回流到静脉吻合口的血液压力会损伤血管壁的*新生内膜层*。之后，这一组织会生长大量新细胞，使血管直径减小。此问题称为*新生内膜增生*，可导致狭窄。狭窄是对人工血管内瘘进行手术的一个首要原因。

理想情况下，人工血管内瘘应在使用前至少 2～3 周置入[54]。如果患者需要立即血透，可最早在置入后 24 小时特别小心地穿刺“即穿型”人工血管内瘘，以避免使用血透导管。

大多数人工血管内瘘应在置入后约 2 周内愈合。组织肿胀应消失，患者自身的组织会生长到人工血管中。

使用人工血管内瘘开始血透

“我丈夫装了一根 Gore-Tex® 人工血管。它正常工作的时候很好用，不过很容易有血栓，现在已经修了五次。人工血管内瘘一般不像自体内瘘那样长久。”

与自体内瘘不同，人工血管内瘘不需要成熟期，但仍需要愈合。肿胀消退后，即可开始穿刺。穿刺人工血管内瘘时，不用像穿刺自体内瘘一样使用压脉带。人工血管内瘘材料不会在压力下扩张。不过有两种例外，对于这两种情况，略微扎紧压脉带有助于您更好地感觉到人工血管内瘘：

- 由牛或人体移植血管制成的*生物*人工血管
- HeRO® 人工血管

如果患者装有血透导管，应在人工血管内瘘成功穿刺后尽快将其拔除。

HeRO® 人工血管

"有个好消息！从下周开始我要去一家新诊所了！希望那里会好一点儿，我会有一个更积极的肾脏科医生。我现在的诊所似乎不明白我一直在尽力保护我的 HeRO 人工血管，它是我的生命线，所以我不想让新人给我穿刺。"

已经没什么血管通路方案可用的患者，可选择使用*血液透析可靠流出道*（HeRO）人工血管，这一器械由两部分构成[55]：

- HeRO 的一端是内径为 6 mm 的人工血管。
- 在 HeRO 的另一端，是一个 5 mm 的硅胶流出道组件，外层由金属套包围，以防止挤压中心静脉。
- HeRO 的头部位于右心房内。
- HeRO 完全在皮下，因此感染率会低于导管。
- 它是一种获得 FDA 批准的人工血管，穿刺方法与任何其他人工血管内瘘一样。

Super HeRO® 有一个接头，用于连接人工血管材料和流出道组件。这样可以让外科医生使用其偏好的任何品牌的人工血管。

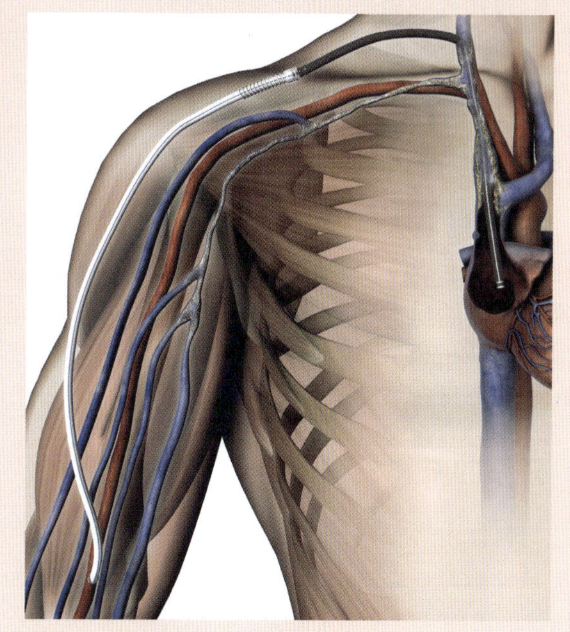

图 25　HeRO 人工血管

图片经 Merit Medical 许可使用

注：HeRO 人工血管整段都是动脉血流，因此很难听到血流音并感到震颤感。在腋下略微扎紧压脉带可减缓血液流动。这样会产生高、低速混合血流，即可感到震颤感并听到血流音，以检验其是否通畅。将自体内瘘连接到 HeRO 人工血管有可能挽救该自体内瘘。

通路皮肤准备

患者应在穿刺前清洗通路部位，以清除皮屑和细菌。如果患者无法自己完成，您需要执行这一步操作。

洗手

您需要进行手卫生并穿戴个人防护装备。

检查人工血管内瘘

每次治疗前，必须检查人工血管内瘘。与自体内瘘一样，人工血管内瘘也有血流音和震颤感，因为它们是静脉通路。

查看是否有：

- 肿胀和发红
- 疼痛和触痛
- 穿刺部位或人工血管内瘘周围的皮肤渗液
- 青肿
- 上次治疗的穿刺部位愈合情况
- 局部发热
- 皮肤糜烂（拉伸或变薄），尤其是糖尿病患者

查听：

- **血流音**——应低沉且持续。使用听诊器沿人工血管内瘘听。声音应有力而稳定。了解每位患者的通路正常声音。像震颤感一样，血流音在人工血管内瘘的静脉部分应变弱。

感觉：

- **搏动**——应该有温和的搏动，按压通路即停止
- **震颤感**——持续振动或颤动（*无需*按压即可感觉到）
- **皮肤温度**——应正常，不热
- **硬度变化**——硬度变高可能是人工血管内瘘中有血栓的迹象

- **疼痛或触痛**——可能表示开始感染

提醒护士震颤感、血流音或其他通路变化。您也许能够帮助挽救功能逐渐减弱的人工血管内瘘。

确定血流方向

要确定血流方向，先找到整条人工血管内瘘的起止位。用手指按压人工血管内瘘的中部。感受按压部位两侧的搏动和（或）震颤感。动脉侧的搏动最强。静脉侧的搏动或震颤感会减弱或无法扪及[53]。这些信息可帮助您确定正确的穿刺方向。

观察血流

与自体内瘘一样，人工血管内瘘中应有较强的血流从动脉经通路进入静脉。每次心跳时，人工血管内瘘的震颤感就像一次较强的振动或颤动。应能在整条通路上感觉到这种震颤，但在人工血管内瘘的静脉部分应减弱。搏动应是温和的，不应有跳跃感。

患者宣教

“我的人工血管又堵了。昨天我做了透析，做完按着穿刺部位，然后就堵了。我发现没有震颤感，用听诊器也听不到任何声音。于是我给血管外科医生打了电话，他们安排我周一手术。”

教患者每天至少检查一次人工血管内瘘的震颤感，如有任何变化，应立即通知护士和（或）肾脏科医生。确保患者知道，震颤感变化（或血流音的音量变化）可能意味着经过通路的血流减慢。人工血管内瘘中可能会有血栓，迅速采取措施有助于挽救人工血管内瘘。如果在治疗时发现这种情况，请告诉护士，以便其在穿刺前进行评估。

锐针穿刺人工血管内瘘

“昨天我给我们当地的血管通路中心打了电话，因为我的人工血管好像开始需要注意了。我的人工血管变硬了，老是跳，我的针一扎进去，血几乎溅得到处都是。就是因为这样，我知道我得去看看了。”

人工血管内瘘的通路皮肤准备和穿刺步骤与自体内瘘相同（见第145页）。

仅可在人工血管内瘘上采用阶梯式穿刺法（图26）。扣眼法不安全，因为人工血管内瘘材料在拔针后不会闭合。局域式穿刺从来都不安全。对人工血管内瘘使用这种错误的穿刺方法，会引起危险的假性动脉瘤（见第162页）。

每种不同材料制成的人工血管都有专用的使用说明。阅读人工血管生产企业的维护和使用说明。注：对于大多数新置入的人工血管内瘘，无需使用小号穿刺针或降低血流速。根据医嘱，可直接使用标准规格的穿刺针和处方规定的血流速进行透析。

选择穿刺部位

穿刺前，先选择两个穿刺部位：

- 从中间将人工血管内瘘等分成相等的两段。
- 找到与上次穿刺部位至少相隔0.6 cm的位置。
- 与吻合口至少相隔3.8 cm。
- 使两个穿刺针头至少相隔5.0 cm。唯一一项关于透析穿刺针相隔距离的（小型）研究发现，穿刺针之间保持2.5 cm左右的间距不会增加通路再循环[56]。

要能意识到穿刺针完全扎入后针头所处的位置，以免使人工血管内瘘中的血液外渗。人工血管内瘘是弯曲的；但穿刺针不是！

穿刺针方向

- 与自体内瘘一样，没有数据支持逆向扎入**动脉**穿刺针。一项大型研究发现，**顺向**穿刺且针头斜面朝上最不可能伤及人工血管内瘘[31]。

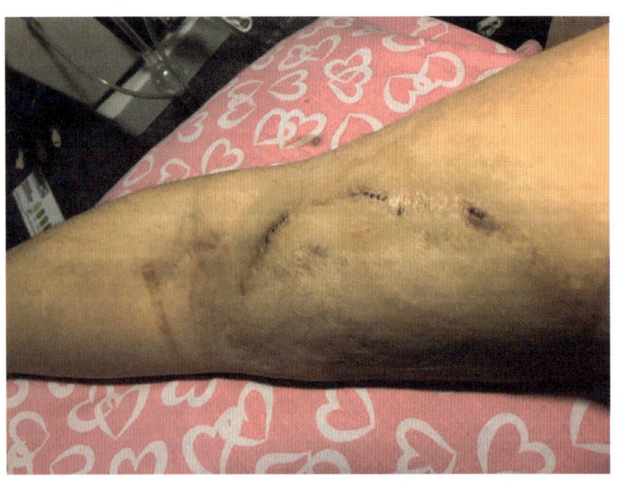

图26　人工血管内瘘穿刺

- **静脉**穿刺针**顺向**扎入人工血管内瘘，可防止会损伤血细胞的血液湍流。

血透治疗后的人工血管内瘘维护

"今天真倒霉！我从胳膊上摘下绷带，然后离开家。过了一会儿，我就觉得胳膊湿了。低头一看，我是在流血吗？我贴上创可贴，血还是从里面渗出来。幸好我车里有胶带。我把一些纸巾叠起来用胶带贴在胳膊上。总算有用了……"

血透治疗后的人工血管内瘘维护与治疗后的自体内瘘维护相同（见第 155 页）。

使用期间的自体内瘘和人工血管内瘘并发症

外渗

"我真是倒霉透了。我只治疗了一个小时多一点。胳膊就疼得要死，外渗了三次。胳膊几乎抬不起来，从二头肌一直疼到脖子。我比干体重超了大概 4.3 kg，脸都肿起来了。我今天特别想透析。"

若穿刺针头进入自体内瘘或人工血管内瘘*并*刺穿通路后壁，则会发生*外渗*（图 27）。血液从后壁渗出并进入患者组织，引起疼痛性青肿（图 28）。必须重新扎入一根穿刺针以进行治疗，患者很可能会对工作人员失去信任。外渗是最常见的穿刺问题。若工作人员多加练习穿刺，就会减少这种情况。

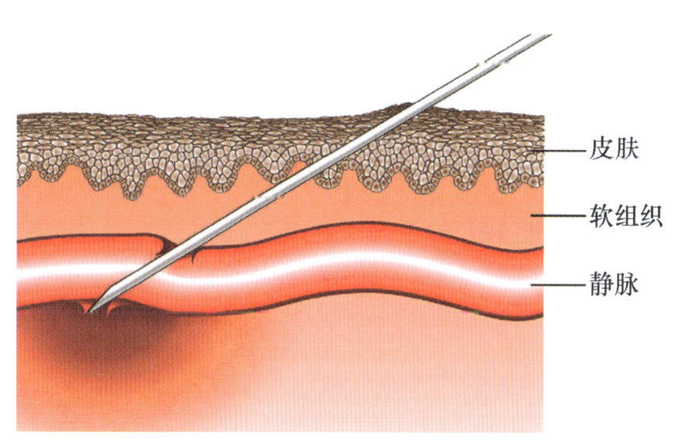

图 27　外渗

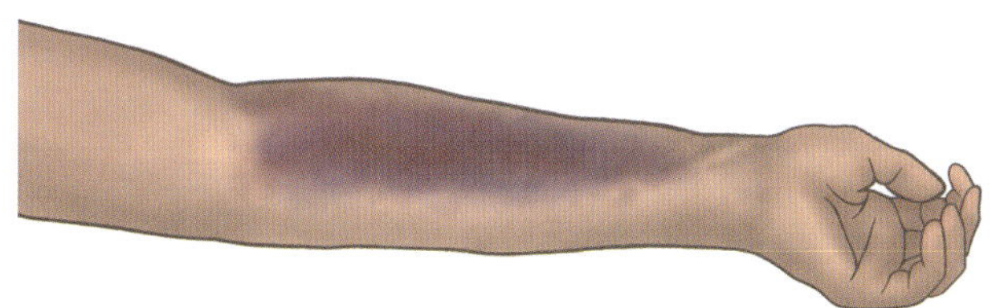

图 28　发生外渗的手臂

即使一次外渗也会损伤通路。*血肿*（皮下血液淤积形成肿块）使手臂肿胀、变硬、变色并伴有疼痛感。血肿还会挤压通路，从而减缓血流，并可导致血栓形成。

如果存在外渗，透析机警报会响起：

- ***动脉***穿刺针发生外渗会使动脉负压更低。这会触发动脉压警报响起，并停止血泵。
- ***静脉***穿刺针发生外渗会使静脉压升高。这会触发静脉压警报响起并停止血泵。

防止外渗的提示

"他们今天扎了我四次，这是最近 2 周我第四次外渗了。太可怕了。我的胳膊疼得要死，我今天一整天心情都不好。"

严格遵循您所在的诊所使用的穿刺法，并且：

- 细致轻柔。
- 切勿求快。
- 感觉血管内的*失阻感*。
- 将穿刺针放平，减小其与皮肤表面的角度。感到压力一有变化，就将穿刺针缓慢地完全推入，此时可见针管中有回血。
- ***切勿翻转穿刺针***（在血管中将其旋转 180°）[57-58]。除了外渗风险以外，翻转穿刺针还会：
  - 拉伸扩大*皮肤*上的针眼，导致治疗期间血液在患者接受肝素推注后渗出。
  - 拉伸扩大*血管*上的针眼，导致血透期间穿刺针周围可能会出血。
  - 损伤或撕裂血管内膜层。

穿刺后用生理盐水冲洗穿刺针，以检查是否正确置入（无疼痛、无肿胀、生理盐水冲洗无阻力）。

发生外渗后的处置方法

如果发生外渗，需要用新穿刺针重新穿刺，并帮助患者缓解疼痛和肿胀：

- **向患者道歉**。外渗会引起*疼痛*，会让患者十分担心，因为他们有通路失功的风险。青肿所导致的疼痛可能会持续数周，期间他们仍然需要接受透析。
- **在使用肝素*前*拔出引起外渗的穿刺针**[53]。让患者像治疗结束时那样，按压穿刺部位。
- **将使用肝素*后*引起外渗的穿刺针留在原位**，除非患者严重疼痛。然后，在外渗部位之外（通常是其上方）再扎入一根穿刺针[53]。
- **在发生外渗的24小时内使用冰袋**。如果形成*血肿*（血液淤积），立即给患者一个用毛巾包裹的冰袋，以辅助消肿。患者应冰敷20分钟，然后间隔20分钟再敷，如此反复[59]。
- **24小时后采用干热敷**。第一天后，患者可采用干热敷来辅助减轻疼痛和吸收血液。
- **记录外渗的原因和结果**。
- **不要缩短患者的血透治疗时间**。不要将处理外渗的时间算在患者的治疗时间内。少几分钟也代表透析不充分。补上被占用的时间，确保患者获得处方规定的透析量。
- **给患者一份书面宣传单，说明如何在接下来的24小时内安全地进行间歇冰敷**。
- **教患者如何自行穿刺**。他/她是唯一能同时感受穿刺针的两端的人，自行穿刺可避免大多数外渗。

血透期间出血

治疗期间穿刺针周围出血可能是一个小问题。翻转穿刺针或用穿刺针探查寻找血管可能是血液渗出的原因。血透期间频繁少量失血会增加贫血的风险。

透析期间出血也可能是危及生命的紧急情况。例如，穿刺针可能会在血泵工作时脱出，或者血管通路可能会破裂。**如果穿刺针脱出或血路管脱落，几分钟内即可发生严重、乃至致命的失血**。在6年期间，美国发生了*1654例*致命性血管通路出血[60]。这种情况*不应*发生。为了防止这种情况：

- **遵循您所在诊所的穿刺针胶带固定方法**（第152页的“穿刺后胶带固定穿刺针”）。
- **牢固连接血路管**。
- **设置动脉和静脉压力监测器限值**。这些警报如果配备且功能正常，可帮助预防严重失血。注：*缓慢*漏血可能不会引起静脉压大幅下降，从而触发警报响起，但仍会引起大量失血。而且，如果患者的手臂在毯子下，您可能看不到血液。因此，在治疗全程，患者都必须让通路处于显眼的位置[61]。

有些诊所使用漏血感应装置。它们置于静脉穿刺针上方，如果穿刺针周围漏血或管路脱落，将发出警报。这样做耗材成本会很高。但是，倘若有人在透析时*大量失血*（失血死亡）致死，其亲人提起诉讼的费用会更高。居家夜间血透患者通常在睡眠时使用这些警报装置以保安全。美国食品药品监督管理局批准用于透析的唯一此类器械是Redsense™。一个感应器贴片贴在患者手臂的通路上，警报装置发出红外光，这束光穿过光纤传到感应器上。如果血液渗漏，会阻断信号并触发警报，但不会停止血泵[62]。自2010年以来，美国退伍军人健康管理局运营的诊所要求对所有血液透析患者使用此装置[63]。

如果患者血液经管路流失，***关闭血泵并夹闭血路管***。如果已拔针，按压穿刺部位，并呼喊他人帮忙。

血透后出血

有时，血管通路在止血后很长时间，会再次出血。教患者如果发生这种情况，要尽量保持冷静。均匀、用力按压出血部位，并致电120。患者应告知120接线员，他们的透析通路正在出血。他们绝不能尝试自己开车去医院或透析诊所。

患者宣教：血管通路破裂急救

“我真是太幸运了！昨晚我睡着后，一些湿乎乎的东西把我弄醒了，看到自己躺在一片血泊里，我吓坏了！我的血管通路里有血涌出来，幸好我能醒来止血。明天一名外科医生会手术修复我的人工血管，这条血管我用了13年！”

血管通路破裂是一种生死攸关的紧急医疗情况。若自体内瘘或人工血管内瘘的血流量为600+ml/min，那么在大约3分钟内患者流失的血液足以令其死亡。如果在诊所发生通路破裂：

- 将血压袖带绑在破裂处上方（近心端）并充气，同时保持一定的压力。使袖带持续处于充气状态。

- *不要使用毛巾或纱布*，这些东西会从血管中吸走更多血液。
- *不要扎止血带*。这样会使患者失去手臂（或腿）。
- 呼喊他人帮忙。

在家中，如果手头没有血压袖带，患者应该用另一只手直接按压，将血管通路抬到高于心脏的水平，大声求助，并拨打 120[64]。教会患者这些步骤，如果他们不在诊所时，自体内瘘或人工血管内瘘发生破裂，这些步骤可帮助他们挽救自己的生命。如需了解有关血管通路破裂的更多信息，请参见第 220 页。

将所有出血作为“不良事件”报告给主管护士，以供诊所进行质量报告。

治疗期间留意患者的所有穿刺针

养成经常查看患者的衣服和毯子，以及每张椅子下是否有血液的习惯。CMS *承保条件*要求在治疗全程均可见到通路部位。教患者始终让血管通路处于显眼的位置。如果穿刺针松脱，您需要能尽快看到。穿刺针脱出或体外循环回路断开可导致严重失血或死亡。

通路再循环

通路再循环是指流回静脉穿刺针的血液与进入动脉穿刺针的血液混合。如果发生这种情况，少量血液会被*反复*过滤。这些血液可能因缺氧而变黑（*黑血综合征*）。而患者的其余血液则*没有*充分净化，通路再循环意味着治疗不佳。血透效果不理想会导致尿毒症症状逐渐显现。可以安排抽血检测通路再循环。如果充分性下降或怀疑血管通路狭窄，可在血透治疗开始后 30 分钟抽血。查看您所在诊所的规程，了解如何正确抽血以进行通路再循环检测。

窃血综合征

“我的新内瘘在颤动，却给我的手带来疼痛、严重的窃血综合征和麻木感，我不能用这只手，哪怕是系鞋带或切割食物。”

自体内瘘或人工血管内瘘可从手部“偷走”过多血液，使其得不到足够的氧气而组织坏死[65]。有窃血综合征的患者存在手部疼痛，程度从轻微到严重不等。对于大多数患者，这种疼痛会随着新血管生长并将血液带到手部（称为*侧支循环*）而逐渐减轻。

然而，必须密切观察因糖尿病或血管疾病而导致*神经病变*（神经损伤）的患者。他们的症状可能会恶化，且可能需要手术来修复血流[65]，否则会有失去手指、手或手臂的风险（图 29）。留意并询问患者：

- **血管通路侧肢体是否疼痛、刺痛或感到寒冷**
- **手部活动能力是否有变化**
- **甲床是否呈青色**
- **皮肤上是否有坏死（死亡、黑色）斑**
- **血管通路侧肢体是否丧失感觉**

如果怀疑有窃血综合征，请告诉护士，以便其立即请血管通路外科医生查看。同时，尽量让患者在血透期间保持手部温暖。在手上戴连指手套或筒袜会有所帮助。询问患者，是否将血管通路侧手臂移到另一位置（以使更多血液流向手部）会感觉好一点。移动手臂时，小心不要使通路外渗；还可以在治疗期间让患者捏球，这样会增加血流，并将更多氧气带到手部，从而减轻或缓解疼痛。

自体内瘘和人工血管内瘘的长期并发症

自体内瘘和人工血管内瘘可能会逐渐出现一些问题。您需要了解这些并发症的体征和症状，以便

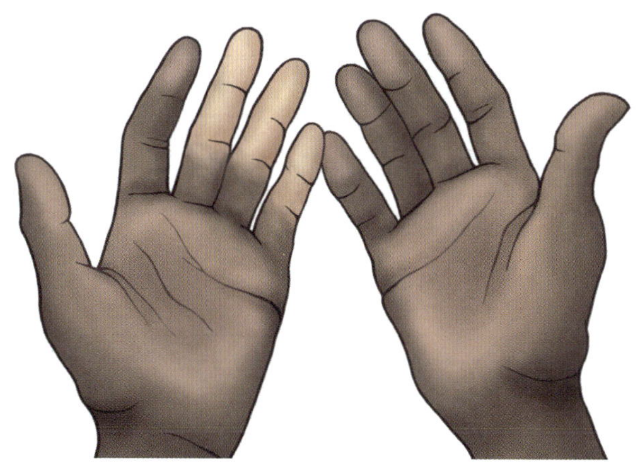

图 29 窃血综合征

立刻向护士或医生报告可能存在的问题。这样做有助于挽救患者的生命线。

动脉瘤

“我的外科医生说，她可能得给我的左臂内瘘再做一次修复。在我二头肌后面的内瘘上，静脉针穿刺的次数太多了，形成一个动脉瘤。”

动脉瘤是**自体内瘘**壁上膨出的薄壁、易损处。如果因*狭窄*（变窄处）或不受控的高血压导致自体内瘘高压，更易形成这种薄弱部位（图 30）。

若在自体内瘘上相同的两小片区域内反复穿刺（*局域式穿刺*），血管壁会迅速变弱并开始膨出。由于不良穿刺法，在有自体内瘘的患者中，多达 60% 至少有一处动脉瘤[66]。这个数字是有依据的，因为一项大型研究发现，有 65.8% 的患者采用局域式穿刺[31]。***轮换使用穿刺部位或使用扣眼式穿刺法有助于防止动脉瘤***。

务必在厚度正常的血管壁处进行穿刺。***切勿穿刺动脉瘤***[54]。可惜的是，如果*有*动脉瘤，剩余的可穿刺面积就不多了。动脉瘤“顶部”可形成血栓。这些血栓非常适合细菌藏匿，细菌扩散可引起脓毒血症。以下情况需要行动脉瘤手术[66]：

- **动脉瘤生长迅速**（每年超过 10%）
- **动脉瘤上方皮肤薄或发亮，或有水疱或溃疡**（图 31）
- **患者对大动脉瘤的外观感到困扰**

可以切除动脉瘤并改变吻合口，以便继续使用此自体内瘘。否则可能需要建立新的自体内瘘。在某些情况下，患者可能需要建立人工血管内瘘[66]。

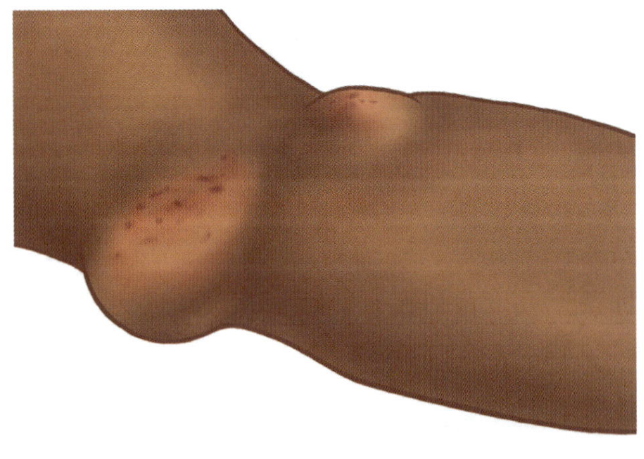

图 30　动脉瘤

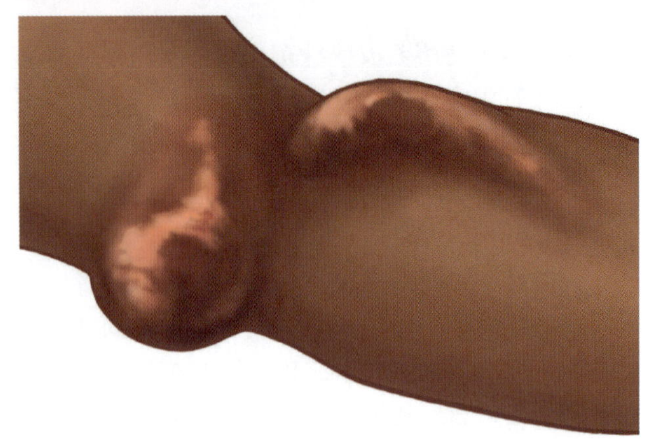

图 31　有风险的动脉瘤

假性动脉瘤（假的动脉瘤）

“我去了血管通路中心，因为大约一周前，我在腋窝下的人工血管上发现了一个肿块。今天，他们说这是一个很大的假性动脉瘤。我的外科医生会重新安排他的日程，来给我做手术。”

人工血管内瘘的最大缺点之一是它们会磨损。在大多数人工血管内瘘上，每次穿刺都会形成一个永久性针眼。外渗会形成更大的孔。这些针眼和孔使血液渗入一个囊内，并在人工血管内瘘上形成一个大肿块，我们称之为*单点穿刺症*（图 32）。这种损伤会减缓愈合速度，并可能成为感染的部位，使上方皮肤变薄，从而使人工血管内瘘有破裂的危险。它可能会形成*假性动脉瘤*（在人工血管内瘘顶部、包含一个大血栓的假动脉瘤）（图 33）。如果透析后该血栓脱落，患者会很快因失血过多而死亡。注：自体内瘘如果发生外渗，也会有假性动脉瘤。血液会从自体内瘘渗出并在皮下淤积。

每次治疗前检查人工血管内瘘时，查看这些变大部位的皮肤是否变薄、发亮，穿刺部位是否未愈合[54]。向护士报告任何异常。***不得穿刺变大的假性动脉瘤，因为有出血、破裂和死亡的风险***[67]。

狭窄（变窄）

“我在 2 周前做了人工血管，还没有用过。今天透析时，他们像往常一样来听这条人工血管，但什么都听不到，也很难感觉到它。他们认为有狭窄，而且可能已经堵了。我现在很难过，不知道后面会怎么样。”

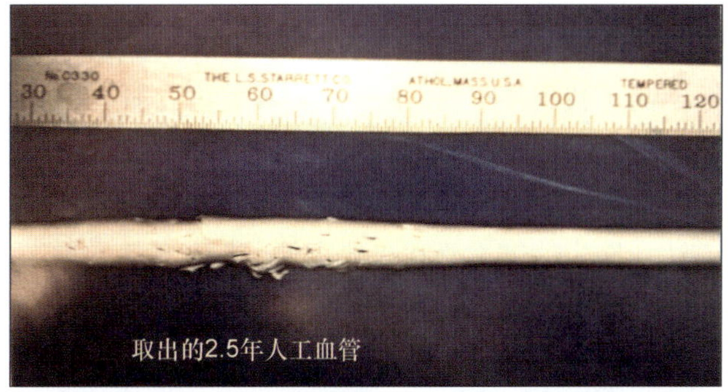

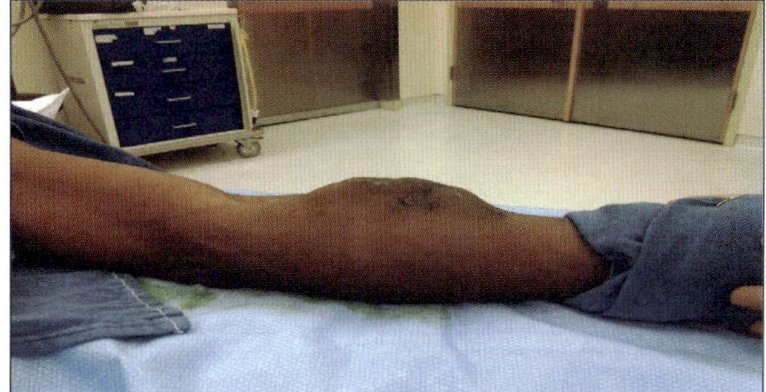

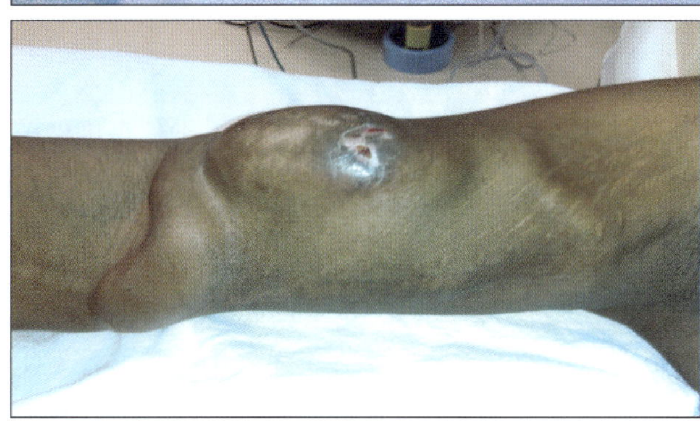

图 32　单点穿刺症
照片经 Gary Lemmon 医生许可使用

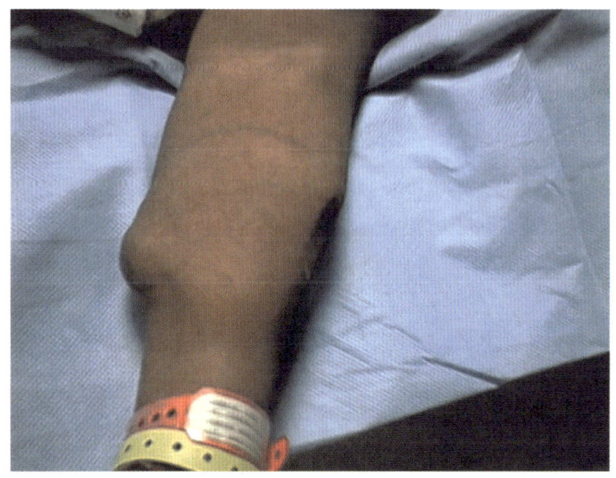

图 33　假性动脉瘤
照片经 Deborah Brouwer-Maier 许可使用

狭窄是指自体内瘘或人工血管内瘘的血管变窄，使血流减慢。

自体内瘘狭窄

对于自体内瘘，狭窄通常是由于血管内膜层受损所致。受损会引起血液湍流，从而导致细胞过度生长（图 34）。

自体内瘘有三个主要部位可能发生狭窄：

1. 流入道狭窄——发生在自体内瘘的动脉侧。最常见的一种称为*吻合口旁狭窄*（JAS）。这种狭窄会从根本上妨碍自体内瘘成熟，因为它无法让足够的血液流入。JAS 可由手术期间的拉伸、扭转或其他创伤导致[68]。您也许能够感觉到吻合口旁扁平处的 JAS。

2. 流出道狭窄——可发生在自体内瘘静脉侧的任何位置。患者曾接受过静脉注射或外渗的部位可能受损并变狭窄。狭窄处之后的自体内瘘可能变细，这会增加穿刺难度。此处的内瘘会更易再次发生外渗。

3. 中心静脉狭窄——发生在中心静脉。患者同侧的手臂、腿或乳房由于肿胀可能会比另一侧大得多[69]。颈部静脉也可能*扩张*（肿胀）。如果医生认为存在狭窄，应检查患者从自体内瘘到心脏的静脉系统。此问题很可能是因为曾在锁骨下静脉置入血透导管。也可因起搏器和除颤器的导线引起，或者因手臂或腿部置入 PICC 管路引起[69]。

人工血管内瘘狭窄

人工血管内瘘材料没有生命，因此无法使细胞生长。对于人工血管内瘘，狭窄最有可能发生在静脉吻合口处，即人工血管内瘘材料与患者组织的接合处。此处的人工血管内瘘承受回流血液的压力。当血液快速流回人工血管内瘘时，对相连的静脉内膜层造成创伤。患者的静脉会形成新细胞来应对，这些新细胞积聚并减少血流。由于这种创伤是随着每次心跳全天候发生的，它可引起*新生内膜增生*（*neointimal hyperplasia*），即：

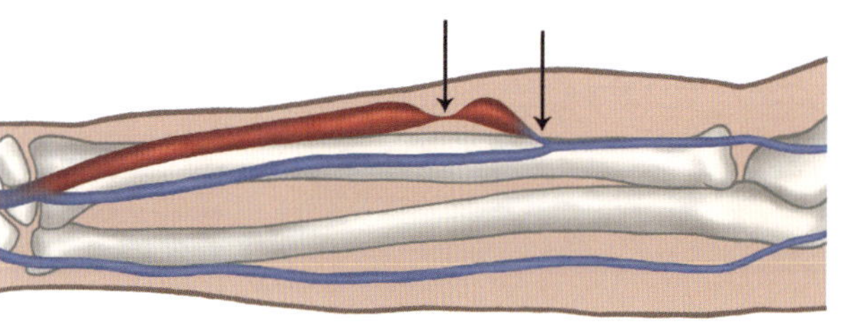

图 34　狭窄

- 新（neo）
- 血管内膜层（intimal）
- 有过多（hyper）
- 细胞（plasia）

血透期间，如果穿刺针靠近狭窄处，狭窄处会使静脉压降低（更负）。狭窄还可发生在整条人工血管内瘘上的任意一处，比如，有假性动脉瘤的情况。

自体内瘘和人工血管内瘘狭窄的表现

KDOQI指南规定，应至少每月通过检查静脉压或通路血流，检查一次自体内瘘和人工血管内瘘的狭窄情况[54]。照护患者的所有工作人员都需要留意和报告以下狭窄症状：

- 血流音尖锐或声音较大
- 弹跳或“扑咚”搏动
- 血流音不连续（如：呼呼……呼呼……呼呼声）
- 通路任何部位的震颤感都很弱
- 低血压
- 搏动比正常搏动强。将手指放在自体内瘘上，手指会随着每次跳动起伏
- 难以扎入或捻转血透穿刺针
- 患者的血管通路侧手臂/腿肿胀
- 治疗期间静脉压升高，因此必须将血泵速度调低
- 通路再循环
- 治疗期间体外循环系统中有凝血
- 血透完拔针后出血多
- 无法达到处方规定的血流速
- 治疗后出血时间比平时长或出血比平时多，患者离开诊所后，可能会再次开始出血
- “黑血”综合征

诊断和治疗狭窄

为了找到狭窄处，医生会向血管内注射造影剂。狭窄处将在X线片（*内瘘造影或静脉造影*）上显影。还可使用彩色多普勒超声来发现狭窄[66]。这些方法让医生能够准确找出狭窄处。

有些狭窄可通过*血管成形术*治疗。医生将一根头部带有可充盈球囊的导管推送到血管中。球囊送至适当位置后，医生会将其充盈以扩张血管*腔*（直径）。这是一项门诊手术。可置入一根*支架*（网管）将血管撑开。支架一旦置入就不再取出，且不能穿刺。或者，可能需要手术来尝试修复通路。狭窄会复发。

血栓形成（血液凝结）

“我在去急诊室的路上。我的人工血管里有血栓，而血管通路诊所无法除栓。我已经做了很多条人工血管了，所以选择的余地不多。他们考虑做一条大腿环形人工血管，我不知道自己对它会有什么感觉。”

血栓是在自体内瘘和人工血管内瘘以及导管中都会发生的严重问题。人工血管内瘘的血栓发生率是自体内瘘的2.5倍[70]。血液有多种途径凝结，从而使伤口停止出血。这些途径包括凝血蛋白和*血小板*，即：凝结在一起以封闭损伤的细胞。

血小板接触到血管内的湍流或不平的血管壁时会*活化*，进而凝结成血栓。活化的血小板和本应光滑的不平处刺激凝血蛋白形成一个紧密的纤维网（纤维蛋白）。该纤维网捕集*更多*血小板和红细胞，从而使血栓变得更大、更致密（图35）。

只要血流量低，就会开始形成血栓。血流量低

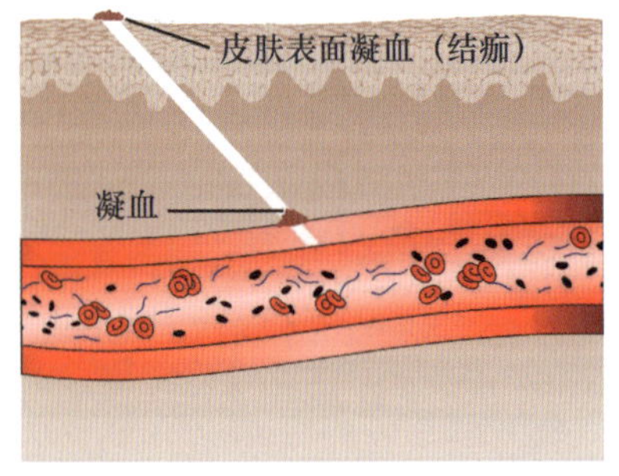

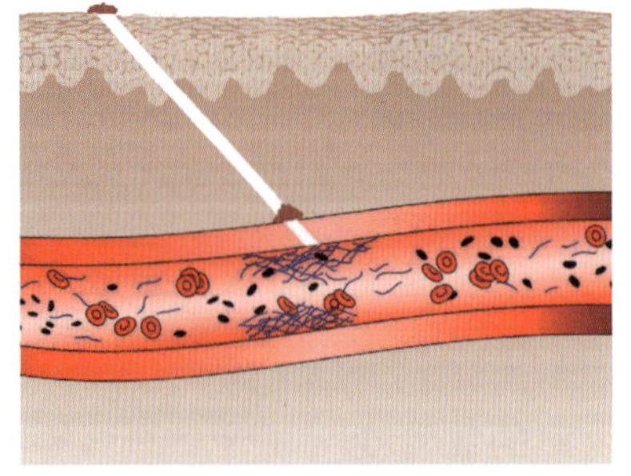

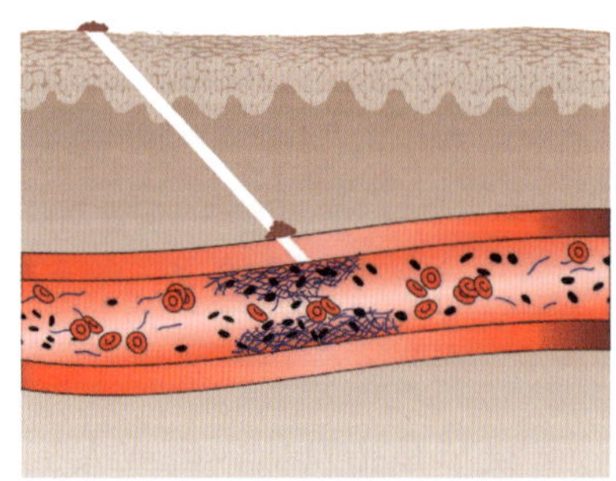

图35　穿刺部位凝血

的原因可以是治疗时血压下降、脱水，或手镯、手表或血肿等挤压通路。血流量低时，血液会聚集在受损表面，如穿刺部位。血液流经自体内瘘狭窄处所引起的湍流足以活化血小板，使其黏附在血管壁上并形成血栓。

如果在流出道静脉上感觉不到搏动或震颤感，且听不到血流音，则疑似存在血栓。如果您认为存在血栓，则不要穿刺通路。如果怀疑有狭窄或血栓形成，请告诉照护团队，以便其请肾脏科医生和（或）血管外科医生查看。尽早检查和修复有助于挽救通路。倘若使用恰当的方法穿刺并在治疗后用适当的力按压穿刺部位，即可帮助降低血栓形成的风险。

通路观察和监测

患者的血管通路通常被称为患者的“生命线”。常规通路观察和监测有助于识别有血栓形成风险的患者，并让其尽早得到治疗。

- 观察是对通路进行实际检查：看、听和感受。
- 监测是通过检测手段，定期评估血管通路，这些检测手段包括专用仪器。KDOQI 指南规定，诊所应制定这方面的相关计划[54]。

美国目前使用的几种通路监测技术和方法包括：

- **动态和静态静脉压测量**——在规定的泵速下，或在泵关闭且管路夹闭的情况下监测静脉压。
- **通路流量测量**——在透析机上反接两条血路管并测量通路流量，或使用仪器来测量。
- **联机清除率**—— 一些透析机增配了一个灵敏的电导度计，以在治疗期间监测溶质清除率。该电导度计还检查透析的充分性。
- **血管多普勒超声**—— 一种使用声波建立影像并记录通路血流的无创检测。
- **数据分析**——分析治疗记录，以评估通路内的压力趋势。

可能使用的技术见表 3。

表 3　血管通路监测方法

通路类型	测量指标	工作原理	人工时间	耗材	结果含义
联机清除率 -FRESENIUS MEDICAL CARE NORTH AMERICA					
自体内瘘或人工血管内瘘	通路流量： 自体内瘘或人工血管内瘘的流量，以 ml/min 计。联机清除率的通路流量测量范围是 0 ～ 2000 ml/min	联机清除率用于估计透析治疗的有效性。在联机清除率测定中，以钠作为尿素的近似替代物，通过测定钠含量来测定清除率。短时间内略微调整透析液钠水平。这会改变电导度，然后在透析器前后测量电导度。（一些钠经滤过膜弥散，这会改变经过透析器后的读数。） 测定清除率不需要生理盐水。进行两次联机清除率测定。一次正常连接血路管，另一次交换血路管将其反接以形成通路再循环	1 ～ 2 分钟	一种特殊血路管（Twister™ 旋转接头）无需在治疗期间从通路上断开血路管，即可将其反接。或者可以在穿刺针 / 鲁尔锁接头处，手动反接管路	正常范围： **自体内瘘：**＞ 400 ml/min **人工血管内瘘：**＞ 600 ml/min。＞ 2000 ml/min 是“高流量”通路，可能表明存在高心输出量综合征。可能需要再测一次
TRANSONIC 血透监测仪					
自体内瘘或人工血管内瘘	通路流量： 自体内瘘或人工血管内瘘的流量，以 ml/min 计。Transonic 的流量测量范围是 0 ～ 4000 ml/min	超声稀释：血路管上有两个传感器测量流量。*反接血路管，以形成通路再循环*。让输液袋中的生理盐水流入静脉管路中。传感器测定血液稀释度和稀释血液到达动脉管路的时间。显示器显示流量	2 ～ 3 分钟	可使用特殊血路管或管接头来反接血路管。或者可以在穿刺针 / 鲁尔接头处，手动反接血路管	正常范围： **自体内瘘：**＞ 500 ml/min **人工血管内瘘：**＞ 600 ml/min。＞ 2000 ml/min 是“高流量”通路，可使患者面临窃血综合征、手部缺血和（或）高输出量心力衰竭的风险

续表

通路类型	测量指标	工作原理	人工时间	耗材	结果含义
自体内瘘或人工血管内瘘	**通路再循环：**自体内瘘或人工血管内瘘的通路再循环百分比	超声稀释：正常连接血路管。让输液袋中的生理盐水流入静脉管路中。动脉传感器测量血液稀释度并显示通路再循环百分比	2 分钟	无	**正常范围：**0 ～ 10% ＞ 10% 为通路再循环。或者是两根穿刺针的位置调转。可以反接两条管路，然后再次检测。如果读数降低，则动脉和静脉的位置与当前穿刺位置相反。检查血流音和震颤感进行确认，从而确定通路血流方向
导管	**通路再循环：**导管中的通路再循环百分比	超声稀释：与自体内瘘 / 人工血管内瘘通路再循环相同。*正常*连接导管的血路管（红色 / 红色、蓝色 / 蓝色）。让输液袋中的生理盐水流入静脉管路中。动脉传感器测量稀释血液，显示通路再循环百分比	2 分钟	无	**正常范围：**0 ～ 10% ＞ 10% 为通路再循环。如果诊所规定允许，将导管与两条血路管反接（红色 / 蓝色，蓝色 / 红色），并重新检测通路再循环
自体内瘘、人工血管内瘘或导管	**输送的血流量：**实际血流量与透析机血泵读数	瞬时超声： 血路管上有两个传感器测量流量。正常连接血路管（红色 / 红色、蓝色 / 蓝色）。显示器显示血流量，以 ml/min 计	1 分钟	无	**正常范围：** 在血泵设定值的 10% 以内。 **异常范围：** 相差＞ 10%（流量低于血泵的设定值）可表示针号与血泵设置不匹配、穿刺针位置不当、血泵未校准
自体内瘘或人工血管内瘘	**心输出量：**医生可用于评估患者心脏泵血情况的测量指标。可帮助医生了解通路流量是否过高（即 ＞ 2000 ml/min），过高可引起高输出量心力衰竭	在预冲回路之前，将一套专用管组连接到血路管。透析治疗开始时，这套管组与内瘘穿刺针相连。一套管组上有两个传感器。正常连接血路管。将少量生理盐水注入管组的注射口。传感器显示结果	2 分钟	需要一套专用管组，以便在静脉穿刺针附近注射生理盐水	**正常范围：**5 ～ 8 L/min。心输出量随液体容量状态变化。在治疗开始和结束时测量。治疗结束时，清除多余的水后，心输出量会改善
VASCALERT					
自体内瘘或人工血管内瘘	**通路内压力：**通过计算所得的静态压力来确定穿刺针头处的压力。这是狭窄的一个衡量指标。每次治疗都会显示这些由数据得出的结果并进行趋势分析	治疗数据每周（或每天）安全地发送到 Vasc-Alert。这些数据与其他因素（血细胞比容、穿刺针类型等）一起用于生成个体患者报告。如果连续三次治疗中所得出的静态压力超过 FDA 的阈值，患者报告中会有一条警示，指出患者有发生并发症的风险。报告可随时上网查看。每周都会生成可下载报告	无 “检测”通路无需人工时间	无 Vasc-Alert 是一种医疗器械，但临床医生无需实际器械或时间进行检测。它使用已收集的治疗数据得出结果	设定 FDA 阈值以帮助识别大多数从血流动力学上看显著（＞ 50%）狭窄的患者。持续趋势分析可让工作人员了解狭窄的变化速度。即，压力逐渐升高表明狭窄情况不断加重。趋势分析可让医生做出更好的临床决定

感染

自体内瘘和人工血管内瘘会受到感染，这很严重，因为通路中的细菌会扩散到全身。它们可攻击患者的关节或心脏，或可引起*脓毒血症*（一种严重的血液感染）以及死亡。实际上，感染是已知导致接受透析的患者死亡的第三大原因，这些患者的免疫系统不像健康人那样好。

如上文所述，自体内瘘或人工血管内瘘的感染迹象包括发红、渗液、脓液、脓肿、皮肤开裂和发热。图 36 经患者许可使用，技师可通过此照片了解如果自体内瘘受到感染必须移除，会是怎样的情况。伤口保持开放以排液，从而使其愈合，样子令人不安，还会留下很大的瘢痕。该患者失去了一个宝贵的穿刺部位。

工作人员未能采用良好的感染控制技术是感染的主要原因。务必遵循诊所的制度与规程，采用无菌操作准备穿刺部位。如果看到任何感染迹象，请立即告诉护士，以便其请肾脏病科医生查看。在患者病历中记录所见的情况。

疾控中心有许多工具和资源可帮助工作人员预防通路感染。所有工具均可在疾控中心的透析安全网站上免费下载，网址为：www.cdc.gov/dialysis。

教患者如何观察和保护自己的自体内瘘或人工血管内瘘

“昨晚我的内瘘结痂被掀掉了。血流得到处都是。我不断催男朋友给 120 打电话，他很镇定地做了，但我知道他特别怕我会没命。”

*患者应至少每天查看、查听和触摸感觉一次*自己的通路，如果发现任何变化，应立即告诉照护团队中的成员[71]。

- **查看**是否有发红、肿胀或溃疡等感染迹象。
- **留意**通路上的水疱或者紧实 / 发亮的动脉瘤（即使是小动脉瘤）、皮肤褪色或结痂掀起，这些可能是自体内瘘或人工血管内瘘破裂的迹象。如果发生破裂，患者会失血死亡。
- **听诊**血流音，将自体内瘘凑近耳朵查听。更尖锐或更安静的血流音可能表示狭窄或血栓。去血管通路中心进一步检查可挽救通路。
- **感觉**震颤感。若有变化，可能表示经过通路的血流减慢。自体内瘘中可能有血栓，迅速采取措施有助于挽救内瘘。
- **不要让工作人员**使用此通路，甚至是通路侧手臂 / 腿进行常规抽血、静脉注射或血压检查。

鼓励患者自行穿刺，以减少穿刺失误的风险。教患者不要：

- 枕着通路侧手臂睡觉
- 在拔出透析穿刺针后，用过大的力按压穿刺部位
- 穿戴会挤压通路侧手臂的紧身衣服或首饰
- 在通路侧手臂上挎重物压迫通路，如钱包或日常杂物袋
- 经通路注射静脉药物
- 在有下臂自体内瘘的手臂上佩戴手表

可从“首选自体内瘘、末选导管”网站上找到许多工具（包括图 37），以帮您教患者维护通路。http://esrdncc.org/en/resources/patients/

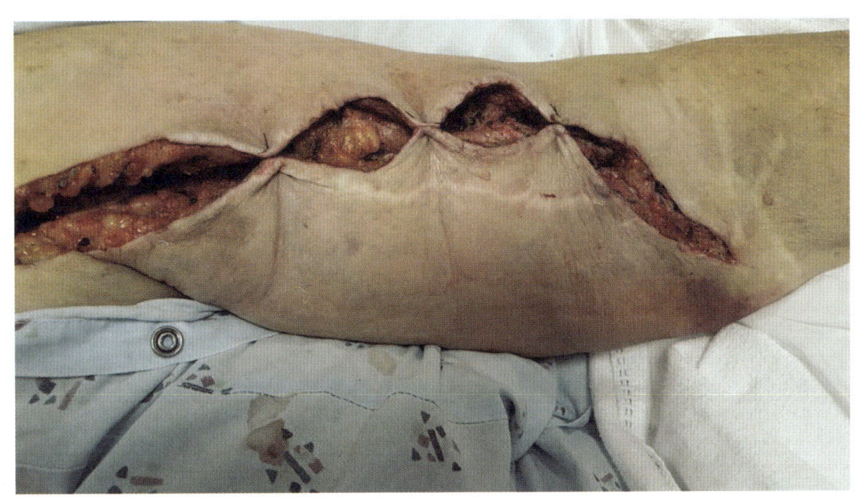

图 36　移除自体内瘘后

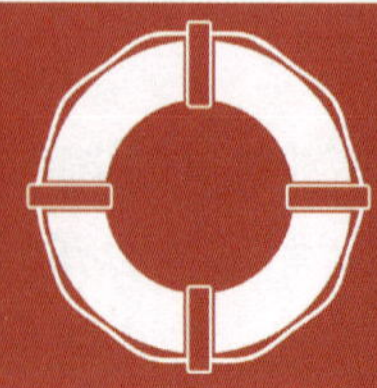

只需一分钟即可挽救患者的生命线

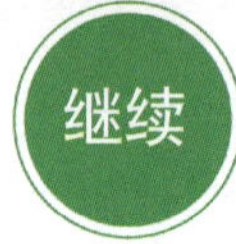

停止

视诊

继续： 通路上方的皮肤肤色一致，与周围皮肤相近

停止： 皮肤有发红、肿胀或渗液。皮肤膨出，伴发亮、出血或脱皮

听诊

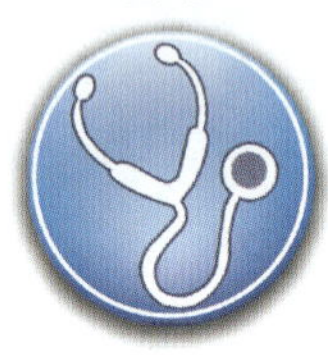

继续： 血流音——听起来应像“呼呼”声，有些人的血流音像敲小鼓。整条通路上的声音应相同

停止： 无声音、声音降低或声音变化。声音不同于正常血流音

触诊

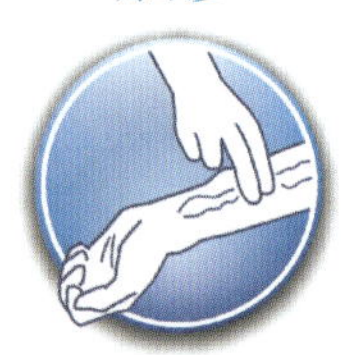

继续： 震颤感：整条通路上有振动或颤动。搏动：像心跳一样的轻微跳动。手指轻放在通路上应略感跳动

停止： 悸动：跳动比正常搏动有力。手指轻放在通路上会随着每次跳动起伏

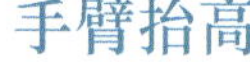

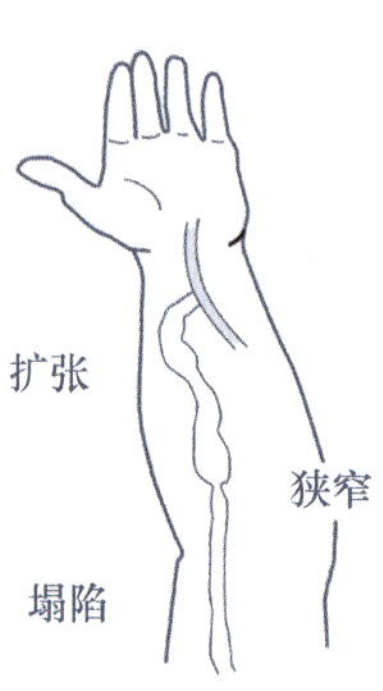

继续：

上臂动静脉内瘘

手臂举到高于心脏水平后，动静脉内瘘流出道静脉部分塌陷。触诊时可感到“松弛”

下臂动静脉内瘘

手臂举到高于心脏水平后，动静脉内瘘流出道静脉塌陷

停止：

上臂动静脉内瘘

手臂举到高于心脏水平后，动静脉内瘘流出道静脉不会部分塌陷或变“松弛”。应将这一发现报告给专家级临床医生

下臂动静脉内瘘

手臂举到高于心脏水平后，动静脉内瘘流出道静脉不会塌陷。应将这一发现报告给专家级临床医生

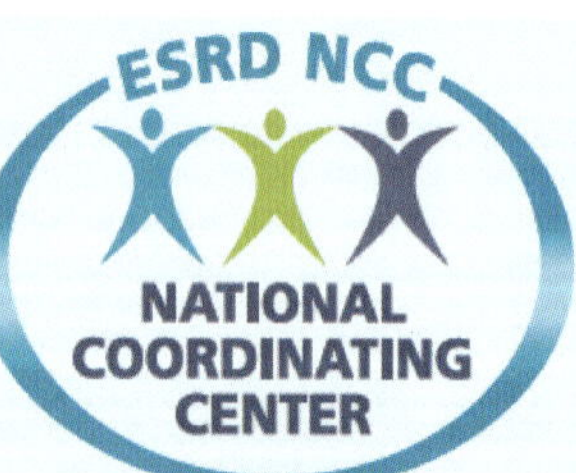

www.esrdncc.org

本资料由终末期肾脏病（终末肾病）国家协调中心（NCC）根据其与美国卫生与公众服务部的一个下属机构 —— 联邦医疗保险和联邦医疗补助服务中心（CMS）的 CMS 合同 HHSM-500-2013-NW002C 编写制作；并由 NCC 根据 CMS 合同 HHSM-500-2016-00007C 改写。所提供的内容不一定反映 CMS 政策，也不暗示获得美国政府认可。

发布号：FL-ESRD NCC-7N1T02-10032016-10

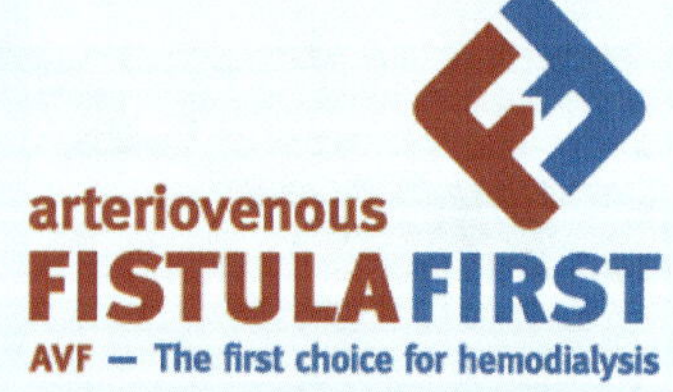

图 37　首选自体内瘘、末选导管资源

血透导管详览

“导管是‘白色死亡软管’。它是一种让感染直达心脏的途径。没错，内瘘并不好看，而且穿刺很疼。了解一下扣眼式穿刺法吧，学会给自己穿刺。您的通路就是您的生命线。但导管并不好！”

太多患者仍然使用导管而不是自体内瘘或人工血管内瘘开始血透。患者可能急需治疗，且由于以下原因没有静脉通路：

- 急性肾损伤
- 腹膜透析引起的腹膜炎
- 尿毒症且无成熟自体内瘘
- 已排期进行活体移植
- 排斥自体内瘘或人工血管内瘘手术
- 通路失功或感染
- 中心静脉狭窄

导管置入

必须采用无菌操作置入导管。可在手术室、放射科或血管通路中心进行此手术。用 X 线进行位置检查，可确保导管处于正确位置。导管置入的风险包括：

- *出血或血肿*
- *空气栓塞*（血管中有像血栓一样的空气）
- *气胸*（肺和胸壁之间有空气，可导致肺塌陷）
- *胸腔积血*（肺内有血液）

血透导管工作原理

血透同时抽出和回输血液，因此血透导管有两个并排的分支管或腔室（称为*导管腔*）：

- 导管上置入患者血流的一端是“导管头”。导管头上有若干孔供血液进出（图 38）。
- 另一端，即*分支管*位于体外，有两个分开的导管腔（图 39）。
- 每个导管腔的末端都有一个接头（管座），用于连接血路管。
- 大多数情况下，将导管引出皮肤的*出口处*用无菌敷料遮盖。

用于连接导管的静脉

导管所置入的静脉应可以承受血透所需的高血流。流向右心房的颈部和胸部大静脉非常适合作此用途。**右颈内**静脉是导管的最佳接入静脉，因为：

- 大多数人的右颈内静脉是易于操作的最大血管。
- 右颈内静脉是通往右心房的最短、最直路径。

左颈内静脉是次优选择。它比右颈内静脉长，需经过两个较大的弧度，会减缓血流。颈内静脉狭

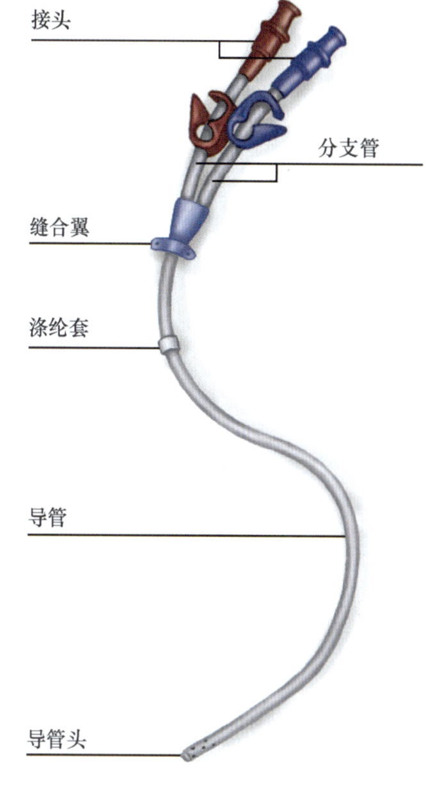

图 38　血透导管

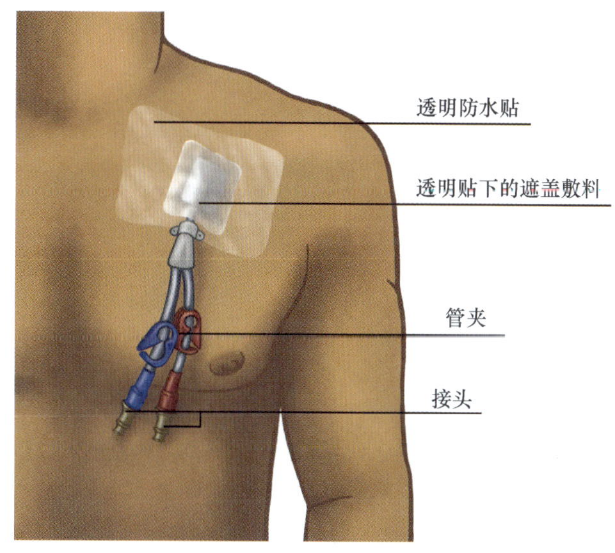

图 39　置入的导管

窄不会影响今后的手臂自体内瘘或人工血管内瘘的血液回流。注：不得将导管置于正在使用的自体内瘘或人工血管内瘘的同一侧。

置入**锁骨下**静脉的导管更有可能引起狭窄，从而无法在同侧手臂上建立通路。因此，这些静脉*不得*用于放置导管，除非[54]：

- 出现危及生命的紧急情况。
- 已知*同侧*手臂上无合适位置建立静脉通路。

以下情况下，可以使用腹股沟的**股静脉**建立导管通路（图40）：

1. 需要短期通路进行紧急血透，但无法使用右颈内动脉。

2. 需要建立长期导管通路，但上肢中心静脉均不可使用。

股静脉导管的导管头应完全处于下腔静脉内。大多数股静脉导管置入在医院完成。使用此类导管的患者往往卧床，或在每次治疗后取出导管。如果患者的上肢血管均不可建立通路，可以在大腿上置入一根带涤纶套隧道式导管。这样感染风险较高，因为导管可能被粪便污染，因此良好的卫生习惯至关重要。使用股静脉导管时，需要用隔帘或屏风保护患者的隐私。

对于没有其他部位可用的患者，还有经腰段或经肝段等置管部位可用。

血液透析导管的维护

州法律限制可以维护和操作血透导管的人。在许多州，导管维护必须由注册护士完成。您需要了解您所执业的州在这方面的法律。有关维护要求，请参阅您所在诊所的规程。

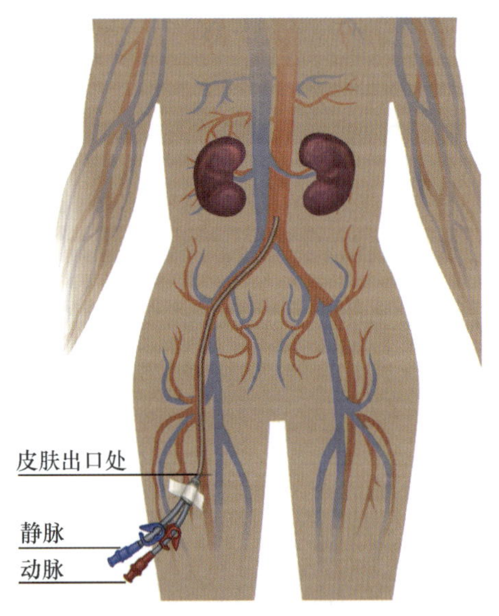

图40　股静脉导管置入

使用导管开始血透

“明天是我第三次成功的双针透析！然后，我们就换更大号的针了。我已经等不及要把这条导管取掉了！”

*如果*您所在州的法律允许您操作血透导管，您需要遵循所在诊所的制度与规程。它们可能包括以下步骤。

治疗前查看导管

接触患者及其设备之前，脱下手套、洗手并戴上干净的新手套。务必采用无菌操作来打开、接触或清洁导管和敷料。

- **询问患者在治疗期间或在家时，导管是否有任何问题。**
- **KDOQI 指南和 CMS 建议，在皮肤出口处暴露或导管开放的情况下，您*和*患者佩戴遮住口鼻的口罩**[54]。
- **取下敷料，记录导管位置的任何变化**，如：在皮肤出口处能够看到涤纶套。
- **查看是否有皮肤发红或渗液**（导管周围有液体或脓液流出）。导管涤纶套是否结痂？导管的皮肤出口处是否有任何疼痛或触痛？这些可能是感染的迹象，立即告诉护士，并在患者病历上记录症状。

使用前清洁导管

皮肤出口处

接触导管前，准备好用品、戴上口罩、进行手卫生并戴上干净的新手套。揭开敷料。然后执行疾控中心提供的以下指引[72]：

1. 用> 0.5% 氯己定溶液和酒精清洁皮肤。有些患者可能对皮肤杀菌剂有反应。如果患者不能使用氯己定，则使用碘酊，即一种*碘伏*（水溶性碘）或70% 酒精。

2. 待皮肤晾干，清洁后不要再触摸。

连接步骤

疾控中心的八步*擦拭接头法*[73]概括说明了在

将导管用于血透前后，准备导管接头的建议方法。

定义：

导管——中心静脉导管或中心管路

接头——中心静脉导管上连接血路管或管帽的一端

管帽——拧到接头上以封闭接头的装置

分支管——导管上从患者身体延伸到接头的部分

血路管——将患者的导管连接到透析器的动脉和静脉管路

导管连接步骤：

1. **进行手卫生并戴上干净的新手套。**
2. **夹闭导管**。(注意：在取下管帽之前，**一定要**夹闭导管分支管。**切勿**将未盖管帽的导管放着不管。)
3. 使用适当的杀菌剂**消毒接头处**：

a.（*可选*）取下管帽之前，用消毒棉片消毒每个管帽和可以接触到的接头部分。用完后丢弃该消毒棉片。

b. 取下一个管帽并使用一片新消毒棉片消毒其接头处。充分摩擦擦拭接头处的侧面（螺纹）和末端，并清除任何残留污渍（例如，血液）。

c. 使用消毒接头的消毒棉片，从接头朝患者身体方向摩擦清洁导管分支管，至少擦拭几厘米。等待消毒液晾干期间，抓住导管分支管，使其不会触碰任何东西。

d. 重复 a ～ c 步以清洁另一个接头和分支管。尽量缩短每个接头处于“开放”状态（即，未盖管帽并断开连接）的时间。

4. ***务必无菌操作导管接头***。消毒后，不要让导管接头接触非无菌表面。
5. **按照诊所方案，连接无菌注射器，松开导管夹，抽取血液并冲洗。**
6. **对另一根分支管重复执行以上操作**（可同时进行）。
7. **采用无菌操作将血路管末端与导管连接。**
8. **脱下手套并进行手卫生。**

血路管反接

有时，患者在治疗期间可能需要断开管路。这种情况可能发生在患者需要上厕所，或者必须反接血路管以改善血流的时候。如果必须断开血路管，再次对接头和血路管末端进行消毒[72]。尽可能减少患者导管与血路管断开的次数。

患者导管培训

导管发生问题时，患者可能在家中。诊所工作人员应教会患者及其家属：

- **如何保护导管并使其保持清洁**。大多数诊所在每次治疗时都会更换敷料，因此患者不需要更换敷料。但是，如果敷料沾湿，患者最好将其取下，小心地擦干皮肤出口处周围，并包扎出口处。有些诊所会提供应急敷料，以备患者在家中使用。
- **如何识别和报告感染迹象**。患者及其家属需要知道，发红、肿胀、脓液或发热必须立即报告给照护团队。如果这些情况在诊所的非办公时日发生，患者需要前往急诊室。
- **应避免哪些活动**。为了保持敷料干爽，大多数诊所建议置入导管的患者不要淋浴或游泳。但是，有些装置可以使导管在淋浴期间保持干爽。查看您所在诊所的导管维护规定。患者需要知道不要牵拉导管，或让其他人牵拉导管。导管头位于患者心脏内。拉扯导管会使导管偏离正确位置。
- **导管为什么要远离针或剪刀等锐器**。导管上若有孔洞，会使患者面临感染风险，需要在下次治疗前更换导管。*意外划破导管可引起严重失血或空气栓塞（血流中有空气）*。给患者演示，如果导管划破，如何捏住导管并立即就医。
- **导管脱出该怎么办**。血透导管脱出的急救措施是让患者躺平，用手按住皮肤出口处，并拨打 120[74]。

导管断开步骤[72]：

1. **进行手卫生并戴上干净的新手套。**
2. **夹闭导管**。(注意：在取下管帽之前，**一定**要夹闭导管分支管。**切勿**将未盖管帽的导管放着不管。)
3. 在盖上新管帽之前，使用适当的杀菌剂**对接**

头处进行消毒：

- （*可选*）断开血路管之前，对接头进行消毒。
- 从导管上断开血路管，并使用一片新消毒棉片对接头处进行消毒。充分摩擦擦拭接头处的侧面（螺纹）和末端，并清除任何残留污渍（例如，血液）。
- 对每个接头单独使用一片棉片。尽量缩短每个接头处于“开放”状态（即，未盖管帽并断开连接）的时间。

4. ***务必无菌操作导管接头***。消毒后，不要让导管接头接触非无菌表面。抓住导管，等待消毒液晾干。

5. **采用无菌操作将新无菌帽连接到导管上**。请慎用胶带将管帽固定到导管上。胶带会在接头上残留余渍，使日后难以消毒。（注：您所在的诊所可能会使用可杀死细菌的端帽，如 ClearGuard® 血透导管帽。）

6. **确保导管仍处于夹闭状态。**

7. **脱下手套并进行手卫生。**

更换导管敷料

每次治疗时更换敷料并教患者如何使敷料保持清洁、干爽[54]。如果敷料受潮、松动或沾污，还必须加以更换。

1. **进行手卫生并戴上干净的新手套。**

2. **将导管周围的皮肤清洁*两次***，从出口处开始向外打圈清洁 10 cm 的范围。若使用氯己定，需要摩擦清洁。

3. **轻轻擦拭导管顶部和底部**，从出口处开始向外，清洁皮肤外的导管部分。

4. **待其晾干，然后涂抹**与导管塑料不发生反应**的抗菌软膏**[72]。

5. **采用无菌操作敷上敷料**[72]。如果患者皮肤潮湿且有渗液，敷料应为无菌纱布。短期导管上的纱布必须每 2 天更换一次。如果皮肤干爽且无渗液，皮肤出口处可以使用无菌、透明的半透性敷料遮盖。成人用短期导管上的透明敷料应每 7 天更换一次，直到置管部位愈合（除非敷料松动或沾污）。带涤纶套隧道式导管上的透明敷料每周更换次数不得超过一次，直到置管部位愈合（除非敷料松动或沾污）。

6. **查看敷料是否完好、有无松动或沾污，并触诊患者是否有疼痛或触痛**[72]。

7. **如果患者有疼痛、触痛或发热，应取下敷料，以便检查皮肤出口处**[72]。

8. **如果使用遮盖物保持敷料干爽，患者可以淋浴**。注：有一种血透导管防护方法是使用防水袋，如：用 CathGuard™ 代替纱布或胶带（图 41）。将导管的两个末端塞入防水袋，然后用胶带固定在患者皮肤上。

血透导管的并发症

感染

皮肤出口处和血流感染是中心静脉导管的主要风险。由于导管是通向体内的通道，因此感染可直接进入血流。导管感染可导致患者住院和死亡。我们采用无菌操作来加以预防。

导管断开

“我见过一个人因为导管脱落而死。看着一个人血流满地、最后咽气，实在让人揪心。千万不要盖住你的通路或你的脸！失血死亡就是几分钟的事。”

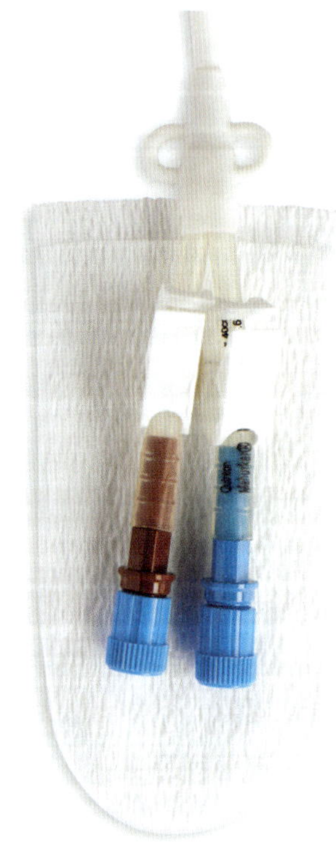

图 41 CathGuard™
照片经 RPC 许可使用

血透期间，患者的安全是我们主要关心的问题。导管意外可能很快就会致命。牢固连接接头和管路，并确保在治疗过程中可以看到导管或穿刺部位。患者可能会在盖毯下失血死亡；若导管或管路因脱落而吸入空气，可能会发生空气栓塞。如果管路断开，夹上管夹和止血钳，然后求助。妥善维护导管就是妥善照护患者。

导管脱落

有时，导管会脱落，这种情况往往发生在患者离开诊所后。感染可能使导管更易滑出。导管可能会被意外拉扯。患者的缝线断裂可能会导致导管滑脱，或者新置入导管尚未与皮下组织生长在一起并固定。无论是什么原因，患者都需要学会如何处理：**躺平（以减少失血），按住出口处并拨打 120**。

中心静脉狭窄

中心静脉狭窄是长期使用血液透析导管的风险。如何判断是否可能有这种问题？比较患者的手臂，看是否一条粗、一条细。狭窄可引起静脉压升高。最新证据显示，静脉压应在 100 ～ 150 mmHg 之间[31]。经常出现导管内血栓是中心静脉狭窄的另一个迹象。

血流速低

在使用导管进行血透治疗期间，观察流过透析器的血流速。注意导管的动脉压和静脉压，以达到处方规定的血流速。务必使泵前动脉监测仪保持连接并打开。

如果压力警报指示，血流无法保持在处方规定的流速：

1. 查看患者和管路，确保没有大出血或空气进入。如果有，请立即求助。

2. 然后，查看是否有扭结或堵塞。再次检查确保导管在原位。

3. 移动患者——降低座椅头部，让患者转头、咳嗽等，以便导管头移动复位，从而改善血流。置入的导管可能对体位敏感。

4. 用无菌生理盐水冲洗导管，以帮助进一步查看导管的情况。

5. 经护士同意后 **“交换”（即反接）血路管**，使血液经“静脉”分支管抽出，经“动脉”分支管回输。反接血路管会形成通路再循环，从而降低血透的充分性。而且，它不能解决问题。断开管路并交换连接有发生感染的风险，必须再次擦拭接头处。

6. 请护士评估问题。

如果这些步骤无法将血流纠正到处方规定的流速，护士会报告肾脏科医生，以获得进一步指示。

改善血管通路预后

持续质量改进（CQI）

通路管理往往是一项挑战。持续质量改进（CQI）会是一种辅助降低通路问题发生率并达到最佳预后的有力工具（图 42）。

收集数据和组建 CQI 团队是制订计划的第一步。透析技师是该团队的重要成员。在诊所启用日志记录或数据库来跟踪记录通路问题可能会有所帮助。日志记录可包括：

- 通路类型
- 建立 / 置入日期
- 手术医生
- 问题类型
- 采取的措施
- 采用“一分钟检查法”观察血管通路的数据
- 临床观察结果
- 血透剂量衡量
- 住院率等

将这些信息绘制成条形图，即可看出相关模式。您的团队可以根据一种模式，制订计划来解决某个问题或者改进实践或流程。数据有多准确，模式就有多准确。如果采集了错误的数据，就无法通过模式来了解实际情况。

您的计划应包括您的目标、要采取的步骤、时间安排以及负责每个步骤的工作人员。小规模试行该计划。（例如，尝试用改进后的方法来操作置管部位。）然后收集更多数据以检查效果。评估该计划是否奏效。若奏效，则在日常工作中采用该计划，然后继续解决另一个问题。若该计划不奏效，则进行修改并重试。日后再次检查以往发现的问题，看看是否有任何变化。

血透诊所必须在给 CMS 的收费单上报告血管通路感染[75]。所有感染问题均应通过质量评估和

1 确定改进需求
- 收集数据
- 分析数据
- 找出问题
- 确定后续步骤的优先顺序

2 分析流程
- 建立一个团队
- 审查数据
- 研究流程/问题
- 找出模式和趋势

3 找出根本原因
- 找出最有可能的根本原因
- 确定/细化问题

4

实施
采用这种实施方案，改变或修订机构层面的监测项目，修订标准和规范，并将这些新标准和规范落实到日常工作中

计划
设计或重新设计制度、规程、服务或产品。确定想要达到的改进目标或程度

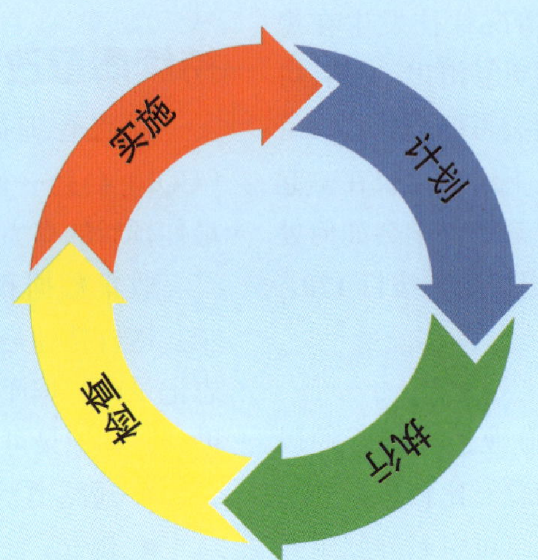

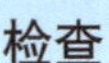

检查
判断所取得的改进（绩效、流程指标、结果）；确定所采取的解决方案、变更措施或用药方案是否有效

执行
试行几次计划采用的治疗照护、制度或规程

图 42　CQI 流程

业绩改进（QAPI）计划以及 CQI 会议来解决。

临床实践指南

KDOQI 指南提供了若干方法来检查和保护患者的通路。您可以采用恰当的方法穿刺、治疗后帮患者用适当的力按压穿刺部位，并立即向护士或医生报告通路问题，从而协助保护患者的通路。血透工作人员可以想一些办法在日常工作中践行这些指南。最终达到更好地维护患者通路的结果。

《KDOQI 血管通路指南》中有三项衡量指标已纳入终末肾病网络的临床成效指标（CPM）项目。每年都会收集新、老血透患者的自体内瘘使用比例、使用导管的患者比例，以及监测人工血管内瘘狭窄因素的数据。这些数据现已成为 CROWNWeb 数据收集的一部分。感染在疾控中心的国家医疗安全网络数据库中报告，网址为 http://www.cdc.gov/nhsn/datastat/index.html。

通路功能不良的患者得不到良好的透析。他们可能会出现尿毒症症状，并感觉不适、疲倦、身体情况不足以应付工作或做其他对他们重要的事情。患者的血透生命线可能会失功，若还有可用部位，则必须修复或重建。通路问题会占用工作人员的时间、打乱治疗安排，若患者住院，还会减少诊所的收入。鉴于以上所有原因，推行了两项全国性措施来改善通路预后。这两项措施都推荐了对用于建立自体内瘘的血管进行评估和保护的方法，并提倡尽可能提前建立自体内瘘：

- **NKF 肾脏病预后质量倡议（KDOQI™）**——血管通路临床实践指南。
- **首选自体内瘘、末选导管（FFCL）**。FFCL 开发了一些工具，以辅助通路规划、监测、导管安全、自体内瘘成熟和人工血管内瘘愈合。要查看这些工具，请访问 www.esrdncc.org/。

血管通路外科医生：患者可以询问的问题

自体内瘘和人工血管内瘘由擅长血管手术的血管通路外科医生建立。然而，并非所有血管外科医生都以透析通路手术为主。他们可能治疗卒中的患者，修复静脉曲张，接驳肢体等。

俗话说“*熟能生巧*”，在建立透析用自体内瘘方面也是如此。训练期间建立过*至少 25 条自体内瘘*的外科医生失败率比未及这一数字的外科医生低 34%[76]。然而，有两项研究发现，接受训练的外科医生建立的自体内瘘与训练有素的外科医生一样好[77-78]。美洲血管通路学会（VASA）是一个血管通路外科医生会员组织。VASA 发行 *Journal of Vascular Access*（《血管通路期刊》）。该组织每年举行一次会议，并开展研究以推动透析通路学的发展。

患者可以询问肾脏科医生，会找谁为医生自己或者其家人做自体内瘘手术。此外，您还可以建议他们询问血管外科医生两个问题：

1. *您在训练期间做过多少自体内瘘手术*?

2. *您是不是 VASA 会员*?

首选自体内瘘、末选导管（FFCL）：美国日益增多的自体内瘘使用。

2003 年，联邦医疗保险和联邦医疗补助服务中心（CMS）开始注重更多地使用自体内瘘作为血透通路。（2016 年的目标是自体内瘘达到 68%。）此外，还有一些新措施来改善通路观察和协调，并减少感染数量。

FFCL 由 CMS 资助，并由终末肾病网络提供支持。FFCL 的合作伙伴是各种通路专家：肾脏科医生、外科医生、护士、初级保健医生、患者等等。该组织尽力改变临床实践，并提倡对可以建立自体内瘘的血透患者使用自体内瘘。FFCL 的目标还有减少血透导管使用量、减少通路感染和住院[22]。这项措施采用以下 13 项“变更理念”作为指导。诊所可采用这些理念来帮助提高其患者的自体内瘘使用率：

1. 对血管通路进行常规持续质量改进（CQI）评审

2. 及时转诊给肾脏科医生

3. 早期转诊给外科医生“仅评估能否做自体内瘘”并及时建立自体内瘘

4. 根据预后最佳原则、患者意愿和医生行血管通路手术的能力选择外科医生

5. 进行全方位的自体内瘘手术评估并建立自体内瘘

6. 为已有人工血管内瘘的患者建立自体内瘘

7. 根据指征，为使用导管的患者建立自体内瘘

8. 自体内瘘穿刺培训

9. 观察、监测和维护，以确保通路功能正常

10. 照护人员和患者宣教

11. 反馈结果以指导实践

12. 修改医院制度以发现慢性肾病，并提倡规划和建立动静脉内瘘

13. 支持患者通过自我管理尽可能提高生活质量

您可帮助诊所落实 FFCL。在诊所的血管通路 CQI 团队中发挥积极作用。学习如何穿刺自体内瘘和人工血管内瘘。帮助患者了解不同类型的通路之间的差异，以及为什么自体内瘘或人工血管内瘘比导管好。此外还要多加学习，以努力提高您的技能。

结论

血管通路是血透中最重要且最具挑战性的部分之一。作为透析技师，您在维护患者通路方面起着至关重要的作用。学习如何穿刺自体内瘘和人工血管内瘘，并观察穿刺部位有无问题是您的职责。请记住，每位患者的血管通路都是一条生命线，必须高度尊重和小心地对待。恰当的通路维护和使用，以及患者宣教，可以改善甚至延长患者的生命。

参考文献

1 Konner K. History of vascular access for haemodialysis. *Nephrol Dial Transplant.* 2005;20(12):2629-35

2 US Renal Data System 2016 annual data report: Epidemiology of kidney disease in the United States. National Institutes of Health, National Institute of Diabetes and Digestive and Kidney Diseases. Bethesda, MD. (Vol 2, Table G.13: Inpatient utilization by principal diagnosis of hospitalization: Hemodialysis)

3 Lee Y, Song D, Kim MJ, et al. Upper arm basilic vein transposition for hemodialysis: a single center study for 300 cases. *Vasc Specialist Int.* 2016;32(2):51-6

4 Maliska CM, Jennings W, Mallios A. When arteriovenous fistulas are too deep: options in obese individuals. *J Am Coll Surg.* 2015;221(6):1067-72

5 Lok CE, Sontrop JM, Tomlinson G, et al. Cumulative patency of contemporary fistulas versus grafts (2000-2010). *Clin J Am Soc Nephrol.* 2013;8(5):810-18

6 DaVita. How long can an AV fistula last? Available from: https://www.davita.com/kidney-disease/preparing-for-dialysis/planning-for-a-vascular-access/how-long-can-an-arteriovenous-av-fistula-last?/e/5033. Accessed May 2017

7 Al-Jaishi AA, Oliver MJ, Thomas SM, et al. Patency rates of the arteriovenous fistula for hemodialysis: A systematic review and meta-analysis. *Am J Kidney Dis.* 2014;63(3):464-78

8 McGrogan D, Al Shakarchi J, Khawaja A, et al. Arteriovenous fistula outcomes in the elderly. *J Vasc Surg.* 2015;62(6):1652-7

9 Hicks CW, Canner JK, Arhuidese I, et al. Mortality benefits of different hemodialysis access types are age dependent. *J Vasc Surg.* 2015;61(2):449-56

10 Ottaviani N, Deglise S, Brizzi V, et al. Early cannulation of the Flixene™ arteriovenous graft. *J Vasc Access.* 2016;17 Suppl 1:S75-8

11 O'Grady NP, Alexander M, Burns LA, et al. Healthcare Infection Control Practices Advisory Committee. Guidelines for the prevention of intravascular catheter-related infections. *Am J Infect Control.* 2011;39(4 Suppl 1):S1-34

12 Böhlke M, Uliano G, Barcellos FC. Hemodialysis catheter-related infection: prophylaxis, diagnosis and treatment. *J Vasc Access.* 2015;16(5):347-55

13 Ravani P, Palmer SC, Oliver MJ, et al. Associations between hemodialysis access type and clinical outcomes: A systematic review. *J Am Soc Nephrol.* 2013;24(3):465-73

14 Shingarev R, Barker-Finkel J, Allon M. Association of hemodialysis central venous catheter use with ipsilateral arteriovenous vascular access survival. *Am J Kidney Dis.* 2012;60(6):983-9

15 Balasubramanian S, Gupta S, Nicholls M, et al. Rare complications of a dialysis catheter insertion. *Clin Kidney J.* 2014;7(2):194-6

16 Wong K, Marks BA, Qureshi A, et al. Migration of a central venous catheter in a hemodialysis patient resulted in left atrial perforation and thrombus formation requiring open heart surgery. *A Case Rep.* 2016;7(1):21-3

17 Rivara MB, Soohoo M, Streja E, et al. Association of vascular access type with mortality, hospitalization, and transfer to in-center hemodialysis in patients undergoing home hemodialysis. *Clin J Am Soc Nephrol.* 2016;11(2):298-307

18 Fontsere' N, Mestres G, Yugueros X, et al. Effect of a postoperative exercise program on arteriovenous fistula maturation: A randomized controlled trial. *Hemodial Int.* 2016;20(2):306-14

19 Salimi F, Majd Nassiri G, Moradi M, et al. Assessment of effects of upper extremity exercise with arm tourniquet on maturity of arteriovenous fistula in hemodialysis patients. *J Vasc Access.* 2013;14(3):239-44

20 Xi W, Harwood L, Diamant MJ, et al. Patient attitudes toward the arteriovenous fistula: a qualitative study on vascular access decision making. *Nephrol Dial Transplant.* 2011;26(10):3302-8

21 Wong CS, McNicholas N, Healy D, et al. A systematic review of preoperative duplex ultrasonography and arteriovenous fistula formation. *J Vasc Surg.* 2013;57(4):1129-33

22 Thirteen change concepts for increasing AV fistulas. Available at http://fistulafirst.esrdncc.org/ffcl/change-concepts/. Accessed May 2016

23 Mid-Atlantic renal coalition. *Assessment and monitoring of the newly placed AV fistula for maturation.* Available from: http://fistulafirst.esrdncc.org/wp-content/uploads/2014/06/Final-Assessment-of-the-Newly-Placed-AVF-for-Maturation-04-09-10.pdf. Accessed May 2017

24 Beathard, GA. We refuse to give up on nonmaturing fistulas. *Semin Dial.* 2016;29(4):284-6

25 Jaberi A, Muradali D, Marticorena RM, et al. Arteriovenous fistulas for hemodialysis: application of high-frequency US to assess vein wall morphology for cannulation readiness. *Radiology.* 2011;261(2):616-24

26 Centers for Medicare and Medicaid Services. *Conditions for Coverage for End-Stage Renal Disease Facilities: Final Rule*, 73 *Federal Register* 73 (15 April 2008), p. 20459. Available at www.cms.gov/Regulations-and-Guidance/Legislation/CFCsAndCoPs/downloads/esrdfinalrule0415.pdf. Accessed June 2017

27 Fistula First, Catheter Last. Cannulation site selection and preparation. Available from http://fistulafirst.esrdncc.org/wp-content/uploads/2014/06/cannulation_of_the_AVF_Ch5.pdf. Accessed June 2017

28 Carefusion. ChloraPrep® swabstick applicator; application instructions. Available from http://www.carefusion.com/Documents/in-service-materials/IP_ChloraPrep-Swabstick-Poster_IM_EN.pdf. Accessed June 2017

29 Angelini Pharma. Procedure for use: Antisepsis preparation for graft/AVF cannulation. Available from: http://angelini-us.com/wp-content/uploads/2013/02/Preparation_for_Graft-AVF.pdf. Accessed June 2017

30 National Kidney Foundation. KDOQI clinical practice guidelines and clinical practice recommendations for 2006 updates: Hemodialysis adequacy, peritoneal dialysis adequacy, vascular access. [Guideline 3, Table 2] *Am J Kidney Dis.* 2006;48 Suppl 1:S1-S322

31 Parisotto MT, Schoder VU, Miriunis C, et al. Cannulation technique influences fistula and graft survival. *Kidney Int.* 2014;86(4):790-7

32 Ozmen S, Kadiroglu AK, Ozmen CA, et al. Does the direction of arterial needle in AV fistula cannulation affect dialysis adequacy? *Clin Nephrol.* 2008;70(3):229-32

33 Woodson RD, Shapiro RS. Antegrade vs. retrograde cannulation for percutaneous hemodialysis. *Dial Transplant.* 1974;29-30

34 Nesrallah GE. Pro: Buttonhole cannulation of arteriovenous fistulae. *Nephrol Dial Transplant.* 2016;31(4):520-3

35 Muir CA, Kotwal SS, Hawley CM, et al. Buttonhole cannulation and clinical outcomes in a home hemodialysis cohort and systematic review. *Clin J Am Soc Nephrol.* 2014;9(1):110-9

36 O'Brien FJ, Kok HK, O'Kane C, et al. Arterio-venous fistula buttonhole cannulation technique: a retrospective analysis of infectious complications. *Clin Kidney J.* 2012;5(6):526-9

37 Béchade C, Goovaerts T, Cougnet P, et al. Buttonhole cannulation is not associated with more AVF infections in a low-care satellite dialysis unit: a long-term longitudinal study. *PLoS One.* Nov. 17, 2015. Available from https://doi.org/10.1371/journal.pone.0142256. Accessed June 2017

38 Castro MC, Silva Cde F, Souza JM, et al. Arteriovenous fistula cannulation by buttonhole technique using dull needle. *J Bras Nefrol.* 2010;32(3):281-5

39 Ball LK. Improving arteriovenous fistula cannulation skills. *Nephrol Nurs J.* 2005;32(6):611-8

40 Ball LK. The buttonhole technique for arteriovenous fistula cannulation. *Nephrol Nurs J.* 2006;33(3):299-304
41 Ball LK, Mott S. How do you prevent indented buttonhole sites? *Nephrol Nurs J.* 2010;37(4):427-8, 431
42 Collier S, Kandil H, Yewnetu E, et al. Infection rates following buttonhole cannulation in hemodialysis patients. *Ther Apher Dial.* 2016;20(5):476-82
43 Labriola L, Crott R, Desmet C, et al. Infectious complications following conversion to buttonhole cannulation of native arteriovenous fistulas: a quality improvement report. *Am J Kidney Dis.* 2011;57(3):442-8
44 Marticorena RM, Hunter J, Macleod S, et al. The salvage of aneurysmal fistulae utilizing a modified buttonhole cannulation technique and multiple cannulators. *Hemodial Int.* 2006;10(2):193-200
45 Mott S, Prowant BF. The "touch cannulation" technique for hemodialysis. *Nephrol Nurs J.* 2008;35(1):65-6
46 Wani AL, Ara A, Bhat SA. Blood injury and injection phobia: the neglected one. *Behav Neurol.* 2014;2014:471340. doi: 10.1155/2014/471340
47 Peterson AL, Isler WC 3rd. Applied tension treatment of vasovagal syncope during pregnancy. *Mil Med.* 2004;169(9):751-3
48 Kamata T, Tomita M, Iehara N. Ultrasound-guided cannulation of hemodialysis access. *Renal Replace Ther.* 2016;2:7
49 Kumbar L, Soi V, Adams E, et al. Coronal mode ultrasound guided hemodialysis cannulation: a pilot randomized comparison with standard cannulation technique. *Hemodial Int.* 2017 Jan 9. Doi:10.1111/hdi.12535 [Epub ahead of print]
50 Centers for Medicare and Medicaid Services, HHS. ESRD surveyor training interpretive guidance. Final Version 1.1. October 3, 2008 (V Tag 456) Available at https://www.cms.gov/Medicare/Provider-Enrollment-and-Certification/GuidanceforLawsAndRegulations/Downloads/esrdpgmguidance.pdf Accessed June 2017
51 Çelik G, Özbek O, Yilmaz M, et al. Vapocoolant spray vs lidocaine/prilocaine cream for reducing the pain of venipuncture in hemodialysis patients: a randomized, placebo-controlled crossover study. *Int J Med Sci.* 2011;8(7):623-7
52 Kundu S, Achar S. Principles of office anesthesia: part II. Topical anesthesia. *Am Fam Physician.* 2002;66(1):99-102
53 Brouwer, DJ. Cannulation camp: basic needle cannulation training for dialysis staff. *Dial Transplant.* 2011;40(10):434-9 Available from http://onlinelibrary.wiley.com/doi/10.1002/dat.20622/full. Accessed November 2016
54 National Kidney Foundation (NKF). KDOQI clinical practice recommendations for 2006 updates: Hemodialysis adequacy, peritoneal dialysis adequacy and vascular access. *Am J Kidney Dis.* 2006;48 Suppl 1:S1-S322. NOTE: There is a newer set of vascular access guidelines. Please see: KDOQI clinical practice guideline for vascular access: 2019 update. Lok CE, et al. *Am J Kidney Dis.* 2020;75(4) Suppl 2:S1-S164
55 Merit Medical. HeRO® graft. Available from: https://www.merit.com/peripheral-intervention/access/renal-therapies-accessories/merit-hero-graft/. Accessed June 2017
56 Rothera C, McCallum C, Huang S, et al. The influence of between-needle cannulation distance on the efficacy of hemodialysis treatments. *Hemodial Int.* 2011;15(4):546-52
57 Brouwer DJ. The road to improvement? Part 2. The care and feeding of the AV fistula. *Nephrol News Issues.* 2003;17(7):48-51
58 Dinwiddie LC (ed.). Flipping or rotating fistula needles: readers' responses. *ANNA J.* 1997;24(5):559-60
59 Brouwer DJ, Peterson P. The arteriovenous graft: how to use it effectively in the dialysis unit. *Nephrol News Issues.* 2002;16(12):41-4, 46, 48-9
60 Ball LK. Fatal vascular access hemorrhage: reducing the odds. *Nephrol Nurs J.* 2013;40(4):297-303
61 Centers for Medicare and Medicaid Services, HHS. ESRD surveyor training interpretive guidance. Final Version 1.1. October 3, 2008 (V Tag 405 and 407) Available at https://www.cms.gov/Medicare/Provider-Enrollment-and-Certification/GuidanceforLawsAndRegulations/Downloads/esrdpgmguidance.pdf Accessed June
62 NHS Purchasing and Supply Agency. Evidence review: Redsense blood loss detection device for venous needle dislodgement monitoring in haemodialysis. March 2009. Available from: http://www.renal.org/docs/default-source/patient-safety-docs/patient-safety-reports/redsense---cep08050-mar-09.pdf?sfvrsn=2 Accessed June 2017
63 RedSense Medical AB. Veteran affairs announces that Redsense alarm will be mandatory on patients by November 1, 2010. PRNewswire. August 25, 2010. Available from http://www.prnewswire.com/news-releases/veteran-affairs-announces-that-redsense-alarm-will-be-mandatory-on-patients-by-november-1-2010-101462114.html. Accessed June 2017
64 Ball LK. Are YOU ready for a vascular access rupture? KidneyViews blog. *Home Dialysis Central*, Medical Education Institute, March 12, 2015. Available from http://www.homedialysis.org/news-and-research/blog/91-are-you-ready-for-a-vascular-access-rupture. Accessed November 2016
65 Achneck HE, Sileshi B, Li M, et al. Surgical aspects and biological considerations of arteriovenous fistula placement. *Semin Dial.* 2010;23(1):25-33
66 Mudoni A, Cornacciari M, Gallieni M, et al. Aneurysms and pseudoaneurysms in dialysis access. *Clin Kidney J.* 2015;8(4):363-7
67 Pandolfe LR Malamis AP, Peirce K. Treatment of hemodialysis graft pseudoaneurysms with stent grafts: institutional experience review of the literature. *Semin Inervent Radiol.* 2009:26(2):89-95
68 Beathard G. Fistula First Catheter Last. *A practitioner's resource guide to hemodialysis arteriovenous fistulas.* Available from https://pdfs.semanticscholar.org/b325/92e5b6489aaf6af4a7d4a3987e23dc0e20fc.pdf. Accessed June 2017
69 Agarwal AK. Central vein stenosis: current concepts. *Adv Chronic Kidney Dis.* 2009;16(5):360-70
70 Schild AF, Perez E, Gillaspie E, et al. Arteriovenous fistulae vs. arteriovenous grafts: a retrospective review of 1,700 consecutive vascular access cases. *J Vasc Access* 2008;9(4):231-5
71 End-Stage Renal Disease Network Coordinating Center. *It only takes a minute to save your lifeline.* Available from http://fistulafirst.esrdncc.org/wp-content/uploads/2015/01/patient-complete-guide.pdf. Accessed June 2017
72 O'Grady NP, Alexander M, Burns LA, et al. Centers for Disease Control. *Guidelines for the prevention of intravascular catheter-related infections, 2011.* Available from https://www.cdc.gov/hai/pdfs/bsi-guidelines-2011.pdf. Accessed June 2017
73 National Center for Emerging and Zoonotic Infectious Diseases, Division of Healthcare Quality Promotion. Centers for Disease Control. *Hemodialysis central venous catheter scrub-the-hub protocol.* Available from https://www.cdc.gov/dialysis/pdfs/collaborative/hemodialysis-central-venous-catheter-sth-protocol.pdf. Accessed June 2017
74 California Pacific Medical Center. *Your dialysis catheter.* Available from http://www.cpmc.org/learning/documents/dialysiscath.pdf. Accessed June 2017
75 Medicare Claims Processing Manual. *Chapter 8 – Outpatient ESRD hospital, independent facility, and physician/supplier claims.* Available from https://www.cms.gov/Regulations-and-Guidance/Guidance/Manuals/downloads/clm104c08.pdf, Accessed June 2017
76 Goodkin DA, Pisoni RL, Locatelli F, et al. Hemodialysis vascular access training and practices are key to improved access outcomes. *Am J Kidney Dis.* 2010 Dec;56(6):1032-42
77 McGrogan DG, Maxwell AP, Inston NG, et al. Preserving arteriovenous fistula outcomes during surgical training. *J Vasc Access.* 2014;15(6):474-80
78 Barnes R, Smith GE, Chetter IC. A prospective observational study to assess the impact of operator seniority on outcomes following arteriovenous fistula formation. *J Vasc Access.* 2015;16(5):372-6

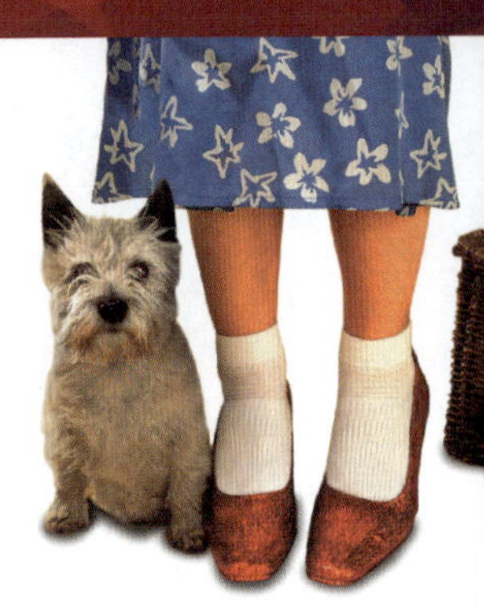

附录A 操作指南：传授自行穿刺扣眼的方法

背景

透析穿刺针很大且令人恐惧！大多数透析患者实际上都害怕扎针和疼痛，尤其是刚开始的时候。一些真正恐惧的人需要用特殊的方法和干预来自行穿刺。所有患者一旦熟悉透析后，就会担心谁会来给他们穿刺（以及可能引起的通路损伤，这种损伤可导致住院、手术或其生命线失功）。一些患者由于不想让不认识的工作人员给自己穿刺，甚至尽量不去旅行。所有这些恐惧都会降低生活质量。自行穿刺的患者知道如何克服这些恐惧，这项任务并不像看起来那么难。

患者只要视力和双手灵活度足以完成穿刺，就是最佳的穿刺人选。这是因为，患者是唯一一个穿刺针的两端都能感觉到的人。他们可以更好地控制进针的角度和方向。他们可以感知穿刺针头何时进入血管。因此，与透析工作人员或照护人员相比，患者穿刺发生外渗的可能性要小得多。由同一人穿刺（如：自行穿刺）的自体内瘘比由多人穿刺的自体内瘘使用时间更长且问题更少。甚至有一些证据表明，自行穿刺令患者更自如，即不太疼[1-2]。令人惊讶的是，关于穿刺法的文献研究很少。

本指南中的内容基于广泛的临床经验和观察。其中提及的方法已在经同行评审的杂志上刊登。您的患者能不能成功地自行穿刺？答案一定是“**能**”！在这本由非营利性机构医学教育协会（MEI）为其居家透析中心网站（https://homedialysis.org）编写的**免费**指南中，我们将讨论：

Ⅰ. **穿刺前宣教**——帮助患者克服对穿刺针的恐惧

Ⅱ. **手把手穿刺**——引导帮助学习穿刺

Ⅲ. **凭触觉穿刺**——一种捏住穿刺针后的管路，以提高掌控的方法

Ⅳ. **扣眼式穿刺法**——比阶梯式轮换穿刺法更快捷、疼痛更少[2]，且动脉瘤和外渗情况更少[3]

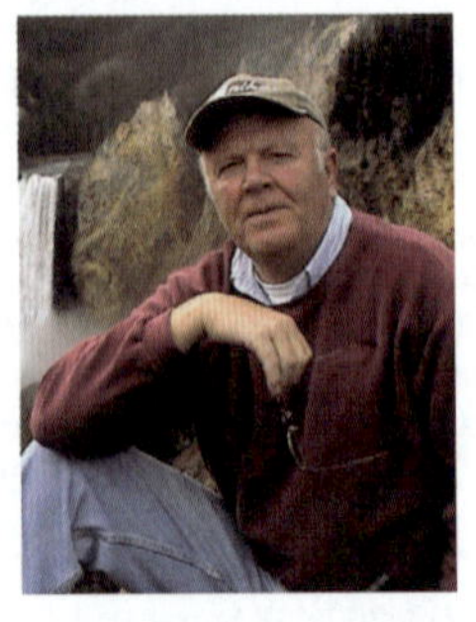

Stuart Mott
密苏里州哥伦比亚市血管通路护士

“因为我的最终目标是在家透析，所以我知道我必须学会自己穿刺。但刚开始的时候，我甚至不敢看护士给我穿刺！起初，我只敢用眼角瞄她穿刺。慢慢地，我用意志力让自己一眼不眨地观看整个过程。我非常仔细地观察了她的手法。这样做了大约6周后，我觉得自己准备好采取下一步了。

我在心里排练着怎么和护士说让我试一次。最后，我深吸了一口气，提出了自己穿刺的要求。它比我想的简单，护士赞我技术好。我用的针是那种很细的局部麻醉针。我只是反复地练习穿刺过程，等到我觉得不再胆怯时，就用大号透析针来穿刺。”

——居家透析患者

Ⅰ. 穿刺前宣教：穿刺前的逐周准备

开始自行穿刺前四周：

第 1 步——向患者宣教：

- 通路（自体内瘘与人工血管内瘘）如何工作
- 血流速的重要性
- 通路流量对透析充分性的影响
- 使用的穿刺针规格和类型，包括针号（17、16、15、14）、长度（1.5 cm、2.5 cm 和 3.2 cm），以及锐针或钝针
- 自体内瘘分出的侧支血管及其重要性
- 每次治疗前，如何评估自己的通路：演示您如何检查搏动和震颤感，然后让患者跟着做；解释如何识别问题
- 您所在的诊所认为重要的其他事情

第 2 步——向患者展示您如何用听诊器查听*血流音*。描述这种声音及其含义。然后，让患者自己用听诊器查听*血流音*并描述这种声音。可以在以下 Youtube 视频上听血流音：https://www.youtube.com/watch?v = ztt72ik9ouY

您所在的诊所是否不用听诊器听*血流音*？应该要听。《KDOQI 血管通路指南》[4]建议患者熟悉自己的通路并每天进行检查，包括搏动、震颤感和*血流音*。《透析技师核心课程》[5]等培训材料也建议，穿刺人员在穿刺前检查通路，包括*血流音*。增加这种检查符合患者的最佳利益，且听诊器非常便宜。

穿刺前三周：

第 1 步——让患者按照您教的方法对通路进行全面评估，确保通路状态正常，适于穿刺。必须将此步骤变成一种习惯。

第 2 步——讲解如何正确洗手（**图 1**）以及清洁对维持通路正常无恙的必要性。让患者向您展示如何用正确的方法洗手。

第 3 步——为患者的穿刺手戴上手套（**图 2**）。询问“你感觉怎么样？”很多人会说：“像电视上一样，你知道，就像那部《仁心仁术》一样。”这一步是一种激励，可以帮助患者投入到掌控自身照护的过程中。

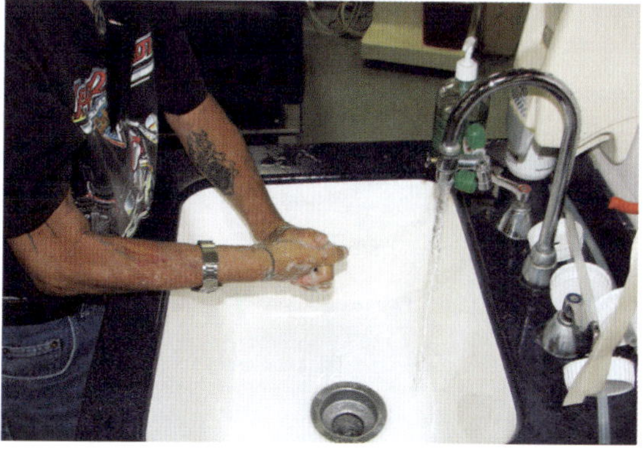

图 1

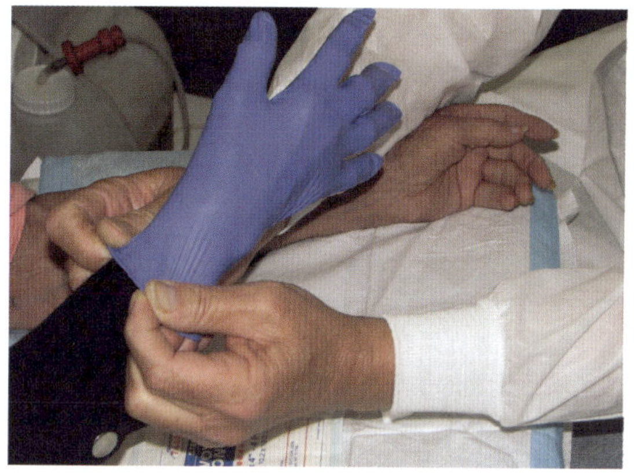

图 2

> 用词很重要
>
> 避免使用“扎”这个字，这会让患者有压力。歹徒才乱扎别人；我们是*穿刺*透析通路！

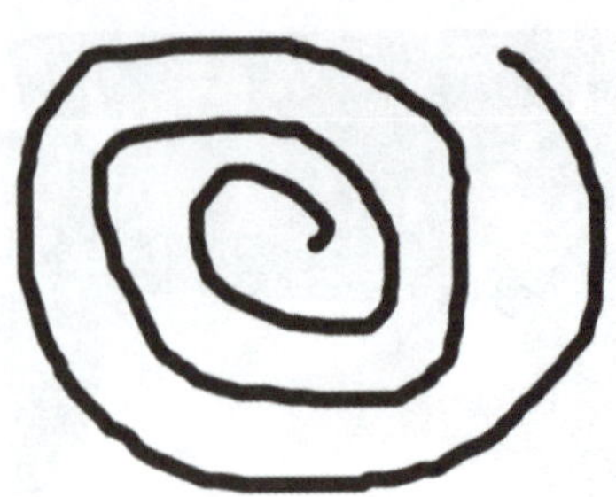

图 3

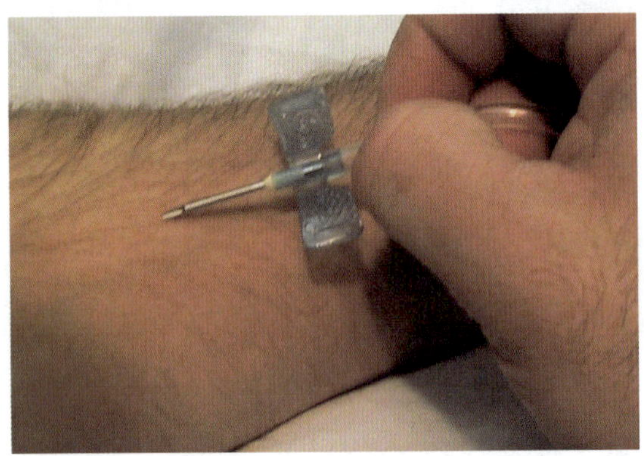

图 4　注：戴上手套穿刺！此照片上没戴手套，只是为了展示正确的手指位置

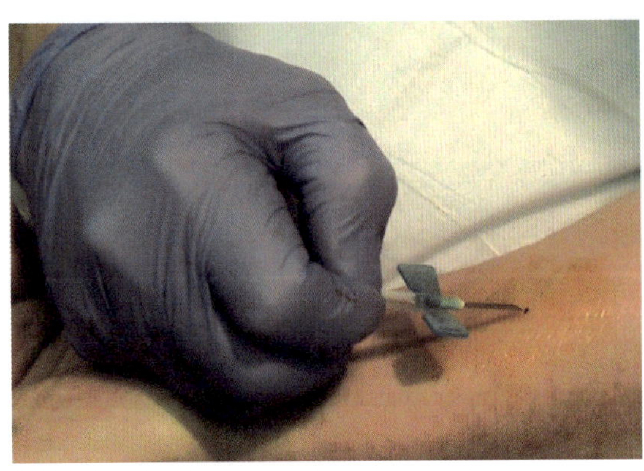

图 5

穿刺针长度

考虑穿刺针的长度。使用不必要的长穿刺针会吓坏患者，并增加外渗风险。大多数前臂动静脉内瘘较浅，因此使用 1.5 cm 长的穿刺针可降低外渗和血管壁损伤的风险。上臂或大腿通路可能需要 2.5 cm 长的穿刺针。

穿刺前两周：

第 1 步——让患者评估自己的通路。

第 2 步——让患者按照您所教的诊所标准操作规程，向您展示如何准备通路以进行穿刺。

第 3 步——让患者洗手和手臂。

第 4 步——用必妥碘®杀菌洗手液按规定步骤洗手。从穿刺部位向外打圈（**图 3**）擦拭。然后，让患者练习这种方法。

穿刺前一周：

让患者演示前面的所有步骤。

第 1 步——按照诊所的穿刺针规格使用规定，解释您要使用的穿刺针类型以及原因。（例如，我们诊所开始使用 17 号针进行一次治疗，接着换成 16 号针进行三次治疗，然后换成 15 号针。）

第 2 步——给患者一根钝针在家练习。下一周，患者可以戴着手套用穿刺针接触皮肤上将形成扣眼的部位。这种做法有助于大幅消除对穿刺针以及用穿刺针触碰皮肤的紧张，从而减轻患者在实际穿刺时的压力（**图 4**）。

老花镜

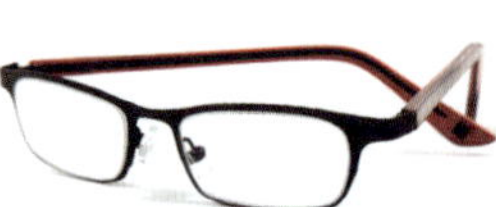

确保您和您的患者可以看到穿刺部位！我们的患者中约有 40% 需要戴老花镜来穿刺。为了检查视力，用一支记号笔在患者手臂上涂一个小黑点（**图 5**）。让患者尝试将穿刺针头对准黑点。要是他们做不到，就需要戴眼镜！佩戴双光眼镜的患者可能还需要一副老花镜于穿刺时用。本地药房和大卖场出售屈光度为 1.5 ～ 3.0 的老花镜，每副 2 ～ 5 美元。在诊所为患者和工作人员准备几副。

Ⅱ. 手把手穿刺

在穿刺前准备阶段，您已经向患者说明了每个步骤并回答了问题。现在，是开始实际穿刺的时候了。注：戴上手套穿刺！

手把手穿刺[6]是一种由您一对一地教患者刺入穿刺针的实际操作方法。

第 1 步——与所有穿刺一样，操作穿刺针是最重要的方面。使用手把手穿刺法的第一步是学习如何“放置”和使用那只用来穿刺的手。将手抵靠在患者手臂上。这样就会形成一个稳固的支撑点，将手指弯曲收回，穿刺针头即对准穿刺部位。然后，只需要将拇指和示指向前推送即可穿刺（**图 6**）。

第 2 步——要开始自行穿刺，让患者将其拇指和示指放在您的拇指和示指后。让患者抓着您的手指，力度要足以让其感觉到您的拇指和示指如何向前推送穿刺。患者将同时感觉到穿刺针进入皮肤和穿刺动作。连续几次治疗都按照这种方法进行练习，直到患者准备好继续下一步操作。

您和患者都能自如地完成这一过程时，就继续学习下一步。与患者交谈。每位患者的培训时间各不相同，信心是成功的关键。患者觉得能自如且稳定地掌握这一步时，就可以继续了（**图 7**）。

第 3 步——现在，让患者和您交换手的位置。将您的拇指和示指放在患者的拇指和示指后。这样，您就可以在将要出错的时候稍微控制一下，还可以让患者安心，从而大幅消除会妨碍自行穿刺的压力、犹豫和急促动作（**图 8**）。

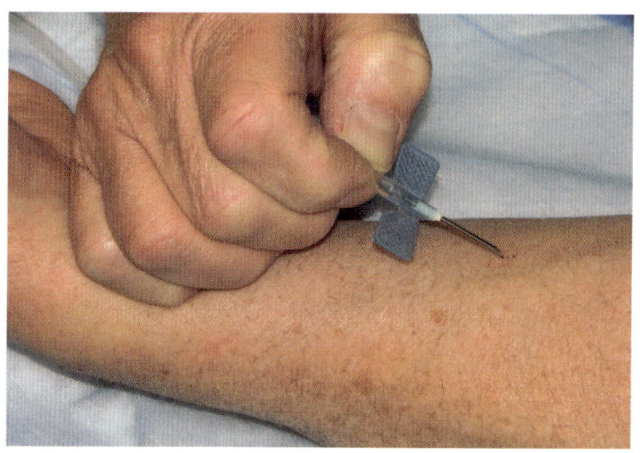

图 6　注：戴上手套穿刺！此照片上没戴手套，只是为了展示正确的手指位置

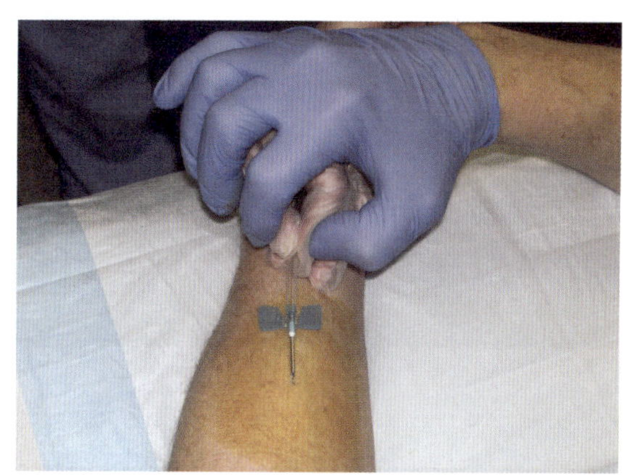

图 7

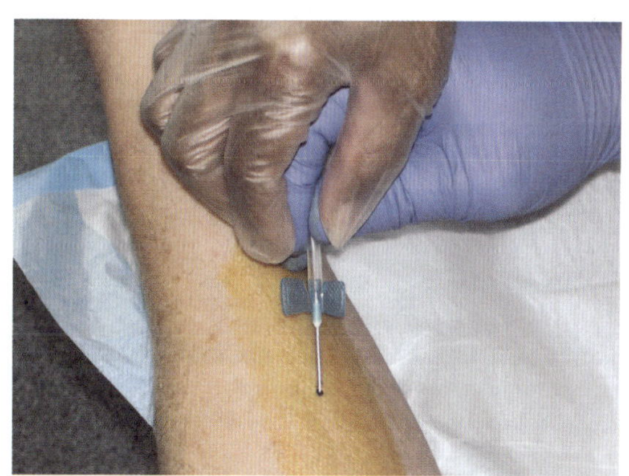

图 8

照片免责声明

以下部分照片中没有佩戴手套进行操作，以便您能更清楚地看到拇指和示指的位置，这是这种方法的关键。他们不是真实患者，而是技师拍摄的培训照片。

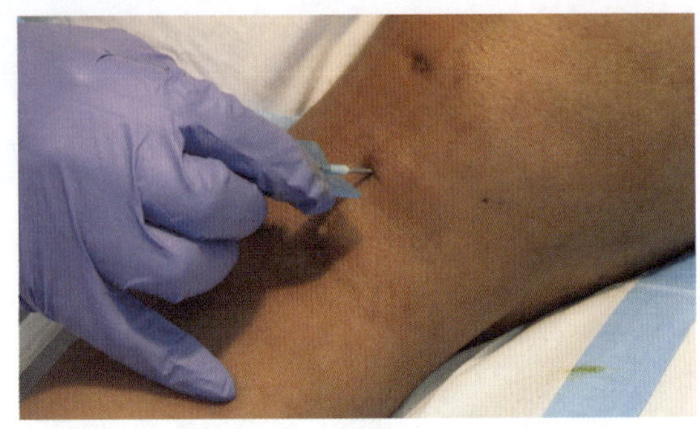

图 9

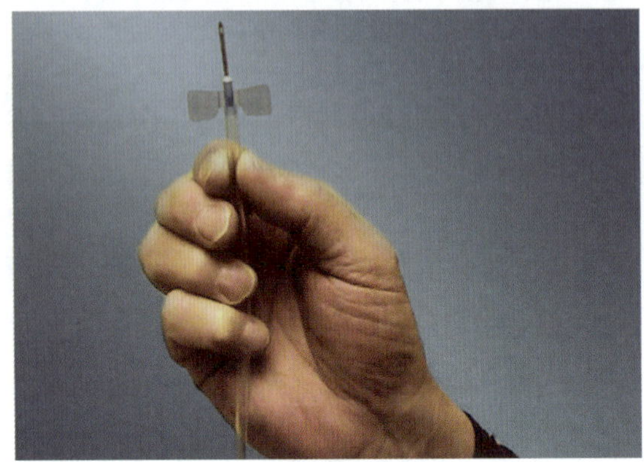

图 10

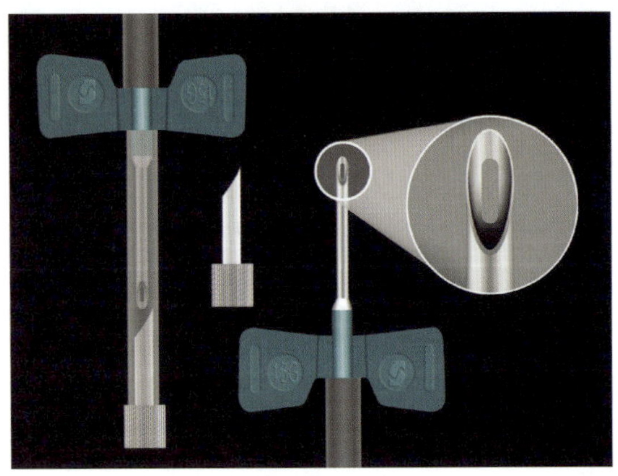

图 11

欧洲扣眼式穿刺法选配件

美国境外的患者可选用两种在美国不提供的选配件：一种专门设计的塑料钉[8]或可置入穿刺针通道的导管[9]。

第 4 步——继续手把手穿刺，直到你们双方都觉得自如并放心地认为患者无需过多监督即可进行穿刺。然后，移开您的手，让患者单独给自己穿刺。继续密切观察，根据需要给予鼓励、支持和指导（**图 9**）。

患者可以选择不自行穿刺

如果患者已经熟练地自行穿刺了一段时间，后来又希望让工作人员为其穿刺，应提供这种服务。但是，请尝试确定原因，因为可能只是需要在某个方面重新培训一下。即使患者选择在这次培训之后不自行穿刺，他 / 她对通路和穿刺过程也会有更深的了解，这有助于缓解恐惧，并使患者能够发现工作人员可能存在的错误，以免对通路造成损伤。

Ⅲ．凭触觉穿刺

凭触觉穿刺[7]是一种不同于标准穿刺的方法，区别在于穿刺人员*捏握穿刺针后的管路*（穿刺针后方约 1.9 ～ 2.5 cm 处），*而不是针翼*。捏握针后管路可让穿刺人员感觉到穿刺针头的运动。这种方法对扣眼式穿刺法特别有用，因为它使穿刺针头有些许“摆动余地”，以便沿着扣眼通道送入，防止损伤通道（**图 10**）。

Ⅳ．扣眼式穿刺法

扣眼式穿刺法，即“定点”穿刺，由 Zbylut Twardowski 医生开发[2]，自 1977 年起在欧洲使用。使用这种方法，穿刺针*以完全相同的角度刺入完全相同的位置*，而不是轮换使用穿刺部位。通常需要 6 ～ 8 次连续治疗才能形成隧道通道。如果您无法形成扣眼通道，则使用锐针再进行几次治疗，直至形成隧道。一旦形成通道，则改用扣眼穿刺钝针，以避免锐针的切缘损伤通道（**图 11**）。

戴手套

提醒：任何会接触穿刺针或患者皮肤的人都必须戴手套。

由患者自己来穿刺形成扣眼通道最为理想。这是因为，手臂上可以让自行穿刺患者舒适地固定用于穿刺的手并以正确的进针角度穿刺的位置有限。若穿刺位置和角度最适合*患者*，而不是最适合工作人员，患者更容易做到反复以相同的角度穿刺。此外，如果患者只惯于使用扣眼穿刺钝针，要是选择居家血液透析且日后需要开始使用新扣眼，他们可能会不知所措。

穿刺扣眼

向患者展示如何像穿耳环孔一样，经端帽将穿刺针送入扣眼。对于使用 1.5 cm 穿刺针的较浅前臂动静脉内瘘，送入端帽的四分之一，约 0.6 cm。对于需要较长穿刺针的通路，如上臂瘘，使用较长的穿刺针和约 1.3 cm 的端帽深度（**图 12**）。

第 1 步——清洁进针部位。自体内瘘必须按照现有的诊所方案进行准备。将上次治疗时覆盖通道的结痂挑掉，然后清洗扣眼处（**图 13**）。

第 2 步——向患者展示如何持握穿刺针，将掌侧抵靠在哪里，以及如何弯曲收回手指准备穿刺。（**图 14**）演示如何持握穿刺针以准备穿刺：用拇指和示指捏握穿刺针后面的针管，然后将所有四根手指都勾回放在下方。重申手的放置位置和穿刺针角度。以 20° ～ 25° 的角度进针，在血管壁上所形成的血管瓣容易愈合，并可减少外渗风险。

扣眼式穿刺法注意事项

扣眼式穿刺法仅可用于动静脉内瘘，不能用于人工血管内瘘。自体内瘘壁有肌纤维，可在透析穿刺针拔针后使扣眼闭合，防止过度出血。而人工血管内瘘壁无肌纤维，因此会形成一个“针孔”：穿刺针在人工血管内瘘壁上切出一个孔，导致血液渗入周围组织，并造成大量失血和死亡的风险。

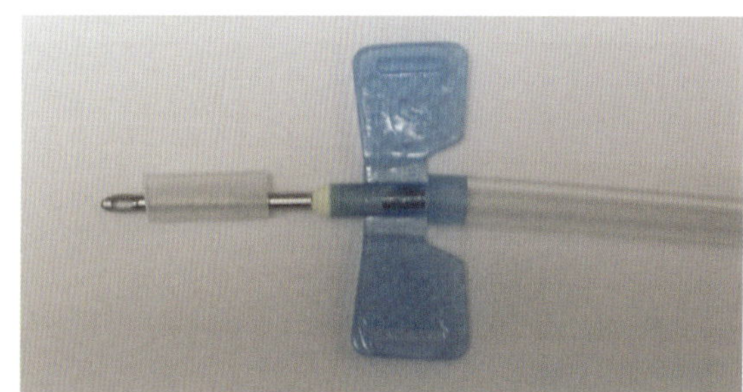

图 12

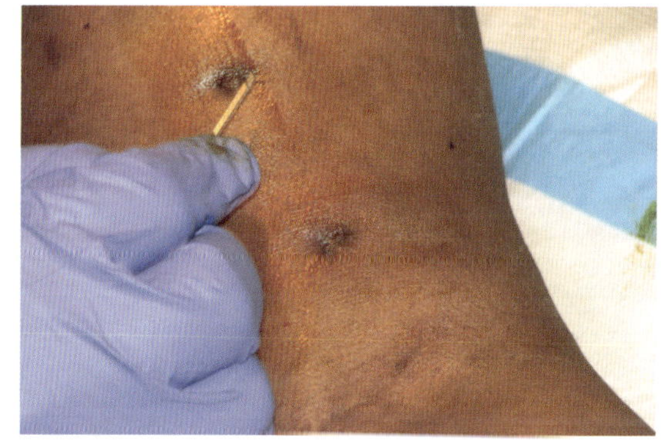

图 13

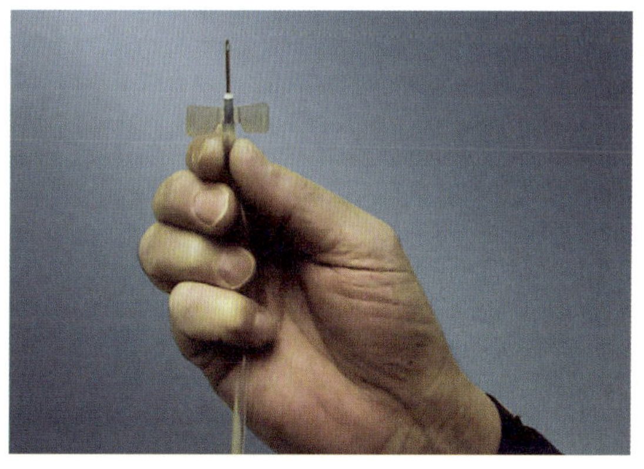

图 14

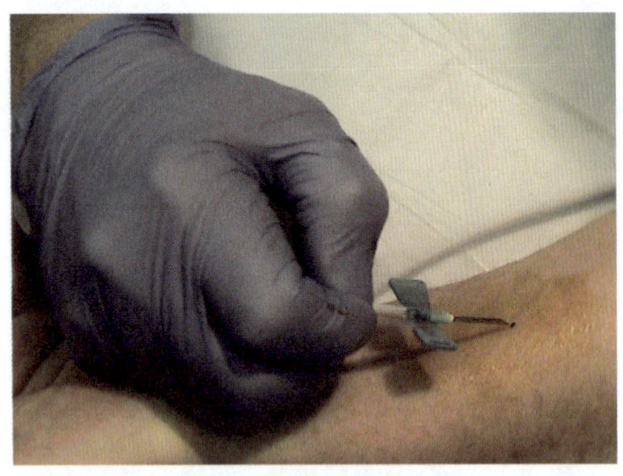
图 15

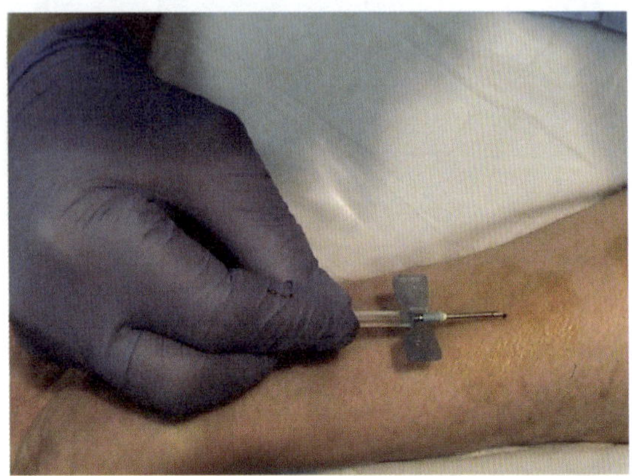
图 16

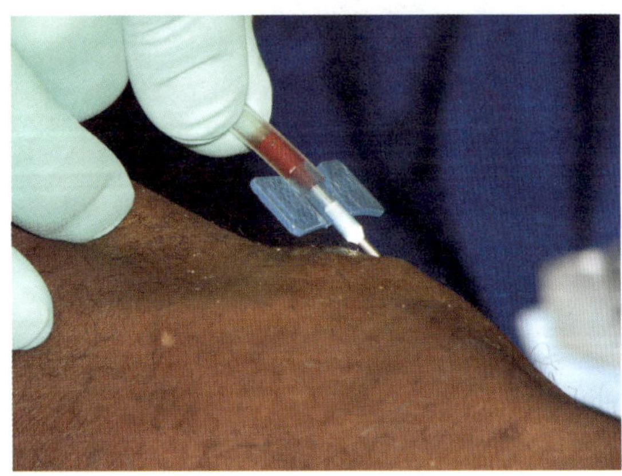
图 17

清除结痂

使用指甲、牙签和其他非无菌工具会导致扣眼通道感染，进而可导致脓毒血症。

第 3 步——让患者将手抵靠在穿刺部位旁的一个舒适位置，手指弯曲收回，穿刺针头对准扣眼部位。（**图 15 和图 16**）然后，只需向前推送拇指和示指即可穿刺。推送穿刺针进行穿刺。若感到有阻力，将手指移至靠近针翼处，以增加稳定性。

第 4 步——患者准备好后，让其捏握针管。按照上述手把手穿刺法，将手放在患者手上，继续进行穿刺，以便患者将穿刺针送入扣眼。注意看是否有回血。然后移开您的手，以便患者完成将穿刺针送入通路。避免突然、急促的动作。当您放开自己的手，患者完成操作时，他 / 她会意识到自行穿刺已经成功了。这对他们来说会是一个惊人的发现！他们可能会说“我可以穿刺了！”您可以回答“没错，你当然可以了！”（**图 17**）。

结论

患者在自身照护方面参与得越多，预后就越好，这是一个普遍共识。他们并不完全依赖医生和护士；他们主动掌握自己的照护并控制自己的生活。由于能力更高、不再依赖，他们对透析、疼痛、外渗和通路问题已不再恐惧。您可以帮助他们达到这种状态！倘若有适当的宣教和鼓励，许多患者都能自行穿刺，进而减轻工作人员的负担。通路问题和住院减少可节省费用，从而减轻提供透析治疗的负担。

我们的一些老年患者和真正患有恐针的患者一定会想让透析工作人员为其穿刺。但是，不能因为这样，他们就不必对自己的照护负责。穿刺工作人员在开始治疗时应该说“今天我给您穿刺”，然后说“请和我说说您的通路”之类的话。

有能力的患者应能够提供上述所有信息，如震颤感、*血流音*、进针角度、深浅、上次治疗采用的血流速等。主动回答患者提出的任何问题。这一例行过程本身就是一个继续进行宣教的机会，既有益于穿刺人员，又有益于患者。有了患者讲述的此类信息，应可将穿刺时间缩到最短，因为患者会提醒穿刺人员通路发生的任何问题，如：要避开的部位，使穿刺人员更易一次穿刺成功，达到皆大欢喜。

参考文献

1) http://www.esrdncc.org/en/fistula-first-catheter-last/ffcl-for-patients/. Accessed 2/17/17.
2) Twardowski Z, Kubara H. Different sites versus constant sites of needle insertion into arteriovenous fistula for treatment by repeated dialysis. *Dial Transplant* 8:978-80, 1979.
3) Van Loon MM, Goovaerts T, Kessels AGH, van der Sande FM, Tordoir JHM. Buttonhole needling of haemodialysis arteriovenous fisulae results in less complications and interventions compared to the rope-ladder technique. *Nephrol Dial Transplant*. 25:225-230, 2010.
4) *National Kidney Foundation: KDOQI Clinical Practice Guidelines for Hemodialysis Adequacy*, 2000. *Am J Kidney Dis* 37:S7-S64, 2001 (suppl 1)
5) *Core Curriculum for the Dialysis Technician: A Comprehensive Review of Hemodialysis*. Sixth Edition. Module 6: Vascular Access. Developed by Medical Education Institute.
6) Mott S, Moore H. Using 'Tandem hand' technique to facilitate self-cannulation in hemodialysis. *Nephrol Nurs J*. 36(3):313-316, 2009.
7) Mott S, Prowant BF. The "touch cannulation" technique for hemodialysis. *Nephrol Nurs J*. 35(1):65-66, 2008.
8) Toma S, Shinzato T, Fukui H, Nakai S, Miwa M, Takai I, Maeda K. A timesaving method to create a fixed puncture route for the buttonhole technique. *Nephrol Dial Transplant*. 18(10):2118-2121, 2003.
9) Marticorena RM, Hunter J, Cook R, Kashani M, Delacruz J, Petershofer E, Macleod S, Dacouris N, McFarlane PA, Donnelly SM, Goldstein MB. A simple method to create buttonhole cannulation tracks in a busy hemodialysis unit. *Hemodial Int*. Jul;13(3):316-321, 2009.

7 血液透析标准化操作流程及并发症

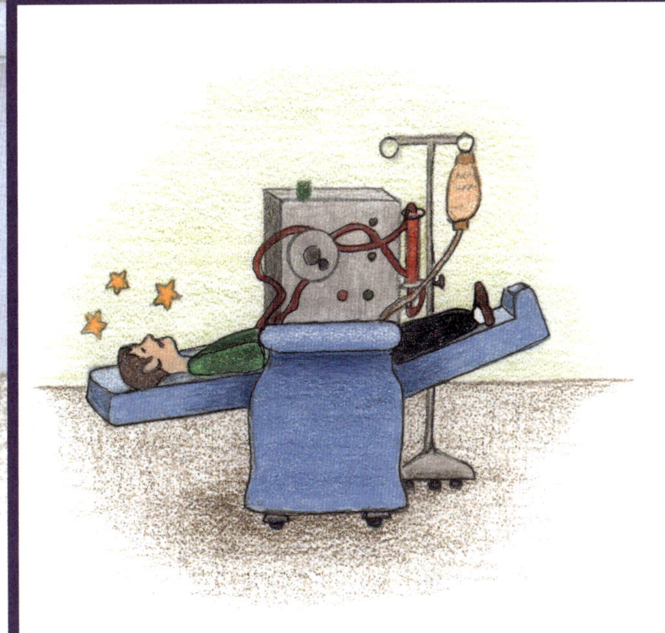

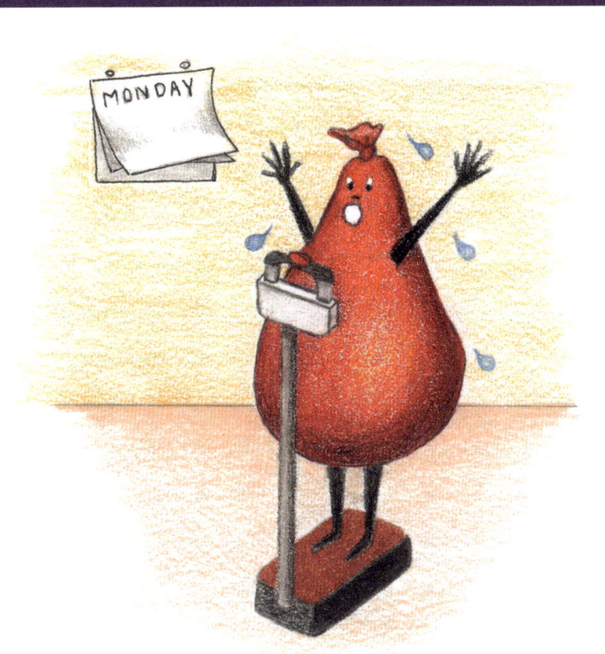

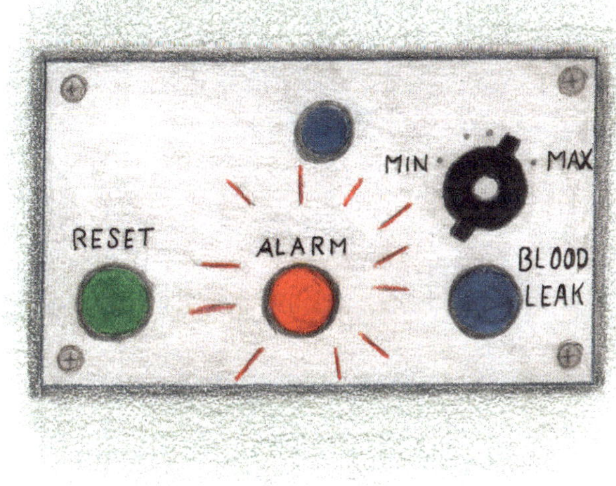

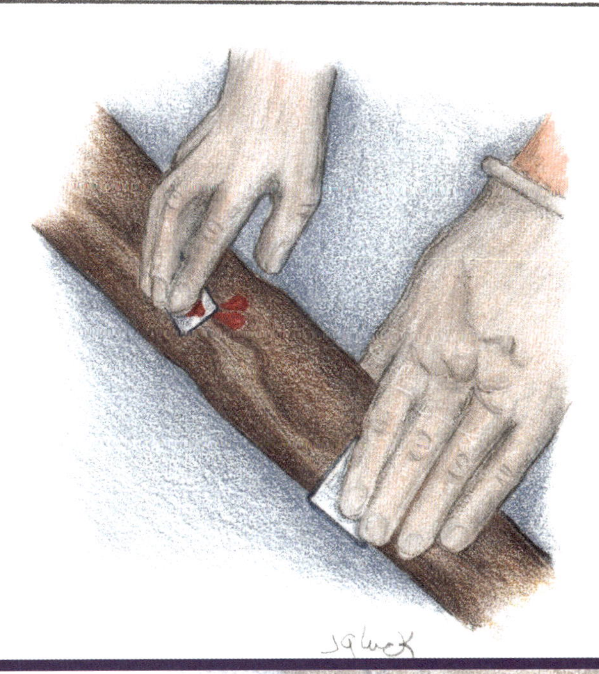

封面插图由 Judith Gluck 绘制

“这是近 2 年来我头一遭碰到要在治疗期间换机器的事。它不断发出奇怪的噪声，然后就一下子关机了。诊所的姑娘们真是没得说！我的技师特别在行地处理着，另一位过来帮她。我爱这个诊所。”

目 标

本章作者

Joan Arslanian 理学硕士、公共管理硕士、护理学硕士、注册护士、认证执业家庭护士、临床专科护士、注册肾脏病科护士、注册血透护士、注册腹透护士

Lynda Ball 护理学硕士、注册护士、注册肾脏病科护士

Silvia German 注册护士、注册肾脏病科护士

Debbie McDillon 护理学硕士、注册护士、注册肾脏病科护士

Heather Paradis 注册血透技师

Eileen Peacock 护理学硕士、注册护士、注册肾脏病科护士、感染防控护士、医疗质量管理师、注册法律护士顾问

RJ Picciano 文学学士、注册血透技师、俄亥俄州注册透析技师、注册血透临床工程技师

Tia Sabin 注册血透技师

本章审校人

Rachelle Barclay 注册护士、注册透析护士

Nancy M. Gallagher 理学学士、注册护士、注册肾脏病科护士

Melinda Martin-Lester 注册护士、文学士、注册肾脏病科护士、注册医疗合规专员

Darlene Rodgers 护理学士、注册护士、注册肾脏病科护士、医疗质量管理师

John H. Sadler 医学博士

Dori Schatell 理学硕士

Vern Taaffe 理学学士、注册肾脏病临床工程技师、注册透析用水专员

Tamyra Warmack 注册护士

测验问题练习网站：
www.meiresearch.org/cc6

完成本章后，您将能够：

1. 说明您在预防透析诊所感染传播方面的职责。
2. 概述三种血样抽取方法。
3. 演示如何抽取和给予静脉用药。
4. 阐述“人体力学”，并说明如何将其运用到患者照护中。
5. 描述如何设置血液透析机和体外循环回路。
6. 查看治疗前、治疗期间和治疗后监测的生命体征。
7. 解释在常规治疗开始时、进行期间和结束时需要完成的操作程序。
8. 列举三个原因说明记录患者的治疗至关重要。
9. 说明透析期间可能发生的一些医疗并发症和技术并发症。
10. 探讨透析充分性及其衡量方法和原因。

缩略语见缩略语及术语表。

引言

透析是一个复杂的过程，涉及许多步骤。每一步对确保患者安全和舒适都至关重要。您会看到，患者和您的安全是本章以及所有其他章的一个主题。任何步骤都可能发生会伤害患者的失误，您的一项主要职责就是警惕并协助避免这些失误。**您了解得越多、越警惕，患者就越安全，您也就越安全。**

本章全面介绍从开始设置到最后清理期间，为了提供安全有效的血透治疗，您需要学习的患者照护和治疗工作。您的具体工作视各州法律和规定以及您所在诊所的制度而异。例如，患者评估是注册护士的工作。但是，您可以辅助收集数据、记录并报告您的观察和担心，以及为照护计划提供意见。您还将了解具体操作和可能发生的并发症。

感染控制

“我们的工作人员不管做完什么都会洗手、还会戴防护罩和手套、穿隔离衣。他们的卫生情况不得有任何差池。我们诊所的感染控制永远是第一位的！”

感染是引起血透患者死亡的第三大常见原因。每年死亡的透析患者中，有 8% 是因感染所致。其中大多是血液感染[1]。您可以帮助避免很多这些感染。

病原体（细菌、病毒、真菌）进入人体可引起感染。最常见的病原体寄生在皮肤和*黏膜*（如鼻腔、口腔、生殖器、尿道和肠道黏膜）上。有些见于土壤中、水中或衣物上。病原体可在*所有*表面上存活。

透析时感染的患者通常需要住院，有时可达数周。感染和治疗对患者和家属来说既痛苦，又费用高昂。能否像对待自己或亲人一样进行照护，完全取决于您。

感染如何传播

“我知道，工作人员每做一个步骤之前都应换手套，但在这个过程中，他们有时会碰到我的通路以外的东西（如：机器、设备等）。”

对一处（如皮肤或肠道）无害的细菌，对另一处（如肺或血流）可能会致命。有些病原体更为危险。而且，有些*传播性*更高（更易传播）。医源性感染是在医院或其他医疗环境中发生的感染。您的目标是防止它们在您的诊所出现。

若病原体经以下途径进入您的体内，会发生感染：

- **黏膜**——如：溅入眼中、触摸鼻子、食物中毒或性传播疾病
- **肺部**——吸入病原体
- **皮肤破损处**——由擦伤、割伤、咬伤或创伤引起
- **血流**——经针头或创伤

您是否会因所接触的病原体而感染，取决于细菌类型和您的免疫系统有多强。如果您健康，您的免疫系统就会有很强的防护力。*接受血透的患者往往免疫系统功能减弱*。因此，他们更易受到感染，倘若真的感染，恢复起来也更难。在透析诊所，病原体可经由患者、工作人员、访客、设备、水、透析液和空气传播（表 1）。

大多数情况下，感染由不洗手的工作人员传播。透析诊所的感染问题日益严重：

- 2011—2014 年间，CMS 调查员点名批评的手卫生方法不当的诊所数量占比从 **31.4%** 升至 **42.4%**（增幅为 35%）[2]。
- 未能正确消毒透析单元数量占比从 **29.2%** 升至 **33.6%**（增幅为 15%）[2]。
- 血透导管维护不当概率从 **9.3%** 升至 **16.9%**（增幅为 83%）[2]。

您提供的照护可以挽救患者的生命，也可以终结他们的生命。每次您接触患者时，都可能会带给他们一种可能对其造成伤害的感染。或者，您还会将危险的细菌带回家，带给*您的*家人。留意您的手碰过的地方。***按照诊所的规定，经常洗手并戴上干净的手套***。

血液透析感染控制预防措施

“我丈夫刚下了手术。医生不得不取出他的大腿人工血管。那条人工血管有血栓，还有大面积感染。”

美国疾病控制与预防中心（疾控中心）规定有助于预防血透患者感染（图 1）[3]。2008 年 CMS *承保条件*要求对所有透析患者使用疾控中心规定。

表 1　透析诊所的感染传播及预防措施

传播方式	如何传播	预防措施
直接接触 *例如*：皮肤葡萄球菌感染、传染性单核细胞增多症	接触已感染者，令其细菌沾染到您的黏膜或皮肤破损处	■ 戴手套 ■ 洗手 ■ 穿隔离衣 ■ 戴护目用具
间接接触 *例如*：诺如病毒（一种“胃肠感冒”）	触摸有细菌的表面，如机器，然后触摸眼、鼻、口或伤口	■ 戴手套 ■ 洗手 ■ 清洁表面
飞沫 *例如*：普通感冒、流感、链球菌性咽喉炎	感染者咳嗽、打喷嚏或大笑时传播携带细菌的飞沫	■ 戴口罩 ■ 戴护目用具
粪口 *例如*：食物中毒、甲型肝炎	粪便中的细菌经由未清洗的手或在加工动物食品时转移到食物或物体表面上。您吃了这种食物，或触摸了此类表面，然后又触摸了自己的嘴	■ 洗手 ■ 戴手套 ■ 清洁表面
血源性 *例如*：乙型和丙型肝炎、HIV	他人血流中的细菌经由伤口、针刺伤或体液交换进入您的血液	■ 戴手套 ■ 洗手 ■ 遵循用针注意事项
水源性 *例如*：贾第鞭毛虫、热原反应	供水中的细菌进入肠道或血流	■ 处理透析用水
空气传播 *例如*：水痘、结核病、麻疹	少数细菌干了以后可像灰尘一样飘浮在空气中，并可存活很久。您可能会吸入这些细菌	■ 戴口罩 ■ 接种疫苗

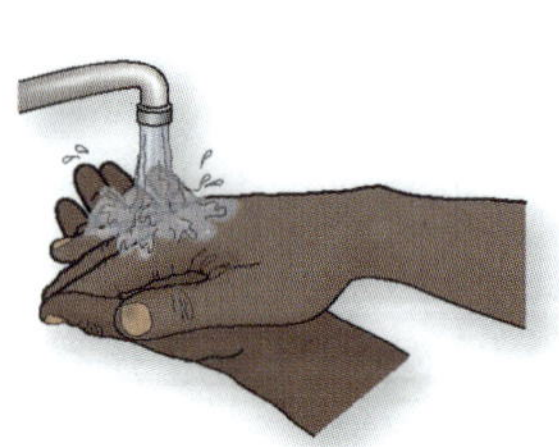

摘下手套前后或接触体液后洗手

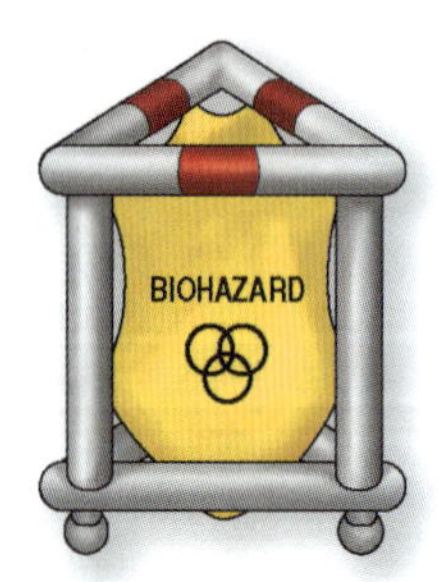

将传染性废弃物放入以颜色区分的容器中

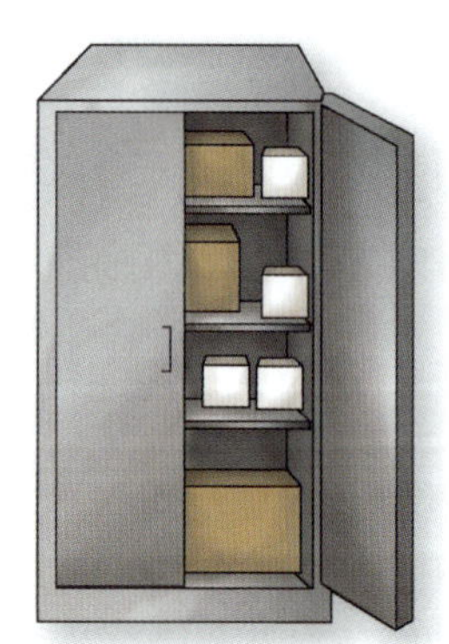

妥善存放

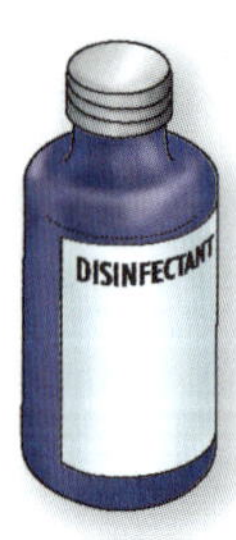

清洁所有工作表面

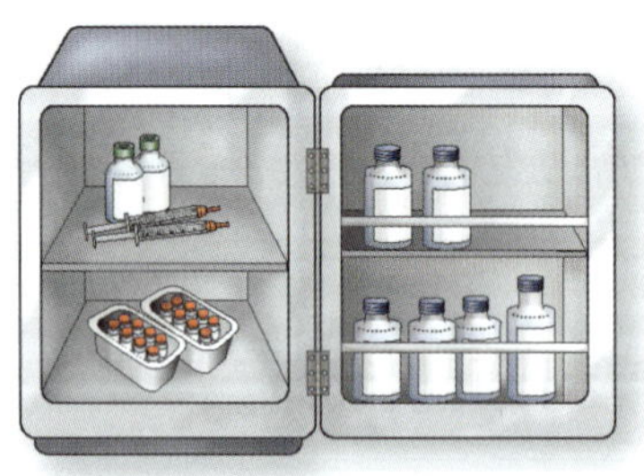

切勿在一台冰箱中混放食物和医疗用品

保持记录准确

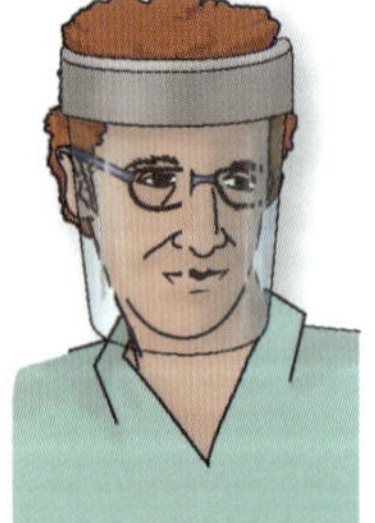

穿戴个人防护装备

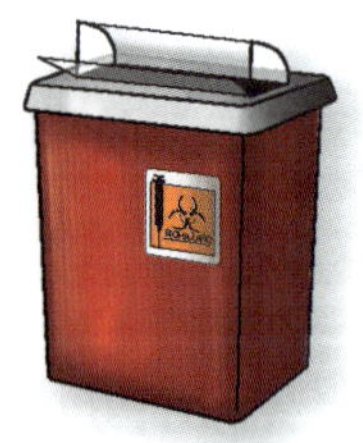

使用锐器盒

图 1　透析感染预防措施

手卫生

洗手或使用含醇手消毒剂是预防感染传播的**一项*最*重要的措施**。进行“手卫生”可保护您*和*患者。其目的是去除会传给患者、访客、其他工作人员或物体表面的病原体。手卫生可以降低感染率，阻止疾病暴发，并减少耐药细菌传播[4]。

您可能会觉得自己知道怎样洗手。毕竟，您从小就一直洗手。但是，在医疗环境下，我们采取额外步骤来阻止感染传播。表 2 列出了肥皂和水，以及含醇手消毒剂分别在何时以及如何使用。注意：倘若您根据需要经常洗手的话，双手可能会变干和（或）皲裂。洗手后，涂上诊所许可使用的护手霜，以预防干裂。

何时洗手

- 到透析诊所后
- 接触患者前（患者希望能看到您洗手。他们在看着您！）
- 穿刺前及穿刺后，即使您戴着手套也不例外。手套不是无菌的。上面还可能有很小的孔，使病原体可以通过，而且戴手套为您的双手创造了一个适合更多细菌生长的温暖的小环境。
- 接触血透穿刺针、手术、伤口等导致的皮肤破损处之前。
- 戴上手套前，请注意：洗过手后再将手套从盒子中取出
- 对同一名患者执行不同工作和操作前后，以防止不同身体部位的交叉污染
- 触摸任何体液或黏膜后
- 触摸机器、设备或计算机键盘后
- 脱下手套后
- 离开诊所前（只要是离开治疗区的时候），这样您就不会将病菌带回家传给自己的亲人

何时及如何采用无菌操作

“这条血管通路牵系着我们的性命，我们把自己的性命托付给这些专业人士。”

细菌可在所有表面生长。在诊所，您要采用*无菌*（没有致病菌）操作，使物体或区域在治疗时段内没有*任何*细菌。与无菌操作相关的词语有：

1. 无菌或灭菌——*完全*没有任何活微生物。

2. 清洁——消毒。可用于某些治疗步骤，但*并非*没有细菌（即灭菌）。

3. 污染——脏污。*原本*无菌或清洁的物品后来接触到非无菌物。例如，穿刺针或导管帽掉落在患者的大腿部或地板上。此时它已受到污染，不得使用，否则会引起感染。

学习无菌操作、消化理解、认真观察，并在监督下练习。

如何采用无菌操作

- **接触无菌物品包装之前先洗手**。这样有助

表 2　可选用的手卫生方法

产品	含醇手消毒剂[4]	肥皂和水[4-5]
何时使用	手上*没有*明显沾染： ■ 污垢 ■ 血液 ■ 体液	■ 可以*看到*双手不干净 ■ 触摸到或*可能*触摸到*难辨梭菌、诺如病毒或炭疽杆菌* ■ 进食前 ■ 如厕后
如何使用	■ 按照标签上建议的用量，将手消毒剂挤入一只手的掌心 ■ 双手相互揉搓，要搓到整个手掌和每根手指的每一面，直至将双手搓干	■ 将双手用水打湿 ■ 按照生产企业建议的用量涂抹肥皂 ■ 快速地将双手相互揉搓至少 *15 秒* ■ 要搓到整个手掌和每根手指，包括指间缝隙和指甲缝里。时间以唱*两段*生日歌的时间为宜 ■ 将双手*向上*举起，用水从手指*向下*冲洗到腕部 ■ 用纸巾仔细擦干 ■ 垫着纸巾关闭水龙头（水龙头不干净） ■ 不要戴美甲。指甲长度不要超过 0.6 cm

于防止您将细菌带到该物品上。

- ***无菌物品只有在包装完好密封的情况下才无菌***。仅在需要使用该物品的前一刻打开包装。包装一旦打开，空气中的粉尘或飞沫就会落在上面。
- **仔细检查无菌包装**。不要使用已沾湿或可能已经撕开、刺破的包装。潮湿或破损会让病原体穿过包装物污染物品。包装物变色也可能意味着包装已受到污染。
- **受污染的物品会污染无菌物品**。例如，刺破一袋盐水时，是将穿刺器直接扎入输液袋口。如果穿刺器头接触到输液袋外或*任何*非灭菌物品，比如您戴着手套的手，穿刺器都会受到污染。请不要使用。
- **避免交叉污染**。不要在存放用过的设备器械或血样的地方操作药品或清洁的用品。
- **使用多剂瓶装药物前，用消毒剂擦拭橡胶塞**。打开一瓶药物后，标上日期和时间并按诊所的规定将其用完（例如，在 28 天内）。
- **所有内瘘穿刺针、注射器头和用于给药或抽血的针头必须无菌**。针进入血路管或患者体内。开始治疗时，不要触摸连接患者的内瘘穿刺针或连接到透析器的血路管末端。将肝素注射器连接到肝素管时，不要触摸注射器头或肝素管的末端。***若不确定是否无菌，请将其丢掉***。

如何使用个人防护装备[3]

更换手套：

- 在触摸任何物表之前，如机器、病历或电话
- 手套脏污时
- 每次接触患者后
- 服务另一位患者前后
- 触摸锐器盒*或任何可能被血液污染的物体后*
- 开始治疗后

穿隔离衣：

- *在治疗区的任何时候，即：在治疗患者之前、期间和之后*。治疗前，您会在操作化学品的地方完成各种工作。治疗期间，血液或体液可能会溅出。治疗后，您可能会触摸沾染了血液或体液的设备。

佩戴面罩和防护眼镜：

- 用于可能会有血液或体液飞沫喷出的操作
- 治疗开始时或结束时
- 为患者解决通路问题时
- 向血路管中注射或更换传感器保护罩时
- 导管口处于开放状态时佩戴口罩，患者也应佩戴口罩
- 接触化学品时，如：设置透析机时

防止自己和同事意外被针刺伤：

- 尽可能使用无针装置和安全针具。
- 切勿为用过的针具回套针帽，这种做法能免则免。如果必须回套针帽，请使用针帽回套装置或单手操作法。如果使用，需了解您所在诊所的规定和相关装置。
- 针具 / 装置用过后，启用其安全功能，然后再将其丢弃。
- 不要弯曲、剪断或折断针具。
- 将针具丢入锐器盒中，手指远离容器口。
- 千万不要将针头指向自己，同时留意周围的人。
- 留心掉在床单、床、地板上或废器物容器中的锐器。

个人防护装备

“我的管路里有凝血，所以护士不得不换掉它。他取下这条管路，将针头扔进锐器盒中，接着走到垃圾桶旁扔掉其他医疗垃圾，然后他想戴着那双脏了的手套来连接我的新管路！我赶快叫停了他，说：‘你得换双手套。’他说‘哎呀，是啊，是得换一双。’”

治疗期间，您会接触到血液或体液，因此您需要穿戴个人防护装备。穿戴这些装备可以保护您*和*您的患者。例如：

- **在照护患者或触摸任何设备时，您必须戴手套**。*将手套缠在手指上进行警报消音，不是恰当的防护装备使用方法。*
- **必须经常更换手套**。查看*如何使用个人防护装备*中的示例。

如何安全地脱下手套

手套使用方法不当可传播疾病。采用以下步骤安全地脱下手套，以免将血液或体液飞沫溅到诊所

四处：

- 从腕部开始捏起一只手套，小心不要碰到皮肤，将里层外翻拉到指尖处。*切勿“啪”的一声拉扯手套。*
- 将脱下的手套团成一团收到戴着手套的手掌心中。
- 用此时没戴手套的手，抓住另一只手套的腕部*里层*，并从腕部开始将其拉下。此时第一只手套包在第二只手套里，第二只手套里层外翻。
- 立刻扔掉脏手套。

治疗后设备和耗材的安全处理

“我一走进来，就看到技师在清洗透析椅和机器，不做完这些，他们不会让患者坐到透析处。他们总是很有礼貌、很专业，还能开开玩笑，减轻了在那里的压力。”

您所在的诊所设有如何在治疗后处理耗材的制度与规程。治疗中使用的物品即使看起来很干净，也可能已被血液或体液污染。因此，*所有*物品，甚至是放在透析机顶上的物品，都必须[3]：

- **扔掉**（若为一次性用品）
- **分配给一名患者**，以免将细菌传播给另一名患者
- **清洁和消毒**（若不是一次性物品），然后再送回*清洁区*（无菌和清洁物品的存储区）

了解您所在诊所的“清洁”区和“非清洁”区。每个州县都有如何识别、处理、包装和运输传染性废弃物的规定和法律。您所在诊所的制度与规程将以这些当地和本州法律为依据。在大多数情况下，您需要：

- 将针头丢到锐器盒中。为锐器盒贴上相应标签，不要装得太满。
- 将一次性用品，如手套、纱布和隔离衣丢到“红色”或以颜色区分的垃圾袋中。
- 将沾有血液或其他病原体的待洗衣物放在贴有相应标签或以颜色区分的防漏袋中。（一些诊所将所有受污染的衣物放在*双层袋*里，即：给这些东西套上两层袋子。）

任何受污染的非一次性装备必须按照诊所的规定进行清洁和消毒。**尽量减少共用设备的使用**。了解您所在的诊所使用哪些产品以及如何正确使用。

血源性疾病

“我得了严重的葡萄球菌血液感染，刚刚出院。虽然没有十足的证据证明是因为透析穿刺针，但医生认为这就是最有可能的原因。”

有三种主要的血源性病原体对血透患者构成特殊风险：

- 乙型肝炎
- 丙型肝炎
- 人类免疫缺陷病毒（HIV）

疾控中心对预防血源性感染传播的建议[3]

个人卫生：

- 遵循诊所的手卫生规定，并教会患者这一方法。切勿在治疗区进食、饮水、吸烟、化妆、涂抹唇膏或接触隐形眼镜。
- 如果您感冒或咳嗽，但未至于病倒无法上班，请全天佩戴口罩，以免将病菌传给患者。
- 咳嗽或感冒的患者也应佩戴口罩。

避免环境污染：

- 切勿将食物或饮料放在有血液或其他体液的冰箱、冰柜、橱柜中，或搁架、台面上。
- 从推车上拿下设备或用品之前，请先洗手。
- 不要在患者治疗区使用共用推车或共用药物托盘来准备或发放药物。
- 每次治疗时，使用新的外部动静脉压力传感器保护罩，使机器的压力传感器无血液。如果保护罩被生理盐水或血液沾湿，请加以更换；*不要复用。如果外部传感器保护罩沾湿，请临床工程技师也检查一下内部传感器保护罩。*
- 对于乙型肝炎表面抗原检测呈阳性的患者，使用一个专用的隔离室和透析机，以及新透析器。治疗完毕后，将一次性透析器和血路管装袋，以便安全处置。
- 及时清理所有血液。
- 每次治疗后，*用批准使用的消毒剂清洁透析单元的所有表面，包括透析椅/床、台面和机器外表面。特别注意接触频繁且可能沾有血液的控制面板和其他表面。*

- 如果会对透析器和（或）血路管进行复用处理，盖上接口帽并夹闭管路。将用过的透析器和管路放入防漏袋或防漏箱中，以便从透析单元送至复用处理或处置处。

乙型肝炎（乙肝病毒）

疾控中心指出，乙肝病毒是一种攻击肝脏的高度传染性病毒[3]。乙肝病毒通过受感染的血液和体液传播，可引起急性疾病或转为慢性，并可导致肝癌。该病毒很顽强，可在物体表面存活 7 天甚至更长时间。溅出的血液，甚至是干血都会有传染性，必须用消毒剂清洁，如以 1：10 的比例稀释的次氯酸钠。血透患者的乙肝病毒暴发可以预防。疾控中心表示，最常见的暴发原因是[3]：

- 针、手术刀或破损的采血管等尖锐物体划伤皮肤
- 破损的皮肤或眼鼻口黏膜接触血液
- 透析机、透析椅或耗材（如：夹子）等表面受到污染
- 对多名患者使用单剂瓶装药物
- 在血样操作区附近抽取注射用药物
- 工作人员同时照护乙肝病毒感染患者和易感患者

诊所可采用以下措施，以帮助避免乙肝病毒传播：

- 对所有患者都采用血透感染控制预防措施。
- 在专用隔离室中为乙肝病毒检测呈阳性的患者透析。使用专用透析机、个人防护装备、仪器和耗材。
- 不要让工作人员同时照护携带乙肝病毒的患者和其他易感［HBsAg 和（或）HBsAb 呈阴性］患者。
- 按照疾控中心指南为患者进行乙肝病毒检测。
- 不要复用乙肝病毒检测呈阳性的患者用过的透析器或血路管。
- 为患者*和工作人员接种乙肝病毒疫苗*。

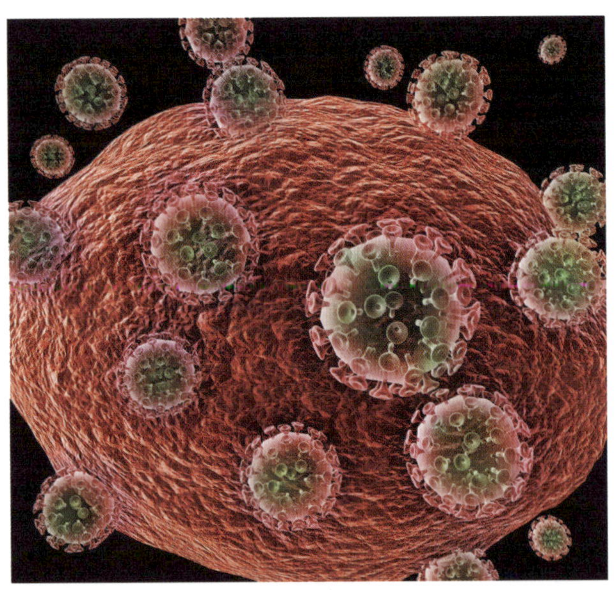

图 2　血源性病原体：HIV

丙型肝炎（丙肝病毒）

与乙肝病毒一样，丙肝病毒也是一种攻击肝脏的病毒，感染可为急性，也可为慢性，并可导致肝硬化和肝癌。丙肝病毒通过接触受感染的血液传播，该病毒很容易被消毒剂和杀菌剂杀死。这种病毒不像乙肝病毒那样顽强或容易传播，因此携带这种病毒的患者不需要隔离室。可以采用血透感染控制预防措施，并且可以安全地复用透析器。疾控中心建议定期检测透析患者是否携带这种病毒[3]。没有疫苗可以预防患者或透析工作人员感染丙肝病毒，但有治疗这种病毒的药物。

透析诊所的丙肝病毒暴发与以下几类患者间交叉污染相关[3]：

- 使用共用推车准备和发放药品
- 共用透析机顶部的多剂瓶装药物
- 不同患者使用前后未能更换或消毒预冲液排放桶
- 未及时清理溅出的血液
- 将装有清洁耗材和受污染物品的推车从一个透析单元推到另一个透析单元。（这些物品如：小型生物危害容器、锐器盒及使用过且装有血液的血液试管或检测用试管。）
- 设备、机器表面和用品未在使用间隔期消毒

2016 年，疾控中心报告称，血透患者在透析期间感染丙肝病毒的情况比以往增多[6]。务必遵循感染控制预防措施并采用质量改进措施来找出并解决不足之处。疾控中心有相应的工具可辅助诊所完成此类工作。

人类免疫缺陷病毒（HIV）

HIV 是一种攻击免疫系统的血源性病毒，是引

起获得性免疫缺陷综合征（艾滋病）的原因。该病毒攻击可帮助抵御感染的 T 细胞。HIV 经由血液、精液、阴道分泌物以及母乳传播。在普通人中，HIV 最常见的传播途径是性接触和共用静脉药物注射针头[7]。

曾有极少数案例证实，HIV 通过工作场所传播给美国医护人员。标准的血透感染控制预防措施和安全操作锐器有助于防止 HIV 传播[7]。必须采取血透感染控制预防措施，这种病毒很容易用次氯酸钠杀死，且不会在物体表面长时间存活。因此，携带 HIV 的患者无需与其他患者隔离或使用专用透析机。他们的透析器可以安全地复用[3]。有治疗 HIV 感染的药物，携带这种病毒的患者需要求医，以学会如何应对并避免将其传播给他人。

抗生素耐药细菌

“刚刚装到我手臂里的人工血管被严重感染了，这已经是我的第 5 条人工血管了，其他的要么失功、要么栓塞、要么建立失败。我们正试着大量使用抗生素，希望可以不要将它取出来。而且，我发现我感染了耐甲氧西林金黄色葡萄球菌。”

病毒不是我们唯一需要担心的病原体。细菌也是一种威胁。虽然大多数细菌可以用抗生素杀死，但某些细菌在医疗环境下已经变得有*抗生素耐药性*。我们没有药物来治疗它们，因此它们会非常危险。下文介绍了透析诊所最警惕和担心的细菌。

耐甲氧西林金黄色葡萄球菌（耐甲金葡菌）

葡萄球菌寄生于皮肤和黏膜上，以及呼吸道、胃肠道和泌尿道中。耐甲金葡菌是一种大多数抗生素都不再能够杀死的葡萄球菌，可在本不应有这些细菌的部位引起严重感染。耐甲金葡菌最常见于伤口、导管的皮肤出口处和穿刺部位，并可引起大面积皮肉伤、关节损伤、肺炎和可能致命的*脓毒血症*（血液感染）。耐甲金葡菌通常经血管通路或血透导管进入血透患者的血液[3]。

有些人的身上可能*定植*耐甲金葡菌，他们携带这种细菌，但不会让自己生病。携带者可将这种细菌传给他人，而被传染的这些人可能会生病。在美国，耐甲金葡菌引起许多感染。血透患者等免疫系统薄弱的人如果接触到耐甲金葡菌，比健康人更易受到感染。耐甲金葡菌非常容易传播。**您可以将手上的耐甲金葡菌传播出去！**耐甲金葡菌还存在于设备上，并可在表面长时间存活[8]。

耐万古霉素肠球菌（耐万肠球菌）

肠球菌寄生于肠道和女性生殖道。它们对健康人无害，但是，如果耐万肠球菌进入免疫系统薄弱的人的血液，则会引起严重感染。23 项研究的数据表明，大约 6% 的美国透析患者（16 名患者中约有 1 名）携带耐万肠球菌，而且由于许多人拒绝接受检测，实际数字可能更高[9]。

院内暴发变得更常见，且有证据表明耐万肠球菌可通过以下途径从一名患者传给另一名患者：

- 直接接触
- *工作人员的手*
- 受污染的设备或物表

抗生素耐药菌预防措施

采用疾控中心的标准感染控制预防措施，有助于防止耐药菌传播。您所在的诊所可能会采取*额外的预防措施来对待疾病传播风险较高的患者，例如：*

- 皮肤伤口感染伴渗液，且渗液从敷料中渗出
- 大便失禁或无法控制的腹泻

对于这些患者，*额外的*预防措施可能意味着您需要：

- 在衣服外面穿上隔离衣。照护完该患者后脱下隔离衣。如果您在治疗区一直会穿隔离衣，则在照护该患者前后更换。
- 尽可能与其他患者相隔几个透析单元来为该患者透析（如：诊所尽头或角落的透析单元）
- 专为该患者使用一个血压袖带和听诊器

耐碳青霉烯肠杆菌科细菌（耐碳肠杆菌）

耐碳肠杆菌是肠道细菌，进入血液后会致命[10]。它们对我们现有的所有或几乎所有抗生素都耐药，甚至是我们作为最后手段使用的更强效的药物也不例外。有些耐碳肠杆菌若感染血液，致死率为 50%。

其他感染问题

“我接受腹透，近 2 个月来一直尝试治疗难辨

梭状芽孢杆菌。第一轮治疗中，使用了 2 周万古霉素。由于仍然腹泻，所以他们给我换了一种药用了 10 天。好了大概 2 周后，就又变回老样子了。我现在接受第二轮治疗，用最后一种药，但似乎没什么用。它已经开始影响我的社交生活了。我不能陪孩子们一起做事，甚至不敢出去到任何地方吃东西……哎，救救我吧！”

本《核心课程》无法涵盖见于透析诊所的*所有*疾病。免疫系统薄弱和有其他疾病的患者每周来透析三次时，感染和其他问题就有可能通过人际传播。以下是几例我们不希望传播的疾病。

难辨梭状芽孢杆菌（难辨梭菌）感染

在一个疗程的抗生素杀灭有益肠道菌后，难辨梭菌这种肠道菌会生长。这种细菌感染结肠，引起腹痛、发热、恶心、食欲不振、口臭和水样腹泻[11]。除了传染性高以外，难辨梭菌感染还会使患者难以前往诊所并全程接受治疗。该细菌可在物体表面上长时间存活。用肥皂和水洗手，并用次氯酸钠彻底清洁所有表面，有助于预防难辨梭菌传播。受感染的患者使用的血压袖带等应为一次性用品或供其专用的物品。照护这些患者时，在常规隔离衣外面再套一身隔离衣。感染难辨梭菌的患者透析时所用的透析单元应尽可能远离其他患者。

结核病

结核病细菌攻击肺部，引起咳嗽、发热、寒战和盗汗。结核病也会攻击身体其他部位，如肾脏、脊柱和脑部[12]。这种疾病通过*肺*结核患者咳嗽、打喷嚏、喊叫或唱歌时喷出的微小飞沫在空气中传播。吸入这种飞沫的任何人都可能患上结核病。但是，免疫系统薄弱的人以及与结核病患者接触较多的人更易感染[12]。

结核病感染可以是活动性或*隐匿性*（非活动性）的。隐匿性结核病患者的皮肤或血液测试呈阳性，但无结核病症状，且无传染性。不过，若不加治疗，这种结核病会*转为*活动性且具有传染性。活动性结核病可引起持续性咳嗽、发热、无力、体重下降和盗汗。结核病患者*必须*服用其所有相关药物。否则，隐匿感染会转为活动性，而活动性感染会变得耐药。

结核病传播预防措施[12]

诊所可采取以下措施，以辅助避免结核病传播：

- 患者开始在诊所接受治疗时，应接受结核病检测，以了解其是否有隐匿性结核病。如果他们一直得接触结核病，应每年重新筛查一次。
- 教结核病患者分辨隐匿性和活动性。
- 新透析工作人员需要接受结核病检测。此后，需要多长时间进行一次筛查取决于您所在的诊所一年内接诊的结核病患者数量。如果少于三名患者（低风险），则无需持续筛查。如果您所在的诊所有三名或以上结核病患者，则属于中等风险，您需要每年接受一次结核病检测。
- 在急症护理区或者*负压（空气吸入病房）*隔离室内为传染性结核病患者透析。
- 透析工作人员至少应佩戴 N95 一次性呼吸口罩来照护结核病患者。
- 要求活动性结核病患者在隔离室外（如候诊室或走廊）佩戴外科口罩。

床蚤

尚不清楚床蚤是否会传播疾病。但是，它们是公共卫生意义上的害虫。床蚤叮咬可引起某些人出现过敏反应和皮肤感染。如果诊所里有床蚤，使用次氯酸钠清洁后，再使用 Steri-Fab® 之类的喷雾清洁剂会有所帮助。高温可杀死处于任何生长期的床蚤：虫卵、幼虫和成虫。您可以给家中有床蚤的患

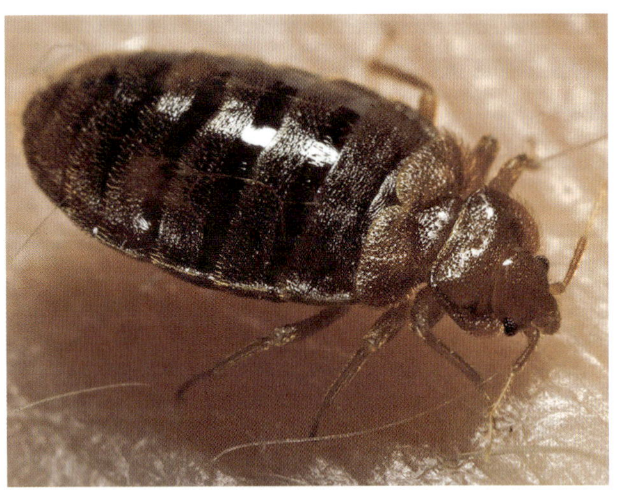

图 3　床蚤（约苹果籽大小）

者一身刷手服穿，并使用 Enviro Case 灭蚤箱（如果诊所有的话）将其衣物加热 1.5 小时，以杀死所有床蚤或虫卵。如果可以，在诊所放一套该患者的清洁衣物，到下次治疗时穿，并清洁患者穿到诊所的衣服。参见第 2 章：*肾衰竭患者的临床表现*了解更多信息。

给予药物和溶液

每个州对于透析技师可以做什么，以及可以或不得给予哪些药物和溶液，都有相关规定。有些州允许技师抽取并给予肝素和（或）生理盐水。而在其他州，技师不得抽取或给予任何药物。了解您所在州的规定和法律，以及您所在诊所的制度与规程。如果您所在的州允许透析技师给予某些药物，下一节将帮您了解如何安全地给予这些药物。

针

针由不锈钢制成，*绝不能*复用。针头的倾斜部分称为*斜面*。针的直径称为*针号*。针有不同的斜面和针号规格。

数字越大，针号就越小，因此 17 号针比 15 号针小。用于给药的针比透析穿刺针小。*使用针时务必采用无菌操作*。将用过的针丢到锐器盒中。

注射器

注射器由塑料制成，用无菌纸或塑料包装。它们有不同的规格，由三部分组成（图 4）。注射器顶部是*注射器头*。*针装到注射器头上，因此注射器头必须始终无菌*。注射器外层是*针筒*，上面印有用于衡量剂量的刻度。*推杆*嵌合在针筒内，将药物经针头推出。

注射器和针的安全使用

使用注射器和针前请洗手。**仅使用*无菌注射器和针，以避免污染***。为防止意外被针刺伤，不要折断针或回套针帽。立即将用过的针和注射器扔进锐器盒中。

职业安全健康管理局（OSHA）《针刺伤防护法》要求所有透析诊所对锐器使用如下安全防护装置[3]：

- 锐器盒
- 自护套针

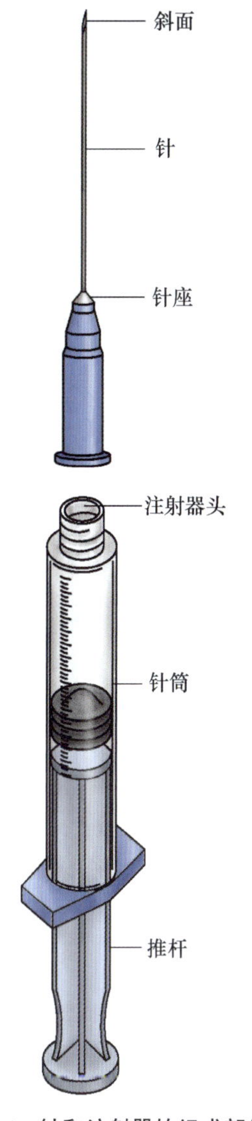

图 4　针和注射器的组成部件

- 无针系统（图 5）

注：用于扣眼穿刺的针无需使用保护装置，因为它们是钝针。

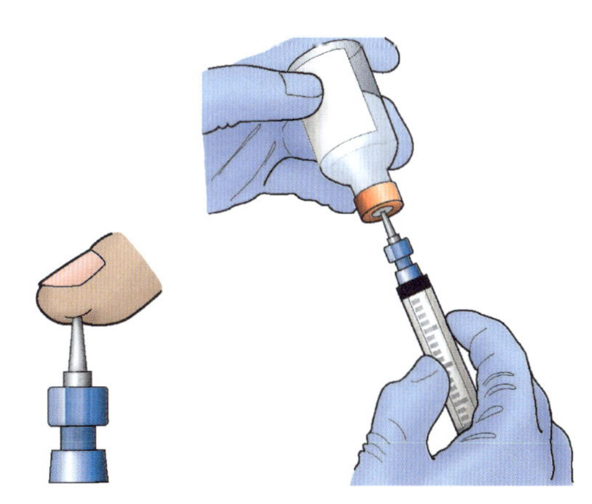

图 5　无针系统

抽取药物

CMS 规定指出，诊所必须设有“清洁”的区域以准备、操作和储存药物。不得将多剂*药瓶*（带密封橡胶盖的小塑料或玻璃瓶）从一个*透析单元带到另一个透析单元*，或将其放在口袋中[13]。如果您的职责中包括抽取药物，请了解诊所的相关规程。*切勿将没有标注任何信息且并非您亲自抽取到注射器中的药物给予患者。给予错误的药物或剂量可伤害患者，甚至导致患者死亡。*

瓶装药物有不同规格，可能装有一剂或多剂药物。如果您的职责包括抽取药物，从多剂瓶中抽取药物时，您需要抽取适量药物，同时不污染瓶中的其余部分。疾控中心的标准建议是诊所尽可能仅使用单剂瓶装药物。药瓶上的橡胶盖外面有一个金属或塑料保护盖（图6）。将溶液和药物抽取到注射器中的基本步骤是：

- 在抽取溶液*之前*、*期间*和*之后*，**读药瓶上的药物名称和剂量**，以确保您操作的是正确的药物。在注射器上标注药物名称、剂量、日期和时间以及您的姓名缩写。
- **检查药瓶上的失效日期**。如果日期已过，则不要使用该药。
- **检查药瓶的瓶身或瓶盖是否有碎屑或裂缝**。查看内容物。液体不应变色，且不应有悬浮颗粒。如果药瓶受损或内容物有问题，不要使用该药物并立即告诉护士。
- **从一瓶新药上取下金属或塑料保护盖**。然后，用消毒剂清洁药瓶的橡胶盖，以洗掉任何污染物。
- **仅使用一次单剂瓶**。丢弃剩余的任何药物。*切勿将多个药瓶中的少量剩余药物合并到一个药瓶中，供以后使用。*
- **打开每瓶多剂药瓶后，按照诊所的制度标注相应信息**。
- **将空气抽入注射器中，并将与需要抽取的溶液等量的空气注入药瓶**。这样可防止形成真空，真空会使您难以抽取溶液。
- **从药瓶中拔出针头后，针头朝上持握注射器**。手指轻弹几下注射器，将所有气泡赶到液面以上。缓慢地将所有气泡从针头排出注射器，并安全地回套针帽，直到使用该注射器。

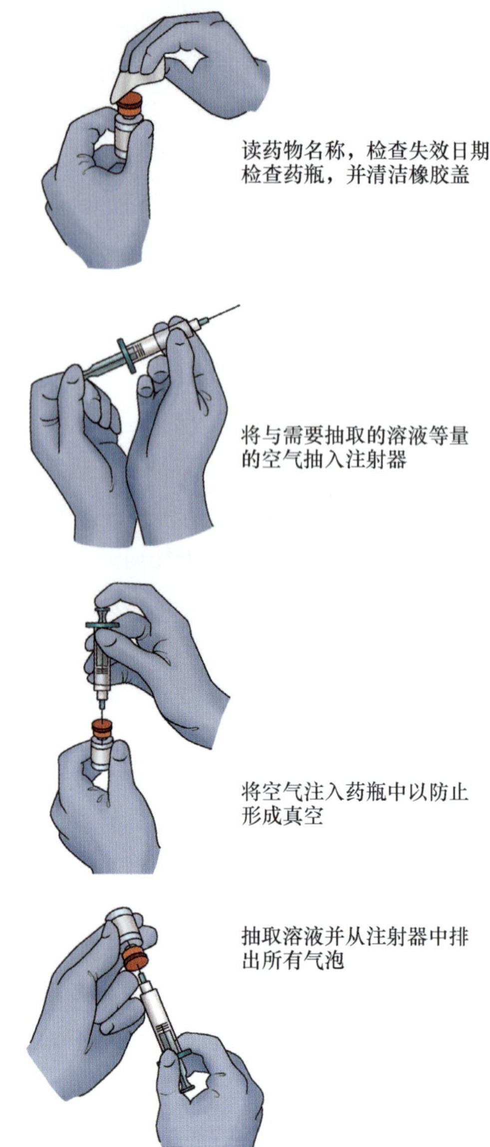

图6　抽取溶液

使用静脉溶液

治疗期间使用的生理盐水通过*静脉*输液袋给予。需要*用穿刺器刺入*（打开）输液袋，让生理盐水流经管路，以进行*预冲*（准备）。使用前，用穿刺器刺入输液袋并预冲管路，可将所有空气赶出体外循环回路，使空气不会进入患者的血流。

采用无菌操作穿刺静脉输液袋。输液袋的无菌部分需要保持无菌状态。按照诊所的规程，将静脉输液管路连接到输液袋的接口（图7）。以下是您可能会采用的步骤：

- 将输液袋放在一个平坦表面上或挂在静脉输液架上。
- 取下接口上的无菌保护帽或封口膜。

- 牢牢抓住接口处使其固定，但*不要碰到接口*，将静脉输液管路的穿刺器刺入接口。您需要用些力将穿刺器向前推送并来回拧动。
- 仅可让接口和静脉输液袋穿刺器彼此接触。如果它们任意一个碰到其他东西，就会受到污染，您需要换一袋新输液袋和（或）一套输液管路。
- 刺入输液袋并将其连接到静脉输液管路后，捏放滴壶使其充入液体。按照诊所规程预冲透析器和管路，让生理盐水注入回路，直到所有空气排出。预冲后，输液袋中必须还剩有生理盐水。如果没有，则换一袋并连接到当前的静脉输液管路上，以备患者在治疗期间需要更多生理盐水和（或）在治疗结束时需要给患者回血。请查阅诊所的制度与规程，了解何时更换生理盐水袋，尤其是使用复用透析器时。复用透析器时，一些消毒剂有可能会在机器设置和再循环过程中流回生理盐水袋。更换输液袋可防止消毒剂进入患者体内。

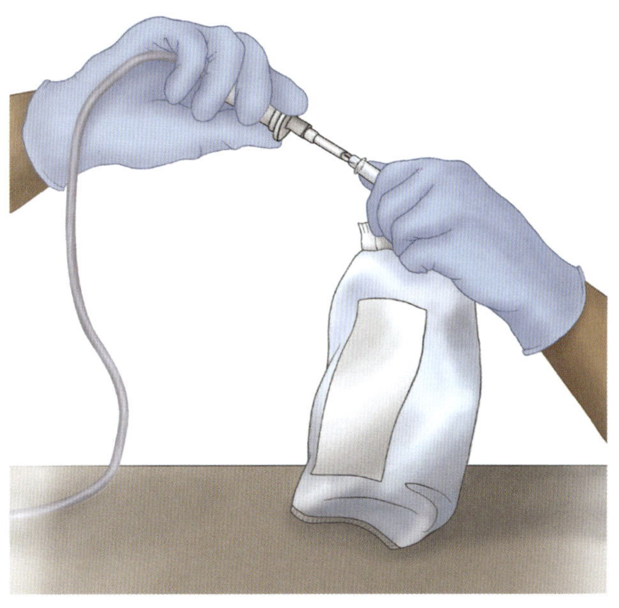

图 7　穿刺器刺入静脉输液袋

人体力学

您在做站、行、坐、蹲这些动作时，会用到您的肌肉和骨骼来提拉推送。这些动作会损伤您的肌肉和背部。如果正确运用*人体力学*（预防受伤的身体动作），即可避免肌肉劳损（图 8）。肌肉骨骼损伤的三大风险因素是：

- 不良姿势
- 重复动作
- 过度用力

要想合理地运用身体动作，您需要利用摩擦、杠杆和重力。您所在的诊所将向您展示正确运用人体力学的基本知识。将学到的方法运用到您的日常工作中。

提举和搬运

有一种正确的重物（如：耗材箱）提举方法：

- 双脚分开与肩同宽站立
- 臀部和膝盖弯曲

切勿在提举、推拉物体时弯腰或扭身。拿起物体时将其靠近身体，弯曲膝盖，保持背部挺直。使

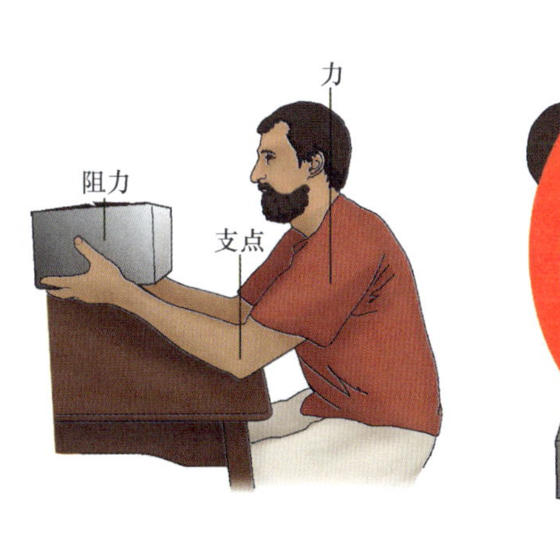

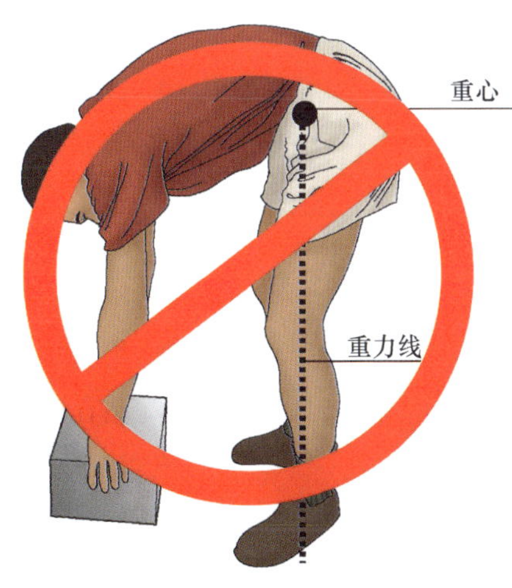

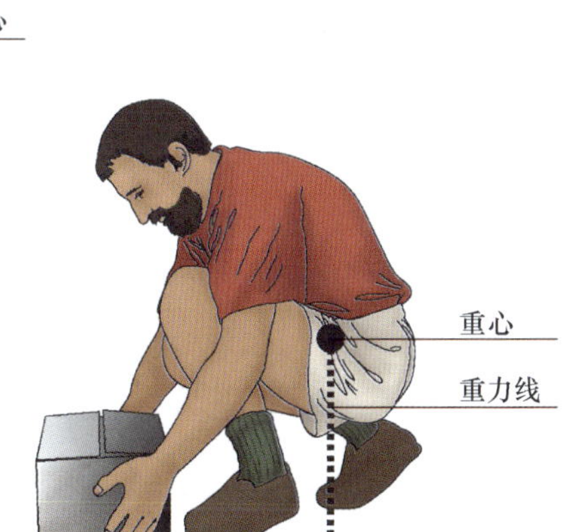

图 8　正确运用人体力学

用手臂和腿部的肌肉，*而不是*背部。如果物体太重，无法独自提起，请不要试着自己提，需要找人帮忙[14]。

患者转移

许多血透患者需要帮助才能*转移*（从轮椅上转移到治疗椅上、从椅子上转移到床上等）。您所在的诊所将教您几种转移患者的方法。使用这些步骤，以防止您自己、其他工作人员和患者受伤。

移动患者*前*，先检查其身体情况。尽量不要移动异常疲劳、恶心或者脉搏、血压不稳定的患者。

站不稳的患者可能会跌倒。了解如何降低跌倒的风险：

- 如果患者从椅子上或床边站起来的时候站不稳，帮其坐回原来的起身处。
- 如果无法防止跌倒，尽量扶着患者慢慢倒伏在地上，然后请人帮忙。

根据患者站立和支撑自身体重的情况，使用不同的转移方法：

- ***能够*支撑自身体重的患者可以自己转移**。一名工作人员需从旁看护，以备患者需要协助。治疗后尤其需要这样，因为此时患者可能会头晕。
- ***不能*支撑自身体重的患者可能需要多名工作人员协助**。使用转移设备是最安全的选择。出于安全原因，护理院很少采用人工转移[15]。

抬升或转移患者的通用建议

- 抬升或转移之前，先对患者进行评估。
- 让患者尽量配合。
- 知道您自身的极限，不要超出该极限。
- 需要时找人帮忙。
- 提前计划并做好准备。
- 利用椅子、床或其他表面，使要完成的任务、需要的设备和用品之间距离拉近并处于适当的高度（即腰部到肩部之间）。
- 确保床、平车、椅子等的制动器启用并牢固锁定。
- 采用挺直并保持正中的工作姿势，正确运用人体力学。

使用助行器的患者

患者使用助行器的原因有很多[16]。它可以提示您进一步了解患者是否存在：

- 头晕、低血压、内耳问题等导致的平衡感差
- 背部或腿部伤病
- 足部神经病变
- 关节炎
- 全身无力或虚弱
- 呼吸急促
- 害怕跌倒
- 截肢和（或）腿部假肢
- 难以拎着东西行走

您可能需要协助使用助行器的患者，以确保他们能够保持平衡，不会跌倒。对您来说，将患者放到轮椅上推行可能更快。但是对*患者*来说，使用助行器更好。

过椅转移

有些患者自己能从轮椅上转移到透析椅上，并在治疗结束后再转移回轮椅上。而另一些使用轮椅的患者则需要协助才能转移到透析椅上（图9）。

将患者从轮椅上转移走，或者转移到轮椅上之前，要先锁定透析椅，并拉好轮椅的刹车。即便已经拉好刹车，在转移期间也要将轮椅扶稳，或将一只脚挡在轮子前，以防止其滑动或翻倒。

站姿转位法

如果患者能够支撑身体站起来，可以使用站姿转位法独自转移患者。转移时，正确运用人体力学以防止背部受伤[17]：

- 按照诊所的规程，锁定轮椅的双轮。
- 告诉患者所有步骤，以便他/她能够尽量配合。
- 将*移位腰带*（厚帆布腰带）系在患者腰间。此移位腰带有助于使患者保持稳定，并帮您在转移过程中进行控制。
- 帮患者坐到椅边，双脚平放在地面上并分开。
- 站在患者面前，用双腿抵住患者的膝盖。
- 让患者配合前倾。
- 抓住腰带将患者朝您的方向带起，帮他/她站起来。
- 缓慢转身带动患者臀部移动，直至可以将

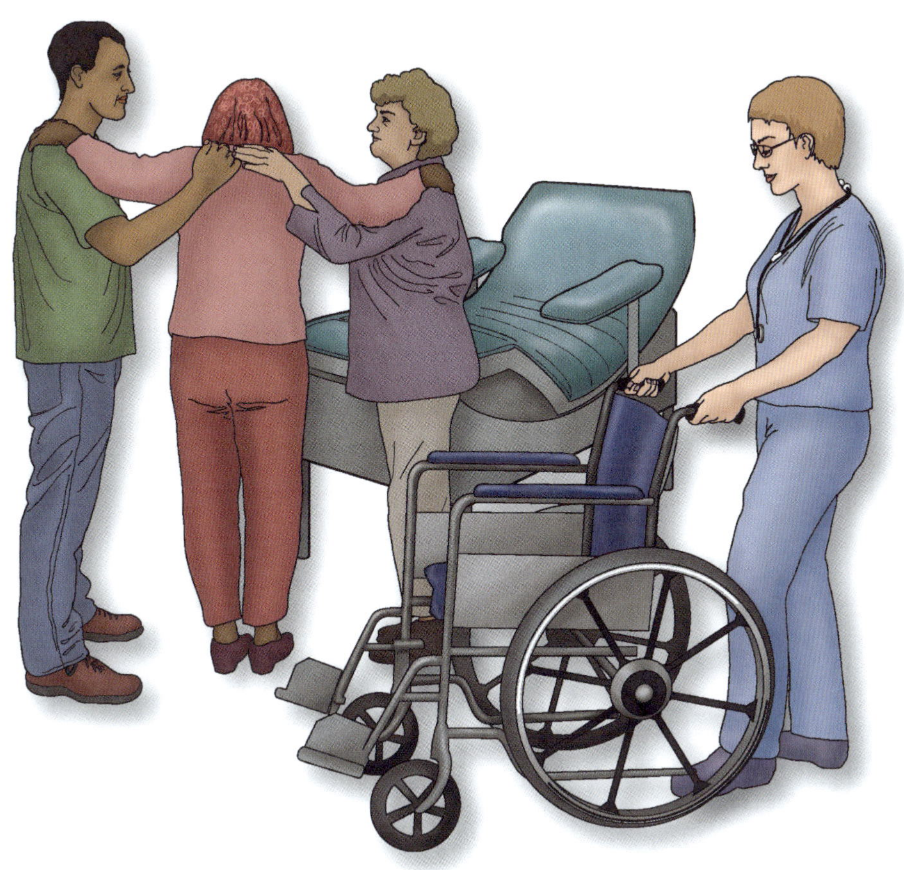

图 9　患者转移

其放入另一张座椅中。

- 取下移位腰带。

使用移位滑板

对于双腿无法支撑自身体重的患者，可以使用*移位滑板*（平滑的板）以坐姿*侧向*（从侧面）进行过椅转移，以减少摩擦。使用移位滑板时[18]：

- 使两个坐位面呈 90° 并尽量靠近。
- 锁定轮椅（如使用）。
- 将移位腰带系在患者腰间。
- 将患者的臀部挪到床边或椅边。
- 让患者向一侧倾斜或将患者转移侧的腿抬起。将移位滑板以 45° 的角度伸到患者大腿 / 臀部下方，搭在两个坐位面之间。
- 将患者双脚放在地面上，将您的一只脚放在患者双脚之间。
- 将一只手臂像安全带一样环抱着患者的身体，手放在患者臀部。
- 让患者前倾并将一只手放在要*离开*的椅子上，另一只手放在移位板上。
- 协助患者挪到新坐位面并转身。转移过程中保持*您的*背部挺直并弯曲您的膝盖，或者坐在矮凳上，这样您就不会弄伤自己。
- 扶住患者，直到他 / 她在新坐位上坐稳。取下移位腰带和移位滑板。
- 转移时还需要有一人从旁守护，如果患者滑倒或移位滑板移动，此人可以扶着患者慢慢倒伏在地上。
- 让一名工作人员扶住透析椅，以防止其在患者转移期间移动。

便携式转移设备

使用便携式转移设备（如 Hoyer™ 移位机或吊带移位机）进行转移，对您和无法支撑自身体重或过重的患者来说都更加安全。移位机的说明书上或机身表面标注了设备的承重范围。进行转移*之前*，确保设备能够承受要转移的患者体重。使用便携式转移设备进行患者转移，至少需要两名工作人员：一名移动移位机，另一名拉着患者放到座椅的适当位置[19]。使用便携式转移设备时：

■ 确保吊带包在患者身下从肩部到臀部的位置。
■ 检查确保吊钩均钩在吊架上的正确钩槽内。
■ 将患者抬升到刚离开座椅的高度即可。
■ 确保患者的手指没有卡在吊钩中，否则会夹伤。
■ 轻轻地将患者放到椅子上。
■ 根据需要调整患者的位置。

培训期间，请务必学会如何操作诊所使用的转移设备。

从担架转移到座椅

一些患者，通常是住在护理院的患者，会用担架抬来接受透析：

■ 如果患者*能够*支撑一定的自身重量，则按照诊所的规程将担架放在低位，并使用站姿转位法转移患者。
■ 如果患者完全*无法*支撑自身体重，则使用便携式转移设备[17]。

从担架（侧向）转移到床上

侧向转移用于卧床患者。可以使用辅助用具，如床单或带滚轮的板，将患者从担架上推拉到床上。这一过程需要几名工作人员协同完成。不过使用这些辅助用具无需将患者完全抬起，因此受伤的机会较小。

患者要转移到的卧位高度应比当前所在的卧位高度*低* 1.3 cm 左右。工作人员相互配合推拉，将患者转移到新卧位。

病历记录

每次血透治疗时记录下来的相关信息，将成为患者的永久医疗记录，即病历的一部分。*病历记录*（在患者病历中记载患者的治疗情况）有助于照护团队跟进患者的治疗效果。**记载的内容应使阅读该记录的任何人都能确切地知道治疗情况**。书写病历是在为其他工作人员描绘治疗情况。仅需记录事实，无需记录个人意见。出于法律原因，正确地记录病历至关重要。保存患者的病历记录是为了提供：

■ 一种方法，让照护同一名患者的工作人员交流他们所知道的信息
■ 开具医学治疗处方的依据
■ 一种供团队使用的诊断依据
■ 用于研究和质量改进的数据
■ 一份具有法律效力的文件，可在法庭上采纳，作为患者接受过或未接受过治疗 / 护理的证据。*在法律上，没有写入病历的内容视为未曾做过。*

每个诊所都有如何书写患者治疗 / 护理记录的制度与规程。了解您在书写患者的医疗记录方面的职责。

病历记录是对已经给予的治疗 / 护理、发生的事件、患者的状况和治疗效果进行的记录。不是计划给予的治疗 / 护理，或者希望达到的结果。切勿在患者的医疗记录中提前记录任何信息。

电子病历记录

您所在的诊所可能有电子医疗记录。为了确保电子病历不被擅自改动并保密，应做到：

■ ***切勿将您的密码或计算机签名告诉任何人***，包括您所在诊所的另一名技师或护士、临时工，甚至是医生。
■ 不使用您的终端时请退出登录，即使您只打算走开一小会儿也是如此。
■ 按照诊所的规定修改错误。计算机中的记录项属于患者的永久病历记录，无法删除。大多数情况下，您可以在保存记录项之前进行修改或删除。
■ 对已保存的记录进行备份，这是一个重要的安全功能。如果您不慎删除了一部分永久记录，请在该文件中输入解释，并注明日期、时间和您的姓名缩写。
■ ***切勿显示患者信息***。请勿将患者的信息留在他人可以看到的显示器上。将打印或摘录下来的患者病历归档，这样没有权限的人就无法看到。

纸质病历记录：在医疗记录中书写记录项

如果您所在的诊所使用纸质病历记录或临时遇到计算机故障，大多数情况下，可以打印或手写记录项，只要记录内容可以辨认且用*钢笔 / 签字笔*书写即可。书写每项记录后，按照诊所要求的格式写下您的姓名和职务，如：“史杰，透析技师”。

如果写错了该怎么办？不得遮盖涂改、擦除或使用修正液；这种病历上到法庭，会导致法律问题。大多数诊所要求您在写错的地方用一条线将其划掉。然后，在该笔误上方写下“笔误”二字，并在旁边写下您的姓名缩写，如：

笔误（A.K.）

例如：患者透析 ~~4 小时~~。3.5 小时。

切勿将病历中无记录内容的行部分或完全留空。如果行尾没有填写内容，用一条线划掉，以免他人在事后改动该病历。记录下所有记录项的时间。请阅读诊所的制度手册，了解具体步骤。书写病历时，必须准确：

- 确保*每页*上都有患者的全名，这样就不会将某位患者的某一页病历不慎放入另一位患者的病历中。
- *仅*使用诊所批准的缩写词和首字母缩写。您所在的诊所可能使用的一些缩写词和首字母缩写示例可在表 3 中找到。
- 记录下所有治疗和操作的作用和结果。
- 记录疼痛、患者主诉等信息时，要进行详细描述。记录对患者采取的措施以及患者的治疗效果。
- 符号也可能令人困惑，除非得到诊所批准，否则不得使用。

透析治疗前的操作

在患者开始治疗之前，必须完成几项任务。本节将介绍：

- 治疗计划
- 设备设置
- 透析前安全检查
- 评估患者

表 3　书写病历时应避免使用的缩写词、符号和首字母缩写[20]

应避免的缩写词	用于表示	易误认为	正确书写方式
.5	0.5	5	如果数字小于 1，则在前面加零
1.0	1	10	避免对整数使用小数点
x3 D	Days（天）或 doses（剂量）	相反，理解为 doses（剂量）或 days（天）	写完整是天数还是剂量
CC	Cubic centimeters（立方厘米）	“U”或 4	ml
D/C	Discharge（出院）	Discontinue（停止，如：停药）	出院或停止
HS	Hour of sleep（就寝时，即：睡前）	Half strength（半剂量）	写完整其含义
IJ	Injection（注射）	IV（静脉内）或 intrajugular（颈静脉内）	写完整其含义
IN	Intranasal（鼻内）	IM（肌内）或 IV（静脉内）	写完整或写作 NAS
IU	International unit（国际单位）	IV（静脉内）	写完整国际单位
OD	Once daily（每日一次）	Oculus dexter（右眼）	写完整其含义
QD	Daily（每日一次）	4 times a day（每日 4 次）	每日一次
QHS	Nightly at bedtime（每晚睡前）	QHR-every hour（每小时）	每晚
QN	Nightly（每晚）或 at bedtime（睡前）	QH-Every hour（每小时）	每晚或睡前
Q1D	Once a day（每日一次）	QID（每日 4 次）	每天一次
QOD	Every other day（隔日一次）	QID（每日 4 次）	隔日一次
μg	Microgram（微克）	Mg（毫克）	Mcg 或微克
SC	Subcutaneous（皮下）	SL（舌下）	皮下
TIW	Three times a week（一周三次）	Three times a day（一日三次）或 twice a week（一周两次）	一周三次
U	Unit（单位）	零、4 或 cc	单位

治疗计划

透析治疗需要根据医生的处方进行。每位患者都有肾脏科医生开具的治疗计划。知道在哪里找到这些计划以及如何按医嘱执行这些计划至关重要。肾脏科医生根据患者的需求定制每份治疗计划。她/他定期对每位患者进行检查，并根据病情需要调整治疗计划，开具新的医嘱。

设备设置

每次治疗前，需要对设备进行设置并检查：

- **透析液**
- **浓缩液供液系统**
- **机器警报**

第 4 章：*血液透析设备*详细介绍了所有设备。本节将概述每次治疗前需要进行的准备工作。

混合、设置和检测透析液

如上文所述，透析液由反渗透水以及酸（A 液）和碳酸氢盐（B 液）两种浓缩液配制而成。患者的血液与透析液仅靠半透膜隔开。透析液的准确配制是保证患者健康的关键环节。

诊所可能会购买单桶装 **A** *液*，或批量装 A 液放入储液罐。还可以购买配制 A 液的*干粉*，以在诊所溶解后使用。**B 浓缩剂**通常是干粉。它的提供形式为：

- 单包装，可配成 1 桶 B 液
- 大包装，需配合 B 液搅拌器使用
- 浓缩干粉筒，挂在透析机上使用

示例：透析处方中的要素

透析治疗处方由肾脏科医生开具，可能需要复制到治疗记录单上。透析治疗处方可包括以下要素：

- 目标体重：**70 kg**
- 治疗时间：**4 小时（240 分钟）**
- 次数：**3 次 / 周**
- 透析液温度：**36.5℃**
- 透析液类型：**品牌名称或配方**
- K^+：2 mmol/L
- Ca^{2+}：1.25 mmol/L
- Na^+：138 mmol/L
- 透析器：**品牌名称、高通量、一次性使用**
- 管路：**血路管型号**
- 处方 Kt/V：**1.4**
- 最大 UFR：**< 13 ml/（kg · h）**
- 通路类型：**动静脉内瘘（左前臂；针号 -15 G× 25 mm）**
- 透析液流速（ml/min）：**600**
- 血流速（ml/min）：**350**
- 抗凝肝素：
  - 治疗前首剂 1000 个单位
  - 每小时 2000 个单位
  - 停止时间：治疗结束前 30 分钟

多家企业都可以生产溶解搅拌 A 干粉和 B 干粉制成浓缩液的设备。需按照诊所的制度与规程制备透析浓缩液并进行检测。如需了解有关透析液浓缩剂的更多信息，请参见第 4 章：*血液透析设备*。

A 液和 B 液可通过以下任意一种方式进入透析机：

- 集中供液系统
- 使用桶装浓缩液连接到每台透析机上。

您所在的诊所可能对大多数患者使用集中供液，*并*对少数患者使用桶装浓缩液。透析机将两种浓缩液与反渗透水混合，配制成透析液。

准备透析机

为患者准备治疗所采取的步骤，取决于诊所使用的透析设备，您可能需要：

- 确保透析机已按照诊所制度进行了内部清洁和消毒。
- 冲洗干净系统中的全部消毒剂或灭菌剂。
- **在透析机准备好进行治疗之前，要先对其进行检测，以确保没有消毒剂或灭菌剂残留。**
- 连接 A 液和 B 液。
- **检查确保透析液温度和电导度在限值内。**
- 如果电导度不在正常范围内，则使用独立仪表 * 进行手工检查。将结果与透析机显示值进行比较。对于读数相差多少可以接受，以及结果超出限值如何处理，请遵循诊所的规程。* 所用的仪表必须使用国家标准和技术研究所（NIST）可溯源标准质控液进行验证，证明其准确。

- 检查最终透析液的 pH 值，因为大多数透析机不显示此值。一些独立仪表可检测 pH 值。若没有检测 pH 值的仪表，则需要使用试纸。同样，对于如何检测以及哪些结果可以接受，也要遵循诊所的规程。
- **测试所有警报，确保它们正常工作。**
- 对于采用容量控制式超滤的透析机，检测其透析液压力。
- 在透析机上安装血路管。
- 采用无菌操作将血路管连接到透析器接口。
- 确保透析器和血路管内部在预冲结束后、开始透析前没有空气。

安装透析器和血路管

给患者使用处方规定的透析器并正确安装血路管对安全至关重要：

1. 准备透析器：

- 对于一次性透析器
  - 是否与医生所开的一致？
  - 查看失效日期。
  - 检查确保保护包装完好无损，盖 / 帽盖好，并且没有裂缝或渗漏。
- 对于复用透析器
  - 标签上正确地标注了患者姓名和以往使用次数，是该患者所用的透析器；这些信息还需要由另一人检查，此人最好是患者本人。
  - 没有损坏或擅自改动的迹象。
  - 根据诊所的制度，透析器在复用处理后的安全使用时间范围内。
  - 接口盖好且无渗漏；中空纤维整齐有序。
  - 使用效力检测，确保透析器在预冲*之前*含有消毒剂。
  - 如果先前的结果超出限值，在预冲*之后*还要进行残留检测，以确保透析器内*不*含消毒剂。

2. 在患者病历中记录每个步骤。

预冲和闭式循环

血路管内部是无菌的。必须采用无菌操作从血路管上取下管帽，以免引起感染。您将学习用生理盐水灌注血路管和透析器，以进行**预冲**。预冲可去除空气、甘油、消毒剂和其他残留物质。空气进入患者体内可能致命，而微量的空气会导致透析器纤维堵塞。

用生理盐水在血路管中进行**闭式循环**，可使血路管处于随时可用的状态，随时可以开始治疗。首先，把血路管的静脉端和动脉端连接在一起，形成一个环路。预冲液将流经该环路（*闭式循环*）。超滤和弥散作用可“透析掉”透析器中的所有残余物质。这些物质会从透析器的血液侧转移到透析液侧，然后继续流入排液管。治疗开始前，持续对预冲好的透析器进行闭式循环。这样可防止消毒剂从透析器侧返回体外循环回路中。

注：对于在体外循环回路进行闭式循环的安全时限，您所在的诊所会有相关规定。如果回路超过此时限，则按照诊所的规定处理。可能需要丢弃该回路并重新开始。

执行警报安全检查

大多数透析机在按下一个按键后，会执行一些安全检查。您需要知道机器正在检查*什么*。***在每次治疗前，都要*执行表 4 中的所有安全检查，而不是仅在当日班次开始前进行**。完成此检查对患者的安全至关重要。如果治疗开始后警报不起作用，可能会伤害患者。

透析机在用于治疗*之前*，必须通过所有警报检查。如果任何警报检查失败，则按照诊所的规定，将该透析机从治疗区移走进行检查。开始治疗前采取的安全预防措施见表 5。

评估患者

“上个月我差点儿因为血液感染死掉，之前的血培养一直没发现，直到我高烧 40℃住院。我的透析中心每月做两次血培养，结果都是阴性。但他们拔出我的导管后，发现感染了。”

您的职责包括在治疗前查看患者的状况。您需要把您的发现与既往治疗数据进行比较。任何异常结果都要告知护士。护士将评估每位患者，以确保他们的身体状态适于在门诊接受治疗。透析前患者检查包括：

- 体重

表 4　透析前警报和安全检查

检测以下*体外回路警报*	要通过检测，每个警报必须能够：
■ 空气探测器 ■ 漏血探测器 ■ 动脉压高 / 低警报 ■ 静脉压高 / 低警报	■ 停止血泵工作 ■ 夹闭静脉管路 ■ 发出警报声 ■ 在屏幕上显示警报信息
检测以下*透析液警报*	**要通过检测，每个警报必须能够：**
■ 透析机电导度 ■ 温度 ■ pH 值（有些透析机没有此值） ■ 超滤检查	■ 进入旁路模式（停止透析液流向透析器） ■ 在诊所设定的限值范围内
进行以下*安全检查*	**要通过检测，每个警报必须能够：**
■ 独立仪表测量的电导度 * ■ 独立仪表测量的透析液 pH 值 ■ 不含消毒剂（冲洗后） ■ 杀菌剂阳性检测（复用透析器） ■ 杀菌剂阴性检测（复用透析器） * 注：某些透析机生产企业可能不要求进行电导度检测。	■ 在诊所和（或）生产企业设定的限值范围内

表 5　血液透析的安全因素

一、了解并遵循诊所的设备维护制度与规程。
二、警报功能用于确保患者安全。*不要未经检查患者和机器，就清除警报，一定要知道警报的原因并进行处理。*
三、不能仅仅依靠机器警报。要了解出现报警时，透析机应做出的反应。例如： A. 对于电导度或温度警报，透析液应进入旁路状态。检查透析机，确保其已进入此状态。同时还要知道如果透析机没有发出警报，该如何保护患者。此时可能需要手动拆下透析液软管接头，并停止使用该透析机。 B. 如果血液侧发出警报（如，静脉压高），检查患者及其血管通路，并查看透析机，确保血泵已停止且静脉管夹已夹闭。
四、警报疲劳——接收到大量警报会导致照护人员感官负荷过大，反应减慢，或没有反应，进而导致照护人员自认为没事，从而损害患者安全[21-22]。 A. 若未找到原因，不要解除警报。 B. 不要机械地按“重置”键。
五、患者因素 A. 必须在治疗全程都可以看到患者的***血管通路***[23]。 B. 必须在全程都可以看到患者的***面部***。 C. 应在治疗全程都可以看到***患者***。 D. 按照诊所的规定监测患者的血压。可以是至少每 30 分钟一次，如果需要，可更频密地监测。 E. 遵循诊所关于患者在治疗期间进食的规定。进食的患者发生呛噎或低血压的风险更高。如果患者*必须*进食，如：由于糖尿病或治疗安排进食，应限制食物量并避免高碳水餐食。
六、工作人员因素 A. 照护患者的所有工作人员应按照诊所的规定取得心肺复苏术证书。这一规定可能对认证机构有要求（如：美国心脏协会或红十字会）。 B. 照护患者的所有工作人员必须了解诊所的应急处理规程，以及他们在确保患者安全和自我保护方面的职责。 C. 务必采取标准预防措施，并避免患者交叉感染。 D. 在进行患者照护或给药之前，采用正确的患者识别方法。不要*想当然地认为*此患者就是您要照护的那位。想当然地认为患者的身份可能导致错误！
七、环境因素 A. 立即清理任何溅溢物。 B. 尽量减少杂乱，以降低因跌倒引起的感染控制风险。

上表根据《肾脏病护理核心课程》第 3 章表 2.1 改写，经美国肾脏病护士协会许可使用

- *水肿*（肿胀）
- 脉率 *
- 血压 *
- 呼吸频率 *
- 体温 *
- 血管通路
- 一般身心健康情况

* 这些是患者的“生命体征”。如需了解有关生命体征的更多信息，请参见第 211 页的表 7。

称量患者体重

患者的透前体重用于确定：

- 患者自上次治疗以来增加的水重
- 本次治疗需要清除的水重

评估目标体重

治疗后，*达到*目标体重的患者应：

- 自身血压正常
- 无水肿
- 无呼吸急促

治疗后，*高于*目标体重的患者体内仍有多余体液，并可能存在：

- 高血压
- 水肿
- 呼吸急促

治疗后，*低于*目标体重的患者可能会脱水，并可能存在：

- 低血压
- 头晕眼花或站立时头晕
- 肌肉痛性痉挛
- 持续数小时或至次日的疲劳

*目标体重*也称为*干体重*或*估算干体重*，是医生评估的患者在无多余水分且血压正常情况下的最佳体重。医生为每位患者制定目标体重。该体重用于确定一次治疗期间需要清除的水量。理想情况下，患者在治疗结束时会达到或接近目标体重。

影响目标体重的因素

在确定治疗期间除水量的这个重要过程中，准确称量患者体重只是*第一步*。您需要知道：

- 体重秤如何工作
- 如何保持体重秤平衡以确保其准确
- 如何让患者站在体重秤上，或如何将患者摆放在体重秤上
    - 让能够独自站立的患者站在体重秤中间。
    - 不要让患者扶着秤、台面、手杖或拐杖来支撑身体，否则体重会不准确。如果患者无法独自站立，则使用轮椅秤以确保安全。
    - 坐轮椅的患者称体重时，轮椅四轮必须都在秤上。
    - 单独称量轮椅重量，然后从总重量中减去轮椅重量。
- 诊所关于治疗间隔期内的最大体重增长量的规定
- 何时告诉护士患者体重的异常变化（体重增加过多或过少）

除增加的水重以外，*许多*因素都会影响患者的体重：

- 住院或患病伴食欲不振、腹泻或呕吐会导致体重减轻。
- 假期里如果患者进食比平时多，会导致*实际*（肌肉或脂肪）体重增加。
- 患者可能进行举重锻炼，增加了肌肉重量。
- 穿不同的衣服或鞋子会增加或减少患者在体重秤上的重量。
- 口袋中装物品（如手机或一把硬币）会增加重量，轮椅上的袋子或钱包等额外物品也会。
- *仍有较多尿量的患者无需清除太多水分。*

许多患者会告诉您，他们增加或减少的是实际体重，还是水重。要求患者每次来治疗时穿同类衣服和鞋子，这样他们的体重就更准确。

检查水肿

患者组织中蓄积多余的水时，就会发生水肿。**由于重力作用，水肿通常见于足部或脚踝**，也会见于手部、面部、腹部或背部。询问下列简单问题有助于发现水肿：

- 您的鞋子合脚吗？
- 您有喘不上气的时候吗？
- 您的戒指的松紧程度和平常有什么不同吗？

可以将拇指轻轻放在脚、脚踝或胫骨上，缓慢而稳定地按压，以感觉是否有肿胀。如果在患者皮肤上留下一个凹印，称为*凹陷性水肿*，这种情况更为严重。一定要了解：

- 您所在的诊所希望您如何检查患者的水肿情况
- 何时告知护士患者有水肿

测量患者的脉搏

每次心跳时，心肌都会将一波血液推入动脉。可以在身体的几个位置感觉到或听到这波搏动。测量患者的脉搏时，可以在某个搏动处（图 10）进行触诊或者听诊，然后在患者的病历中记录每分钟的跳动次数。搏动节律也可以记录在病历中。成人的正常脉率为每分钟 60 ～ 100 次，且节律规则。如果患者的脉搏非常快（*心动过速*）、非常慢（*心动过缓*）或不规则（*心律失常*），请告诉护士。

测量患者的血压

每次心跳的搏动都会在动脉内产生压力：

- 最高压力出现在心跳*时*，此时心脏收紧，即**收缩压**。
- 最低压力出现在两次心跳的*间隔期*，此时心脏静息，即**舒张压**。

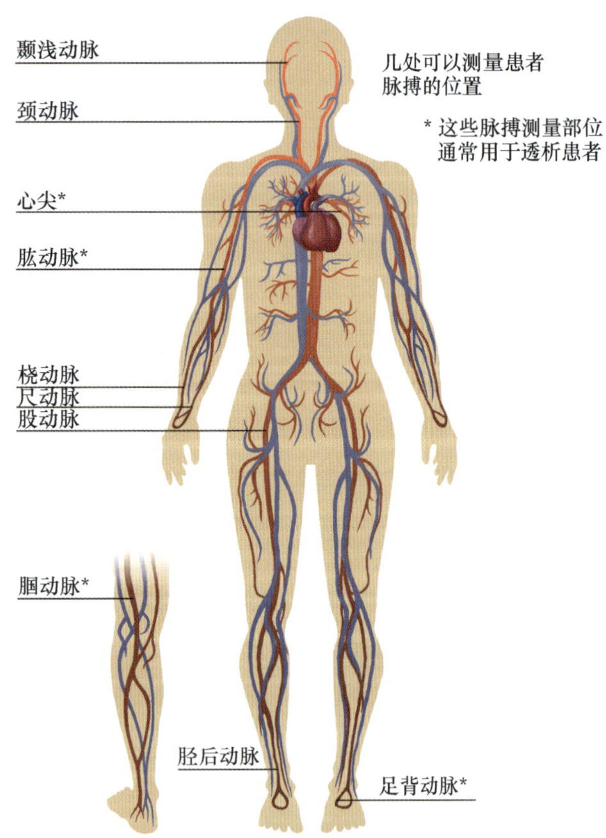

图 10　脉搏测量部位

血压读数记录高（收缩）压和低（舒张）压。因此，如果血压读数为 120/70，则收缩压为 120 毫米汞柱（mmHg），舒张压为 70 mmHg。在患者取坐位和站位时测量血压读数。

对于肾衰竭患者，体液状态变化是血压读数升高或降低的主要原因。水重增加，血压也会随之升高，因为血液中有更多水分会增加血管的压力。去除水重后，因为血容量下降，血压也随之下降。

测量血压时，需要将一条袖带绑在患者的上臂（或某些情况下是腿部）。您需要学习如何正确使用袖带。**袖带规格和状态可改变血压读数的准确度**。在每个血压袖带内，有一个容纳空气的橡胶气囊。美国心脏协会要求，袖带气囊的长度应为患者上臂围（或腿围）的 80%[24]。袖带气囊的宽度应至少为患者肘部至肩部距离的 40%[24]。（血压袖带规格见表 6。）关于血压袖带的一些其他建议包括[25]：

- 袖带充气时，如果袖带的尼龙粘扣粘不紧，读数会不准确。
- 将袖带绑在厚衣服外会使读数降低。
- 袖带太小会使读数*过高*。
- 袖带太大会使读数*过低*。
- 血压袖带绑得太松或不平整也会导致读数升高。

在袖带内侧寻找水平适用范围线，在外侧寻找垂直指示标记。要检查袖带规格是否适合您的患者，将袖带绑在患者的上臂或腿部，检查指示标记是否在适用范围线以内（图 11）。

测量血压时，让患者肘部维持在与心脏同高处[26]：

- 如果血压测量处（如上臂）*低于*心脏高度，读数将过*高*。
- 如果血压测量处*高于*心脏高度，读数将过*低*。

表 6　血压袖带规格

臂围	血压袖带规格
18 ～ 23 cm	成人小号袖带
23 ～ 33 cm	成人标准袖带
33 ～ 43 cm	成人大号袖带

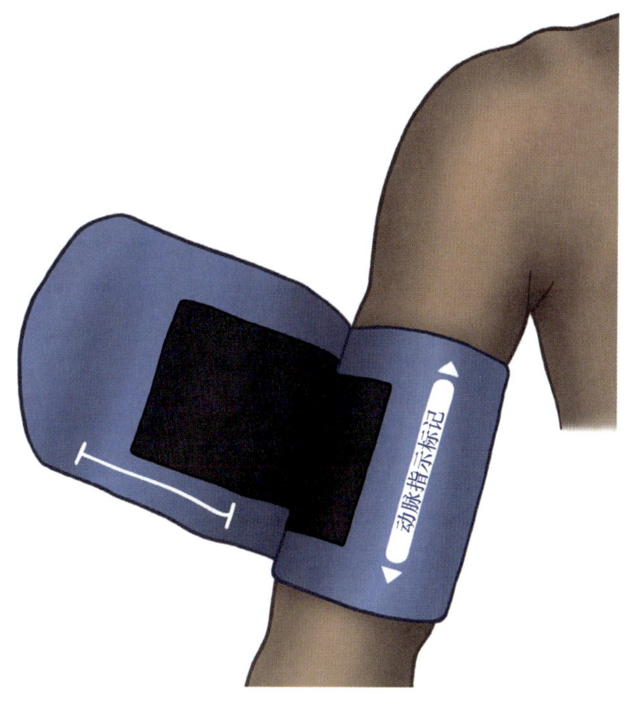

图 11　血压袖带指示标记

您通常测量患者血压的部位是上臂，但是如果双臂都有通路，或者患者只有一条手臂，则可能需要测量腿部的血压（图 12）。测量腿部血压时绑袖带的两个部位是：

- 膝关节上方
- 踝关节上方

为了使患者的腿部处于心脏高度，让患者取*仰卧位*（患者背部平躺）测量腿部血压。腿部血压读数往往高于上臂血压读数。有周围动脉疾病的患者膝、踝血压较低。

如何自动测量血压

在透析诊所的治疗区，血压通常由透析机测量。可以将袖带绑在患者上臂（或腿部），并将透析机设置为每隔一定时间测量一次血压。但是，这种方法有局限性：

- 患者如有心动过缓和（或）心律失常，会干扰系统，因此需要手工测量血压。
- ***切勿挤压袖带以加速放气***：这样会损坏透析机上的内部血压模块。
- 血压连接线扭结或接头松动会导致读数错误。治疗前，检查确保连接线平直且接头牢固连接。

如何手动测量血压

您可能需要使用听诊器和*血压计*（带球泵的血压袖带）人工测量血压。测量时，您需要：

1. 将一条适当规格的袖带绑在患者上臂或腿部，使该测量肢处于患者心脏高度。（可将患者的手臂放在椅旁的桌上。）
2. 将听诊器耳件戴入您的耳朵里。
3. 将听诊器的听诊头放在患者上臂或腿部袖带下缘的动脉搏动处，以便听到脉搏。
4. 转动阀门，以保持空气进入。
5. 挤压球泵，向袖带充气，直至无法再听到脉搏为止。

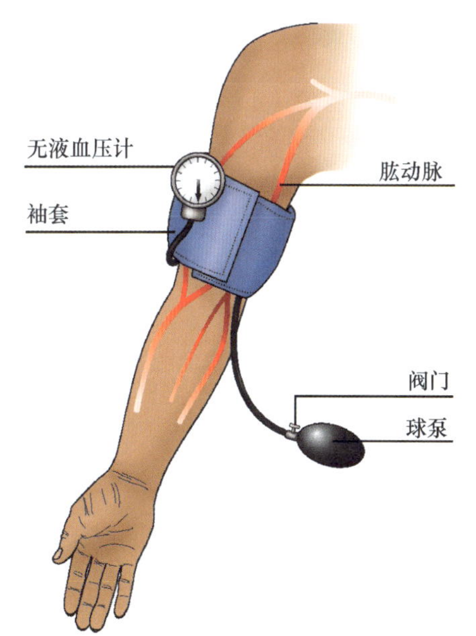

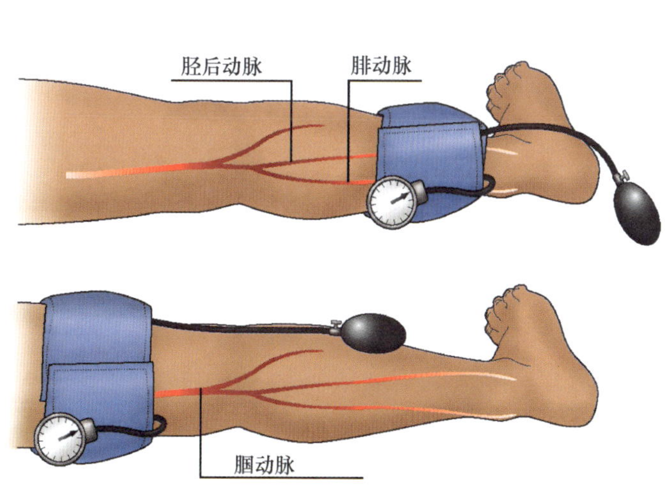

图 12　血压测量部位

6. 缓慢地向相反方向转动阀门，使袖带放气。

7. 注意在您开始听到脉搏时的读数（收缩压），以及您不再能听到脉搏时的读数（舒张压）。

8. 在患者病历中记录该读数。

计数呼吸频率

每次呼吸时，空气中的氧气进入肺中，二氧化碳从肺中排出，即换气，这种换气影响体内每个细胞的健康。这个吸入并呼出的动作是一次完整的换气。大多数成人的呼吸频率通常约为每分钟 12 ～ 16 次，但患者如果知道您在计数，可能会改变呼吸模式。因此，在测量患者脉搏或检查水肿时计数呼吸次数，而且不要告诉他们您在计数。

在透析患者中，增加水重可引起水进入肺中，进而引起呼吸急促或呼吸困难。向护士报告这些症状。护士使用听诊器查听并评估呼吸音。他们还会使用*脉搏血氧仪*（用传感器探头测量“脉搏血氧饱和度”的机器）来检查患者的血氧水平（图 13）。血氧仪探头像一个夹子，置于一根手指上。血氧仪则显示血氧饱和度（SaO_2）。“脉搏血氧”读数低于 90% 为异常低。除水重外，“脉搏血氧”读数低可能表示患者的自体内瘘或人工血管内瘘存在窃血综合征[27]。

测量患者体温

有不同类型的体温计用于测量患者体温（图 14）。没有一种体温是对所有人而言都是“正常”的。血透患者透析前体温往往较低，约为 36℃，正常情况下，他们在治疗结束时体温略有上升[28]。

记录以下任意一种情况，并向护士报告：

- **透析前发热**。患者来治疗时，即使体温仅比平时*轻微*升高，就算只有 36.7℃或 37.2℃，都可能存在感染[29]。治疗前体温高可能是由于：
  - 感冒
  - 流感
  - 导管、人工血管内瘘或自体内瘘感染
  - 膀胱感染
  - 足部感染（常见于糖尿病患者）
  - 炎症，如*心包炎*（心包膜发炎）
- **透析*期间*发热**。透析*期间*突然发热的患者可能出现*热原反应*（对透析液中的毒素的发热反应），尤其是在一个照护班次的治疗期间，多名患者出现症状。
- **透析*后*发热**。热原反应可在透析后开始，感染也是如此。询问患者在治疗间隔期是否有过发热的情况。

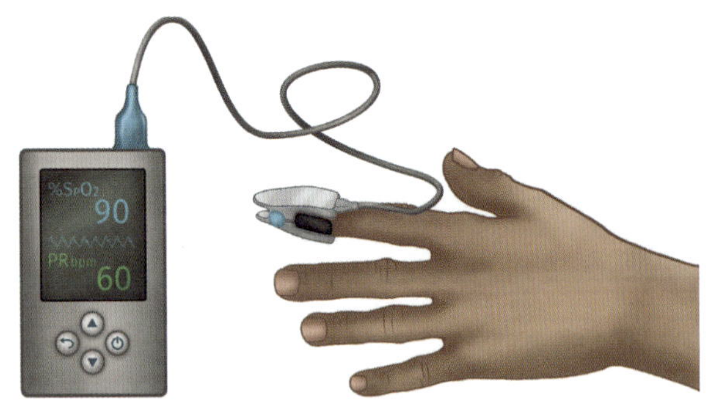

图 13　脉搏血氧仪

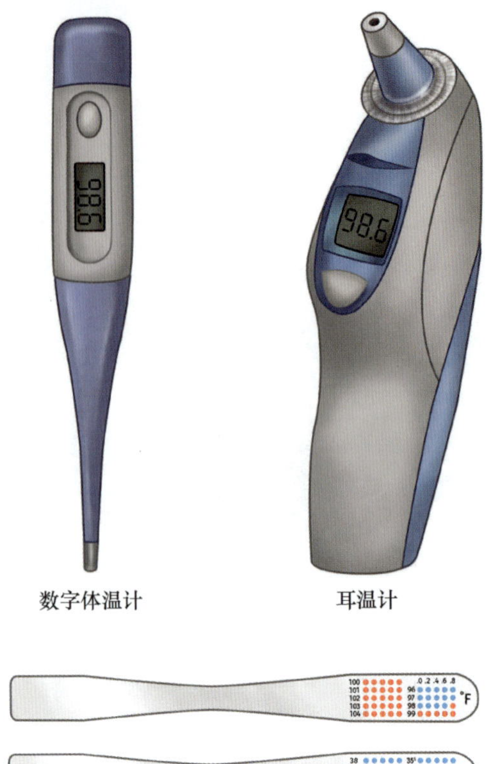

图 14　体温计类型

检查血管通路

血管通路是患者的生命线。每次治疗开始前，检查通路，确保其可正常工作。参见第 6 章：*血管通路*，了解如何检查通路。

询问一般身心健康情况

“上个星期六透析后，我的后腰疼得厉害，疼到忍不住流泪。”

和患者聊一聊，问他们一些问题，听他们如何回答，从而了解他们在治疗前的情况。**患者最了解自己**。通过与他们聊天、观察他们，可以在他们的一般身心健康方面，发现一些端倪。以下是您可以询问的一些问题：

- *从上次治疗以来，您感觉怎么样？*
- *您去看过急诊或做过门诊手术吗？*
- *您有没有过胸痛或呼吸困难的感觉？*
- *您有没有过无力或麻木？*
- *今天您有没有什么疼痛？*
  - 您可能会*看到*患者面部有疼痛的表情、出汗或护着身体某个部位。
  - CMS 要求患者每年接受两次正式的疼痛评分评价[30]。了解您所在的诊所如何进行该评价以及您在其中的职责。
- *您在吃东西或消化方面有没有问题？*
- *从上次治疗以来，您有没有看过医生或开始使用什么新药？*
- *您能不能做自己想做的事？*
- *您有没有在家跌倒过？*
- *您有没有发现什么异常出血？*

您也可以仅通过观察来了解患者的情况。例如：

- 患者走进诊所的时候是否和往日一样？
- 患者的言语是否正常（没有口齿不清）？
- 患者是否看起来意识模糊、烦躁不安或抑郁？
- 患者的肤色是正常、还是苍白或灰暗（发灰）？

参见第 2 章，了解有关患者健康的更多信息。

开始透析治疗

要开始治疗，您需要：

- 核实患者的透析医嘱
- 计算要清除的水量
- 穿刺或连接患者通路
- 抽血进行检测
- 启动透析机

计算要清除的水量

“我不知道和他们解释了多少次，我身上的所有重量都在秤上了，不只是水。冬天，我脱掉厚毛衣称体重，惹得他们大笑，那可是超过一千克啊，不然就被他们白白抽走了！”

***超滤*，即：除水，与清除废物和过多电解质并称为透析的三大任务**。您的职责是计算治疗期间需要清除的水量，算出正确的除水量至关重要。每位患者的目标体重由医生决定。透析的目标是在治疗结束时尽量恢复到目标体重。但是，如果患者在治疗间隔期增加了过多水重，您可能无法通过一次治疗清除所有多余的水。与护士核实安全的除水量，

表 7　成人血液透析患者的生命体征

生命体征 / 定义	应测得的结果	术语
血压 **收缩压**：心脏跳动时的动脉压力。血压读数中的顶数 **舒张压**：心脏静息时的动脉压力。血压读数中的底数	成人透析患者的推荐血压 *[31]： **血透前**：＜ 140/90 mmHg 或患者医生设定的目标血压 **血透后**：＜ 130/80 mmHg * 对于儿童，血透后的血压应为 130/80 mmHg 或低于其年龄、身高和体重正常值的 90%	***高血压***——血压高（通常无症状） ***低血压***——血压低 ***直立（体位）性低血压***——由坐位起身转为站位时，血压下降 15 mmHg 或更多。患者可能会感到头晕和眩晕
脉搏 由每一次心跳引起的动脉内的血液波动	60 ～ 100 次 / 分（心律规则）[32]	***心动过速***——脉搏快速，＞ 100 次 / 分 ***心动过缓***——脉搏缓慢，＜ 60 次 / 分 ***正常窦性心律***——正常心率和节律 ***心律失常***——心率和节律不规则
呼吸 将空气吸入肺内并将其呼出	每分钟 12 ～ 16 次呼吸[33]	***呼吸困难***——呼吸急促 ***呼吸暂停***——无呼吸
体温 人体的体热度	平均为 36 ～ 37℃[34] 与患者平常的基线体温相比没有增加	***无发热***——不发烧（体温最高 37.8℃） ***发热***——发烧（体温高于 37.8℃）

并和患者谈谈治疗间隔期的液体摄入量。安全的超滤量取决于患者的体液状态和尿量。有些患者可能不太需要或根本不需要除水。另一些则必须清除很多水。超滤是一项需要小心平衡的操作：

- **清除过多的水会导致脱水，恢复时间长，并且死亡风险高**[35]。如果患者的血压下降，按照诊所的规定，您可能需要关闭超滤率，直到血压回升，患者感觉好转。超滤关闭时，只清除废物和电解质，不除水。关闭超滤一段时间，可以让水有时间转移到血管内，从而使血压回升，让患者的身体“缓过来”。注：*超滤关闭期间，将不会发生透析液反超*到血室的情况。通常，最低超滤量 300 只是为了减少干扰警报。如果必须关闭超滤，“*对透析机、透析器或患者没有任何临床影响*。”[36]
- **没有充分除水会使患者体液过多，损害心脏，增加死亡风险**[37]。

如何安全地清除*适量*的水？

1. 从需要减少的体重入手。您需要知道：

- **目标体重**，由患者的医生制订。改变目标体重的决定也必须由医生做出。与主管护士讨论患者改变目标体重的要求。
- **患者的透前体重**。
- **患者的尿量（如有）**。一些患者仍可*大量*排尿，这样可排出水分，但不排废物。询问他们排尿情况。可能会要求患者进行一次 24 小时尿液收集，以了解其残余肾功能。残余肾功能也会影响 Kt/V（透析充分性）。护士将提供一个帽状接尿器和一个集尿桶及书面说明。
- **最大超滤率**。超滤率高于 10 ml/（kg · h）可导致器官休克和过早死亡[38]。CMS 将安全限值设为 13 ml/（kg · h），如果患者增加的水重过多，使得超滤率必须超过此限值，则护士需要确定一种干预措施和照护计划[39]（参见第 2 和第 3 章，了解有关器官休克的更多信息）。

2. 将患者在透析期间的液体摄入量也算在内（表 8）。大多数情况下，不包括透析期间的液体排出量（如尿液、呕吐物、粪便）。

液体摄入包括：

- 血路管和透析器中的**生理盐水**，它们在透析开始时输入患者体内。
- 在治疗后，用于将患者血液回输到体内的***回血***用生理盐水。
- **冰片、饮料和静脉注射药物**，如果患者在治疗期间没有接受肝素，还包括冲洗用生理盐水。按照经验，计入任何超过 100 ml 的液体。

3. 将液体总量（以 ml 计）和治疗时间输入透析机。

4. 透析机将计算并设置每小时超滤率。将透析机超滤率与患者的最大超滤率进行比较。开始治疗*前*，告诉护士透析机超滤率是否会超过该最大值。如果患者需要清除的水量超过一次治疗的安全除水量限值，需要医生开具处方延长治疗时间、额外进行一或两次治疗以清除，或采用除水量更多的治疗方式。

注：医学教育协会开发了一个免费的超滤率计算器，您或您的患者可以使用，网址为 www.homedialysis.org/ufr-calculator（图 15）。

表 8　总除水量计算示例

目标体重	85 kg
透析前体重	88.1 kg
需要减少的体重为 3.1 kg（1 kg = 1000 ml）	3100 ml
预冲用生理盐水	240 ml
回血用生理盐水	200 ml
药物	250 ml
膳食摄入（片冰、饮料）	120 ml
要清除的总水量	**3910 ml**
3910 ÷ 4 小时（治疗时间）= **977.5 ml/h**（0.977 L/h）	
超滤率为 **977.5 ÷ 88.1 kg**（透析前体重）= **11.10**，低于 13 ml/（kg · h）的安全限值	

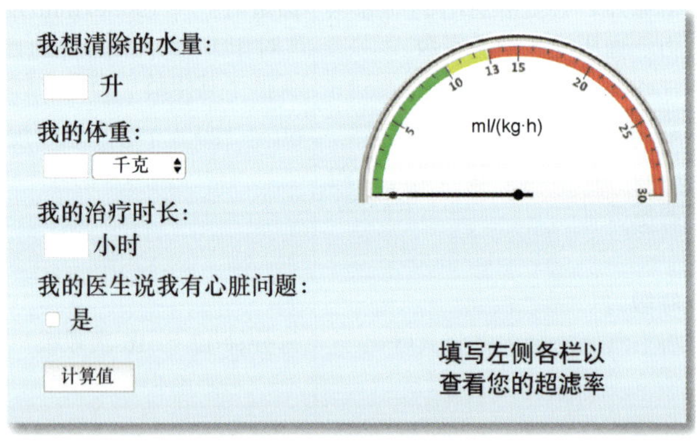

图 15　UFR 计算器

新血透患者特有的问题

“我丈夫还能小便，但不管他的干体重是多少，他们都会除 5 千克水。我们已经向他的肾脏科医生投诉这件事了，但没什么改变。因为他们这种做法，我丈夫已经住两次院了。现在我们在排居家血透轮候名单了。”

多年来，美国的透析生存人数都不包括起初 90 天治疗，这是患者逐渐习惯新常规治疗的一段时间。然而事实证明，起初 90 天的风险极高。**实际上，死亡风险最高的是前 2 周血透，起初 90 天的死亡率是此后的*两倍***[40]。

透析的前几周和前几个月如此危险，有很多原因。其中一个原因似乎是**器官休克**。心脏性猝死发生率最高的时间是血透的第一个月，此时我们最有可能试图清除过多的水，导致心肌（和其他器官）休克。而且，*停止*透析（会导致死亡）发生率最高的时间在治疗的第二个月[41]。一项研究发现，在 2004 年至 2011 年间，提前退出透析治疗的比例增加了*三倍*。其中一个原因是患者*“觉得透析已让人不堪重负。”*[42]

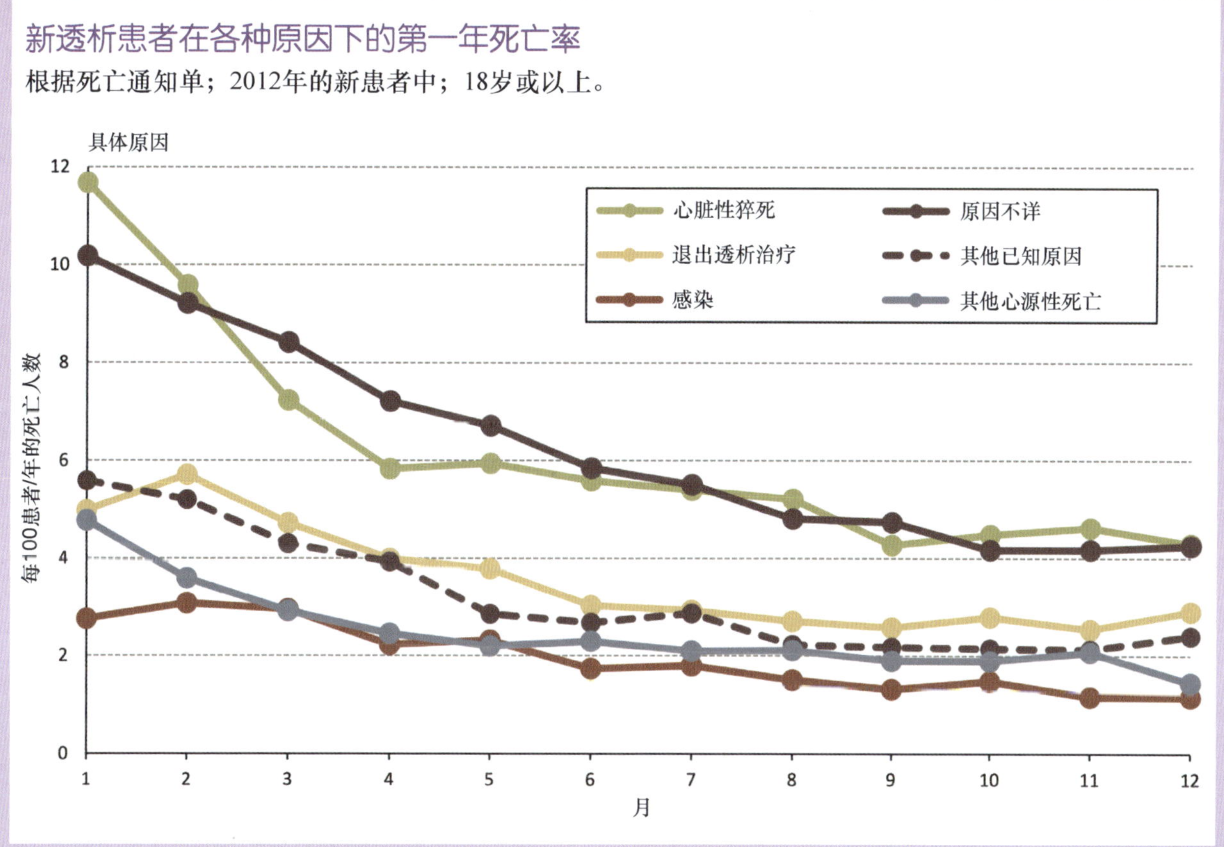

图 16　各月透析患者死亡原因

图片经 Peer Kidney Care Initiative 许可使用，Peer Report：Dialysis Care and Outcomes in the United States，2016，Chronic Disease Research Group，Minneapolis，MN，2016.

对您的新患者要格外温和！询问他们是否排尿，看看护士是否核实尿量。不要过度除水，使他们出现痛性痉挛并“崩溃”，*也不要*让他们体液过多，大口喘气才能呼吸。确保他们知道所有可选透析方式，以及每种方式会如何影响他们的生活。您可以推荐他们查看：www.mydialysischoice.org。您的患者正经历一个艰难期，他们需要整个照护团队的帮助和出色的照护，才能渡过难关。

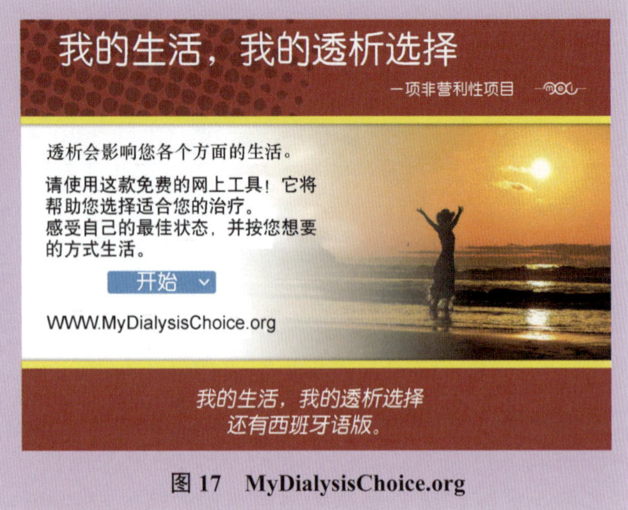

图 17　MyDialysisChoice.org

超滤曲线

肾脏科医生可从几种超滤曲线（图 18）中选择一种纳入处方，这些曲线旨在减少患者在除水期间可能出现的症状。可对这些曲线进行设置，以增减每一部分治疗的除水量（参见第 4 章：*血液透析设备*以了解更多信息）。您需要将处方规定的曲线输入透析机中。

超滤率和跨膜压

以前，您必须计算跨膜压，并将其输入透析机中以达到适当的超滤。计算公式中需要使用透析器的超滤系数（KUF）和患者的超滤目标。

超滤系数用于衡量透析器的透水性，以及在血液侧的给定压力下，可以穿过透析膜的液体量：

- **高效透析器的超滤系数为 7 ～ 15。**
- **高通量透析器的超滤系数大于 15。**

跨膜压是如今大多数透析机都会测量的指标，计算方法是*静脉压减去透析液压力*，以 mmHg 计。

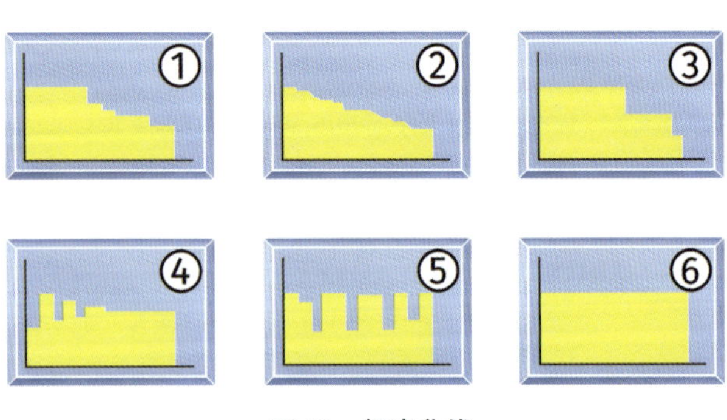

图 18　超滤曲线

跨膜压可为正数，也可为负数，具体取决于透析机显示哪一侧的数据：

- **正数**——血液侧，压力应始终更高
- **负数**——透析液侧

如今，您不必再手工计算和控制跨膜压，以达到患者的超滤目标了。但是，您需要*检查*跨膜压，因为它能够显示是否存在问题。例如，透析器中凝血可能会导致压力变化。您可以将患者的超滤率除以透析器的超滤系数，以了解大致的跨膜压。因此，超滤率为 10 且透析器超滤系数为 18 的患者，跨膜压约为 0.555（10 ÷ 18）（参见第 4 章，了解更多信息）。

补液

“我在透析，还剩大约 20 分钟，总是从这个时候开始就会有不好的事发生。他们定的除水量太多了。我开始越来越热，我的血压下降了，我觉得自己要昏倒了。哎，我恨死这种感觉了。我想砸机器！”

有时，您可能需要在治疗期间给予患者生理盐水，以帮助他们达到目标体重。例如，患者来治疗时，可能因呕吐或腹泻出现脱水且低于目标体重。

如果患者来治疗时低于目标体重，请告诉护士。他 / 她会告诉您在治疗期间是否需要生理盐水，如果需要，需要多少。计算所需的生理盐水量时，需要计入预冲和回血用生理盐水以及膳食摄入和静脉注射药物。

超滤管理计划示例

透析一定会清除水、废物和过多的电解质。但是，您将会在第 238 页的“衡量透析充分性”一节看到，透析剂量公式不包括超滤。因此，超滤并不是一个关注重点。过去几年里，这种情况发生了变化，因为我们现在知道，以安全的超滤率清除适量的水有多重要。然而，在繁忙的透析诊所，改变惯例做法并非易事。

体重（kg）	10 ml	13 ml	15 ml
35	350	455	525
40	400	520	600
45	450	585	675
50	500	650	750
55	550	715	825
60	600	780	900
65	650	845	975
70	700	910	1,050
75	750	975	1,125
80	800	1,040	1,200
85	850	1,105	1,275
90	900	1,170	1,350
95	950	1,235	1,425
100	1,000	1,300	1,500
105	1,050	1,365	1,575
110	1,100	1,430	1,650
115	1,150	1,495	1,725
120	1,200	1,560	1,800
125	1,250	1,625	1,875
130	1,300	1,690	1,950
135	1,350	1,755	2,000（最大值）
140	1,400	1,820	2,000（最大值）
145	1,450	1,885	2,000（最大值）

图 19 超滤表

图片经 RJ Picciano 许可使用

俄亥俄州的非营利性机构透析治疗中心为照护团队设立了一项实验性计划，挑战通过一系列治疗来达到患者的干体重[43]。每个诊所都由一名液体管理人领导，并配有一名“液体管理督导”护士，他们对以下两种在血透期间监测患者的方法进行考察：

1. 一种使用前额传感器来记录脉率、强度、节律，以及血氧饱和度变化的设备 *。该设备可让工作人员在屏幕上看到患者何时因超滤率或超滤量而产生应激。

2. 一种在治疗期间观察患者并记录血压变化的方案。

如果在任何一种方法下发现问题，则根据超滤表（图 19）进行椅边调整。

绿色列［超滤率为 10 ml/（kg · h）］：允许超滤量最多增加 200 ml。

黄色列［超滤率为 13 ml/（kg · h）］：允许超滤量最多增加 100 ml。

红色列［超滤率为 15 ml/（kg · h）］：不允许增加超滤量。允许减少。

对有症状患者的干预措施包括：

- 将座椅调整为 2 号位姿或 3 号位姿（图 20）
- 给氧
- 采用 35.5℃作为透析液的起始温度（凭医嘱可降至 35℃）
- 降低超滤目标
- 查看透析液的钙和钾水平
- 凭医嘱，采用序贯血液滤过和透析
- 每 15 分钟测量一次血压

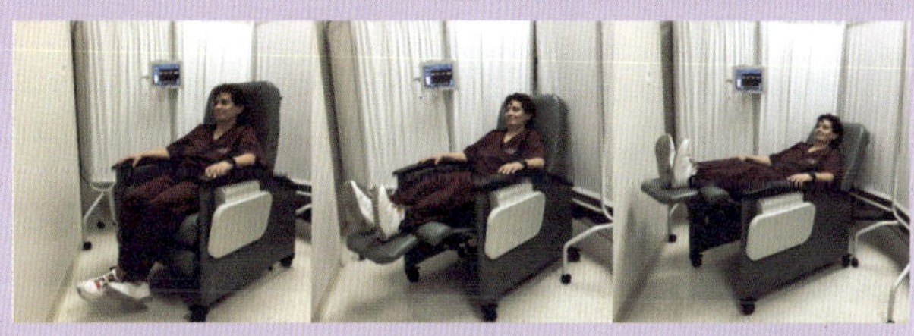

1 号座椅位姿　　2 号座椅位姿　　3 号座椅位姿

图 20 座椅位姿

图片经 RJ Picciano 许可使用

透析治疗中心持续跟进结果。目的是了解是否能让患者在没有症状的情况下更接近目标体重，以及该技术是否比单独使用病历更有帮助。

** 由 Intelomed 提供的 CVInsight。Crit-Line® 技术是您所在的诊所可能选用的另一种方案。如需了解更多信息，请参见第 4 章：血液透析设备。*

避免增加钠负荷

增加钠负荷意味着我们将钠*加入患者的血液*，而不是从血液中将其清除（表 9）。大多数接受透析中心标准血透的患者，如果少尿或无尿，都会被要求限制液体和钠的摄入量。然而，如果使用可调钠，我们给血液中增加的钠量就*远多于*患者经膳食摄入的钠量。

这会导致高血压、治疗后头痛，以及口渴，因此患者的饮水量会更多，下次来治疗时体液过多的情况更严重。

鉴于这些原因，美国最大的透析提供商的医疗总监认为[44]：

1. 应将正常的细胞外液水平作为透析的一个主要目标。

2. 除水应温和；治疗时间通常不应少于 4 小时。

3. 应避免增加钠负荷：透析液钠浓度应为 134 ～ 138 mmol/L。可调钠不应常规使用，应避免使用高渗盐水[45]。

4. 应告知患者不要过多食用含钠食品。

穿刺或连接患者通路

正确穿刺，保护患者的通路，是您最重要的职责之一。对于自体内瘘或人工血管内瘘，必须将穿刺针扎入通路内。熟练且轻柔的穿刺有助于延长通路寿命。血液经穿刺针顺畅地流动，有助于确保患者接受治疗，适当地清除血液中的废物和水。

自体内瘘或人工血管内瘘尚不能使用或没有静脉通路的患者，必须使用血液透析导管。必须十分谨慎地使用导管以预防感染（参见第 6 章：*血管通路*，了解如何维护和穿刺通路）。

抽血进行检测

透析患者需要抽血，以了解治疗是否有效，以及是否需要做出调整。请参考诊所或检验科 / 检测中心的规程，了解血液检测须如何进行。在本节中，您将学习用针头和注射器或真空管，从血路管接口或针管中抽取患者血样的基本步骤。

抽取血样后，大多数情况下，会将注射器连接到针管末端。然后，即可用生理盐水冲洗管路，并保持管路无菌。

如何从血透导管中抽血

每次使用后，导管中均用肝素或生理盐水“封管”，以防止凝血堵塞。导管中流出的前段血可能混有封管液，会改变一些血液检测的结果。如果您的职责包括从导管中抽血进行检测，请按照诊所的规定抽血。在某些州，只有护士才能从血液透析导管抽血。

如何使用离心机

离心机（图 21）是一种利用离心力分离红细胞与血清的机器。您的职责可能包括“旋转”或离心需要分离的血样。离心机中会有若干带旋盖的“管座”，每个都有采血管大小的凹槽，以容纳采血管。按照诊所的规程使用离心机。**离心机必须始终保持平衡**。只有大小相同、液位相同的采血管才能相对放置。只有在盖好机盖后，才能启动离心

表 9　血透期间钠负荷增加的原因和预防措施

原因	预防措施
使用的透析液钠浓度高于患者的血钠水平。钠弥散到血液中。	凭医嘱**降低透析液钠浓度**。降至患者血钠水平以减少钠转移。
使用生理盐水：每 1 ml 生理盐水含 9 mg 钠。因此，400 ml 生理盐水会使患者增加 3600 mg 钠，几乎是一般每日饮食限量 2000 mg 的两倍。	■ 若血压轻微下降，**给患者喝一些水**。 ■ 中度下降则**给予 100 ～ 200 ml 生理盐水**。
使用高渗盐水：即使一瓶 10 ml 的高渗盐水都含 2340 mg 钠，使患者摄入的钠超过其每日的钠限量。有些诊所不再使用高渗盐水。	**预防血压下降**： ■ 使用患者可耐受的超滤率。 ■ 让患者接受更久的治疗 *。 ■ 额外进行一次治疗 *。
低血压或痛性痉挛患者饮肉汤。一杯肉汤的含钠量约为 850 mg，几乎是每日限量的一半。	
使用可调钠——对大多数患者，治疗开始时透析液钠浓度高，之后的钠浓度降低。	**使用超滤曲线** * 控制治疗全程的除水率。

** 凭医嘱*

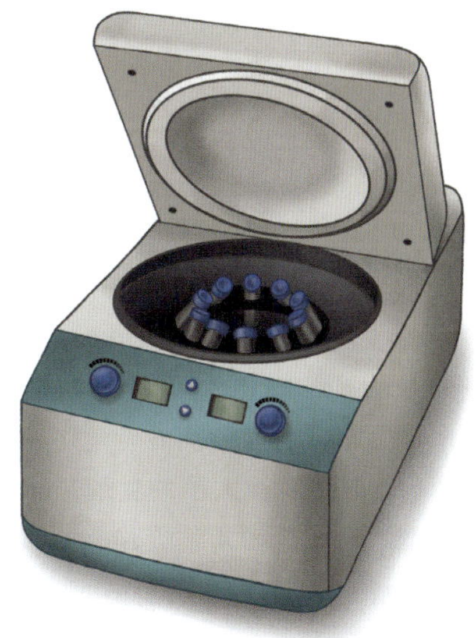

图 21 离心机

机。离心机若不平衡会摇晃，并可能放不稳。采血管可能会破裂，或者离心机甚至可能“滑”下台面，摔到地上。

如果采血管破裂[46]：

- 关闭离心机盖至少 30 分钟（一个小时更好），让飞沫沉淀，这样工作人员和患者就不会吸入。
- 用镊子夹出破损的采血管，以免割伤自己。
- 将采血管座浸泡在温水以及诊所惯用的消毒剂中，然后冲洗并晾干。
- 按照诊所的规定，清洁所有被血液污染的表面。

检测血糖

如果您的患者有糖尿病并出现*低血糖症*（血糖低）的体征或症状，请告诉护士。需要检测患者的血糖水平，最常采用扎手指和血糖仪（图 23）。（我们不会使用管路中的血液来检测血糖，因为血糖仪需要重新校准才能进行全血检测。）可根据需要口服葡萄糖（果汁、药丸或凝胶）或静脉注射葡萄糖。美国糖尿病协会指出，低血糖患者可能会[47]：

- 感觉紧张或发抖
- 出汗、寒战或感到湿冷

检测提示

- 从动脉管路注射口或动脉针管抽取血样。
- 抽取血样后，立刻在检测管上标注正确的患者姓名。
- 您需要*在开始治疗前，或给予生理盐水或肝素前，抽取大部分血样。一些例外情况如：*
  - **通路再循环检测**（一种对治疗期间清洁的血量的检测）血样*在透析期间*抽取。
  - **透析后血尿素氮**（一种对透析充分性的检测）*血样在透析后的特定时间用特定的方法抽取。*
- **血液检查可加重贫血**。抽取诊所检验科每次检测使用的最少血量。尽可能使用儿童采血管。
- **使用适于相应检测的试管**。采血管盖以颜色区分。有些采血管中含有化学品来保存血液、使其凝结或防止其凝结等。如果您不知道使用哪种采血管，请查看诊所手册或询问护士。
- *务必按照检验科要求的顺序抽取置于不同采血管的血液*。（采血管中的化学品可能会附在针头上，如果采血顺序错误，会改变其他采血管的检测结果。）来回轻轻晃动采血管，以确保血液与采血管中的添加剂正确混合。不要用力摇晃采血管，否则会损伤血细胞。
- 将血液与添加剂混合完毕后，立刻将采血管直立放置。
- 了解如何处理采血管：有些采血管必须冷藏。而另一些在放入离心机中离心之前，必须静置 10 ～ 20 分钟。
- 切勿将采血管放在温暖或高温物品表面（如：透析机顶部）。

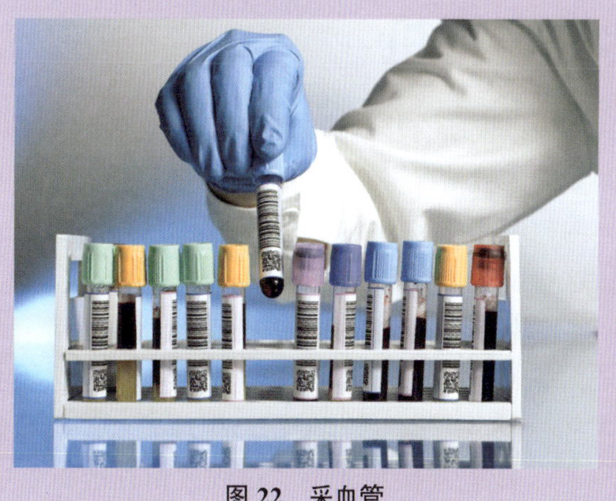

图 22 采血管

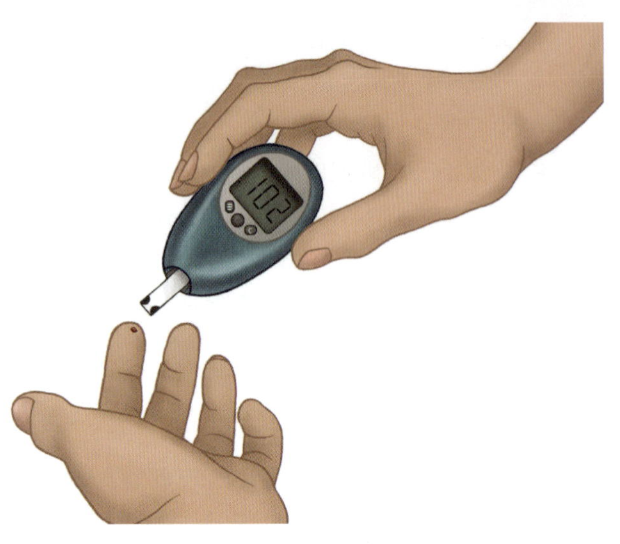

图 23 血糖仪

- 易怒、生气、悲伤或不耐烦
- 意识模糊或神志不清
- 心跳加快
- 感觉头晕
- 饥饿或感到恶心
- 视物模糊
- 唇舌刺痛或麻木
- 反映头痛
- 感觉无力或疲乏
- 睡眠时做噩梦或喊叫
- 缺乏协调性
- 癫痫发作
- 昏倒

大多数透析液中都含一些葡萄糖，有助于防止患者的血糖水平在治疗期间降得太低。护士会给您具体指示。

启动透析机

完成以上所有步骤后，您需要将血路管连接到通路。大多数情况下，会将预充的生理盐水输入患者体内，但不总是如此。具体遵循诊所的制度与规程，这些制度与规程可能如下：

- 如果**会向患者输入预冲生理盐水**：
  - *将预冲液排掉不用，然后将新生理盐水注入管路*[29]。使用新生理盐水，就不会让患者接触到生产过程残留在透析器中的颗粒。新生理盐水还有助于避免患者接触到反跳的消毒剂，这种反跳可出现在透析器生产或复用处理后。
  - 夹闭动脉和静脉管路。
  - 将动脉管路连接到动脉穿刺针上。
  - 将静脉管路连接到静脉穿刺针上。
  - 松开两条管路的管夹。
  - 缓慢打开血泵＜ 200 ml/min。
  - 测量患者的血压。
  - 将血流速缓慢提升到处方规定的流速。
- **如果不会向患者输入预冲生理盐水：**
  - 停止血泵并夹闭两条管路。
  - 将动脉管路连接到动脉穿刺针上并松开管夹。
  - 松开置于预冲废液袋上方的静脉管路管夹。
  - 缓慢打开血泵＜ 200 ml/min[29]。
  - 让血液注入体外循环回路，同时将生理盐水预冲液排入废液袋中。关闭血泵并夹闭静脉管路。
  - **密切注意：在您将静脉管路连接到通路之前，存在严重失血*的风险*！**
  - 将静脉管路连接*到静脉穿刺针上*。
  - 缓慢打开血泵＜ 200 ml/min。
  - 测量患者的血压。
- 连接两条血路管后，将血流速缓慢提升到处方规定的流速。确保血管通路没有外渗。患者穿刺部位的皮下不应存在疼痛、肿胀或*血肿*（积血）。
- 边做边观察动脉和静脉压力监测器，确保通路有足够的血流量：
  - **静脉压应为血流速的一半左右。**
  - **泵前动脉压不得高于－250 mmHg。**
- 设置静脉和动脉压警报。
- 开始治疗后，在患者的治疗记录单中记录您的操作。
- 从患者座椅旁离开前，确认所有警报均正确设置。
- 检查确保所有管路接头连接牢固，且可以看到患者的通路。

透析期间的监护和监控

“我在大概还有 20 分钟就结束的时候，开始冒冷汗。没等我叫人帮忙，就被两名护士和两名技师围住了。我一定是昏倒了，因为我在吸氧。我非常感激透析中心的工作人员这么小心警惕地照护。我知道他们把我照顾得很好，谢天谢地！”

治疗开始后，您需要监护患者*并*监控透析机。监护和监控的目的是：

- 为患者提供舒适、安全的治疗。
- 让您立即发现潜在问题并采取适当的措施。
- 尽快发现任何机器异常问题。

患者监护

患者监护包括：

- 测量生命体征
- 检查患者的血管通路
- 留意患者的一般情况和治疗反应
- 按医嘱给予药物
- 观察患者是否舒适、安全
- 留意体外循环回路中的凝血情况

测量生命体征

您需要检查患者的生命体征，以确保治疗安全有效。每半小时检查一次血压和脉搏，如果患者出现症状、不稳定或有医嘱，则增加检查频次。根据诊所的制度与规程，将结果与透析前的数值进行比较。

教患者辨认并报告低血压的早期体征，以便您能在他们“崩溃”和出现痛性痉挛之前采取措施。

这些体征包括：

- 脉搏加速
- 恶心
- 呕吐
- 头晕眼花
- 耳鸣
- 眼冒金星
- 出汗
- 躁动
- 打呵欠
- 温热
- 意识模糊
- 癫痫发作或无反应（如果严重）

观察患者的*舒张压*（血压底数）。升高可能是血容量下降过快的表现，低血压可能随之而来。如果您发现任何异常，请告诉护士。

血管通路

CMS 和州卫生部门要求，您必须能够在治疗全程看到患者的血管通路。***遮盖血管通路可引起致命性后果***。血路管脱落或穿刺针脱出引起的出血可能被毯子掩盖。您可能因没有及时看到血液，而无法阻止致命性失血。

您还需要检查通路（自体内瘘或人工血管内瘘）是否：

- 疼痛或出血
- 外渗或血肿
- 血流量未达到处方规定的速率
- 动脉压和静脉压超出诊所的限值

表 10 列出了一些可能导致通路出血的问题和解决这些问题的建议最佳做法。

预防透析期间通路出血

“我朝过道那边望过去，看到另一名患者的椅下有一摊血。他在看书，一点都没发现有什么不对。”

透析时通路出血对患者来说可致命。

研究表明，在美国：

- **每天**，有 200 根静脉穿刺针从患者通路中脱出，有两名或更多患者因此出现严重的后果，如住院或进重症监护治疗病房[48]。
- **每周**，有 2 ～ 3 名患者死于静脉穿刺针脱落[49]。
- **每年**，有超过 130 名患者在透析时因通路或管路连接断开而失血死亡[49]。

这些数字很可能*被低估*。仅有五个州要求透析诊所报告患者意外死亡[50]。**至少每 30 分钟查看每名患者一次**。走过去查看，确保胶带、毯子和地板上、椅下或机器后方均没有血液。检查传感器保护罩（若有）是否干爽，如果沾湿，则加以更换。

教患者如何应对通路破裂

“我在穿刺结痂上贴了一个创可贴，揭下它时，觉得好像有一股温水射到我脸上，血像水龙头一样喷出来。我跑到卫生间找东西止血，并让我的兄弟打 120。我怕极了，觉得自己就要死了。这种事在一个月后又发生了一次，他们不得不把静脉改道。”

大多数通路破裂都*不是*在透析时发生的。教患者如何处理，每月测验他们一次，并在完成后进行记录。患者需要学会[51]：

- **将通路侧手臂抬到高于心脏高度，以减缓血流**
- **将手指放入通路孔中将其堵住，并立即直接按压出血部位**。*不要*扎止血带。*不要*使用毛巾：它们会从通路中吸走更多的血液。
- **致电 120，此时不要停止按压**。如果有人在身边，则大喊求救。
- 不要担心感染或失去通路，这是紧急情况。

表 10 解决通路问题[50]

通路问题	解决此问题的最佳做法
没有足够的工作人员时常查看患者的通路	■ 鼓励采用最多四名患者配一名工作人员的医患比例。
通路部位准备不理想	■ 花些时间仔细检查通路。 ■ 清洁并准备穿刺部位。 ■ 如果穿刺部位的毛发妨碍胶带粘贴固定，考虑将其剔除。
通路部位穿刺困难	■ 使用长度适于内瘘深度的穿刺针。
胶带疏于固定（请参见第 6 章的胶带固定逐步指导，以防止穿刺针脱落）	■ 询问患者是否对胶带或粘胶过敏。对于皮肤敏感的患者，考虑使用纸或硅胶类胶贴。在通路上使用胶带前，先在身体*其他*部位进行测试。 ■ 根据诊所的制度与规程，使用一致的胶带固定法。 ■ *V 字法*（将胶带以“V”字形缠绕管路）有助于将穿刺针固定在原位，以防止扯出。（*先*以 V 字法用胶带固定管路，然后再贴上遮盖穿刺部位的胶贴。这样有助于固定穿刺针。） ■ 使用一条足够长的胶带在管路两侧留出充分的长度，以确保胶带可以贴牢。 ■ 透明“窗口式”敷料可以遮盖并固定整个穿刺部位。 ■ 避免用胶带签，它们会粘住物体并使穿刺针脱落。 ■ 考虑为出汗多的患者重新或额外用胶带固定。
血路管固定不良	■ 将血路管固定在*患者身上*，而不是椅子或床上。 ■ 将透析机放在患者的通路侧。 ■ 如果诊所有扣夹，则使用扣夹防止血路管在血透期间松动，或检查确保鲁尔锁已牢固拧紧。 ■ 将血路管盘一盘，以使患者*有些*活动空间，但不要太松散，以免钩住其他东西。
看不到血管通路	■ **确保随时都可以看到每条血管通路**。 ■ 不要用警报器或监测器挡住血管通路。 ■ 养成扫视地板和座椅上是否有血的习惯。 ■ 向患者宣教必须让您看到他 / 她的血管通路的*原因*。 ■ 如果患者觉得冷，提供毯子或建议穿更保暖的衣服。
设置较高的血管通路压力以避免报警	■ 将静脉压警报的下限设为透析机允许范围内的最接近当前静脉压的值。 ■ **低静脉压可能不会触发机器警报**。患者可在几分钟内*大量失血*。 ■ 在每次治疗前测量通路压力；如果 $<$ 30 mmHg，则使用外部监测器，如 RedSense®、HEMOdialert™ 或*遗尿*（尿床）垫（如有）。 ■ 设立用于静音、更改或禁用警报的制度与规程。 ■ 设立及时处理警报的诊所规定。

患者的一般状况

您可通过观察和倾听来了解患者对治疗的耐受情况。观察患者的行为、面貌、反应和症状。**告诉患者需要留意哪些症状（如果您不告诉他们，他们通常不会知道）**。让他们告诉您他们出现的任何症状。神经紧张不安、呼吸急促、躁动或烦躁不安、发痒、潮红、发热和寒战、嗜睡，以及反映疼痛或任何不适都是应该注意的。向护士报告症状或任何异常情况，以便照护团队可以尽早采取措施（参见第 223 ～ 235 页的表 12）。

给药

患者可能需要在治疗前、治疗期间或治疗后使用某些药物。用药时间取决于药物是否会在透析时透出，以及诊所的制度与规程。

例如，患者在治疗前数小时内不得服用某些降压药。否则在治疗期间，他们的血压会降得太低。

护士可能会在治疗期间给予一些药物，如静脉补铁剂。其他药物（如：一些抗生素）在治疗快结束时或结束后给予，以降低药物被透出的可能。

患者的舒适和安全

"我戴助听器。我们中心配了新电视，所以我们每个人都有一台看。我可以把我的电视设为无障碍字幕，这样我就能读节目内容了。我还带一本拼图书来做或者在手机上玩游戏。另外，我还带一本手语书，以便学一些手语。"

治疗期间留意患者是否舒适、有消遣。患者是否有什么事做？身体是否暖和？座椅是否舒适，是否需要再加一个椅垫？

- 您可以建议患者读书、带填色书或小手工艺这些不会干扰穿刺针的事来做，听广播或播客、看电视或电影等。
- 鼓励患者与旁边的患者聊天。
- 借此机会与患者聊聊他们的需求、教育、安全、营养等。

抗凝

*抗凝剂*有助于防止凝血，以便患者的血液可以自由流过体外循环回路。治疗期间，患者血液会接触异物表面，如血路管、透析器，甚至是滴壶内的空气。这种接触会导致血液凝结，从而堵塞透析器和管路。我们常用的两种抗凝剂是肝素和柠檬酸。对于不能使用抗凝剂的患者，可使用生理盐水冲洗液。

肝素

血透的首选抗凝剂是肝素，因为它易于给药且起效快速。肝素代谢的速度视患者而异，从 30 分钟到 2 小时不等，因此可在治疗后恢复正常凝血[52]。肝素剂量由患者的医生开具。有四种给予肝素的方式（表 11）；使用哪种取决于患者的需求和诊所的规程。

了解肝素或出血问题的体征，并向护士报告任何问题。检查患者是否有肝素过多或不足的体征 / 迹象和症状：

肝素过多的体征：

- 鼻出血
- 眼白出血
- *瘀斑*（瘀伤）
- 治疗后通路出血时间延长
- 胃肠道、视网膜或月经出血增多
- 血尿

表 11　四种肝素给予方式[52]

快速推注	■ 治疗开始前 3 ～ 5 分钟，快速推注负荷剂量（单次量）。不再给予肝素。
持续	■ 治疗全程使用肝素泵，将该药物输注到血泵后动脉管路中（图 24）。 ■ 您也可以采用在透析开始前，快速推注负荷剂量。 ■ 按医嘱在治疗结束之前，停止肝素泵。
间歇性（定时多次快速推注）	■ 在治疗开始前 3 ～ 5 分钟，快速推注一剂肝素。 ■ 可按医嘱在整个治疗过程中，多次快速推注肝素。
"小剂量"肝素 对于出血、治疗前接受过手术或将在治疗后或次日接受手术的患者，可以使用最小剂量。	■ 快速推注的肝素剂量和输注速度以*刚好*可防止体外循环回路凝血为限。 ■ 治疗开始前 3 ～ 5 分钟，快速推注一剂。 ■ 按照医嘱，在治疗期间使用肝素泵持续输注肝素。 ■ 按照医嘱，肝素泵一直使用到治疗结束。

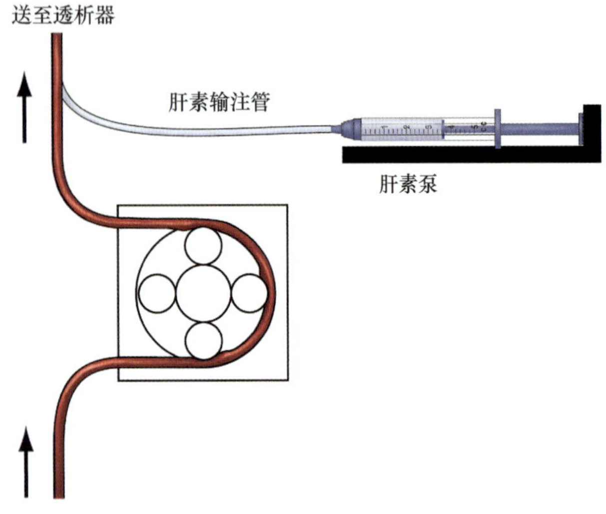

图 24　肝素泵

肝素不足的迹象：

- 滴壶和（或）动脉透析器密封层出现凝血
- 血路管中血液颜色深
- 透析器中有深色血、阴影或深色条纹
- 动脉或静脉压变化（视发生凝血的部位而异）

无肝素透析

对于高危出血（如近期手术、活动性出血）或对肝素过敏的患者，可以行无肝素透析。做好无肝素透析并不容易。它需要：

- 动脉血流速良好，至少为 300 ～ 400 ml/min[52]。该血流速应使动脉泵前压保持低于 － 250 mmHg。
- 定时用生理盐水冲洗透析器和管路（如：每 30 分钟 100 ～ 200 ml）。这些冲洗可帮您观察和预防凝血，如果可见凝血，判断是否需要更换透析器和管路。注：还可以将生理盐水持续输注到透析器前的动脉管路中以稀释血液。在这种情况下，必须使用静脉输液泵，以确保动脉管路上的压力适当。
- 透析器的超滤系数高、可清除更多水和溶质。
- 透析机有超滤控制功能。

注：透析开始时，将全部生理盐水冲洗液的总液量计入患者的超滤目标中。如果没有在初始计算中计入此量，则患者治疗结束后的体重将超过其应该达到的目标体重。

> **A 液替代品**
>
> 某些用于透析液的 A 液可防止凝血，无需使用肝素。标准 A 液使用醋酸。而 Citrasate® 和 DRYalysate® 则使用枸橼酸。计算机模型可以帮助预测患者的钙水平[53]。

透析机监控

“我昨天去治疗了，去的时候干体重是 72.5 千克。治疗倒是挺顺利的，但完了以后体重是 74.7 千克。这是怎么回事？他们说那台机器一定是哪儿坏了。”

透析机上的传感器和探测器可：

- 在治疗期间某些指标超出参数范围（限值）时，通过声光警报提醒您
- 检查患者血压以及血液中是否有气泡
- 持续监测透析系统控制功能的运作情况

技师通过以下方式监控透析机：

- 进行设备安全检测
- 检查每位患者的透析器和透析机读数
- 发生警报时迅速处理并采取纠正措施

您需要了解血透机上的每个监测器的功能，以及警报响起时如何处理。然后，即可迅速采取行动找出问题。第 4 章：*血液透析设备*详细介绍了监测器和警报。您要负责在治疗期间留意体外循环回路、透析液回路和设备是否有问题（图 25 和图 26）。

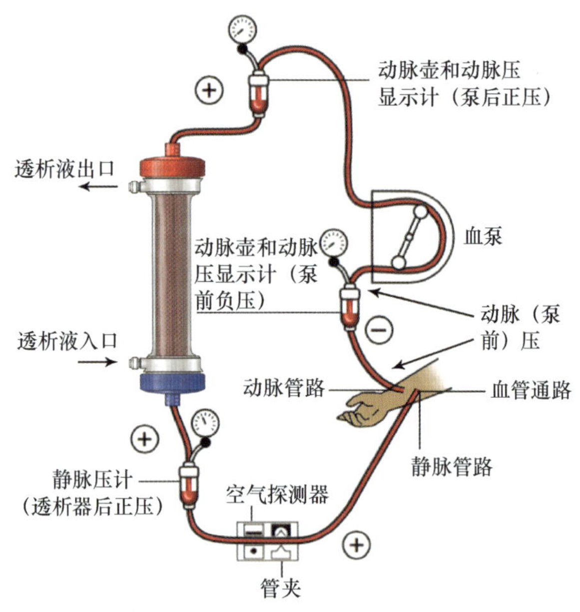

图 25　动脉和静脉管路上的压力监测装置

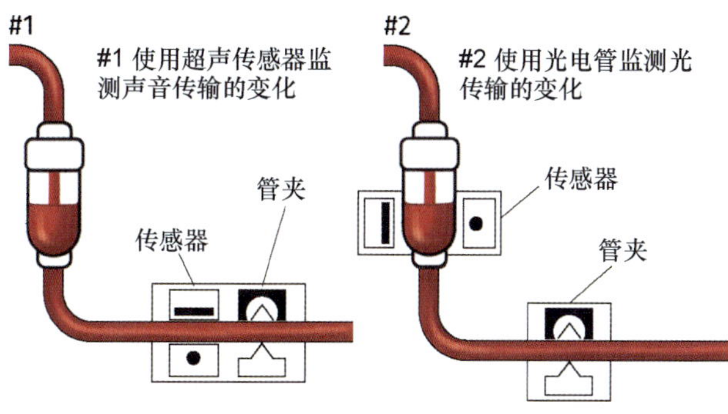

图 26　空气探测器

您需要：

- 查看透析器和血路管中是否有空气
- 留意透析器是否有漏血
- 检查是否有凝血
- 检查所有压力警报
- 监测血液和透析液流速
- 检查透析液温度和电导度
- 监测除水量
- 如果使用肝素泵，请检查输注速度
- 检查管路接头

这些检查有助于保护患者安全。**每半小时检查一次所有系统，或按照诊所的制度进行检查。**

血液透析并发症

“我搬家了，所以不得不换诊所，我身上一直痒得要命！开始我还以为是磷太高，但其实不是。而且，我只是在上机透析的时候才痒。太难受了，治疗结束前，我根本睡不着。我觉得我可能对溶液过敏。”

尽管血透技术不断进步，但在治疗期间始终存在并发症风险。这些并发症可以是*临床*（与患者治疗照护相关）或*技术*（与设备相关）并发症。我们将分别予以介绍。

注：有关透析技师执业范围的法律和规定因州而异。您所在的州可能允许、也可能不允许您执行本节中介绍的一些“处理措施”步骤。

临床并发症

“有没有人遇到过透析机使你的血压升高而不是降低的情况？我的血压高得吓人，有 190/90 mmHg 左右。前面那个数最高达到过 202 mmHg。我都担心自己要卒中或犯心脏病了！”

治疗期间可能发生的临床并发症见表 12。按照诊所的制度与规程来预防或处理这些情况。如果发现问题，请立即告诉护士，以便其采取措施。

表 12　血透的临床并发症[29，54-55]

空气栓塞 气泡被血流携带到一根细到足以被气泡堵塞的血管中	
原因	
■ 未配备空气探测器或空气探测器有故障，*且*： ➢ 生理盐水袋已空 ➢ 静脉给药不慎 ➢ 血路管接头松动或血泵前管路漏血 ➢ 动脉管路脱落	➢ 透析液温度过低，加热时释放出大量溶解的空气 ➢ 导管未盖管帽且未夹闭，尤其是在患者处于坐位时
迹象 / 体征	
■ 静脉管路中有空气或泡沫	■ 导管上无管帽或管夹
症状	
■ 如果患者处于*坐位*，空气可能会进入*大脑*并引起： ➢ 视物改变 ➢ 意识模糊 ➢ 身体一侧轻瘫 ➢ 癫痫发作、卒中、昏迷甚至死亡	■ 如果患者处于*卧位*，空气可能会进入*心脏和肺部*，并引起以下问题： ➢ 呼吸急促或咳嗽 ➢ *发绀*——嘴唇、手指和脚趾发青 ➢ 心律不齐（心律失常） ➢ 胸痛、心搏骤停、*死亡*

空气栓塞 气泡被血流携带到一根细到足以被气泡堵塞的血管中（续表）	
预防措施	
■ 牢固连接所有血液回路接头 ■ 任何时候都必须配备空气探测器 ■ 解除空气警报*前*，查看从空气探测器至患者段的静脉管路 ■ 如果必须取下导管帽，检查确保导管已夹闭	■ 取掉或夹闭空静脉输液袋或注射器 ■ 双重夹闭生理盐水管 / 所有不用的管路 ■ 将静脉管路连接到通路前，检查其是否有空气 ■ 将血泵速度保持为通路可以输送血液的速度，以免吸入空气
处理措施	
您的职责： ■ 夹闭血路管并关闭血泵，以停止空气流入 ■ 呼喊他人帮忙 ■ 使患者双脚高于头部（头低脚高位） ■ 将患者侧向其*左侧*，使空气升至心脏*右侧*	**护士将：** ■ 给氧（8 ～ 10 L） ■ 致电 120 并请患者的医生查看 ■ 如果可能，做一次心电图 ■ 监测并稳定生命体征 ■ 将生理盐水管连接到动脉穿刺针或重新找一条静脉注射药物 ■ 如果患者低血压，则给予生理盐水

速发严重过敏反应 严重的过敏反应	
原因	
■ 对灭菌剂环氧乙烷敏感［注：如今，大多数透析器采用伽马射线和（或）蒸汽灭菌］ ■ 服用 ACE 抑制剂降血压*且*使用 AN-69 透析器膜	■ 对透析器和（或）血路管中残留的杀菌剂产生的反应 ■ 药物 / 血液反应 ■ 对透析器膜的 A 型反应
迹象 / 体征	
■ 血透最初 5 ～ 30 分钟内的反应	■ 给药后 5 ～ 10 分钟出现的反应
症状	
■ 呼吸困难（可能会喉头水肿） ■ 胸闷 ■ 心动过速 ■ 心搏骤停 ■ 低血压 ■ 焦虑感或躁动 ■ 潮红；烧灼感、热感 ■ 荨麻疹和发痒	■ 流泪；眼周肿胀 ■ 流鼻涕 ■ 腹部痉挛性绞痛 ■ 口周麻木和刺痛感 ■ 下背部疼痛 ■ 如果输注了消毒剂，静脉穿刺部位通常会立即出现烧灼感和疼痛
预防措施	
■ 避免使用已知会令患者过敏的药物 ■ 临用前（按照生产厂家的规程），充分冲洗“首次使用的透析器”	■ 在治疗准备期间彻底冲洗透析器和血路管
处理措施	
您的职责： ■ 呼喊他人帮忙 ■ 停止可疑治疗（如：药物、血泵）以防止继续发生反应	**护士将：** ■ 致电 120 并请医生查看 ■ 给氧 ■ 夹闭所有管路 ■ 停止透析且不要回输血液 ■ 监测生命体征 ■ 治疗低血压 ■ 按医嘱给予药物

心绞痛 心脏缺氧引起的胸痛	
原因	
■ 冠状动脉疾病（心脏动脉阻塞） ■ 低血压（使心脏泵血功能减弱）	■ 焦虑（心率加快） ■ 贫血 ■ 过度超滤使心肌休克
症状	
■ 胸部、手臂或下颌疼痛或发紧 ■ 患者可能发冷、出汗和（或）呼吸困难	■ 患者可能低血压
预防措施	
■ 密切监测血压，以避免低血压 ■ 防止失血，失血可加重贫血（如，透析器纤维凝血）	■ 按照处方治疗贫血 ■ 计算并设定＜ 13 ml/（kg · h）的超滤目标
处理措施	
您的职责： ■ 呼喊他人帮忙 ■ 减慢血流速和超滤率，以防止进一步的体液流失与心脏负荷 ■ 监测生命体征	**护士将：** ■ 评估患者并请医生查看 ■ 按照长期医嘱给予硝酸甘油 ■ 如果可能，做一次心电图 ■ 如果患者呼吸短促，则给氧 ■ 如果疼痛剧烈或无缓解，则停止透析 ■ 评估干体重、超滤率目标和超滤率 ■ 如果患者低血压，则给予生理盐水

心律失常 心跳不规则	
原因	
■ 基础心脏病 ■ 血清 pH 值或电解质水平改变，尤其是钾	■ 低血压 ■ 心脏病 ■ 过度超滤使心肌休克
症状	
■ 脉搏不规则（漏搏或多搏） ■ 心率减慢或加快	■ 患者反映“心悸” ■ 焦虑
预防措施	
■ 核实透析液钾水平（如果患者使用洋地黄，医生可能在处方中开具较高水平的钾） ■ 在治疗期间监测心率*和*节律	■ 监测血压 ■ 监测超滤率以防止低血压
处理措施	
您的职责： ■ 呼喊他人帮忙 ■ 检查生命体征 ■ 手工测量患者的脉搏 ■ 如果患者低血压，则降低超滤率	**护士将：** ■ 评估患者 ■ 如果可能，做一次心电图 ■ 请患者的医生查看 ■ 按医嘱给予药物 ■ 如果患者低血压，则给予静脉输液 ■ 检查透析液钾水平 ■ 如果症状严重，则停止透析

<table>
<tr><th colspan="2">接触消毒剂（氯）或杀菌剂
透析用水或透析液中的消毒剂对患者造成伤害</th></tr>
<tr><td colspan="2">原因</td></tr>
<tr><td colspan="2">■ 极高渗溶液</td></tr>
<tr><td colspan="2">体征和症状</td></tr>
<tr><td>■ 脉率上升或下降
■ 心搏骤停
■ 胸痛
■ 发绀（发青）</td><td>■ 溶血
■ 血压下降
■ 呼吸困难
■ 呕吐</td></tr>
<tr><td colspan="2">预防措施</td></tr>
<tr><td colspan="2">■ 根据诊所制度，检测透析液和水处理系统中的消毒剂或杀菌剂
■ 根据诊所制度，在治疗开始前检测透析设备中的消毒剂或杀菌剂
■ 不要在患者接受透析时，对透析液、水处理系统或机器进行消毒</td></tr>
<tr><td colspan="2">处理措施</td></tr>
<tr><td>您的职责：
■ 停止治疗
■ 夹闭静脉管路，使已溶血的血液不会被回输到患者体内
■ 按指示采集血样
■ 采集透析液样本进行分析
■ 保存体外循环回路进行分析
■ 将该透析机从治疗区移走
■ 帮助找出消毒剂的来源</td><td>护士将：
■ 监测患者的血氧饱和度
■ 告知患者的医生
■ 监测患者的生命体征、呼吸和心律
■ 帮助找出消毒剂或杀菌剂的来源，以及确定是在透析单元，还是来自集中供液系统</td></tr>
</table>

<table>
<tr><th colspan="2">心搏骤停
心脏停止跳动</th></tr>
<tr><td colspan="2">原因</td></tr>
<tr><td>■ 极低血压
■ 电解质失衡；高钾
■ 心律失常
■ 心脏病发作</td><td>■ 空气栓塞
■ 溶血
■ 大量失血（严重失血）</td></tr>
<tr><td colspan="2">迹象 / 体征</td></tr>
<tr><td>■ 无心尖或颈动脉脉搏
■ 无呼吸</td><td>■ 意识丧失</td></tr>
<tr><td colspan="2">症状</td></tr>
<tr><td>男性
■ 胸部、手臂、肩部或下颌疼痛或有压迫感
■ 突然冒冷汗
■ 消化不良、恶心、呕吐
■ 感觉昏晕、头晕或呼吸困难
■ 濒死感
■ 重度焦虑或意识模糊</td><td>女性
■ 从胸正中到手臂疼痛或有压迫感
■ 上背部、肩部、喉咙疼痛
■ 出汗
■ 消化不良、恶心、胀气痛、呕吐
■ 感觉昏晕、头晕或呼吸困难
■ 焦虑
■ 突发严重疲劳或睡眠问题</td></tr>
<tr><td colspan="2">预防措施</td></tr>
<tr><td>■ 预防可引起心搏骤停的问题，如休克和血钾浓度快速变化
■ 在治疗期间监测生命体征
■ 确认超滤目标不要过高</td><td>■ 立即告诉护士重要的生命体征变化和（或）患者主诉
■ 检查血管通路和血路管，确保其牢固连接</td></tr>
</table>

<table>
<tr><th colspan="2">心搏骤停
心脏停止跳动（续表）</th></tr>
<tr><td colspan="2">处理措施</td></tr>
<tr><td>您的职责：
■ 呼喊他人帮忙
■ 根据护士指示，停止治疗。回输患者的血液
■ 用生理盐水冲洗穿刺针或透析导管分支管，保留一条静脉管路来输液和给药
■ 按照要求辅助行复苏术
■ 将背板担架放在患者身下或将患者移到地板上</td><td>护士将：
■ 检查患者是否无反应
■ 按照诊所制度处理“拒绝复苏”指令（如有）
■ 如果患者没有“拒绝复苏”指令或其意愿不明确，则开始心肺复苏并使用自动体外除颤器：
➢ 让人帮助致电 120
➢ 让人请患者的医生查看
➢ 进行心肺复苏，直到患者有反应或救护人员到达</td></tr>
</table>

<table>
<tr><th colspan="2">心脏（心肌）“休克”
流向心肌的血液减少</th></tr>
<tr><td colspan="2">原因</td></tr>
<tr><td>■ 超滤率过高
■ 低血压</td><td>■ 低血容量</td></tr>
<tr><td colspan="2">迹象 / 体征</td></tr>
<tr><td>■ 症状性血压下降
■ 肌肉痛性痉挛</td><td>■ 胸痛</td></tr>
<tr><td colspan="2">预防措施</td></tr>
<tr><td>■ 降低透析液温度
■ 超滤率避免超过 13 ml/（kg · h）
■ 使用血容量监测（若诊所配备）
■ 密切监护患者</td><td>■ 向患者宣教安全的水摄入量
■ 针对高血容量患者，提供更频繁的血透或额外治疗
■ 延长治疗时间以降低超滤率
■ 重新评估目标体重</td></tr>
<tr><td colspan="2">处理措施</td></tr>
<tr><td>您的职责：
■ 监测血压，以防止血压显著下降
■ 如果发现超滤率偏高，请提醒护士</td><td>护士将：
■ 了解患者的合并症（如：充血性心力衰竭、心肌纤维化伴左心室肥厚）和年龄
■ 监测超滤率偏高的情况，并按医嘱进行限制
■ 评估各次低血压发作
■ 根据需要给氧
■ 向患者宣教高钠饮食增加液体摄入量的风险</td></tr>
</table>

<table>
<tr><th colspan="2">死亡
患者在透析诊所去世</th></tr>
<tr><td colspan="2">原因</td></tr>
<tr><td>■ 心搏骤停
■ 速发过敏反应性休克</td><td>■ 失血
■ 呼吸衰竭或卒中</td></tr>
<tr><td colspan="2">迹象 / 体征</td></tr>
<tr><td>■ 无反应
■ 无呼吸</td><td>■ 无脉搏</td></tr>
<tr><td colspan="2">预防措施</td></tr>
<tr><td colspan="2">■ 也许可以预防，也可能无法预防</td></tr>
<tr><td colspan="2">处理措施</td></tr>
<tr><td>您的职责：
■ 不要移动患者
■ 使用屏风或隔帘保护隐私
■ 除非得到护士的指示，否则不要触碰机器、管路等
■ 如有要求，收拾患者的物品，交给家属
■ 不要与其他患者谈论此患者的情况，因为这会违反 HIPAA 法案</td><td>护士将：
■ 联系本机构的医务主任
■ 联系验尸官办公室
■ 致电患者的医生、家属和准备移送的殡仪馆
■ 安排转移患者遗体以等待移送</td></tr>
</table>

透析失衡综合征（DDS） 血尿素氮水平快速下降，导致水转移到大脑中，引起脑水肿 （注：如今并不常见）	
原因	
■ 血尿素氮水平非常高的新透析患者	■ 漏做几次治疗，因此血尿素氮水平高
迹象 / 体征	
■ 治疗期间或即将*结束*时： ➢ 高血压	➢ 意识水平改变 ➢ 脉搏不规则 ➢ 严重情况下：昏迷和死亡
症状	
■ 治疗期间或即将*结束*时： ➢ 恶心和呕吐 ➢ 视物模糊	➢ 头痛 ➢ 震颤 / 躁动 ➢ 行为改变、癫痫发作
预防措施	
■ 在治疗期间密切监护患者 ■ 立即告诉护士生命体征变化或患者反映的身体问题	■ 当血尿素氮（BUN）＞150 mg/dl 时： ➢ 使用膜面积较小的（处方规定的）透析器 ➢ 采用较低的血液和透析液流速 ➢ 肾脏科医生可以开几天短时、缓慢的*每日*治疗处方
处理措施	
您的职责： ■ 观察患者的症状 ■ 如果怀疑存在问题，请告诉护士 ■ 根据护士指示，停止治疗，并回输患者的血液	**护士将：** ■ 评估患者的失衡情况或导致这些症状的其他原因 ■ 降低治疗效率： ➢ 使用清除率较低的透析器 ➢ 降低血液和透析液流速 ➢ 采用同向流动的透析液 ➢ 告诉患者的医生 ➢ 按处方给予药物 ➢ 进行时间更短、更频繁的治疗 ➢ 如果症状严重，则停止治疗

大量失血 危及生命的失血	
原因	
■ 排空预冲生理盐水时，未将静脉管路连接到患者身上 ■ 血路管脱落	■ 穿刺针脱落 ■ 自体内瘘或人工血管内瘘破裂 ■ 透析器破膜（漏血探测器同时发生故障）
迹象 / 体征	
■ 患者衣物、毯子、椅子或地板上有大量血液 ■ 透析液室和管道中有粉红色或红色透析液，同时漏血探测器发出警报	■ 突然发出泵前动脉压偏低警报和空气探测器警报
症状	
■ 血压降低 ■ 心率加快 ■ 呼吸急促	■ 休克 ■ 癫痫发作 ■ 心搏骤停
预防措施	
■ 确保您在治疗全程随时可以看到患者的透析通路和管路接头 ■ 用胶带牢固固定穿刺针 ■ 每 30 分钟检查生命体征时，检查所有通路接头和血路管 ■ 松弛弯曲的血路管*仅可*固定到患者身上。不要使弯曲处太紧	■ 检测所有压力监测器和漏血探测器，然后才能用于*每位*患者 ■ 扫视地板上是否有血液，尤其是椅下和机器后方

大量失血
危及生命的失血（续表）

处理措施

您的职责：

- 立即呼喊他人帮忙
- 停止血泵
- 夹闭脱落的血路管两侧或导管的两个分支管
- 直接按压出血部位
- 丢弃血路管和透析器，并按照医嘱重新开始治疗
- 保护好透析通路，以备有可能用于静脉输液

护士将：

- 监测生命体征
- 给氧
- 向医生 / 肾脏科医生报告
- 按医嘱给予药物
- 致电 120
- 如果需要，在等待紧急医疗服务时，输注生理盐水或其他医嘱补液

发热和（或）寒战
体温偏高、患者寒冷发抖

原因

- 感染（最常见的原因依次为导管、人工血管内瘘或自体内瘘）
- 复用透析器被污染
- 透析液用水引起的热原反应
- 透析液温度过高
- 透析液温度过低
- 违反无菌操作要求

迹象 / 体征

- **局部感染**：发红、肿胀、肤温升高，或通路 / 其他部位（如足部、伤口）有渗出液
- **热原反应**：开始透析后 45 ～ 75 分钟，一名或多名体温正常的患者出现发热和寒战

症状

- 感染：血透前发热 / 寒战；通路或其他部位（如足部、皮肤伤口）温热、肿胀、疼痛
- 患者抖动（寒战）可能导致体温升高
- 血透开始后出现发热、寒战
- 患者体感较热（透析液温度高于患者核心体温）
- 感到寒冷，无发热（透析液温度低）
- 头痛
- 恶心和呕吐
- 肌肉疼痛

预防措施

- 正确进行手卫生，并采取标准预防措施
- 检查患者的生命体征，若有重大改变，立即告诉护士
- 采用无菌技术操作设备和穿刺
- 查找患者*系统*（全身）和*局部*（一个部位）感染的征象
- 治疗前检查透析液温度
- 根据诊所制度对透析机和水处理系统进行消毒
- 检查复用透析器的消毒剂液位和消毒时间是否适当
- 治疗前，按照诊所规定的最长安全再循环时间，让生理盐水在体外循环回路中再循环

处理措施

存在感染时您的职责：

- 密切监测生命体征，包括体温，并向护理人员报告。

您对于疑似热原反应的职责：

- 告诉护士
- 停止治疗并遵循护士的指示
- 检查生命体征，包括体温
- 按照护士的指示，采集透析用水和透析液样本进行鲎试剂（LAL）和细菌检测

如果怀疑感染，护士将：

- 按照医嘱采集血培养标本（2 组）和（或）伤口渗出液培养标本
- 按医嘱给予药物

如果怀疑有热原反应，护士将：

- 请医生查看
- 指导工作人员如何照护和治疗目前在诊所接受透析的患者
- 指示工作人员需要采集透析用水和透析液样本，以进行细菌培养和 LAL 检测，以及可能需要隔离该设备
- 按医嘱给予药物
- 如有需要，请通知卫生主管部门

<table>
<tr><th colspan="2">首次使用综合征
对透析器膜或灭菌气体敏感</th></tr>
<tr><td colspan="2">原因</td></tr>
<tr><td>■ 对环氧乙烷这种用于某些新型干式透析器的气体灭菌剂出现的反应</td><td>■ 对透析器膜或生产残留物过敏。在使用 ACE 抑制剂降压药的患者中可能更严重</td></tr>
<tr><td colspan="2">迹象 / 体征</td></tr>
<tr><td colspan="2">■ 治疗的最初 5 ～ 10 分钟（轻度时为 20 ～ 40 分钟）出现反应（见症状）</td></tr>
<tr><td colspan="2">症状</td></tr>
<tr><td>■ 发痒
■ 胸痛和（或）背痛
■ 呼吸急促</td><td>■ 低血压
■ 恶心
■ 全身不适</td></tr>
<tr><td colspan="2">预防措施</td></tr>
<tr><td>■ 根据规定，治疗前用生理盐水充分冲洗新透析器</td><td>■ 完成不去除透析膜蛋白覆层的复用处理步骤</td></tr>
<tr><td colspan="2">处理措施</td></tr>
<tr><td>您的职责：
■ 如果怀疑患者发生该反应，请告诉护士</td><td>护士将：
■ 评估患者
■ 给氧缓解呼吸急促
■ 如有必要，停止治疗
■ 按照医嘱给予药物缓解症状和疼痛</td></tr>
</table>

<table>
<tr><th colspan="2">头痛</th></tr>
<tr><td colspan="2">原因</td></tr>
<tr><td>■ 高血压
■ 液体转移
■ 透析失衡综合征（DDS）
■ 电解质转移</td><td>■ 焦虑或紧张
■ 血糖下降，即使是没有糖尿病的患者
■ 咖啡因或酒精戒断，因为透析期间这些物质水平下降</td></tr>
<tr><td colspan="2">迹象 / 体征</td></tr>
<tr><td colspan="2">■ 患者抱头或主诉头痛</td></tr>
<tr><td colspan="2">症状</td></tr>
<tr><td>■ 头部或面部疼痛，可持续至治疗后数小时，且可能严重到使患者停止透析</td><td>■ 对光和声音敏感</td></tr>
<tr><td colspan="2">预防措施</td></tr>
<tr><td>■ 设立准确的目标体重
■ 计算所需的除水量并正确设定超滤目标
■ 鼓励患者遵守液体和钠的摄入限量，并服用医生开具的降压药</td><td>■ 对于透析失衡综合征，采用较慢速和（或）更频繁的血透（较高的透析液钠浓度可能有所帮助）
■ 检查患者的血糖</td></tr>
<tr><td colspan="2">处理措施</td></tr>
<tr><td>您的职责：
■ 通知护士</td><td>护士将：
■ 按医嘱给予药物
■ 根据需要调整治疗
■ 评估咖啡因戒断情况</td></tr>
</table>

肝素过量	
原因	
■ 首次肝素快速推注剂量错误 ■ 肝素输注泵设置错误	■ 肝素泵损坏，输送过多肝素
迹象 / 体征	
■ 血透时穿刺部位周围出血 ■ 血透后穿刺部位出血 20 分钟以上	■ 注射器内剩余的肝素量有误
症状	
■ 出血（流血过多） ■ 低血压 ■ 青肿	■ 鼻出血 ■ 柏油样便 ■ 瘀点（血液渗出处的皮下紫色斑点）
预防措施	
■ 抽取适量肝素 ■ 使用处方规定的肝素类型	■ 在治疗期间监测肝素泵
处理措施	
您的职责： ■ 告诉护士	**护士将：** ■ 频繁测量凝血时间（如果使用） ■ 停止肝素泵，特别是在透析即将结束时 ■ 如果在拔针后仍然出血，则按压穿刺部位并使用快速止血产品 ■ 评估下一次治疗应采用的肝素剂量 ■ 通知患者的医生 ■ 如果医生给出了使用硫酸鱼精蛋白（肝素拮抗剂）的医嘱，则将患者送往医院接受该药物治疗 ■ 安排检查患者的通路是否有撕裂或狭窄

高血压 血透治疗期间或之后血压高	
原因	
■ 体液过多（可能与高钠摄入或可调钠有关） ■ 未服用医生开具的降压药	■ 焦虑 ■ 透析失衡综合征（DDS）
迹象 / 体征	
■ 头痛 ■ 恶心和呕吐	■ 神经紧张不安 ■ 可能没有症状（常见）
预防措施	
■ 鼓励患者遵守液体和钠的摄入限量，并服用医生开具的降压药 ■ 设立准确的目标体重 ■ 正确计算除水量并相应地设定超滤目标	■ 对于透析失衡综合征，采用较慢速和（或）更频繁的透析 ■ 治疗期间服用降压药 ■ 确认患者正确服用（且可以负担）降压药
处理措施	
您的职责： ■ 密切监测生命体征 ■ 正确计算超滤目标 ■ 鼓励患者遵守其液体和盐的摄入限量	**护士将：** ■ 如果高血压明显且持续时间长，可根据需要给予药物 ■ 检测患者的血钠水平 ■ 评估透析期间血钠水平是否增加 ■ 与医生商讨考虑降低透析液钠浓度 ■ 向医生申请动态血压监测，以更好地了解血压模式 ■ 与营养师讨论患者饮食中的钠摄入量 ■ 如果离开诊所前血压没有下降，与医生商讨进行急诊评估

低血压
血压低

原因

- 超滤目标过高
- 超滤率过高［＞ 13 ml/（kg · h）］
- 透析前服用降压药
- 从坐位起身转为站位
- 心脏病
- 贫血
- 脱水（如：因呕吐、腹泻）

迹象 / 体征

- 血压逐渐或突然下降
- 出汗或发冷、皮肤湿冷
- 患者给自己扇风
- *面色苍白*（患者面色转白）
- 打呵欠
- 意识丧失

症状

- 站起时头晕、感觉眩晕
- 恶心和呕吐
- *心动过速*（心跳快速）
- 温热感
- 无力
- 痛性痉挛
- 胸痛
- 头痛
- 焦虑感

预防措施

- 治疗前准确称量体重
- 正确计算除水目标
- 不要超过诊所规定的超滤率目标［即＜ 13 ml/（kg · h）］
- 在治疗期间小心监测血压
- 教患者识别早期症状，并向工作人员报告这些症状
- 询问患者是否按照处方服用降压药
- 鼓励患者遵守液体摄入限量
- 检查患者在起身站立前后的血压，了解哪些患者有*直立（体位）性*低血压（站立时血压下降）

处理措施

您的职责：

- 告诉护士
- 采用改良的头低脚高位（抬高腿 30° ～ 45°）
- 降低超滤率
- 快速推注一定剂量的生理盐水
- 持续检查血压，直到其恢复正常

护士将：

- 评估患者
- 评估患者是否需要吸氧
- 评估患者的超滤目标

低氧血症
血氧不足

原因

- 充血性心力衰竭（充血性心衰）
- 慢性阻塞性肺疾病（慢阻肺）
- 透析液成分不当
- 首次使用综合征
- 非生物相容性透析器膜
- 贫血，Hgb ＜ 10 g/dl
- 透析期间进食
- 透析液温度较高（＞ 36℃）

迹象 / 体征

- *发绀*（嘴唇、甲床、皮肤发青）
- 低血压
- 脉率升高
- 呼吸加快或喘息
- 血氧饱和度低于 90%

症状

- 视物模糊
- 胸痛
- 意识模糊
- 痛性痉挛
- 恶心和呕吐
- 头晕
- 躁动
- 呼吸急促

<table>
<tr><th colspan="2">低氧血症
血氧不足（续表）</th></tr>
<tr><td colspan="2">预防措施</td></tr>
<tr><td>■ 治疗时如果 Hgb ＜ 10 g/dl，则给氧
■ 留意呼吸是否＞ 24 次 / 分
■ 留意收缩压是否＜ 150 mmHg
■ 留意脉率是否＜ 60 次 / 分或＞ 100 次 / 分
■ 留意血氧饱和度是否＜ 90%
■ 使用适合患者的碳酸氢盐透析液</td><td>■ 使用带生物相容性透析膜的透析器
■ 患者保持理想的干体重
■ 使用温度较低的透析液（＜ 36℃）
■ 不建议低氧血症患者在临透析前和透析期间进食</td></tr>
<tr><td colspan="2">处理措施</td></tr>
<tr><td>您的职责：
■ 检查透析液成分</td><td>护士将：
■ 给患者吸氧
■ 维持患者的血压</td></tr>
</table>

<table>
<tr><th colspan="2">肌肉痛性痉挛</th></tr>
<tr><td colspan="2">原因</td></tr>
<tr><td>■ 过度超滤引起的反应
■ 超滤目标过高
■ 低血压</td><td>■ 血生化指标改变，尤其是钠、钙或钾 *
* 注：血生化指标改变引起的反应因患者而异</td></tr>
<tr><td colspan="2">迹象 / 体征</td></tr>
<tr><td>■ 患者喊叫</td><td>■ 患者站起或抓住疼痛的肌肉</td></tr>
<tr><td colspan="2">症状</td></tr>
<tr><td colspan="2">■ 肌肉痛性痉挛——最常见于手脚或腹部</td></tr>
<tr><td colspan="2">预防措施</td></tr>
<tr><td>■ 治疗前准确称量体重
■ 计算需要减少的体重并正确设定超滤目标
■ 开始治疗前，检验机器设置是否正确</td><td>■ 不要超过诊所规定的超滤率限制规定［即＜ 13 ml/（kg・h）］
■ 使用处方规定的透析液
■ 鼓励患者遵守其盐和液体的摄入限量</td></tr>
<tr><td colspan="2">处理措施</td></tr>
<tr><td>您的职责：
■ 降低超滤率
■ 对疼痛部位进行热敷，以放松肌肉
■ 轻轻按摩该部位</td><td>护士将：
■ 按医嘱给氧
■ 根据诊所规定给予生理盐水
■ 帮助患者伸展疼痛的肌肉，如：屈伸手指或脚
■ 让患者起身站立前，检查确保患者的血压允许患者站立</td></tr>
</table>

<table>
<tr><th colspan="2">恶心和呕吐</th></tr>
<tr><td colspan="2">原因</td></tr>
<tr><td>■ 低血压
■ 食物中毒或胃肠道病毒
■ 透析失衡综合征
■ 热原反应</td><td>■ 透析器膜过敏
■ 药物反应或相互作用
■ 其他胃肠问题</td></tr>
<tr><td colspan="2">症状</td></tr>
<tr><td>■ 恶心、呕吐
■ 可能伴低血压或高血压</td><td>■ 可能伴腹泻和头痛</td></tr>
</table>

<table>
<tr><th colspan="2">恶心和呕吐</th></tr>
<tr><td colspan="2">预防措施</td></tr>
<tr><td>■ 治疗前准确称量体重
■ 正确计算除水目标
■ 不要超过诊所规定的超滤率目标［即＜ 13 ml/（kg・h）］</td><td>■ 患者的医生可以开具减轻恶心的药物
■ 不建议在透析时进食，如果患者必须进食，建议尽量少食</td></tr>
<tr><td colspan="2">处理措施</td></tr>
<tr><td>您的职责：
■ 给患者一个呕吐盆
■ 给患者一条凉湿毛巾和（或）漱口清水
■ 检查患者的生命体征
■ 如果血压低，则降低超滤率并补充生理盐水
■ 如果患者的衣服弄脏，且诊所有刷手服，则给患者一套刷手服换</td><td>护士将：
■ 询问医生是否可用止吐药
■ 如果怀疑为透析失衡综合征，则降低透析效率
■ 如果患者发热，则采用处理发热和（或）寒战的措施</td></tr>
</table>

<table>
<tr><th colspan="2">瘙痒
发痒</th></tr>
<tr><td colspan="2">原因</td></tr>
<tr><td>■ 尿毒症
■ 皮肤干燥
■ 高血清磷：皮肤中形成磷酸钙晶体</td><td>■ 继发性甲状旁腺功能亢进
■ 对药物、穿刺针、胶带、透析器、手套、用于清洁椅子的消毒剂等产生过敏反应</td></tr>
<tr><td colspan="2">迹象 / 体征</td></tr>
<tr><td>■ 皮肤发红
■ 看到患者抓挠
■ 皮肤上有结痂
■ 血清磷水平升高</td><td>注：突然出现并迅速加重的皮肤青紫酸痛可能是钙化防御的征兆
此问题需要专门治疗</td></tr>
<tr><td colspan="2">症状</td></tr>
<tr><td>■ 一直严重发痒——很可能是磷水平高</td><td>■ 仅在透析时严重发痒——很可能是过敏</td></tr>
<tr><td colspan="2">预防措施</td></tr>
<tr><td>■ 保持皮肤清洁干爽
■ 按处方为患者进行透析
■ 询问患者是否随餐点一起服用磷结合剂
■ 请护士推荐护肤液</td><td>■ 用更多生理盐水冲洗透析器，或让医生开另一种透析器
■ 对于通路发痒，更换穿刺针和（或）胶带
■ 请护士审查药物</td></tr>
<tr><td colspan="2">处理措施</td></tr>
<tr><td>您的职责：
■ 告诉护士</td><td>护士将：
■ 评估患者
■ 按医嘱给予药物
■ 提出后续措施建议（如：皮肤护理、饮食咨询）</td></tr>
</table>

<table>
<tr><th colspan="2">癫痫发作</th></tr>
<tr><td colspan="2">原因</td></tr>
<tr><td>■ 严重低血压
■ 电解质失衡
■ 癫痫
■ 透析液成分不当</td><td>■ 透析失衡综合征
■ 低血糖
■ 空气栓塞</td></tr>
<tr><td colspan="2">迹象 / 体征</td></tr>
<tr><td>■ 意识水平改变</td><td>■ 手臂和腿部颤搐、抽搐</td></tr>
</table>

癫痫发作（续表）	
症状	
■ 癫痫患者在临发作前，可能会出现视物改变（一种“预兆”），提醒他们癫痫即将发作	■ 患者在癫痫发作前可能会感到颤搐、恐慌或头晕眼花
预防措施	
■ 在血透期间，避免血尿素氮快速下降 ■ 在血透期间，监测血压变化 ■ 给有心脏病或肺病的患者吸氧 ■ 调整超滤率以避免低血压和脑“休克”	■ 治疗全程监测患者是否有出现治疗 / 设备并发症的体征和症状 ■ 如果有抗凝药医嘱，确保患者正在使用
处理措施	
您的职责： ■ 告诉护士 ■ 如果可以，检查患者的生命体征 ■ 如果患者躺在地上，用软物垫于患者头下 ■ 尽可能保护通路臂，以免穿刺针脱落 ■ 如果血压低，则降低超滤率并补充生理盐水 ■ 如果患者无反应，经护士确认后停止治疗	**护士将：** ■ 请医生查看 ■ 检查血糖并持续关注 ■ 按医嘱给予药物 ■ 处理透析失衡综合征 ■ 对严重癫痫发作的患者，给予吸氧 ■ 如果存在低血压，请予以持续关注 ■ 插入一根塑料气道管，将患者头部转向侧面 ■ 拨打 120 送往医院

技术并发症

“最开始的时候，我用的肝素方案是先快速推注 1500 个单位，第二和第三小时各 1500 个单位，最后一个小时不用肝素。前 2 周，肝素增加到先快速推注 2200，第二和第三小时各 2200。现在我使用的是先快速推注 3000，第二和第三小时各 2200，但我上机的时候血路还是会堵！”

表 13 列出了血透期间可能发生的技术并发症。请按照诊所的制度与规程来预防或处理并发症。如果发生这些问题，请立即告诉护士。

表 13　透析时的技术问题排除

现象	可能原因	处理措施：务必提醒护士，并：
血路管中有空气、泡沫或动脉管路塌瘪	■ 生理盐水袋已空 ■ 滴壶中液体不足 ■ 体外循环回路某处的连接断开 ■ 血泵工作时，穿刺针从血管通路中脱出	■ 检查空气探测器夹是否已启动并夹在滴壶下方的静脉管路上。如果没有，*立即夹闭管路，以免空气进入患者体内* ■ 确保血泵已停止 ■ 采用无菌操作断开患者与体外循环回路的连接 ■ 从体外循环回路中排除所有空气，然后再继续治疗
透析液管路中有鲜红色（樱桃色）血液	■ *溶血*（红细胞破裂） ■ 泵前负压过高（＞－ 250 mmHg） ■ 血路管扭结或血泵泵隙过窄 ■ 透析液中含有锌、铜、硝酸盐或氯 / 氯胺 ■ 透析液温度过高 ■ 杀菌剂残留在复用透析器中	■ 停止治疗 ■ ***不要回输患者的血液***，这些血液可能因血细胞破裂而使钾含量过高，达到致死水平 ■ 不要将该透析机用于其他患者。从治疗区将其移走并贴上标签 ■ 检查所有其他患者的体征和症状，以防溶血是因透析液配比不当所致 ■ 保留并打包患者此次治疗使用的所有物品。标明“请勿销毁” ■ 请专家帮助找出原因

续表

现象	可能原因	处理措施：务必提醒护士，并：
管路中有深色血液；在回血期间可见体外循环回路中有凝血	■ 凝血 ■ 抗凝剂不足 ■ 血流速过低 ■ 动脉壶液位低 ■ 频繁的警报导致血泵停转 ■ 回路中有空气（可能是透析器中的微气泡）	■ 按处方给予肝素 ■ 及时处理警报 ■ 检查患者的通路，并报告任何异常发现（血流音或震颤感减少、皮肤发凉） ■ 确保在预冲期间从体外循环回路中排出所有空气
透析机关闭并发出警报	■ 透析机电源插头脱落 ■ 透析机故障 ■ 停电	■ 知道如何将静脉管路从气泡探测器上取下，并手摇曲柄给患者回血 ■ 如果整个诊所都受到影响，则按照诊所的制度与规程进行处理
地板上有一摊血，或患者衣服上有一片血	■ 大量失血 ■ 血路管脱落 ■ 通路破裂 ■ 穿刺针脱落	■ 停止血泵，并夹闭脱落管路的两端 ■ 按压出血部位，如果按压无法止血，则使用止血带 ■ 如果管路已脱落，则不要向患者回输血液 ■ 拧紧所有体外循环回路的接头 ■ 根据指示，补充生理盐水和输氧，并拨打120

透析后操作

“周五我的焦虑发作了，我的一位透析护士一直坐在旁边陪着我说话。她很关心地坐下来陪我，帮我一起渡过这一关，真是太好了。我特别感激每周三次来诊所遇到的每一位工作人员！”

在治疗结束时，您需要完成另一组操作。其中包括：

- 结束透析治疗
- 测量患者的生命体征和体重
- 记录治疗
- 清洁设备

结束透析治疗

在每次治疗结束时，您需要按照诊所的制度与规程来：

- 抽取医嘱要求的透析后血样。
- 如果使用了肝素泵，则将其关闭。医嘱上可能会要求在治疗结束前30分钟执行这一操作。
- 检查患者的血压和脉搏。
- 降低超滤率和血流速。
- 输注生理盐水给患者回血，直到静脉管路中的液体呈粉红色。此时，诊所规定可能要求您执行以下其中一项操作：
  - ➢ 从患者通路中拔出动脉穿刺针并止血。
  - ➢ 在拔出任意一根穿刺针前，先测量患者的生命体征。

按照诊所规定的顺序执行以下步骤：

- 测量患者的坐位和站位血压，以检查是否有*直立（体位）性低血压*（患者站立时手臂血压下降15 mmHg或更多）。如果存在这种情况，患者可能需要额外的生理盐水来稳定其生命体征。
- 拔出动脉穿刺针并止血（若尚未止血），然后拔出静脉穿刺针并止血。

回血后查看透析器，评估有凝血的纤维数量和（或）密封层的凝血情况（图27）。向护士报告清洁不良的透析器。

测量患者的生命体征和体重

“要是他们给我除太多水，我就会头疼，抽筋得厉害，好像骨头都要断了一样，还会头晕，特别是站着和抽筋的时候，也说不出话来，觉得要虚脱了。”

透析后：

- 检查患者的血管通路（参见第6章）和一般状况。
- 患者血压应与治疗开始时大致相同，或更

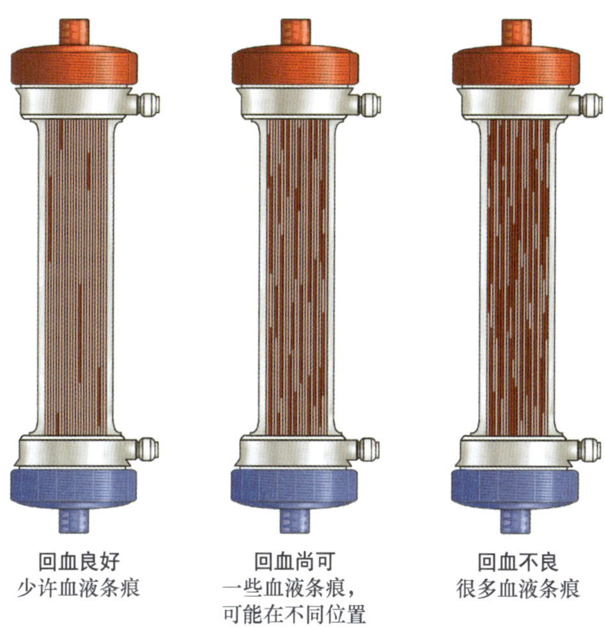

图 27　回血良好、尚可和不良

低。血压非常低的患者有跌倒的风险，如果此类患者开车回家，有发生车祸的风险。诊所会告诉您，在患者离开之前，其血压需要达到多少。如果患者的血压太低，很不安全，诊所可能会要求您：

- 让患者坐几分钟，以便使水转运到血管内。
- 给患者一杯水。
- 如果血压仍然较低，考虑给予生理盐水以防止心肌休克（有关心肌休克的信息，请参见第 227 页）。

- 测量透析后体重，并将其与目标体重和透析前体重进行比较。
- 在患者离开诊所前，告诉护士任何变化或异常结果，如发热，以及患者是否未达到减重目标或减重过多。

记录治疗

请谨记，若没有记录治疗，就代表没有做治疗。按照诊所的规定记录每位患者治疗的*所有*方面。

清洁设备

“我们诊所铺的是乙烯地板，而且磨损得厉害，你可以看到所有血渍。而且，地板上到处是废物。他们每隔一段时间就会有人来打扫，但从不把东西都捡起来。”

复用透析器

如果诊所复用透析器，您需要在治疗后准备对这些透析器进行复用处理。这可能意味着您需要：

- 将输液袋内剩余的生理盐水和剩余的肝素在体外循环回路中进行循环，以冲洗掉透析器中的部分血液。注：用生理盐水将透析器完全注满。空气会导致残留的血液凝固。
- 将透析器和血路管从血透机中取出。
- 将血路管和一次性用品作为生物危害废物丢弃。
- 用接口帽盖上透析器的所有接口。
- 根据诊所的规定，将透析器装入袋子中。这一步有助于防止交叉污染。将袋子放入冰箱，以减少病原体生长；或者立即对透析器进行复用处理。

参见第 5 章，了解有关透析器复用处理的更多信息。

一次性透析器

如果诊所不复用透析器，则按照诊所规定将其丢弃。按照诊所的规定，取下管夹和其他非一次性用品，消毒后，才能将其用于其他患者。

消毒设备

为了杀灭细菌，您必须对设备进行消毒，才能用于另一名患者。否则，病菌会传给下一位使用该设备的患者：

- 每次治疗后，用消毒液认真清洁透析椅和透析机外表面。
- 需特别注意治疗过程中可能接触并污染的旋钮和其他表面。
- 定期对透析机的内部通道进行热消毒和（或）化学消毒。在每个治疗日结束时至少完成一次消毒，但也可更频繁地进行。查看诊所规程，了解应在何时进行消毒。在进行热消毒和（或）化学消毒之前，先冲洗掉透析机中的透析液。这种冲洗通常使用醋酸或枸橼酸。

热消毒是某些透析机的内置处理程序，由 3 个过程组成*：

1. 在*加热*过程中，将水加热至 85 ～ 95℃。

2. 在*循环*过程中，热水持续流过液路 20 ～ 60 分钟，对透析机进行消毒，然后热水排出、冷水流入。

3. 在*恢复常温*过程中，温度调节装置使透析机温度恢复正常。

*注：一些透析机使用加热的枸橼酸进行消毒。

化学消毒也包括 3 个过程（注水、循环、冲洗）。透析机使用消毒剂而不是透析液运行。消毒剂与经过处理的水混合，并流过透析液通道。然后，冲洗过程将其冲洗掉。

消毒后、开始治疗之前，先检测冲洗水路的水，以证实透析机内没有残留消毒剂，否则会对患者造成伤害甚至致命。透析机必须定期消毒，包括没有用于治疗的备用透析机、隔离透析机等。所有透析机都有最长消毒间隔时间规定。大多数透析机至少每 48 小时须消毒一次，即使没有使用也是如此。

衡量透析充分性

"问题是，他们没有提高我的 Kt/V，因为他们觉得最低限度就够好了。而有时不是这样。虽然我的清除率是够了，但大部分时间我的感觉都特别不好。"

"充分"治疗是指患者起码获得了联邦医疗保险要求的最低透析剂量。然而，研究发现，透析时间越长对患者越好。在美国，透析中心标准血透的患者生存率与其他西方地区相比并不理想，很大一部分原因是治疗时间太短：通常少于 4 小时[56]。

千万不要因为患者的"充分性数值理想"，就告诉他们，他们只需要更短的治疗时间就够了。为什么不要这么做？原因是透析剂量*仅*基于血*尿素*（血尿素氮，即 BUN）水平。尿素是一种小分子蛋白废物，测定简便且费用低廉，但毒性不高。与所有其他废物不同，尿素可在体内所有液体分布区之间自由弥散。这意味着：

1. 清除尿素非常容易。

2. 未充分清除尿素是透析不充分的明确标志。

3. 清除大量尿素并不代表治疗清除了可导致长期损害的其他有毒废物。

其他像 β_2 微球蛋白（β_2M）这样的"中分子"废物体积更大，很难在 4 小时治疗期间清除。这些废物会逐渐蓄积，从而损害神经、破坏关节、破坏骨骼和损伤软组织。

此外，我们的充分性衡量指标不包括超滤。但是，我们现在知道，在每次治疗中使用安全的超滤目标和超滤率对于患者的感觉好坏，乃至其寿命长短至关重要。

尿素动力学模型（UKM）

"这是我使用新透析器的第二个月，我的各项检测化验结果更好了！清除率是 1.6。我从来没达到过这么高。磷 3.3！钾 4.9。使用这个滤器让我再满意不过了！"

UKM 可以帮助医生开具治疗处方，预测患者应接受的治疗时间，并了解患者是否摄入了足够的蛋白质。需要采集透析前和透析后的血尿素氮测定血样，以及测量透析前和透析后的体重。

UKM 公式，即 Kt/V 是患者所接受的透析量的公式。该公式估算透析期间的尿素（血尿素氮）清除。由于 Kt/V 包括治疗数据和患者的特征数据，非常复杂，所以由检验科的计算机来计算。以下是 Kt/V 的含义：

- **K** ＝透析器的**血尿素清除率**，以 ml/min 计。K 受透析器类型、血液和透析液流速影响。
- **t** ＝透析**时间**，以分钟计。T 受治疗时间（分钟）和治疗次数影响。患者务必足时接受治疗，且不要遗漏任何一次治疗。
- **V** ＝患者体内的**含水量**（以 ml 计）。估算 V 时，计入了患者的身高、体重、性别、年龄和是否截肢。

抽取透析前和透析后的血尿素氮测定样本

"每月问医生 / 护士要你的完整检测化验结果，而不仅仅是营养师给你的报告卡。我发现我的血红蛋白在下降，于是告诉诊所护士，她给肾脏科医生打了电话。学会看你的检测报告。不懂就问，直到你会看为止。我还留意着我的血尿素氮和肌酐水平。要是你感觉不好，总是有原因的。"

每月抽取透析前和透析后血尿素氮测定样本进

行 Kt/V 计算。*透析前和透析后血尿素氮测定样本在同一次治疗期间抽取*[30]。

如何抽取透析前血尿素氮测定样本

- 不要用生理盐水或肝素稀释样本。
- 在治疗临开始前抽取样本。
- 对于使用**自体内瘘或人工血管内瘘**的患者：
  - 在连接动脉血路管之前，经动脉穿刺针采集样本。
  - 或者，在治疗*临*开始前冲洗穿刺针并采集样本。
- 对于使用**血透导管**的患者，您或护士（取决于您所在的州）将：
  - 按照诊所的规定，从动脉接口上抽出肝素和生理盐水。
  - 将一支新注射器连接到动脉分支管以抽取样本。

如何抽取透析后血尿素氮测定样本

应在规定治疗结束时，使用**低流速法**（持续 15 秒 100 ml/min）或**停止透析液法**（持续 3 分钟），抽取透析后血样（表 14）。应按照 KDOQI 指南的建议，每月至少进行一次这些测量[57]。请参阅诊所的规定，了解如何抽取此样本。

表 14　采集透析后血尿素氮测定样本的方法

A. 低流速法
1. 治疗结束时，**关闭透析液流量**
2. 根据诊所的规定，将**超滤率**降至 50 ～ 100 ml/h，TMP/UFR 的最低可设值，或关闭超滤
3. 将**血流速**降低至 100 ml/min 并持续 15 秒（如果到采样口的血路管容量超过 15 ml，或如果诊所规定要求，则持续更长时间）。为了防止血泵在血流速降低时停转，您可能需要手工降低静脉压限值
4. 抽取样本时，关闭血泵或让其以 100 ml/min 的速度运行
5. 采集样本后，停止血泵（如果尚未将其停止），并按照诊所的规定断开与患者的连接
B. 停止透析液法
1. 治疗结束时，**关闭透析液流**（或将机器置于旁路状态）
2. 根据诊所的规定，将**超滤率**降至 50 ml/h，TMP/UFR 的最低可设值，或关闭超滤
3. **等待 3 分钟**。在这 3 分钟内，不要降低血流速
4. 从输入血路管的采样接口、动脉穿刺针管路或静脉导管的动脉接口上抽取血样
5. 抽取血样后，按照规定将血路管和透析器中的血液回输给患者

透析的最低处方剂量

2015 年 KDOQI 指南规定，使用 UKM 作为最低透析处方剂量的衡量标准。联邦医疗保险规定也要求诊所报告 UKM。如上文所述，UKM 更好，因为它包括治疗的各个方面（透析器、流速、时间等）*和*患者因素，如体型。

KDOQI 指南为*最低*透析处方剂量设立了标准。这是一个*下限*，而不是上限。它是维持患者生存的最低透析量：如果患者想要感觉良好、做对他们重要的事情，以及活得更久，则透析量越多更好。

KDOQI 指南建议，对于每周接受三次治疗的患者，目标 Kt/V 为 1.4，最低 Kt/V 为 1.2。

影响透析治疗的因素

许多因素会影响治疗剂量或“充分性”。

透析器清除率因素

透析器的大小、孔隙情况和膜面积各不相同。每一项都会影响患者接受的透析量。其他治疗因素也会降低清除率和治疗效果，比如：

- 患者通路供血不足
- 由于肝素不足或快速预冲导致空气滞留在纤维内（透析器纤维阻塞），使透析器功能不佳
- 透析器性能估计错误
- 血流速设置不当
- 血泵校准不当
- 由于患者血压低或肌肉痛性痉挛而减慢血泵速度
- 透析液流速设置不当，与医嘱不符
- *通路再循环*（经静脉穿刺针输回的已净化血液被再次抽回动脉穿刺针，而不是进入体内循环血流）

时间因素

影响患者治疗时间的因素也会影响充分性，比如：

- 提前停止治疗
- 频繁出现停止血泵的警报（体外回路的动

脉压或静脉压）

- 频繁出现警报，使透析液通过旁路模式排出

每次只是少治疗5分钟，一年就少治疗13小时，超过三次标准血透治疗的时间。标准血透治疗仅可替代一小部分正常肾功能。**患者在非治疗日没有任何肾功能替代措施，因此每一分钟都是必要的**。治疗时间越长，采用的超滤率可越低，对心脏和其他器官就越安全。治疗时间越长和（或）越频繁，“中分子”废物的清除效果就越好。如果可以（经主管护士批准后），在治疗结束时加时，以弥补血流速降低、血泵关闭或进入旁路模式造成的透析时间损失。如果损失的时间较多，且诊所太忙无法加时，患者可能需要来接受一次额外治疗。

如果UKM结果非常低该怎么办

再次测量（除非原因显而易见）。结果非常低的原因可能包括：

- 治疗中断
- 血流量或透析液流量过低
- 透析前和（或）透析后血样采集出错

如果没有明显的原因突然下降，则怀疑穿刺问题，如穿刺针不慎反接或通路再循环。

透析剂量和患者健康

透析应控制或减少肾衰竭引起的并发症。患者的健康是判断透析是否充分的一种方式，但透析不充分的患者在短期内可能很少有症状。长期可能出现严重问题。患者可能会发生神经损伤、关节和骨骼疼痛，并很快死亡。

短期内，透析不充分会导致尿毒症，从而降低患者的食欲。营养不良的患者体重（肌肉）可能会减轻。患者可能没有食欲，血尿素氮和血清白蛋白水平低。营养不良是导致住院和死亡的一个危险因素。

最好通过多项检测来衡量充分性。除了UKM以外，我们还查看患者的营养状况和自我健康感。这些指标是对治疗质量的一种检查。它们还有助于提醒您注意一些问题，并帮助医生开具个体化处方以满足患者的需求。

结论

透析是一个复杂的过程。您必须学习许多患者照护技能和专业技术技能，以提供安全有效的患者照护。您将与您的老师一起在工作中实践本章中学到的技能。在您独立工作之前，您需要证明自己可以正确地运用所有这些技能。学会这些技能，以便妥善照护患者，可以帮您在日常工作中为改善患者的生活尽一份力。

参考文献

1 United States Renal Data System. *2016 USRDS Annual Data Report: Epidemiology of Kidney Disease in the United States.* National Institutes of Health, National Institute of Diabetes and Digestive and Kidney Diseases. Bethesda, MD, 2016 (Reference Tables, Volume 2, Table H.12_HD and Volume 2, Chapter 6 Table 6.2). Available at https://www.usrds.org/reference.aspx. Accessed February 2017

2 Kari J, Messana J, Frank K, et al. The ESRD Core Survey: working together to improve care. Available at http://education.kidney.org/content/esrd-core-survey-working-together-improve-care. Accessed July 2016

3 Centers for Disease Control and Prevention. Recommendations for preventing transmission of infections among chronic hemodialysis patients. *Morbidity and Mortality Weekly Report (MMWR).* 2001;50(RR05). Available at https://www.cdc.gov/mmwr/preview/mmwrhtml/rr5005a1.htm. Accessed January 2017

4 Centers for Disease Control and Prevention. Guideline for hand hygiene in health-care settings. *Morbidity and Mortality Weekly Report (MMWR).* 2002;51(RR16). Available at www.cdc.gov/mmwr/preview/mmwrhtml/rr5116a1.htm. Accessed May 2016

5 United States Department of Labor. Occupational Safety and Health Administration. *Bloodborne pathogens* (1910.1030). Regulations (Standards – 29 CFR). Available at https://www.osha.gov/pls/oshaweb/owadisp.show_document?p_table=standards&p_id=10051. Accessed June 2017

6 Centers for Disease Control and Prevention. *CDC urging dialysis providers and facilities to assess and improve infection control practices to stop Hepatitis C virus transmission in patients undergoing hemodialysis.* Available at http://emergency.cdc.gov/han/han00386.asp. Accessed July 2016

7 Centers for Disease Control and Prevention. *HIV Transmission.* Available from http://www.cdc.gov/hiv/basics/transmission.html. Accessed July 2016

8 Coughenour C, Stevens V, Stetzenbach LD. An evaluation of methicillin-resistant Staphylococcus aureus survival on five environmental surfaces. *Microb Drug Resist.* 2011;17(3):457-61

9 Zacharioudakis IM, Zervou FN, Ziakas PD, et al. Vancomycin-resistant enterococci colonization among dialysis patients: a meta-analysis of prevalence, risk factors, and significance. *Am J Kidney Dis.* 2015;65(1):88-97

10 Centers for Disease Control and Prevention. *Carbapenem-resistant Enterobacteriaceae in healthcare settings.* Available at https://www.cdc.gov/hai/organisms/cre/index.html. Accessed July 2016

11 Centers for Disease Control and Prevention. *Clostridium difficile infection information for patients.* Available at https://www.cdc.gov/hai/organisms/cdiff/cdiff-patient.html. Accessed July 2016

12 Centers for Disease Control and Prevention. *Basic TB facts*. Available at https://www.cdc.gov/tb/topic/basics/default.htm. Accessed July 2016
13 Centers for Medicare & Medicaid Services. *ESRD Core Survey Field Manual*, Version 1.7. Available at https://www.cms.gov/Medicare/Provider-Enrollment-and-Certification/GuidanceforLawsAndRegulations/Downloads/ESRD-Core-Survey-Field-Manual.pdf. Accessed January 2017
14 *Proper body mechanics*. 2011. Available at https://www.drugs.com/cg/proper-body-mechanics.html. Accessed January 2017
15 Collins JW, Nelson A, Sublet V. *Safe lifting and movement of nursing home residents*. Department of Health and Human Services. Centers for Disease Control and Prevention. National Institute for Occupational Safety and Health. NIOSH Publication Number 2006-117. February 2006. Available at www.cdc.gov/niosh/docs/2006-117/pdfs/2006-117.pdf. Accessed January 2017
16 Walker-Facts.com. *Do I need a walker? Physical considerations in choosing a walking device*. Available from http://www.walker-facts.com/Physical-Considerations.asp. Accessed July 2016
17 Shepherd Center. *Pivot transfer*. Available at: http://www.myshepherdconnection.org/sci/transfers/pivot-transfer. Accessed January 2017
18 California Department of Social Services. *Transfer techniques*. Available at http://www.cdss.ca.gov/agedblinddisabled/res/VPTC2/4%20Care%20for%20the%20Caregiver/Transfer_Techniques.pdf. Accessed January 2017
19 U.S. Food and Drug Administration. *Medical devices: patient lifts*. Available at https://www.fda.gov/MedicalDevices/ProductsandMedicalProcedures/GeneralHospitalDevicesandSupplies/ucm308622.htm. Accessed January 2017
20 Institute for Safe Medication Practices. *ISMP's List of error-prone abbreviations, symbols, and dose designations*. Available at https://www.ismp.org/tools/errorproneabbreviations.pdf. Accessed January 2017
21 Cvach M. Monitor alarm fatigue: an integrative review. *Biomed Instrum Technol.* 2012;46(4):268-77
22 Horkan AM. Alarm fatigue and patient safety. *Nephrol Nurs J. 2014;41(1):83-5*
23 Centers for Medicare & Medicaid Services, HHS. ESRD surveyor training interpretive guidance. Final Version 1.1. October 3, 2008 (V Tag 407) Available at https://www.cms.gov/Medicare/Provider-Enrollment-and-Certification/GuidanceforLawsAndRegulations/Downloads/esrdpgmguidance.pdf. Accessed June 2017
24 Pickering TG, Hall JE, Appel LJ, et al. recommendations for blood pressure measurement in humans and experimental animals: part 1: blood pressure measurement in humans: a statement for professionals from the subcommittee of professional and public education of the American Heart Association Council on High Blood Pressure Research. *Circulation*. 2005;111:697-716
25 Canaan A. *How to determine the correct blood pressure cuff size*. October 16, 2015. Available at https://www.livestrong.com/article/167914-how-to-determine-the-correct-blood-pressure-cuff-size/. Accessed January 2017
26 McEvoy M. *5 Errors that are giving you incorrect blood pressure readings*. Updated October 14, 2016. Available at https://www.ems1.com/ems-products/Medical-Monitoring/articles/1882581-5-errors-that-are-giving-you-incorrect-blood-pressure-readings/. Accessed January 2017
27 Spergel LM. *Management of steal syndrome*. Fistula First. Available at http://fistulafirst.esrdncc.org/wp-content/uploads/2014/07/11_Management_of_Steal_Syndrome.pdf. Accessed June 2017
28 Daugirdas JT. Chronic hemodialysis prescription, in Daugirdas JT, Blake PG, & Ing TS, *Handbook of* Dialysis, (5th ed). Philadelphia, Wolters Kluwer Health, 2015
29 Speranza-Reid JE. Hemodialysis: complications of hemodialysis: prevention and management. In Counts CS (ed): *Core Curriculum for Nephrology Nursing* (6th ed). Pitman, NJ, American Nephrology Nurses Association, 2015, pp. 69-166
30 Centers for Medicare & Medicaid Services. *ESRD Quality Incentive Program*. Available at https://www.cms.gov/Medicare/Quality-Initiatives-Patient-Assessment-Instruments/ESRDQIP/index.html . Accessed March 2017
31 National Kidney Foundation. K/DOQI clinical practice guidelines for cardiovascular disease in dialysis patients. *Am J Kidney Dis*. 2005;45(4) Suppl 3:S1-154
32 Laskowski ER. *What's a normal resting heart rate?* Mayo Clinic. August 22, 2015. Available at https://www.mayoclinic.org/healthy-lifestyle/fitness/expert-answers/heart-rate/faq-20057979. Accessed June 2017
33 Potter PA, Perry AG. Principles for nursing practice, in: *Basic Nursing—Essentials for Practice* (5th Ed). St. Louis, MO, Mosby, 2003, pp.176, 195, 203-4, 208, 210, 212
34 Salai PB. Patient management – the dialysis procedure, in Counts CS (ed): *Core Curriculum for Nephrology Nursing* (5th ed). Pitman, NJ, American Nephrology Nurses' Association, 2008, p. 688
35 Jadoul M, Thumma J, Fuller DS, et al. Modifiable practices associated with sudden death among hemodialysis patients in the Dialysis Outcomes and Practice Patterns Study. *Clin J Am Soc Nephrol*. 2012;7(5):765-74
36 Tom Folden, Fresenius Medical Care. Customer letter dated March 15, 2005.
37 Onofriescu M, Siriopol D, Voroneanu L, et al. Overhydration, cardiac function and survival in hemodialysis patients. *PloS One*. 2015;10(8):e0135691
38 Flythe JE, Kimmel SE, Brunelli SM. Rapid fluid removal during dialysis is associated with cardiovascular morbidity and mortality. *Kidney Int*. 2011;79(2):250-7
39 Centers for Medicare & Medicaid Services. *Measures Assessment Tool (MAT)*. Version 2.5. Available at https://www.cms.gov/Medicare/Provider-Enrollment-and-Certification/GuidanceforLawsAndRegulations/Dialysis.html. Accessed December 2016
40 Chan KE, Maddux FW, Tolkoff-Rubin N, et al. Early outcomes among those initiating chronic dialsyis in the United States. *Clin J Am Soc Nephrol*. 2011;6(11):2642-9
41 Peer Kidney Care Initiative. Dialysis care & outcomes in the United States. Peer Report. 2014. Available at http://www.peerkidney.org. Accessed June 2017
42 Charnow, JA. Early dialysis withdrawal on the rise. *Renal Neph News*. Available at http://www.renalandurologynews.com/kidney-week-2015-dialysis/early-dialysis-withdrawal-on-the-rise/article/452060/. Accessed 3/9/2016
43 Picciano RJ. Identifying the value of technology in fluid management. *Nephrol News Issues*. 2016; July:20-21. Available at http://www.nephrology-digital.com/July2016/Default/11/0#&pageSet=11&contentItem=0. Accessed June 2017
44 Weiner DE, Brunelli SM, Hunt A, et al. Improving clinical outcomes among hemodialysis patients: a proposal for a "volume first" approach from the chief medical officers of US dialysis providers. *Am J Kidney Dis*. 2014 Nov;64(5):685-95
45 Agarwal R. How can we prevent intradialytic hypotension? *Current Opinions in Nephrology and Hypertension*. 2012;21:594-599. doi:10.1097/MHN.Ob013e3283588f3c
46 Gleason J. The basics of centrifugation. Clinfield. November 21, 2011. Available at http://clinfield.com/2011/11/basics-of-centrifugation/. Accessed July 2016
47 American Diabetes Association. Hypoglycemia. Available at http://www.diabetes.org/living-with-diabetes/treatment-and-care/blood-glucose-control/hypoglycemia-low-blood.html. Accessed July 2016
48 Hurst J. Venous Needle Dislodgement-A Universal Concern. *European Nephrology*. 2011;5(2):148–51
49 Sandroni, S, Sherockman T, Hays-Leight K. (PUB 354 2008). Catastrophic Hemorrhage from Venous Needle Dislodgement during Hemodialysis: Continued Risk of Avoidable Death and Progress toward a Solution. Presented at ASN/Renal Week, Philadelphia, Nov 2008
50 Morales M, Padilla-Kastenberg G. Venous needle dislodgement in dialysis clinic settings: A compilation of best practices and prevention. *Renal Business Today*. Special Report. February 2013

51 Ball LK. The art of making your fistula or graft last. Home Dialysis Central. Available at http://www.homedialysis.org/life-at-home/articles/art-of-making-your-fistula-or-graft-last. 2013

52 Davenport A, Lai KN, Hertel J, et al. Anticoagulation, in Daugirdas JT, Blake PG, Ing TS (eds): *Handbook of Dialysis* (5th ed). Philadelphia, PA, Lippincott Williams & Wilkins, 2015, p 258

53 Thijssen S, Kossmann RJ, Kruse A, Kotanko P. Clinical evaluation of a model for prediction of end-dialysis systemic ionized calcium concentration in citrate hemodialysis. *Blood Purif.* 2013;35(1-3):133-8

54 Sherman RA, Daugirdas JT, Ing TS. Complication during hemodialysis. Daugirdas JT, Blake PG, & Ing TS, *Handbook of Dialysis*, (5th ed). Philadelphia, Wolters Kluwer Health, 2015

55 Kotanko P, Levin NW. Common clinical problems during hemodialysis, in Nissenson AR, Fine RN (eds): *Dialysis Therapy* (4th ed). Philadelphia, PA, Saunders Elsevier, 2008, p. 415

56 Tentori F, Zhang J, Li Y, Karaboyas A, et al. Longer dialysis session length is associated with better intermediate outcomes and survival among patients on in-center three times per week hemodialysis: results from the Dialysis Outcomes and Practice Patterns Study (DOPPS). *Nephrol Dial Transplant*. 2012;27:4180-88)

57 KDOQI clinical practice guideline for hemodialysis adequacy: 2015 update. *Am J Kidney Dis*. 2015;66(5):884-930.

8 水处理

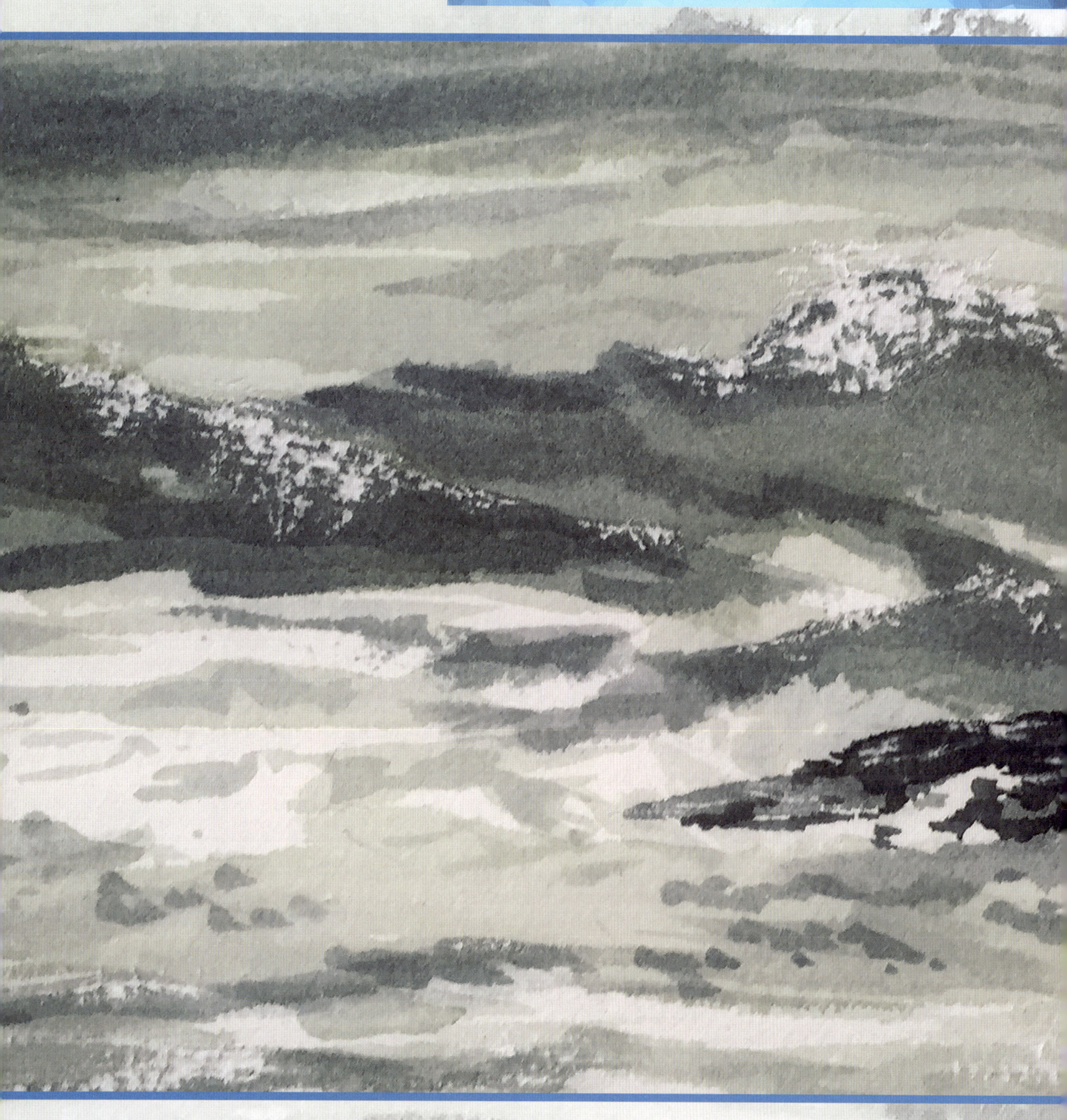

封面插图由 Judith Gluck 绘制

“最近，我在家血透时发生了一件奇怪的事，我的血红蛋白从大约 12 mg/dl 跌到 7 mg/dl，真是想不到。结果发现，我长期存在溶血（红细胞破坏）。为了解决这个问题，他们给了我一个更大的炭罐。原因是那个较小的炭罐有时会处理不了季节性地额外加入市政供水的氯或氟化物。”

目 标

本章作者

Danilo B. Concepcion 注册肾脏病临床工程技师、高级注册血透临床技师、美国国家肾脏病基金会会士

Scott Hansen

Charles H. Johnson 注册血透技师

Heather Paradis 注册血透技师

Philip Varughese 注册血透技师、注册肾脏病临床技师

本章审校人

Debra Barker 注册护士

Nancy M. Gallagher 理学学士、注册护士、注册肾脏病科护士

Eric Greenberg 新泽西州 T1 和 W1 持证操作员

Glenda M. Payne 理学硕士、注册护士、注册肾脏病科护士

Darlene Rodgers 护理学士、注册护士、注册肾脏病科护士、医疗质量管理师

John H. Sadler 医学博士

Dori Schatell 理学硕士

Vern Taaffe 理学学士、注册肾脏病临床工程技师、注册透析用水专员

Tamyra Warmack 注册护士

测验问题练习网站：
www.meiresearch.org/cc6

完成本章后，您将能够：

1. 解释我们为什么处理透析用水。

2. 列举透析诊所水处理系统的组成部件。

3. 讨论软水器、活性炭罐、反渗透、去离子和紫外线辐照在透析水处理中的作用。

4. 说明如何检测水处理系统中的细菌。

5. 概括说明典型的水处理系统监测时间安排。

缩略语见缩略语及术语表。

引言

在透析中，我们使用水来混合浓缩剂和杀菌剂、冲洗和复用处理透析器，并冲洗液罐。健康的身体可以处理饮用水中的一些*污染物*（有害物质）。消化道和肾脏可以为身体提供保护。血液透析（血透）患者没有这些保护。每次治疗时，他们的血液透过透析器膜与透析液中的大量水接触。使用净化过的水进行血透至关重要。受到污染的水可引起疾病和死亡。

为保证患者安全，*所有*血透用水均会经过一个水处理系统。

该系统由几部分组成；每一部分都去除一些污染物，直到水可以安全使用。本章介绍为什么要对即将用于血透的水进行处理以及处理方法。具体内容包括：

- 水中的常见污染物
- 水处理系统的组成部件
- 该系统的监测方法及原因

供水

透析所用的原水是经过处理、可以安全饮用的自来水。自来水的来源有以下两种，它们之间还可相互影响[1]：

1. 地下水，来自井、泉。通常所含的离子（如铁、钙、镁）高于地表水，但*微生物*（如细菌、病毒、内毒素）低于地表水。

2. 地表水，来自江河湖泊和水库。地表水所含的农药、工业废物、污水和微生物会高于地下水。

饮用水污染物

水被称为*万能溶剂*。它比任何其他液体所溶解的物质都多[2]。雨水在从空中落到地面的过程中，会与二氧化碳和二氧化硫等气体污染物结合。这些物质溶于水中，形成弱碳酸和硫酸，即：酸雨。当酸雨流经石灰石和其他矿物质时，酸会将*其*溶解。此过程形成碳酸钙和硫酸钙，它们是自来水中的常见杂质（图 1）。

其他物质也溶于水中，如：

- 氯化钠（盐）
- 氟化物

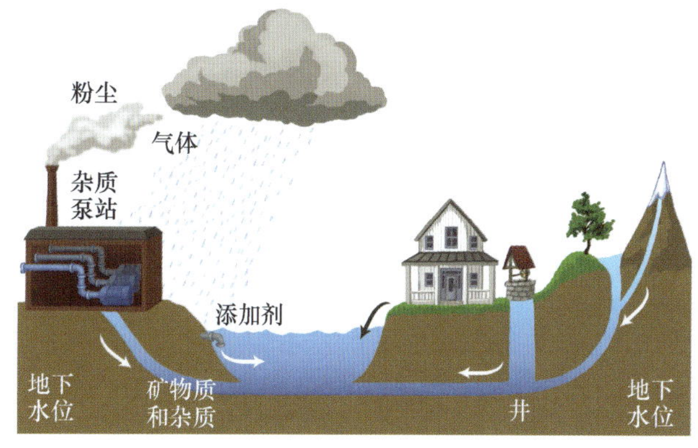

图 1　水如何携带杂质

- 硝酸盐
- 农药

所有自来水都含有一些污染物。您当地的水中有哪些污染物取决于周边环境、季节和当地的行业类型。例如，肥料和农药会出现在农耕地区的水中。如果您负责透析水处理，需要知道短期或长期影响当地水质的问题。例如：

- **特大暴雨或洪水**会使水处理系统不堪重负，并导致原污水倒灌到水中，如 2012 年的“超级飓风”桑迪[3]。
- 许多**药物**被冲入或（从人体）排泄入马桶，因此即使在经过处理的饮用水中，也会有少量药物残留[4]。
- **压裂作业**将一些混合化学品（如苯和甲醛）泵入地下，以从页岩中开采天然气。这些化学品会渗入当地水中[5]。
- **化学品泄漏**会污染供水，如 2014 年西弗吉尼亚州发生的碳加工储罐河流泄露事件，污染了 300 000 人的用水[6]。

饮用水标准

美国饮用水受美国国家环境保护局（EPA）监管，以保护我们大家免受伤害。所有公共供水必须起码达到《安全饮用水法》规定的最低标准，该法令于 1974 年通过，旨在保证公共饮水安全。各州监督执行该法令，您所在的州可能还设有比 EPA 更严格的规定。一个供水系统若符合以下条件，则为“公共”系统[7]：

- 至少为 15 处场所供水
- 一年中有 60 天每天至少为 25 人供水

一些其他供水系统不必达到 EPA 的安全饮用

水标准，如[8]：

- 为不足 3000 人供水的“小型”供水系统（但是，小型系统可能仍需符合严格的本州标准）
- 为不足 500 人供水的薄弱地区供水系统
- 为不足 25 人供水的私人水井
- 供水中有些化学物质成分时有时无的城镇

如“附录 A　EPA 自来水标准”所示，*许多污染物都有自己的途径进入饮用水*。我们必须将其清除，然后才能将水用于血透。

自来水处理

为保证我们大家安全，自来水会经过几个步骤的检测和处理，包括[9]（图 2）：

- **凝聚和絮凝**。污垢和许多溶解颗粒携带一个负电荷。因此，处理的第一步是将*明矾*（一种铝化合物）之类的带正电荷的化学物质加入水中。它们会中和电荷，然后与颗粒结合（凝聚）以形成更大的团块，或“絮”。因此，明矾被称为*絮凝剂*。
- **沉淀**。重团块沉降到水的底部。
- **过滤**。沉积物上方的清水通过一系列过滤器，如碎石、砂和活性炭，以去除各种大小的溶解颗粒。
- **消毒**。公共系统加入氯或氯胺以杀死微生物和寄生虫。氯胺由氯和氨混合制得。供水管网庞大或因其他原因需要长效氯的城市使用氯胺。此类化合物还可在氯与有机物结合时自然形成。大多数情况下，公共系统使用一氯胺。有些城镇有时使用氯，有时使用氯胺。还有些城镇使用其他产品，如二氧化氯。您可以向当地供水机构索要《消费者信心报告》（CCR），以了解您当地使用的消毒剂及使用时间[10]。EPA 要求每家供水机构在每年的 7 月 1 日之前发布年度报告。

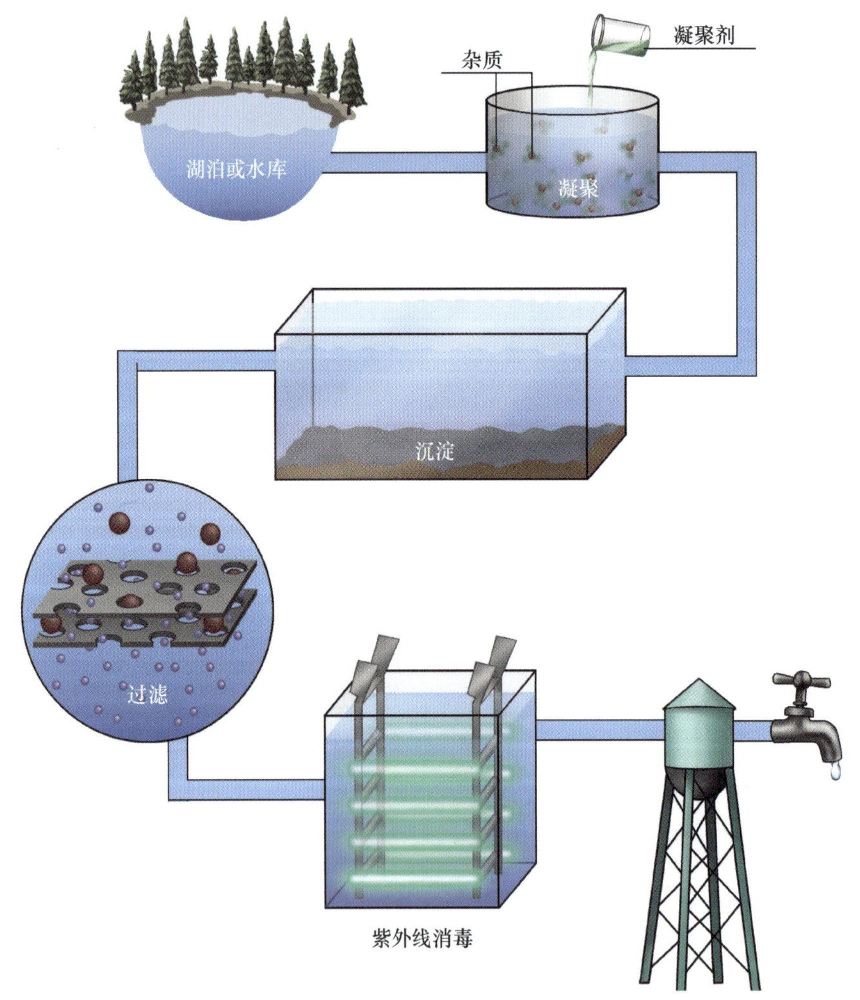

图 2　水处理步骤

- **氟化物**由公共水处理系统加入以防止龋齿。饮用水中的氟化物含量每天都会有所不同。
- 有些城市会改变供水的 **pH 值**（酸碱度），以减少可能从供水系统管道中*析出*（溶解）并进入饮用水的金属量[11]。

透析用水

肾脏健康的人每周饮用约 **10 ～ 14 升**水或其他饮料。接受透析中心标准血透的患者，其血液透过透析器膜与透析液中的水接触，每周的水接触量达 **270 ～ 576 升**（图 3）[12]。高通量血透膜的孔径大，可使化学物质或*内毒素*（有毒的细菌细胞壁组成部分）进入血液。血透时间越长和（或）越频繁，患者接触的水就*越多*。因此，血透用水必须比饮用水干净得多，且至少必须达到以下最低标准：

- 细菌
- 内毒素
- 金属
- 微量元素
- 盐
- 其他物质

AAMI 透析用水标准

美国医疗器械促进协会（AAMI）编写透析用水指南。这些指南在经美国国家标准协会（ANSI）批准后，变成*标准*。一些使水能安全饮用的产品会伤害患者和损害透析机。因此，我们必须对自来水进行检测和处理，以达到 ANSI/AAMI 的血透标准。如果未能完成血透水处理，而自来水中的所有污染物含量符合标准，则可使用自来水，且*仅可*在这种情况下使用自来水[13]。

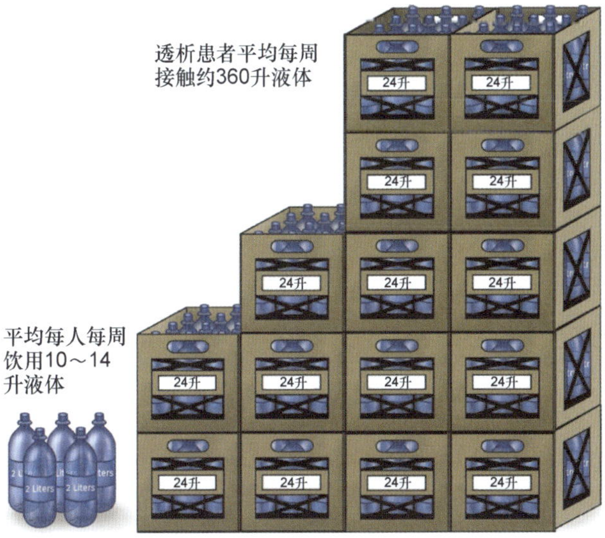

在*承保条件*中，联邦医疗保险和联邦医疗补助服务中心（CMS）采用了 **ANSI/AAMI RD52：2004** 和 **RD62：2001** 水处理标准[14]。此后，AAMI 发布了更为严格的新标准，但 CMS 尚未采用。这些标准是：

- **ANSI/AAMI/ISO 13959：2014**——*血液透析和相关治疗用水*
- **ANSI/AAMI/ISO 23500：2014**——*血液透析和相关治疗用液体的制备和管理指南*
- **ANSI/AAMI/ISO 26722：2014**——*血液透析和相关治疗用水处理设备*
- **ANSI/AAMI/ISO 11663：2014**——*血液透析和相关治疗用透析液质量*

血透的用水量很大，即使很少量的污染物也会伤害患者。低水平的水污染即可引起慢性炎症。一些研究人员认为，这种炎症可能是美国患者比其他水质标准更高的国家患者死亡更快的原因之一[16]。使用微生物数量极少的*超纯*水确实可以减少炎症[17]。但是，尚没有开展任何对照研究来证明使用更纯净的水是否真的有助于延长患者寿命[18]。

图 3 水量 本章介绍的是现行*承保条件*。不过，该*条件*允许诊所选择执行更新的标准，只要这些标准*更严格*即可。许多诊所都按最佳实践来选择标准[15]

居家透析与水处理

居家血透所用的水也必须进行检测，有些患者可能有私人水井。如果井水水质不符合血透标准，诊所可能需要提供一台使用袋装透析液且不需要水处理的透析机。

化学污染物

AAMI 列出了血透用水中各种化学物质的限量（表 1）。

细菌污染物

有些细菌对身体有益。而另一些是*病原体*，可引起疾病。在皮肤上无害的细菌如果进入血液，可能会变成病原体。有两类细菌：

表 1　*化学污染物*：ANSI/AAMI 血透用水标准[19] 与 EPA 饮用水标准[20]

污染物	透析最高限量（mg/L）	EPA 饮用水标准
铝	0.01	无强制性标准
锑	0.006	0.006
砷、铅、银	各 0.005	0.01；0.015；无强制性标准
铍	0.0004	0.004
镉	0.001	0.005
钙	2.0（0.1 mEq/L）	无强制性标准
氯胺	0.1	4.0
氯（游离）	0.5	4.0
铬	0.014	0.1
铜、钡、锌	各 0.1	1.3；2；无强制性标准
氟化物	0.2	4.0
镁	4.0（0.3 mEq/L）	无强制性标准
水银	0.0002	0.002
硝酸盐（N）	2.0	10
钾	8（0.2 mEq/L）	无强制性标准
硒	0.09	0.05
钠	70（3.0 mEq/L）	无强制性标准
硫酸盐	100	无强制性标准
铊	0.002	0.002

- ***革兰氏阳性***菌，进行革兰氏染色时变为**紫色**。
- ***革兰氏阴性***菌，不会附着任何染色。

这两类细菌都可形成***生物膜***，即：使这些细菌黏附于罐、管路、水箱或进水软管等表面上的黏液状物质。生物膜是水处理系统的一个*主要*问题。连片的黏液称为*糖被*，可使营养物质进入并阻挡消毒剂。细菌在适当的 pH 值、食物和温暖的环境下，可以迅速繁殖，且很难杀灭。

干预水平是必须采取措施以维持 AAMI 标准的阈值。诊所必须证明，达到这一水平时，诊所采取了降低细菌计数的措施，如：消毒或复检。干预水平特意设为低于最高限量。更低的水平使诊所可以尽早解决问题，防患于未然。CMS 采用的 ANSI/AAMI 美国透析用水细菌标准为[19, 21]：

- **常规**透析液中每毫升的细菌含量不得超过 200 个菌落形成单位（CFU；活菌数量）。
- 对于**常规**透析液配制用水的细菌含量，ANSI/AAMI 的*干预*水平为 50 CFU/ml。
- 对于**超纯**透析液，最高限量应低于 0.1 CFU/ml。

如果诊所的透析用水超过干预水平，医务主任将决定采取什么措施[21]。

2014 年 ANSI/AAMI 透析用水细菌标准[22]

- < 100 CFU/ml（以往水平的一半）
- 干预水平≥ 50 CFU/ml

内毒素污染物

内毒素是某些革兰氏阴性菌细胞壁的组成部分。一些内毒素在细菌存活时脱落，细菌死亡后，内毒素大量释放。由于内毒素没有活性，因此无法杀灭。*内毒素血症*（血液中有内毒素）可引起炎症。一项研究对 306 名血透患者进行了长达 42 个月的随访。研究人员发现，血内毒素水平越高，患者的炎症越明显[23]。内毒素可穿过完好的透析器膜进入患者血液。如果发生这种情况，患者可能会有*热原反应*，出现：

- 寒战和（或）发热
- 低血压
- 恶心和呕吐
- 肌肉疼痛

CMS 采用的 ANSI/AAMI 标准规定，内毒素水平须如下[19, 21]：

- **常规**透析液的内毒素水平必须低于 2 EU/ml（内毒素单位 / 毫升），*干预水平*为 1 EU/ml。
- **超纯**透析液的内毒素水平必须低于 0.03 EU/ml。

2014 年 ANSI/AAMI 透析用水内毒素标准[22]

- < 0.25 EU/ml，*干预*水平为≥ 0.125 EU/ml

透析水处理系统的设计

血液透析水处理系统净化自来水，使其可安全用于透析。良好的系统设计对于保护患者至关重要。每套透析水处理系统都是针对诊所定制的。所有系统都包括表 2 中列出的各个部件。有些还会加装其他部件，以确保水质符合 CMS 采用的 ANSI/AAMI 标准，或更高标准。

表 2　所有透析水处理系统的关键部件[12]

部件	用途
进水（冷水和热水）	透析用原水
混水阀	混合冷、热水，以达到反渗透膜所需的行业标准温度，即 25℃左右
防回流装置	防止经过处理的透析用水流回自来水系统
增压泵	保持稳定的水压，从而使反渗透系统的流量稳定
多介质过滤器	凭借粒度从碎石到沙粒不等的多层过滤介质来捕获大颗粒
软水器	去除可在反渗透膜上形成水垢的矿物质
盐箱	内装盐粒，以生成软水盐
主活性炭罐	清除氯和氯胺
备用活性炭罐	CMS 要求至少配备两个活性炭罐
滤芯式过滤器	置于反渗透膜之前，以截留会损坏反渗透膜的炭微粒、树脂微珠、杂质和其他颗粒
反渗透泵	提高穿过反渗透膜的水压；由优质钢、惰性塑料或碳石墨件制成
反渗透膜	将水净化到符合 ANSI/AAMI 标准

应由了解各个系统部件如何影响患者的水处理专家团队设计该系统。他们必须考虑当地供水和水处理的季节性变化。诊所的医务主任必须确保该系统能够提供符合透析水质的水，并确保该系统保持良好的工作状态。

我们采用上游和下游这种河流描述词语来指代水处理系统中各个部件的位置：

- 从诊所外接入的***原水（自来水）***在***上游***。
- 水在系统中向***下游***流去。
- 上游组件总是先于下游组件。

如何知道*您所在*诊所的水处理系统中各个部件的位置？联邦医疗保险要求每个诊所有一张标出每个部件的系统示意图，包括水在管道中的流动方向[24]。

根据原水（自来水）中的成分，水处理系统会配备图 4 中所示的部分或全部组件。每个系统都必须根据诊所进行定制，因此各个部件的顺序可能与图中所示的顺序相同，也可能不同。

透析水处理系统的每个部件均用于实现以下三种主要功能中的一种：

1. **预处理**——在将水送至易损的*反渗透膜*之前，对其进行各种处理
2. **净化**——确保水中没有化学物质和细菌
3. **输送**——将产水送至用水点

预处理部件

- **防回流装置**可能是系统中的第一个部件，用以防止用于处理透析用水的化学品回流到市政供水中。
- **混水阀**将混合冷、热水，以确保供水处于适宜反渗透的安全温度。
- **增压泵**将以安全的速率推动水通过系统。该泵处于防回流装置和混水阀的下游。增压泵前、后各有一个压力表。
- **预滤器**位于反渗透膜进水端前，以去除*炭微粒*（小块活性炭）、树脂微珠和其他碎屑。预滤器成本低廉，可保护昂贵的反渗透过滤器，因此最好经常更换。
- **压力表**应置于过滤器前后，以检查是否存在堵塞。
- **化学药剂注入系统**可视需要使用，以改变供水的 pH 值。
- **沉积物过滤器**去除会损坏反渗透膜的颗粒。
- **活性炭罐**去除会伤害患者或损坏反渗透膜的氯和氯胺。
- **软水器**可用于去除供水中的某些矿物质。

净化部件

- **反渗透系统**通过“脱除”污染物来制出产水。
- **去离子系统**——*如果使用*。活性炭过滤器务必置于去离子系统上游，从而使致癌的亚硝胺无法接触到患者[25]。此外，必须在去离子罐之后（下游）使用超滤器或其他微生物去除方式来截留微生物[25]。
- **紫外线灯**可防止逃过反渗透膜的微生物繁殖。可将紫外线灯纳入预处理部件，置于活性炭罐的下游，以降低进入反渗透系统的微生物水平。
- **微滤器**和**超滤器**辅助紫外线灯去除残留的微生物。通常，将它们置于输送管路入口前的位置。如果去离子是水处理的最后一步，它们必须置于去离子罐的下游[25]。

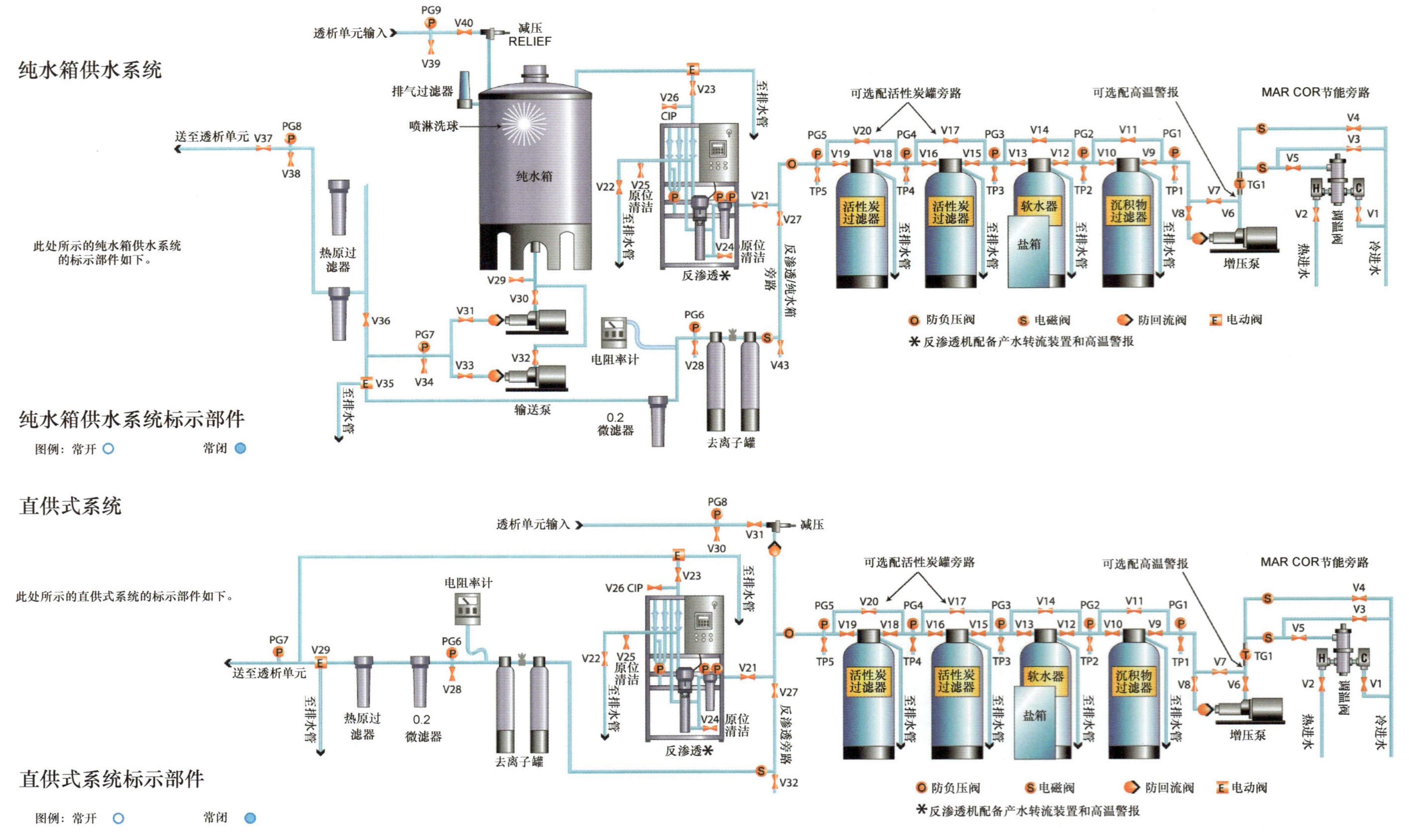

图 4　水处理系统

图片经 Mar Cor Purification 许可使用

输送系统

- **输送泵**会将水送至透析单元，或送到**纯水箱**。
- 未使用的水会流入**排水管**。

可调整这些装置的数量和顺序以满足任何诊所的需求。联邦医疗保险要求所有系统至少配备两个串联的活性炭罐（水流经第一个罐，然后流经第二个罐）[26]。根据原水的成分，可以选配一些其他部分。

该系统中的水务必保持流动。微生物在积水中生长得更快。在大多数诊所，水在送至最后一个用水点后，会通过一个***循环回路***返回系统。这样可以防止积水，并减少诊所使用的供水。由水处理系统制出的产水流入将用于制备透析液的***输送系统***中。

水处理系统的部件

水处理系统的各个部件去除不同的污染物，目的是在处理完毕后制出可安全用于血透的***产水***（图 4）。在本节中，我们将首先介绍反渗透的工作原理，因为它是最重要的部件。然后，我们将介绍水处理系统的其他部件如何保护反渗透膜并完成系统处理。

用于血透用水处理的所有装置系统都必须取得美国食品药品监督管埋局（FDA）510（k）批准。1997 年 5 月 30 日后购买的所有血透水处理设备也必须取得 FDA 510（k）批准[27]。

反渗透

反渗透是透析水处理系统的核心，也是最昂贵且最娇弱易损的部分。反渗透作为净水处理的一部分，是一种从溶液中去除溶质的方式。反渗透系统包括一个压力泵和一个或多个半透膜。您接下来要学习的水处理系统的预处理部件，有助于防止易损的反渗透膜受到损坏。

反渗透工作原理

渗透期间，水自行穿过反渗透膜以稀释溶质浓度更高的另一侧（参见第 3 章：*透析原理*，以了解有关渗透的更多信息）。反渗透使用液压泵*推动*溶质浓度高的供水穿过反渗透膜。穿过反渗透膜后的水的纯净程度足以用于血透（图 5）。盐和其他污染物会被送至排水管。***浓水***或***废水***也会被送至排水管，有些系统会将这些水送回循环回路的入口处再次进行处理，以减少废水[12]。

反渗透膜是反渗透系统的关键部分。它滤除，即*脱除*：

- 金属
- 盐
- 化学品
- 细菌
- 内毒素
- 病毒

> **绿色透析和反渗透“浓”水复用**
>
> 当反渗透水的流速为 500 ml/min 时，可“排掉”2/3 的进水[28]。这些废水已高度过滤，且大多纯度都达到 EPA 饮用水标准以上[29]。倘若不将这些水送入排水管，而是让所有美国诊所都复用它，会怎样？一项估算表明，我们节约下来的水足以供一个规模如犹他州盐湖城的城市一整年使用[29]。目前在美国还做不到这一点，但有朝一日或许可以。配有缓冲罐和回收回路的双级反渗透系统的耗水量少于其他系统。

最常见的一种反渗透膜是由聚酰胺制成的*薄膜复合材料*（复合膜）。复合膜将一层薄而致密的膜覆在一个厚且多孔的支撑结构上。它们以螺旋式绕卷在集水管周围（图 6）。反渗透可脱除 95% ~ 99% 的带电离子颗粒（如铝）和几乎所有无机和有机物质[12]。

但是，反渗透复合膜有一些局限性：

- 它们必须定期消毒。
- 与氯和氯胺接触会降解，因此必须在这些物质接触到反渗透膜之前将其去除[12]。
- 使用稀释后浓度高于 1% 的过氧乙酸消毒，有损坏反渗透膜的风险[12]。

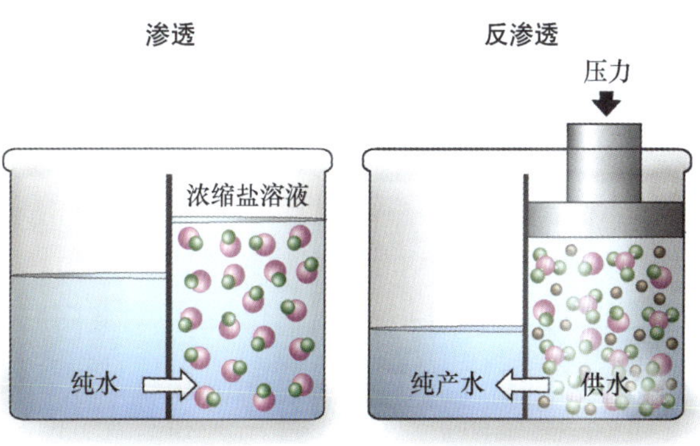

图 5　反渗透

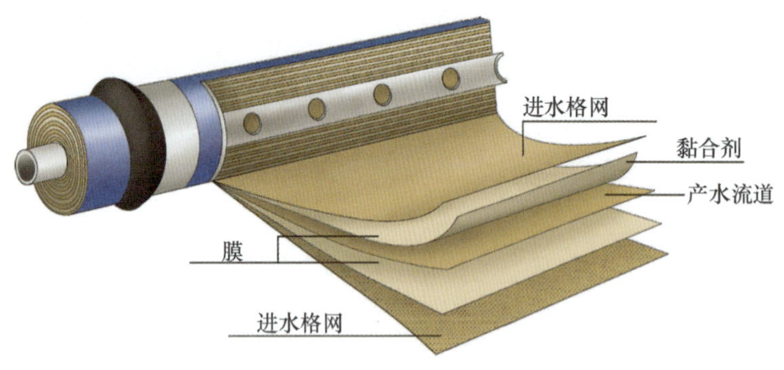

图 6　卷式反渗透膜元件

- 水垢会蓄积并堵塞反渗透膜。需要按生产厂商的说明定期进行清洁，以剥离蓄积的水垢。

多床反渗透系统

多床反渗透系统为少量、中等或大量透析单元制备纯水。只要有治疗进行，这种水处理系统就会运转，因此没有多少时间停机让水滞留在系统内。这些系统设计得易于使用和消毒。如果配备了反冲洗功能，在反冲洗时水流逆向流动，可减少膜上的水垢沉积和细菌生长。一些生产企业还提供由两组反渗透过滤器串联而成的双级反渗透系统。可进行热消毒或化学消毒。

便携式反渗透系统

小型便携式反渗透系统主要用于医院或居家血透，通常仅供一个透析单元使用（图 7）。它们的工作原理与多床反渗透系统相同，不同之处在于：

- 消毒频率
- 使用频率
- ANSI/AAMI 标准和 CMS 规定

便携式水处理系统的预处理部件与多床系统相似。这些部件可与便携式反渗透系统一起放在一台推车上。

便携式反渗透系统的最大缺点是细菌生长问题。与多床反渗透系统相比，便携装置产生死水滞留的机会更多。在治疗间隔期，滞留在系统内的死水中的细菌和内毒素含量可以达到很高的水平。因此必须制订恰当的维护和消毒计划以应对此问题。便携式反渗透系统应每天运行，以避免长时间没有水流动。一些生产企业使用以下一种和（或）两种方式来降低便携式反渗透系统中细菌生长的风险：

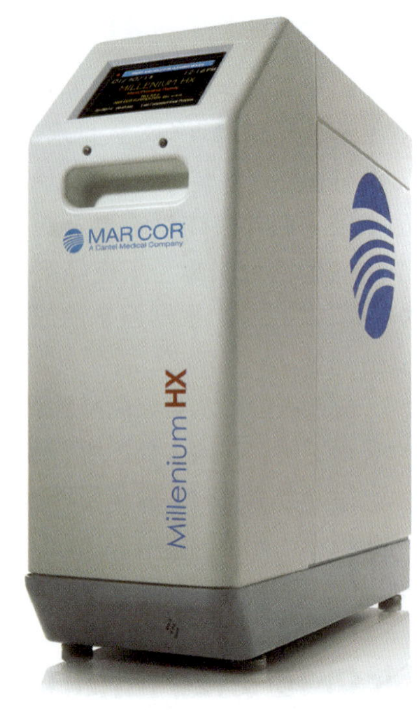

图 7　便携式反渗透系统
图片经 Mar Cor Purification 许可使用

- 自动热消毒
- 自动冲洗功能，以避免死水滞留

对反渗透膜的保护

安全透析有赖于通过完好的反渗透膜来过滤水，使其纯净度达到标准。为保护反渗透膜，我们采取一些步骤来确保流至该膜的供水：

- 滤除了会将膜撕裂或导致水垢蓄积的颗粒
- 温度不会过高或过低

这些步骤均由水处理系统的预处理部件完成，我们将在下文一一介绍。

预处理部件

没有一种预处理系统对所有诊所都适用。水处理系统中预处理部件的组成由该诊所的原水（自来水）所决定。

防回流装置

根据供水管路布设的规定，水处理系统中须配有防回流装置。联邦或州法律规定了使用的装置类型。透析领域必须使用**减压型防回流组件**（RPBA）。配备 RPBA 后，已滤除的污染物或水处理系统中加入的化学药剂就无法回流到供水管路

表3 便携式反渗透系统的优势和不足

	优势	不足
便携式反渗透	■ 可以通过趋势数据提示系统即将发生的故障 ■ 一些系统每天或每周进行自动热消毒（一些多床反渗透系统也是如此） ■ 若系统发生故障，可方便地更换 ■ 体积更小，因而可将反渗透系统与透析机一起移到需要使用的地方，或居家透析使用	■ 若有故障会延迟治疗（多床反渗透系统也是如此） ■ 必须控制细菌和内毒素水平（多床反渗透系统也是如此） ■ 可能耐热，也可能不耐热（多床反渗透系统也是如此） ■ 需要高频次消毒 ■ 放置该系统设备的推车可能很笨重

中。每年必须由经过认证的防回流组件检测员检查该设备[12]。

混水阀

供水温度介于25～28℃之间是反渗透系统的最佳工作温度。混水阀混合冷、热水，从而使水温保持在该范围内：

- 温度*下降*0.5℃会导致产水流量下降1.5%，但溶质的清除量会*增加*[12]。
- 温度*下降*1℃会导致产水流量下降3%[12]。

如果供水温度高于35℃，可能会对反渗透膜造成永久性损坏。为了监测温度，混水阀的下游会安装一个温度计（图4）。

增压泵

所有水处理系统都需要一定的水流量和压力来推动水流过各个部件。如果流量或压力不够高或不够稳定，则可用增压泵来辅助[12]。

供酸泵

供水的pH值介于5.0至8.5之间是反渗透膜的最佳工作pH值[12]。如果供水的pH值高于8.5，会影响活性炭过滤器和反渗透的效果。可使用称为供酸泵的化学药剂注入系统向供水中注入少量盐酸或硫酸来降低pH值。化学药剂注入系统包括：

- 盛放化学药剂的储罐
- 控制水中的化学药剂添加量的计量泵
- 进水管上的混合室

沉积物过滤器

原水（自来水）中都有颗粒。沉积物过滤器和多介质过滤器（图8）分别有：

- 各种大小的滤孔，以滤除颗粒、溶质和其他物质

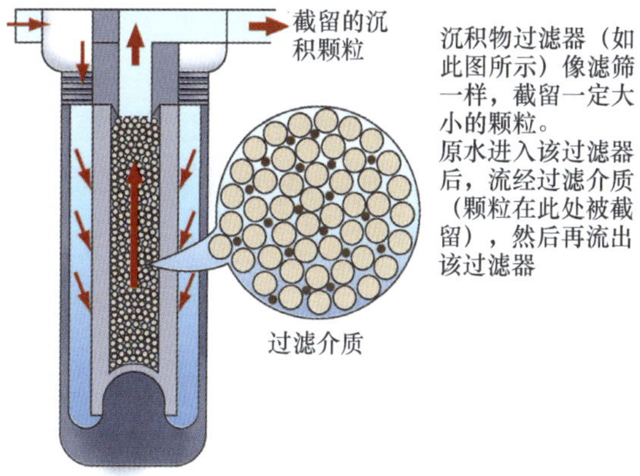

图8 沉积物过滤器

- 不同粒径的介质组成的若干过滤层，每层都可截留更小的颗粒

随着滤床上截留的颗粒增多，原本畅通的水流通道被阻塞。随之产生的阻力导致流入其他水处理系统部件的流量减少。

活性炭罐

如果患者的血液接触到氯，会发生*溶血*（红细胞破坏），可致命。游离氯还会使部分反渗透膜材料降解。炭吸附系统，即“活性炭过滤器”，可去除游离氯、氯胺和其他有害溶质：

- 游离氯——须保持在不高于0.5 mg/L[19]
- 总氯——须保持在不高于0.1 mg/L[19]
- 农药
- 工业溶剂
- 一些微量的有机（活或死）物质

活性炭罐中装有多孔的*活性炭颗粒*。活性炭颗粒的表面积大，可像磁铁吸引铁一样，吸附水中的小分子颗粒。***仅可使用原生活性炭***[19]。再生活性炭可能有残留污染物，会伤害透析患者。活性炭颗粒：

- 可由煤、椰壳、桃核、木或骨料制成。
- 应经过酸清洗，以去除灰尘和可能析出的金属[19]。

■ 有不同的粒径或“目数”。使用12×40或更小的目数。
■ 需要碘值（活性炭吸附性指标）高于900才能充分去除氯胺[19]。

水处理系统必须配备至少*两个*串联的活性炭罐（图9）[26]。第一个主活性炭罐是“工作罐”；后面的第二个备用活性炭罐是“保护罐”。每个罐中必须装填足够的活性炭，以便在水流经活性炭罐时吸附氯和氯胺。这段时间称为*空床接触时间*（EBCT）。EBCT根据活性炭装填体积和最大水流速度进行计算。CMS要求EBCT总时间*至少为10分钟*（即每个罐5分钟），以将总氯含量降至可安全进行透析治疗的水平[30]。

软水器

反渗透膜脆弱易损且价格昂贵。硬水中所含的矿物质可在反渗透膜表面形成“水垢”，损坏反渗透膜。软水器可去除部分钙和镁，从而将水“软化”（图10）[12]。

如何计算EBCT

我们使用以下公式：**EBCT =（7.48×V）÷Q**[19]

■ **V** =以立方英尺（cf）计的活性炭体积
■ **Q** =以加仑/分钟（gpm）计的水流速度
■ **7.48**是将加仑换算成cf的换算系数。例如，若水流速度为每分钟10加仑，且希望EBCT为10分钟，计算方法为：
■ **V =（Q×EBCT）÷7.48**
■ **V =（10×10）÷7.48 = 13.37**

两个活性炭罐的活性炭总体积至少需为13.37 cf。

软水器通过***离子交换***来软化水，离子交换过程在聚苯乙烯树脂微珠“滤床”内进行。这些微珠被钠离子包裹，但钠离子与树脂间的结合力较弱。当硬水流过软水器时，树脂会吸附结合力更强的带正电荷钙和镁离子。水中的钙离子和镁离子被除去，置换（交换）为钠离子，形成氯化钠（盐）。树脂吸附钙、镁离子的同时，释放等电荷的钠离子[12]。当树脂吸附的钙和镁离子饱和，且

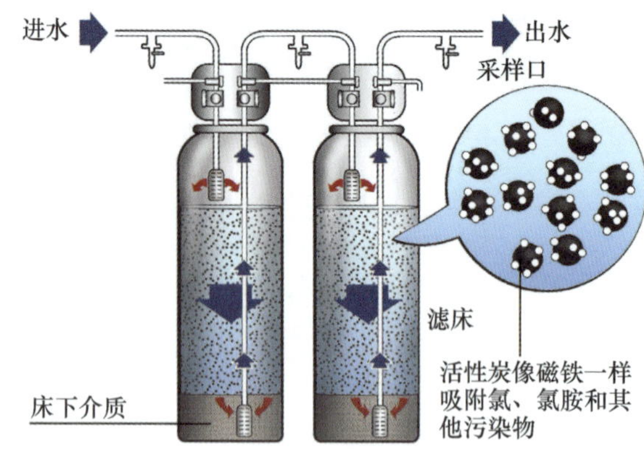

图9　活性炭罐

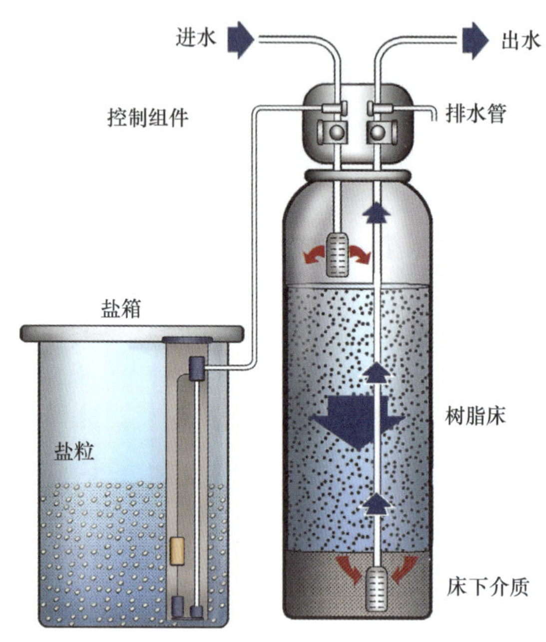

图10　软水器

所有钠离子均耗尽时，树脂床即*失效*。此时，必须进行*再生*：使用高浓度的“盐水”溶液使树脂微珠上再次结合满钠离子。

净化部件

这一组部件可去除供水中的溶质和颗粒，并防止微生物生长。反渗透系统是该组部件中主要的净水装置。去离子系统也*可以*是这组部件的一部分。如果配备了去离子系统，则需要注意一些问题以确保患者的安全。微滤器和超滤器可去除极小的颗粒和微生物。紫外线过滤器可防止供水中的细菌繁殖。

紫外线灯

紫外线灯使用不可见的紫外线辐射，破坏来自

上游部件的微生物。

紫外线可改变微生物的 DNA，使其死亡或无法繁殖[12]。

低压汞蒸汽紫外灯罩在一个透明石英套管内。供水流经该石英套管并接受紫外线辐照（图 11）。为发挥作用，紫外线灯的规格必须足以处理诊所使用的最大水流量。

透析时，仅仅依赖紫外线灯来杀菌是不够的。因为紫外线灯的强度会逐渐减弱，微生物便会随之耐受该辐射。因此必须每年更换紫外线灯的光源或持续监测紫外线的强度。还可以使用超滤器等其他方式去除细菌。

微滤器和超滤器

微滤器是孔径小于 1 μm 的膜过滤器，用于降低微生物水平。**超滤器**的孔径更小，从 0.05 μm 到 0.001 μm 不等，可截留最小的微生物（图 13）[19]。

输送系统

输送系统将产水送至用水点。输送透析用水的管道必须由可以消毒且性质稳定的“*惰性*”材料制成，这样才能保证不会有污染物释放到产水中。管道可由以下材料制成：

- 聚氯乙烯（PVC）
- 聚丙烯（PP）
- 特氟龙® 软管
- 新型塑料，如在化学消毒或热消毒系统中使用的交联聚乙烯（PEX）。注：某些地方或州的法规不允许在透析领域使用 PEX 材料。

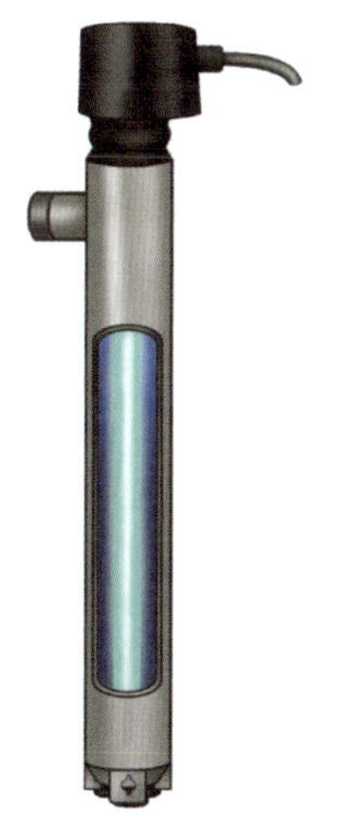

图 11　紫外线灯

输水循环回路应尽可能短。务必要避免出现锐角和盲端，这些地方会形成死水，从而助长细菌滋生。输送系统有两种（表 4）：

- **非直供式系统**使用纯水箱。
- **直供式系统**无纯水箱。

非直供式系统

非直供式系统将反渗透水送入纯水箱。产水通过管道泵送到用水点。未使用的产水通过循环回路送回纯水箱。回路中有连续水流，即使反渗透系统*未*运行也是如此。

储水

纯水箱必须配有密封式顶盖，并通过一个 0.2 μm 的疏水性空气过滤器与外界通气。水箱底部还应呈圆锥形或碗形。这样可确保水箱能顺利排空，且易于消毒和冲洗。需要使用一台由惰性材料制成的离心泵，将产水泵出纯水箱并送入管道[31]。

直供式系统

直供式系统将反渗透水直接送至产水输水管路。未使用的产水返回并重新进入反渗透系统或直接排入排水管。该系统中没有纯水箱，*仅*在反渗透系统工作时回路中才有水流。

在直供式系统中，通过供水管道的管径和水流量（在回路末端安装流量计测量），可以计算每秒的水流速度。在每分钟 10 加仑的流量下，水流通过管径为 1.3 cm 的管道时，其速度比通过管径为 2.54 cm 的管道快得多。

水处理系统监测

注：2014 年，AAMI 发布了一份《技术信息报告》。此报告名为《*水质检测方法*》，可帮助诊所选择用于监测透析用水的检测方法。

水处理系统是透析治疗的关键，如果不能正常工作，会对患者造成伤害。表 5 列出了我们用于监测每个水处理系统的检测项目：流量、压力、温度、反渗透脱盐率、硬度、总氯以及*溶解性总固体*（TDS）。TDS 是溶液中所有离子的总和。我们通过电导度或电阻率来测量 TDS。结果有助于评估反

去离子系统

去离子系统可利用电荷去除溶质，从而制出非常纯净的产水。如果单凭反渗透无法制得符合 AAMI 标准的透析用水，诊所可使用去离子系统来进一步处理[12]。去离子技术的优点是：它耗费的水比反渗透装置少，并且可以达到更高的无机纯度。但是，使用去离子系统对患者而言也存在一些风险。

去离子罐（图 12）内装填有带电荷的树脂微珠。这些微珠吸附带正电荷（*阳离子*）和负电荷（*阴离子*）的颗粒：

- 阴离子树脂置换出氢氧根离子（OH^-）。
- 阳离子树脂置换出氢离子（H^+）。

OH^-和 H^+离子结合形成纯水（H_2O）。

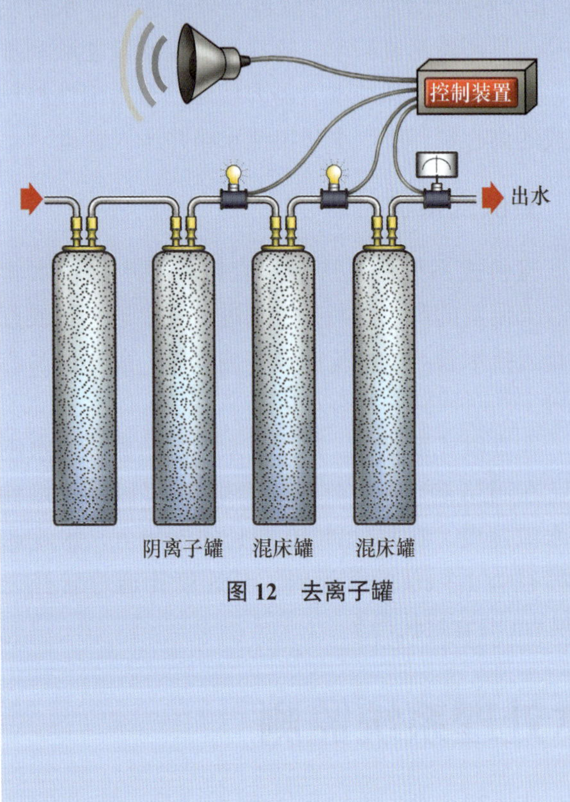

图 12　去离子罐

去离子系统类型

去离子系统分为两种：

- **双床**去离子系统将阴离子和阳离子树脂分别装填于不同的单罐，即一组串联的罐内，水依次流经第一个和第二个罐。
- **混床**罐中既装填了阳离子树脂微珠又装填了阴离子树脂微珠。混床罐的产水水质优于双床系统[12]。

去离子系统最常见的配置是配备两个混床罐。

去离子系统的风险

联邦医疗保险强烈要求诊所不得*单独*使用去离子系统作为净化透析用水的主要途径。去离子系统可有效地去除不需要的离子，但它对患者来说，也会很危险：

- **从失效的去离子罐中流出的水可能含有高水平的有害离子。*去离子系统失效曾经导致过患者死亡*。**曾经发生过一例去离子失效，未能截留含量足以致命的氟化物，因而导致 12 名患者重病，3 名死亡的案例[32]。
- **经过处理的水可能酸性极高（低 pH 值）或碱性极高（高 pH 值）。**如果去离子罐中的所有氢离子和氢氧根离子都耗尽，树脂微珠将*释放*其先前去除的离子。所释放的污染物水平会远*高于*供水中的水平。因此，失效的去离子装置可令污染物倍增。
- **通过去离子处理含氯的水将形成致癌物——亚硝胺**[12]。去离子*无法*去除不带电荷的粒子，如细菌和内毒素。
- **实际上，树脂床反而可为细菌生长提供条件。**
- **去离子装置可在没有任何预警的情况下出现严重故障。**
- **在中性 pH 条件下，铝不带电荷，因此去离子系统不会将其去除。**

渗透系统的性能。

水处理系统监测是诊所质量改进计划的重要组成部分。检测每个部件是了解诊所使用的水处理系统是否正常的*唯一*方法。如有任何变化，例如，所在城镇改变了对自来水的处理方式，可能需要增加检测频率或更换系统部件（表 6）。

所有透析诊所必须与当地水厂保持密切联系。每家诊所应至少每年向水厂发一次公函。该公函应提醒水厂其服务区内有透析诊所，需要及时了解水厂的最新水处理情况。如果水厂改变处理方式、发现某种物质含量过多、清洗供水管网等，都需要提醒透析诊所。

滤除物质的粒径范围

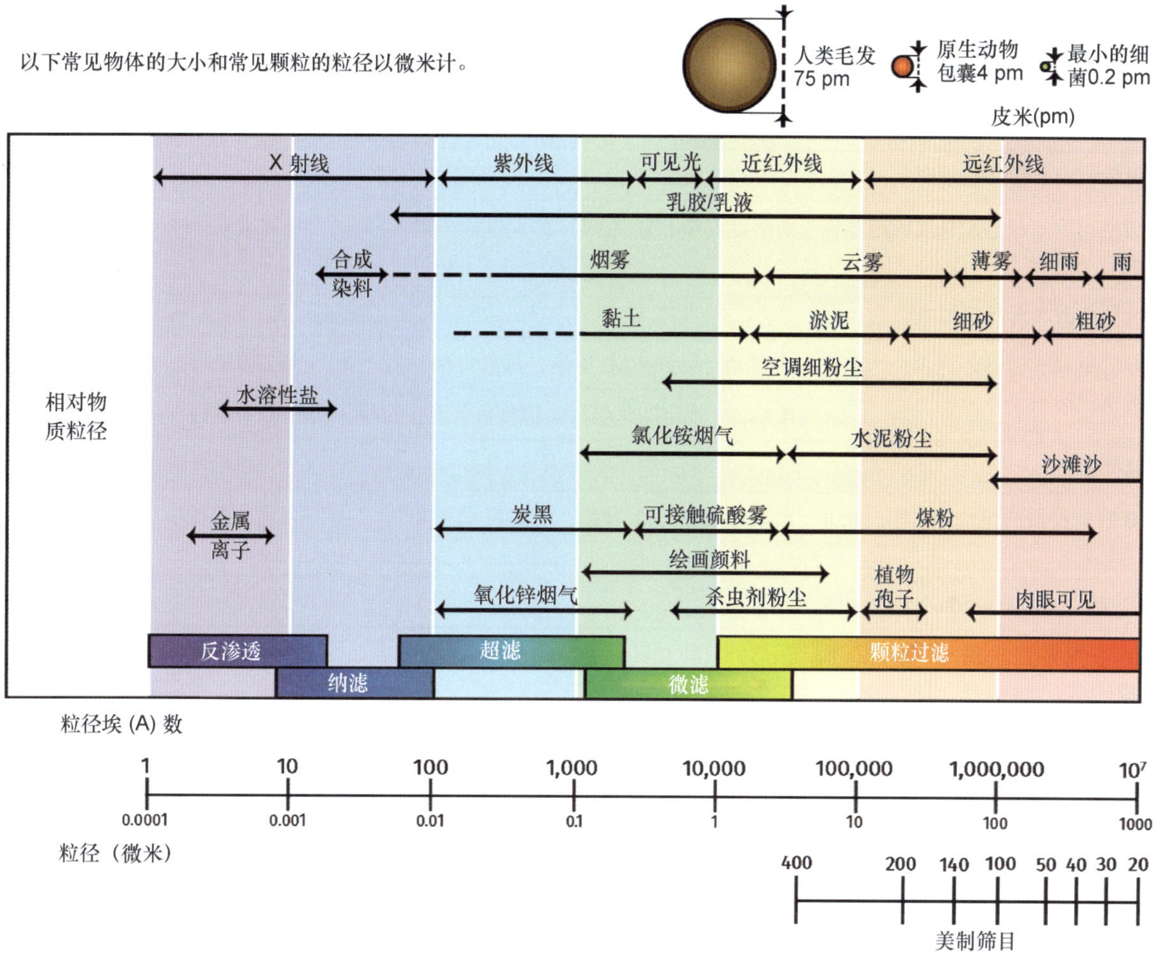

以下常见物体的大小和常见颗粒的粒径以微米计。

图 13　粒径

图片经美国水质协会许可后修改并使用

表 4　直供式与非直供式系统

	优势	不足
直供式	■ 没有控制纯水箱内细菌或内毒素的额外负担 ■ 由于在治疗日连续使用，无需在每个班次前或每 4 个小时进行总氯检测前运行水机 15 分钟	■ 如果所有透析单元都没有使用，则会浪费更多纯水 ■ 设备故障时用水点即刻停水 ■ 当反渗透系统停运时，输送循环回路中没有水流
非直供式	■ 由于反渗透系统仅在充注纯水箱时使用，因此浪费的水少 ■ 输送循环回路有持续的水流	■ 如果纯水箱设计或维护不当，会滋生细菌 ■ 在检测总氯含量之前，必须运行水机 15 分钟 ■ 应在纯水箱下游的水处理系统中或每个透析机上使用超滤器或其他细菌控制装置[33]

如何监测和维护水处理系统的部件

管道

至少每月对管道进行一次消毒，以防止细菌生长[34]。须确保消毒方式适用于管道和管件（表 7）。

防回流装置

防回流装置的主要问题是它可能会降低水流量和水压。必须由专业检测人员每年检测一次。如果可以同时检查装置前及装置后的压力，则两个压力值之间下降超过 30 磅 / 平方英寸（psi）可能表明过滤器堵塞，需要进行维护[35]。

表 5　水处理系统的检测[19, 22, 33, 36]

检测项目及位置	检测方法及频率	要求
反渗透产水		
反渗透系统产水口的出水	菌落计数和鲎试剂（LAL）检测，至少每月一次	建议进行
反渗透系统输水管路起始端		
流出纯水箱后、经过紫外线或超滤器前的水	菌落计数和 LAL 检测，至少每月一次	建议进行
反渗透系统输水管路末回水端		
从治疗区返回、但尚未进入纯水箱或反渗透系统的水	■ 菌落计数和 LAL 检测，每月一次	必须进行
	■ AAMI 规定的化学污染物分析，至少每年一次	必须进行
B 液搅拌器		
进入 B 液搅拌器的供水（水样，而非 B 液样本）	菌落计数和 LAL 检测，至少每月一次	建议进行
A 液搅拌器（如 Granuflo®）		
进入 A 液搅拌器的供水（水样，而非 A 液样本）	菌落计数和 LAL 检测，至少每月一次	建议进行
透析机连接管		
从透析机连接管与反渗透系统输水管路的连接处采集的样本	菌落计数和 LAL 检测，至少每季度一次。应取两条透析机连接管或任何一条已变色连接管	必须进行
由多床反渗透系统供水的透析机		
透析机生产企业规定的透析液采样口采集的透析液样本	对所有透析机进行菌落计数和 LAL 检测，每年一次	建议进行，或根据诊所制度 / 本州要求进行
自来水		
进入任何预处理装置前的供水采样口	AAMI 规定的全部化学分析、菌落计数、氯胺和 LAL 检测，系统安装前进行一次、每年一次以检测化学污染物；以及在季节变化时或水管维修后进行一次	■ 安装时必须进行 ■ 建议每年检测纯水以确保患者安全。若自来水中的化学物质持续处于高水平，则需进行分析以找出根源
便携式反渗透机		
产水样本	■ 菌落计数和 LAL 检测；诊所至少每月一次，居家至少每季度一次	■ 必须进行
	■ AAMI 规定的化学污染物分析，至少每年一次	■ 必须进行
由便携式反渗透机供水的透析机		
透析机生产企业规定的透析液采样口采集的透析液样本	菌落计数和 LAL 检测，至少每月一次	必须进行
总硬度		
流出软水罐的水	每个治疗日工作开始前和结束后	建议进行
总氯		
流出第一个活性炭罐（进入第二个活性炭罐之前）的水	■ 第一班治疗开始前 ■ 当天其余时间每 4 小时一次	■ 必须进行 ■ 必须进行

表 6　水质监测记录样表

	规定范围	周一	周二	周三	周四	周五	周六
日期							
仪表读数							
1 号压力表（psi）（混床前）							
ΔP- 混床 *							
2 号压力表（psi）（软水器前）							
ΔP- 软水器							
3 号压力表（psi）（第一个活性炭罐前）							
ΔP- 第一个活性炭罐							
4 号压力表（psi）（第二个活性炭罐前）							
ΔP- 第二个活性炭罐							
软水器定时器检查							
温度（℃）							
5 号压力表（psi）（滤芯式过滤器前）							
6 号压力表（psi）（滤芯式过滤器后）							
ΔP- 反渗透滤芯式过滤器							
供水 TDS							
产水 TDS							
脱盐率							
供水流量							
产水流量							
供水压力							
产水压力							
水质检测							
软水器出水硬度 1							
软水器出水硬度 2							
记录人（姓名缩写）:							
氯胺检测（＜ 0.1 mg/L）							
第 1 班治疗前							
第 2 班治疗前							
第 3 班治疗前							
检测者（姓名缩写）:							

* 希腊字母德尔塔（Δ）表示“变化量”

表 7　适用于不同输水系统所用管材的常见消毒剂

材料	次氯酸钠	过氧乙酸	甲醛	热水	臭氧
丙烯腈-丁二烯-苯乙烯（ABS）					
氯化 PVC（CPVC）					
交联聚乙烯（PEX）					
玻璃					
聚乙烯（PE）					
聚丙烯（PP）					
聚四氟乙烯（PTFE）					
聚氯乙烯（PVC）					
聚偏二氟乙烯（PVDF）					
不锈钢（SS）					

注：表 7 不是完整清单。使用前先检查确保系统不会被杀菌剂损坏。同时还要考虑接头和管件所用的材料以及杀菌剂浓度。

此表经 AAMI 许可后修改。版权所有 2004，美国医疗器械促进协会，ANSI/AAMI RD52：2004 *Dialysate for Hemodialysis*. Table 2.

防回流装置监测

如果只能测量装置后压力，则确保压力和流量足以使系统正常工作。观察压力的逐渐变化，看看设备是否堵塞。各个水处理系统的适宜压力水平会有所不同。找出基线水平，然后检查是否有变化。大型反渗透系统在每分钟 10 ～ 12 加仑的流量下，平均需要约 30 psi 的压力。

混水阀

为保护反渗透膜，并维持足够高的产水流量，应将供水温度保持在大多数生产企业建议的 25 ～ 28℃之间。如果温度改变，产水的水量和水质也会随之改变。供水温度过高会损坏反渗透膜。

混水阀监测

每天检查混水阀，测量供水经该阀后的温度。温度应在设定范围内，且每天变化不应太大，除非该装置出现故障。

沉积物过滤器

沉积物过滤器用来截留颗粒，因而容易堵塞，进而减少水流。为减少堵塞，可以对该过滤器进行*反冲洗*。若系统要求进行反冲洗，则每天进行一次，让水从下到上逆向流过该过滤器，然后排至排水管。反冲洗可冲洗掉截留的颗粒，并使介质层蓬松，帮助减少偏流。有些系统可自动进行反冲洗，有些则需要手动执行。

使用压力表测量沉积物过滤器的进、出水压力，以检查压力变化，即*压力降*（ΔP）。如果过滤器堵塞，进水压力会上升，ΔP 也随之增加，同时下游水流量将下降。ΔP 的限值根据诊所规定来设定。如果压力降超过此限值，需要对该过滤器进行反冲洗、更换或维修。

沉积物过滤器监测

定期检查所有过滤器，测量在正常工作流速下，每个过滤器前后的压力。如果 ΔP 超过诊所的规定，则更换或反冲洗该过滤器[37]。如果过滤器配有反冲洗定时器，则检查定时器设置。

确保仅在没有患者接受透析时反冲洗该过滤器。

软水器

软水器的再生方法为依次用水和*浓盐水*（高浓度盐水）冲洗树脂床。树脂微珠上的钙离子和镁离子被置换出，然后微珠再次被钠离子包裹。不需要的钙、镁正电离子被冲入排水管。

大多数诊所都配有*永久性*软水器。这些软水器配备自动定时器和盐箱，盐箱中装有盐粒和水，以产生浓盐水。它们每天或每隔一天就地进行再生。小型诊所或受当地法规限制不能就地再生的诊所可以配备可更换的软水器。供应商会定期将这些软水器取走进行异地再生。

软水器监测

每天工作结束后，必须检测软水器的出水硬度[38]。每天工作开始前，也要进行检测以确保软水器工作正常：

- 硬度不得超过每加仑 1 格令（gpg），相当于百万分之 17（ppm）。可使用试纸或 EDTA 法来检测水的硬度。
- 盐箱至少应达到半满[38]。
  - 如果浓盐水水位过高，可能会发生“盐桥”现象，即：盐面形成硬壳，使盐箱*看起来*很满，其实下方并没有盐。
  - 如果浓盐水水位过低，浓盐水的浓度可能太低，无法再生软水器。

检查再生定时器的设置。确保再生时间设置在诊所下班后的时段。

切勿在透析治疗时再生软水器。否则，高浓度的钠会进入患者血液。如果出现失误，高浓度的钠应当触发反渗透系统警报。CMS 要求反渗透系统与软水器定时器之间采用联动设计，从而使反渗透系统在软水器再生时无法工作[39]。

活性炭罐

水流进入活性炭罐时，会推挤罐内的活性炭颗粒。活性炭颗粒间会形成水道，使水更快流过，因而这些水也就没有被净化。我们不能对活性炭罐进行消毒或再生；我们只能对其进行反冲洗和更换。反冲洗活性炭罐对于预防氯过早穿透并进入水中至关重要。

反冲洗通过“疏松”活性炭颗粒，露出新的活性炭表面、消除颗粒间水道并延长活性炭的使用寿命。但是，反冲洗不能去除活性炭已经吸附的物质。当罐中的活性炭颗粒不能再充分吸附氯时，流出活性炭罐的水中氯含量较高。这时，该活性炭罐即已“失效”。拆下第一个活性炭罐，将第二个活性炭罐移到第一个活性炭罐处，然后将更换滤料后的活性炭罐置于第二个活性炭罐处[40]。新活性炭罐在使用前必须进行冲洗[12]。

活性炭罐监测

每天进行第一次余氯检测之前，水处理系统必须运转至少 15 分钟。若在启动系统后就取样，您所检测的是罐中的隔夜水[41]。它不是活性炭罐在正常流速下的实际产水样本。使用足够灵敏的试纸，以确保余氯水平不超过最大允许值[41]。如果活性炭罐配有反冲洗定时器，检查该定时器的时间设置是否正确。**确保仅在没有患者接受透析治疗时进行反冲洗。**

反渗透装置（运行参数）

如果反渗透膜不能正常工作，会造成水质降低或水量减少。每个反渗透装置都有自己的基线压力和流量水平，以指示其性能。检查以下几处的压力[42]：

- 进水压力（需足以维持流经反渗透装置的水流量。通常为 30 ～ 40 psi 下 10 ～ 12 gpm，但每个系统有所不同。）
- 将水泵送通过反渗透膜的泵压
- 反渗水产水压力

还要使用流量计测量几处的水流量：

- **产水流量**指示通过反渗透膜的纯水量。
- **废液流量**指示排入废水管的废水量。
- **直供式系统**可测量有多少产水通过系统再循环与供水混合。

反渗透装置监测

每天检查反渗透系统的流量和压力相关运行参数。反渗透系统中的压力和流量是相关的。如果降低反渗透系统加压泵的压力，产水流量会下降，废水流量会增加：

- 如果泵压不变，但产水流量下降，则反渗透膜可能堵塞。
- 泵压和废水压之间的压力读数相对于基线产生变化，可能表示反渗透膜污染或破裂。

您需要知道系统内的所有压力和流量的基线值，并检查是否有任何偏差。分析趋势，即使很小的逐渐变化也要留意。

此外，我们还通过检查反渗透水的溶解性总固体（TDS）水平来监测水质。这一点将在本章下文中详细讨论。

必须对反渗透系统进行热消毒或化学消毒。热消毒的部分优势包括：

- 无需从系统中清除有毒化学物质。
- 热消毒往往是一个可以根据需要自动完成的过程。

一些热消毒系统可进行*整体系统消毒*，包括反渗透膜、供水回路*和*透析机，并且除了监测外，几乎或根本不需要人工。

按照生产企业的说明对反渗透膜进行消毒。反渗透装置生产企业会建议可使用的消毒剂类型及消毒频率。

紫外线灯

紫外线灯的辐照强度会逐渐减弱。必须清洁石英套管，以保持其透明，从而使水能暴露于紫外线下。紫外线灯必须在辐照强度减弱之前予以更换，且至少每年更换一次。

紫外线灯监测

对于老式的紫外线灯系统，须记录使用时间（小时数）并定时更换灯泡。使用的紫外线波长必须为 254 nm，且辐照强度必须达到 30 mJ/cm^2 [43]。

新款系统配有紫外线强度计来检查输出的辐照能。如果辐照能降至 16 mJ/cm^2（杀灭微生物的最低剂量）以下，将发出光警报，提醒您需要更换灯泡[43]。

微滤器和超滤器

这些过滤器去除水中的微生物：

- 微滤器可降低细菌水平。
- 超滤器可去除细菌和内毒素。

在这些过滤器中，微生物会逐渐过度生长。常规细菌和内毒素检测会揭示问题。必须按照诊所的指南对这些过滤器进行清洁、消毒或更换。

微滤器和超滤器监测

定时或在过滤器进水口和出水口压力表之间的压差（ΔP）超过诊所设定的限值时，对这些过滤器进行清洁和消毒[44]。

纯水箱

由于氯在预处理过程中已去除，**所以在产水中没有任何物质可以阻止微生物生长**。因此，纯水箱和管道是细菌生长并形成生物膜的理想场所。可能需要*擦洗*水箱内部以去除生物膜。设计合理的水箱每天会进行数次排空并再灌注，这样水就不会淤滞[45]。

纯水箱监测

必须至少每月清洁和消毒一次纯水箱、输水管道和透析机进水软管。还必须在对水处理系统进行任何拆卸维修后执行这些步骤。请按照诊所的规定和生产企业的指导执行。

去离子系统（运行参数）

去离子系统没有活动部件，因此可直接进行监测。从新去离子罐系统流出的纯水电阻率为 18.3 megohms-cm[46]。必须一*直*监测去离子系统的电阻率。这样即可在去离子罐失效、污染物大量进入水中之前将其更换。透析过程中使用的去离子罐必须配备一个带声光警报的**电阻率计**，以便能在患者治疗室听到和看到警报[47]。

CMS 要求透析中心的去离子系统配备自动装置来阻止失效的去离子罐中流出的水接触患者[47]。电阻率小于 1 megohm-cm 的水用于透析是不安全的。必须使用截流阀或转流至排水系统。

当产水的电阻率降到 1 megohm-cm 以下时：

- 警报响起。
- 产水会被送入排水管或无法到达用水点。

便携式去离子罐在诊所使用，但在异地再生。

水质分析

水必须达到诊所使用的 ANSI/AAMI 标准。为确保符合 ANSI/AAMI 对表 1 中列出的污染物所设定的限值，在以下时间进行化学分析[19]：

- 安装反渗透系统时
- 更换反渗透膜时
- 此后至少每年一次

反渗透水的品质

反渗透膜是反渗透系统最重要的部分。

- **我们用*脱盐率*来检测反渗透性能，**脱盐率是衡量反渗透膜去除水中 TDS 的能力的指标，以百万分之一（ppm）计。将反渗透系统的脱盐率维持在保证达到 AAMI 级水质所需的水平。**脱盐率公式为**[19]：

$$\frac{\text{供水电导度减去产水电导度}}{\text{供水电导度}} \times 100$$

例如，假设输入 TDS 为 100 ppm，输出 TDS 为 8 ppm。将这些数字代入公式：

$$\frac{100 - 8}{100} \times 100$$

结果为 $\frac{92}{100} \times 100 = 92$（百分比）

TDS 脱盐率为 92%。

- **我们用*电导度*来衡量反渗透产水的水质，**电导度反映水中的 TDS 含量，以 ppm 计。电导度监测器应考虑温度影响，提供一致的校正后读数。

CMS 要求在脱盐率低于 90% 时采取措施。您所在的州可能设有更严格的限制。将脱盐率警报阈值设为保证达到 AAMI 级水质所需的脱盐率。仅脱盐率一项并不能反映水质。*脱盐率水平将取决于您的产水分析*。供水中 TDS 含量低的诊所，脱盐率会远低于 90%，但仍能制出 TDS 为个位数、达到 AAMI 级水质的水。AAMI 并不认为脱盐率＜ 90% 就不安全，但需要采取措施。措施是确认系统输送的是安全、优质的产水。每次对反渗透产水进行化学分析时，记录脱盐率。

去离子水的品质

由于去离子水比反渗透水更纯净，因而其电导度过低，无法准确检测。所以我们转而监测去离子产水对电流的*电阻率*。也就是电导度的*相反*概念。**不得使用在去离子出水口测得电阻率小于 1 megohm-cm 的去离子水为患者进行透析**[46]。您需要了解诊所去离子系统上的监测器如何工作，因为它们不尽相同。大多数情况下，LED 灯会指示水质。

分析去离子水的水质

持续监测水质。CMS 要求在每个透析日检查两次电阻率并分别记录在日志上[46]。您必须能够在患者治疗室听到和看到水处理警报。使去离子水的电阻率保持在 1 megohm-cm 以上。

监测水中的细菌和内毒素

水若被微生物污染，会对患者构成健康风险。至少每月检测一次诊所用水中的细菌和内毒素；如果出现问题，则增加检测频次。CMS 要求采集*最坏*情况下的水样。因此，需要在对系统进行消毒的前一刻进行培养物采样[48]。检测：

- 用于制备复用处理化学品的水
- 用于冲洗和清洁（复用处理）透析器的水
- 纯水箱（如果使用）中的水
- 反渗透装置［或去离子器（如使用）］的出水
- 输水回路起始段、中段和末段的水
- 用于制备浓缩液的水
- 用于制备透析液的水；在透析机的进水处进行检测

如何检测细菌

即使少量消毒剂也能抑制微生物在培养基中生长。目前，大多数诊所使用移液装置将样本移至培养基管。如果您所在的诊所不使用移液装置：

1.（仅）在采样口外部使用酒精。

2. 在抽取培养样本之前，让采样口完全晾干。

3. 让水流 1 分钟，然后将样本采集到无菌杯中。

4. 用移液管将 0.1 ～ 0.5 ml 水样从无菌杯中滴加到培养基上。

5. 在 1 ～ 2 小时内处理样本进行细菌检测，或立即将其放入冰箱并在 24 小时内处理。

需要使用以下任意一种方法来检测样本[22, 49]：

- **薄膜过滤法**（首选）。用 0.45 μm 的滤过膜无菌过滤已知体积的水样，然后将滤过膜贴于琼脂平皿中的培养基上。
- **涂布平板法**。将至少 0.5 ml 水样直接涂布在琼脂平皿中的培养基上。

有两种 AAMI 批准的细菌检测培养方法[49]：

1. 胰化蛋白胨葡萄糖培养基（TGEA）或 R2A 营养琼脂培养基辅以 4% 碳酸氢钠（或等效培养基）。

表8　水处理设备、输送系统和透析液监测指南[8, 19]

部件	监测项目	干预频率	标准频率	标准 *
沉积物过滤器	过滤器前后压降	无	每天一次	压降小于 XXXX
沉积物过滤器反冲洗过程	反冲洗定时器设置	无	每天一次——每天工作开始前	反冲洗时钟设置为 XX：XX
滤芯式过滤器	过滤器前后压降	无	每天一次——每天工作结束后	压降小于 XXXX
软水器	产水的硬度	无	每天一次——每天工作结束后	碳酸钙硬度低于1格令/加仑，除非反渗透装置生产企业另有规定
软水器盐箱	箱中未溶解盐的盐位	无	每天一次——每天工作结束后	盐位为 XXX
软水器再生过程	再生定时器设置为正确的时间	无	每天一次——每天工作开始前	软水器定时器设置为 XX：XX
炭吸附床	采集主活性炭罐出水水样进行总氯检测	无	每班透析开始前或每4小时一次	总氯低于 0.1 mg/L
化学药剂注入系统	储罐中的化学药剂含量、注入器功能、控制参数值（如pH值）	无	每天一次	储罐中的化学药剂含量不低于 XXX；控制参数在 XX-XX 范围内
反渗透	产水电导度、溶解性总固体（TDS）或电阻率以及算得的脱盐率	无	按照生产企业的建议（连续监测）	脱盐率不低于 XX%
反渗透	产水和废水的流速，以及计算得出的回收率	无	每天一次（连续监测）	产水流速高于 X.X gpm；回收率在 XX%-XX% 范围内
去离子装置	产水电阻率	无	连续	电阻率大于 1 megohm-cm
超滤器	过滤器前后压降	无	每天一次	压降小于 XXXX
纯水箱	细菌生长和内毒素	每周一次，直到出现连续符合限值的情况	无	†细菌计数低于干预水平 50 CFU/ml；内毒素水平低于 0.125 EU/ml[22]
输水管道系统	细菌生长和内毒素	每周一次，直到出现连续符合限值的情况	每月一次	†细菌计数低于干预水平 50 CFU/ml；内毒素水平低于 0.125 EU/ml[22]
紫外线灯光源	辐照能量	无	每月一次	紫外线辐照高于 XXX，冲洗后达到安全水平 XXX
臭氧发生器	水中的浓度	无	每次消毒期间和之后	臭氧浓度高于 XXX
热水消毒系统	系统接触热水的温度和时间	无	每次消毒期间和每次使用前	温度不低于 XX℃；在该温度下的最短接触时间不少于 XX 分钟。安全使用温度（XXX）
透析液	细菌生长和内毒素	无	每月：轮流进行检测，每月至少检测两台透析机，每台每年至少检测一次	†细菌计数低于干预水平 50 CFU/ml；内毒素水平低于 0.125 EU/ml[22]
透析液	电导度和pH值	无	每次治疗时	电导度在透析机标准值的 ±5% 范围内；pH值介于 6.9～7.6 之间

*注：无法对表中的每种装置列出正常工作范围，因为有些值是诊所所用系统的专有值。表中所示的X，是诊所应根据生产企业的说明或系统性能测量结果来确定的范围。

† 细菌和内毒素水平摘自 ANSI/AAMI 23500：2014. *Guidance for the preparation and quality management of fluids for hemodialysis and related therapies*。

此表经 AAMI 许可后修改。版权所有 2004，美国医疗器械促进协会，ANSI/AAMI RD52：2004 *Dialysate for hemodialysis*. Table 4

不得使用血琼脂培养基和巧克力琼脂培养基。培养温度为 17～23℃，培养时间为 168 小时（7 天）。

2. 胰酪大豆胨琼脂培养基（TSA）（一种大豆酪蛋白消化琼脂培养基）或标准方法琼脂培养基和平板计数琼脂培养基（TGYE）在 35℃下培养 48 小时。

如何检测内毒素

采用鲎试剂（LAL）检测来检测透析用水的内毒素[50]。

大多数诊所会将样本外送检测。有几种 LAL 检测方法，所有方法的依据都是若存在内毒素，鲎血会凝固。

- 最简单的检测是*凝胶法检测*。若为阳性，表现为样本所含的内毒素高于反应值（即 λ），血液将在一定时间内、一定温度下凝固。此检测仅为定性检测，因此阳性结果表示内毒素含量高于阈值水平。
- 比浊法和显色法是定量检测，可指示样本中的内毒素水平。

目前已经有便携式内毒素检测仪。它们采用比浊法，不到 5 分钟即可得出结果。对于集中检测中心收费较高的即时检测，使用它们更符合成本效益[51]。

对系统进行消毒以去除生物膜

成熟生物膜几乎不可能去除。在某些情况下，我们必须更换全部或部分输送系统以去除生物膜[35]。良好的输送系统设计与合理的消毒时间安排有助于控制生物膜水平。最常见的一种水处理系统消毒是化学消毒（如次氯酸钠）。如果臭氧和加热不会损坏系统材料，还可以对系统使用臭氧和热消毒。定期进行检测和消毒，*不要*等到达到干预水平。这种方法比试图去除已形成的生物膜效果更好，并且成本更低。

在 2016 年日本的一项研究中，研究人员截取了血透管道系统的部分材料，并对生物膜进行了几种消毒剂检测[52]。他们使用电子扫描显微镜来观察残留的生物膜。研究结果显示：

- **次氯酸钠**（消毒剂）在室温下或加热至 80℃并保持 2 小时，去除生物膜的效果不佳。
- **醋酸**加热后效果最佳，但仅可去除表层生物膜，达不到深层。
- **过氧乙酸**在室温下*和*加热后效果良好，并可达到深层生物膜。

监测水中的化学物质

至少每年对水进行一次化学分析。在反渗透或去离子系统的出水采样口抽取水样。根据 CMS，水处理系统必须始终在 AAMI 标准范围内运行。AAMI 设定了产水中各种污染物的最高水平（表 1）。

总氯

总氯包括游离氯和氯胺。游离氯和氯胺是强*氧化剂*：它们与氧发生反应以破坏细胞壁。两者均可加入市政供水中以杀灭细菌。活性炭罐将吸附去除这些化学物质。但是，我们无法预测活性炭罐何时“失效”并导致这些物质大量释放，所以我们必须经常检测。用于水处理的含氯消毒剂包括：

- **氯气**（常用于杀灭饮用水中的细菌、真菌和病毒）
- **氯消毒剂**

认真检测余氯的重要性不言而喻。患者使用的透析液若含有这些污染物，会对患者造成伤害并导致患者死亡。在透析中，此类物质有破坏红细胞的危险。曾有诊所在 4 个月内氯胺水平从＜0.1 mg/ml 攀升至 0.27 mg/ml，导致该诊所的患者出现贫血[53]。接触较高水平氯胺的患者可能出现：

- *高铁血红蛋白血症*——红细胞不能携带氧气
- *溶血*——红细胞破裂
- *溶血性贫血*——因红细胞分解导致红细胞缺乏

我们可以通过以下三种方式检测总氯：

1. 用于检测低水平总氯的试纸

2. N,N- 二乙基对苯二胺（DPD）检测试剂盒

3. 数字总氯比色计，通常基于 DPD 法

有些品牌的试纸往往更准确，因为结果往往不受样本中其他干扰物质的影响。试纸出错的概率也较低。由于我们通过观察颜色来判读这些检测（图 14），因此执行这些检测的人员必须通过色盲测试，或者必须使用数字仪表[41, 54]：

- 游离氯的限度为 **0.5 mg/L**。
- 总氯的限度为 **0.1 mg/L**。

没有直接检测氯胺的方法，因此要测定氯胺，必须进行*两次*检测，一次检测*总氯*，另一次检测*游离氯*。氯胺水平是两个结果之差。因此，如果测得

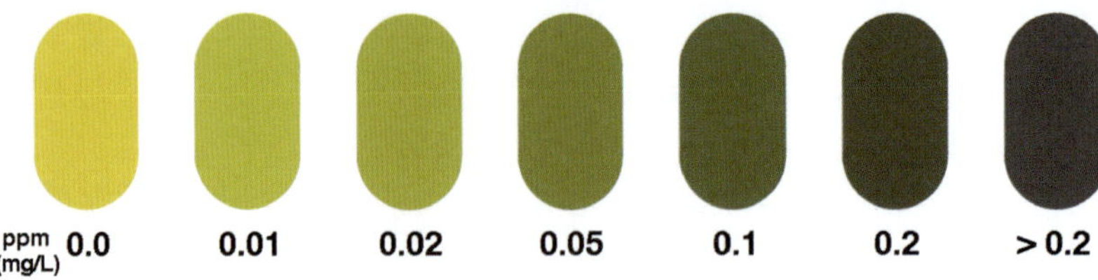

图 14　试纸

图片经 RPC 许可后修改并使用

的总氯为 1.2 ppm，而游离氯为 0.8 ppm：1.2 − 0.8 = 0.4 ppm，即氯胺水平。

CMS 和 AAMI 允许*在以下情况下*仅检测总氯：

- 所用检测灵敏度高，可检测到低含量的总氯，*且*对高于 0.1 ppm 的所有检测结果采取了干预措施
- 总氯检测结果为零，表示水中的氯含量低于检测*灵敏度*（最低可检出水平）

钠和钾

ANSI/AAMI 指出，透析用水的钠含量**不得高于 70 mg/L（3.0 mEq/L）**，钾含量**不得高于 8 mg/L（0.2 mEq/L）**[19]。钠和钾通过反渗透或去离子去除。

总氯检测频率

CMS 要求的总氯检测频率为[41]：

- 每个透析日治疗开始前
- 每班治疗开始前
- 如果您所在的诊所没有固定班次，则每 4 小时一次

钙和镁

硬水含有钙和镁。如果患者接触到过高含量的这些矿物质，结果可导致**硬水综合征**，该综合征可引起：

- 恶心和呕吐
- 肌肉无力
- 重度头痛
- 皮肤潮红
- 高血压或低血压
- 患者的软组织内逐渐形成钙化沉积，会引起疼痛、损伤或死亡

过量钙或镁还会导致水垢形成，从而堵塞设备并破坏反渗透膜。ANSI/AAMI 的标准是钙**不超过 2 mg/L（0.1 mEq/L）**，镁**不超过 4 mg/L（0.3 mEq/L）**[19]。钙和镁由软水器去除。

氟化物

水处理需要防止患者接触高浓度的氟化物。许多透析患者容易患骨病。一些长期接触含氟水的患者会出现*骨硬化*［骨和（或）骨髓变硬］。氟化物过量的其他症状可能包括：

- 恶心和呕吐
- 肌肉抽搐
- 低血压
- 癫痫发作
- 心律失常

ANSI/AAMI 指出，透析用水中的氟化物含量**不得高于 0.2 mg/L**[19]。氟化物通过反渗透或去离子去除。

硝酸盐

由于细菌或农业化肥的影响，一些井水中的硝酸盐含量可达到有害水平。硝酸盐会影响红细胞携氧，从而对患者造成伤害。这种问题称为*高铁血红蛋白血症*。有这种问题的患者会因缺氧而出现*发绀*，即皮肤、嘴唇、牙龈和指甲床发青。他们还可能有低血压和恶心。

ANSI/AAMI 建议，透析用水中的硝酸盐以**不高于 2.0 mg/L** 为限[19]。硝酸盐通过反渗透或去离子去除。

硫酸盐

硫酸盐（硫酸盐或酯）浓度超过 200 mg/L 可导致：

- 恶心和呕吐
- 代谢性酸中毒（血酸水平高）

ANSI/AAMI 建议，透析用水中的硫酸盐以**不高于 100 mg/L** 为限[19]。硫酸盐通过反渗透或去离子去除。

铝

铝是一种常见的土金属，可出现在当地供水中。或者，以明矾的形式加入水中，以去除藻类、沉积物和淤泥，从而使水更清澈。健康人仅从饮食中吸收少量铝，其余则通过肾脏清除。

如果肾脏衰竭，铝会在大脑和骨骼中蓄积。铝水平高是透析患者贫血的诱因之一。还可发生神经系统损伤和致命性*脑病*（脑部疾病）。这种称为*透析性痴呆*的问题可导致：

- 意识模糊
- 短期记忆丧失
- 人格改变
- 睡眠问题
- 肌肉痉挛
- 幻觉
- 癫痫发作
- 思维障碍
- 死亡

长期接触高浓度的铝还可引起铝相关骨病（铝骨病），该疾病可导致：

- 骨痛
- 肌肉无力
- 骨折

对患者有毒的铝主要来自透析用水和透析设备。水中的铝离子可穿过透析器膜，进入患者血液。1996 年，荷兰的一家诊所更换了一条进水管。新管道的砂浆衬里含铝，并析出到水中。有 10 名患者死于脓毒血症、惊厥和昏迷，其血铝水平超过正常值 25 倍[55]。诊所应检查其所有供水系统的设计，并检测患者的血铝水平。

由于铝会在透析患者体内蓄积，ANSI/AAMI 指出，透析用水中的铝含量应*非常*低，**不得高于 0.01 mg/L**[19]。铝可通过反渗透或去离子去除。当地供水中的铝水平可因季节而异。而且，铝具有*两性*：依条件不同，作为酸或碱参加反应。专家建议每年多次检测透析用水中的铝含量。

铜和锌

水，尤其是酸性水，会从管道中析出铜。在水处理或输送系统中使用镀锌铁会导致水中的锌含量高。在患者体内，**铜**含量过高会导致：

- 恶心
- 呕吐
- 头痛
- 寒战
- 胰腺炎（疼痛性胰腺炎症）
- 代谢性酸中毒
- 肝损伤
- 致死性溶血

锌水平高可导致：

- 恶心和呕吐
- 发热
- 贫血

ANSI/AAMI 指出，透析用水中铜和锌的上限**不得高于 0.1 mg/L**[19]。铜和锌可通过反渗透或去离子去除。

砷、钡、镉、铬、铅、汞和硒

表 1 列出了 EPA 对饮用水中这些微量金属的含量规定，以及 ANSI/AAMI 标准对透析用水中这些微量金属的含量规定。这些金属均可通过反渗透或去离子去除。

患者监测

我们监测水质以保护患者，同时实现对设备的保护，使其最终能够保护患者。水处理系统的一个或多个部件失效，可导致严重疾病或死亡。能够揭示水质问题的患者监测应包括：

1. 常规血液检查——对于患者血液中的高水平有毒物质（如：铝）或不应在血液中出现的物质，需要进行进一步检查。

2. 患者症状——在治疗开始时或治疗期间，患者可能出现急性（突然发作）症状。如果发生这种情况，*则认为出现问题，并立即采取措施找出原因*。导致一些症状（如：恶心或低血压）的原因有多种，水可能是其中一个原因。

如果两名或两名以上患者同时出现类似症状，

则怀疑水处理系统出现问题。注：如果使用浓缩液或透析液集中供液系统，该供液系统可能也存在问题。了解诊所供水回路中第一个和最后一个透析单元的位置，可帮您排除故障。如果是该回路远端（最远处）的两名或两名以上患者开始出现症状，而回路起始处的患者*没有*，则原因可能不是水，而是共用药瓶等其他问题。按道理说，若问题原因出于集中反渗透系统，则会导致连锁反应，即骨牌效应，会先影响到回路起始处的患者。

如果您认为水质可能有问题，则将透析机置于旁路模式，并立即检查水处理系统。在某些情况下，应停止治疗。表 9 列出了一些患者症状以及可能导致这些症状的水污染物。

表 9　可能与水污染有关的症状[12]

体征或症状	可能导致这些体征或症状的水污染物
贫血	铝、氯胺、铜、锌
骨病	铝、氟化物
溶血	氯胺、铜、硝酸盐
低血压	细菌、内毒素、硝酸盐、钙、镁
代谢性酸中毒	pH 值低、硫酸盐、铜
肌肉无力	钙、镁
恶心和呕吐	细菌、钙、铜、内毒素、pH 值低、镁、硝酸盐、硫酸盐、锌
神经功能恶化	铝
发热、寒战	细菌、内毒素、铜、锌
重度头痛	铜
高血压	钙、镁、铜、钠
肝损伤	铜

结论

设计合理的水处理系统可以保护患者。了解进行水处理的原因和方式，以及诊所使用的系统类型至关重要。您在确保患者用水安全方面发挥着重要的作用。每次您检查监测器、在日志表上记录仪表读数值或检测诊所系统中某个部件的微生物时，都在帮助确保提供安全、优质的患者照护。

附录 A　EPA 自来水标准

表 A1　EPA 自来水*无机化学物*含量标准[56]

污染物	污染物最高水平（MCL）（mg/L）	潜在健康影响（长期接触高于 MCL 水平）
锑	0.006	血胆固醇升高、血糖下降
砷	0.01	皮肤或循环系统损伤、致癌风险
石棉纤维	700 万 / 升	良性肠息肉风险
钡	2	血压升高
铍	0.004	肠道病变
镉	0.005	肾脏损伤
铬	0.1	过敏性皮炎
铜	1.3	短期胃肠不适。长期肾、肝损伤
氰化物（游离）	0.2	神经损伤或甲状腺问题
氟化物	4.0	骨病，儿童氟斑牙病
铅	0.015	儿童：发育迟缓 成人：肾脏问题、高血压
汞（无机）	0.002	肾脏损伤
硝酸盐（氮）	10	6 月龄以下婴儿呼吸急促、蓝婴综合征
亚硝酸盐（氮）	1	6 月龄以下婴儿呼吸急促、蓝婴综合征
硒	0.05	毛发或指甲脱落、手指或脚趾麻木、循环系统问题
铊	0.0002	毛发脱落；血液改变；肾脏、肝脏或肠道问题

表 A2　EPA 自来水*有机化学物*含量标准[57]（注：除非存在特定危害，否则这些情况不常见）

污染物	MCL（mg/L）	潜在健康影响（长期接触高于 MCL 水平）
丙烯酰胺	*	神经或血液问题、致癌风险
甲草胺	0.002	眼、肝脏、肾脏、脾脏问题；贫血、致癌风险
莠去津	0.003	心血管或生殖系统问题
苯	0.005	贫血、血小板下降、致癌风险
苯并芘（PAH）	0.0002	生殖系统问题、致癌风险
克百威	0.04	血液、神经、生殖系统问题
四氯化碳	0.005	肝脏问题、致癌风险
氯丹	0.002	肝脏或神经问题、致癌风险
氯苯	0.1	肝脏或肾脏问题
2,4-D	0.07	肾脏、肝脏、肾上腺问题
茅草枯	0.2	肾功能轻度改变
1,2- 二溴 -3 氯丙烷（DBCP）	0.0002	生殖系统问题、致癌风险
邻二氯苯	0.6	肝脏、肾脏或循环系统问题
对二氯苯	0.075	贫血；肝脏、肾脏、脾脏损伤、血液改变
1,2- 二氯乙烷	0.005	致癌风险
1,1- 二氯乙烯	0.007	肝脏问题

续表

污染物	MCL（mg/L）	潜在健康影响（长期接触高于 MCL 水平）
顺 -1,2- 二氯乙烯	0.07	肝脏问题
反 -1,2- 二氯乙烯	0.1	肝脏问题
二氯甲烷	0.005	肝脏问题、致癌风险
1,2- 二氯丙烷	0.005	致癌风险
己二酸二（2- 乙基己）酯	0.4	体重下降、肝脏问题、可能引起生殖系统问题
邻苯二甲酸二（2- 乙基己）酯	0.006	生殖系统问题、肝脏问题、致癌风险
地乐酚	0.007	生殖系统问题
二噁英（2,3,7,8-TCDD）	0.00000003	生殖系统问题、致癌风险
敌草快	0.02	白内障
草多索	0.1	胃肠问题
异狄氏剂	0.002	肝脏问题
环氧氯丙烷	**	致癌风险、胃部问题
乙苯	0.7	肝脏或肾脏问题
二溴乙烷	0.00005	肝脏、胃、肾脏、生殖系统问题、致癌风险
草甘膦	0.7	肾脏、生殖系统问题
七氯	0.0004	肝损伤、致癌风险
环氧七氯	0.0002	肝损伤、致癌风险
六氯苯	0.001	肝脏、肾脏、生殖系统问题、致癌风险
六氯环戊二烯	0.05	肾脏或胃部问题
林丹	0.0002	肝脏或肾脏问题
甲氧氯	0.04	生殖系统问题
杀线威（万强）	0.2	轻微神经系统影响
多氯联苯（PCB）	0.0005	皮肤、胸腺、免疫系统、神经系统和生殖系统问题、致癌风险
五氯酚	0.001	肝脏或肾脏问题、致癌风险
毒莠定	0.5	肝脏问题
西玛津	0.004	血液问题
苯乙烯	0.1	肝脏、肾脏或循环系统问题
四氯乙烯	0.005	肝脏问题、致癌风险
甲苯	1	神经系统、肾脏、肝脏问题
毒杀芬	0.003	肾脏、肝脏、甲状腺问题、致癌风险
2,4,5-TP（Silvex）	0.05	肝脏问题
1,2,4- 三氯苯	0.07	肾上腺改变
1,1,1- 三氯乙烷	0.2	肝脏、神经或循环系统问题
1,1,2- 三氯乙烷	0.005	肝脏、肾脏或免疫系统问题
三氯乙烯	0.005	肝脏问题、致癌风险
氯乙烯	0.002	致癌风险
二甲苯（异构体混合物）	10	神经系统损害

* 供水系统必须有书面证明，显示在 1 mg/L（或等同剂量）下，丙烯酰胺含量不超过 0.05%
** 供水系统必须有书面证明，显示在 20 mg/L（或等同剂量）下，环氧氯丙烷含量不超过 0.01%

表 A3　EPA 自来水消毒剂含量标准[58]

污染物	MCL（mg/L）	潜在健康影响（长期接触高于 MCL 水平）
氯胺（Cl_2）	4.0	眼 / 鼻刺激、胃部不适、贫血
氯（Cl_2）	4.0	眼 / 鼻刺激、胃部不适、贫血
二氧化氯（ClO_2）	0.8	贫血；婴儿 / 儿童：神经系统影响

参考文献

1 Winter TC, Harvey JW, Franke OL, et al. 1998. Ground water and surface water: A single resource. US Geological Survey Circular 1139. Available at https://pubs.usgs.gov/circ/circ1139/pdf/circ1139.pdf. Accessed January 2017

2 US Geological Survey. USGS Water Science School. Water, the universal solvent. Available at http://water.usgs.gov/edu/solvent.html. Accessed July 2016

3 Fisher SC, Phillips PJ, Brownawell BJ, et al. Comparison of wastewater-associated contaminants in the bed sediment of Hempstead Bay, New York, before and after Hurricane Sandy. *Mar Pollut Bull*. 2016;107(2):499-508

4 Furlong ET, Batt AL, Glassmeyer ST, et al. Nationwide reconnaissance of contaminants of emerging concern in source and treated drinking waters of the United States: Pharmaceuticals. *Sci Total Envir*. 2017;579:1629-42

5 Carpenter DO. Hydraulic fracturing for natural gas: impact on health and environment. *Rev Environ Health*. 2016;31(1):47-51

6 Lan J, Hu M, Gao C, et al. Toxicity assessment of 4-Methyl-1-cyclohexamethanol and its metabolites in response to a recent chemical spill in West Virginia, USA. *Envir Sci Technol*. 2015;49(10):6284-93

7 Understanding the Safe Drinking Water Act. United States Environmental Protection Agency. Available at https://www.epa.gov/sites/production/files/2015-04/documents/epa816f04030.pdf. Accessed January 2017

8 Centers for Medicare and Medicaid Services, HHS. ESRD surveyor training interpretive guidance. Final Version 1.1. October 3, 2008 (V Tag 593) Available at https://www.cms.gov/Medicare/Provider-Enrollment-and-Certification/GuidanceforLawsAndRegulations/Downloads/esrdpgmguidance.pdf. Accessed June 2017

9 Centers for Disease Control and Prevention. *Water treatment*. Available at http://www.cdc.gov/healthywater/drinking/public/water_treatment.html. Accessed June 2017

10 Centers for Disease Control and Prevention. *Consumer confidence reports (CCRs): A guide to understanding your CCR*. Available at http://www.cdc.gov/healthywater/drinking/public/understanding_ccr.html. Accessed July 2016

11 United States Environmental Protection Agency. *Secondary drinking water standards: Guidance for nuisance chemicals*. Available at https://www.epa.gov/dwstandardsregulations/secondary-drinking-water-standards-guidance-nuisance-chemicals. Accessed January 2017

12 Layman-Amato R, Curtis J, Payne GM. Water treatment for hemodialysis: An update. *Nephrol Nurs J*. 2013;40(5):383-404, 465

13 Centers for Medicare and Medicaid Services, HHS. ESRD surveyor training interpretive guidance. Final Version 1.1. October 3, 2008 (V Tag 182) Available at https://www.cms.gov/Medicare/Provider-Enrollment-and-Certification/GuidanceforLawsAndRegulations/Downloads/esrdpgmguidance.pdf. Accessed June 2017

14 Centers for Medicare and Medicaid Services. *Conditions for Coverage for End-Stage Renal Disease Facilities: Final Rule*, 73 *Federal Register* 73 (15 April 2008), p. 20477. Available at www.cms.gov/Regulations-and-Guidance/Legislation/CFCsAndCoPs/downloads/esrdfinalrule0415.pdf. Accessed January 2017

15 Payne GM. *Dialysis Water and Dialysate Recommendations: A User Guide*. Arlington, VA. Association for the Advancement of Medical Instrumentation. 2014

16 Upadhyay A, Jaber BL. We use impure water to make dialysate for hemodialysis. *Semin Dial*. 2016;29(4):297-9

17 Kwan BC, Chow KM, Ma TK, et al. Effect of using ultrapure dialysate for hemodialysis on the level of circulating bacterial fragment in renal failure patients. *Nephron Clin Pract*. 2013;123(3-4):246-53

18 Glorieux G, Neirynck N, Veys N, et al. Dialysis water and fluid purity: more than endotoxin. *Nephrol Dial Transplant* 2012;27(11):4010-21

19 Association for the Advancement of Medical Instrumentation. *Dialysate for hemodialysis* (ANSI/AAMI RD52:2004). Arlington, VA, American National Standard, 2004. Dialysate for Hemodialysis. Approved August 9, 2004, by the American National Standards Institute. Sections: 3.21, 4.1.1, 4.3.2.1, 4.3.2.2, 6.1, 6.2.5, 6.2.7

20 United States Environmental Protection Agency. *National Primary Drinking Water Regulations*. Available at https://www.epa.gov/sites/production/files/2016-06/documents/npwdr_complete_table.pdf. Accessed June 2017

21 Centers for Medicare and Medicaid Services, HHS. ESRD surveyor training interpretive guidance. Final Version 1.1. October 3, 2008 (V Tag 178) Available at https://www.cms.gov/Medicare/Provider-Enrollment-and-Certification/GuidanceforLawsAndRegulations/Downloads/esrdpgmguidance.pdf. Accessed June 2017

22 Association for the Advancement of Medical Instrumentation. ANSI/AAMI 23500:2014 *Guidance for the preparation and quality management of fluids for hemodialysis and related therapies*. Arlington, VA, American National Standard, 2014. Approved August 15, 2014, by the American National Standards Institute, Inc.

23 Feroze U, Kalantar-Zadeh K, Sterling KA, et al. Examining associations of circulating endotoxin with nutritional status, inflammation and mortality in hemodialysis patients. *J Ren Nutr*. 2012;22(3): 317-26

24 Centers for Medicare and Medicaid Services, HHS. ESRD surveyor training interpretive guidance. Final Version 1.1. October 3, 2008 (V Tag 187) Available at https://www.cms.gov/Medicare/Provider-Enrollment-and-Certification/GuidanceforLawsAndRegulations/Downloads/esrdpgmguidance.pdf. Accessed June 2017

25 Centers for Medicare and Medicaid Services, HHS. ESRD surveyor training interpretive guidance. Final Version 1.1. October 3, 2008 (V Tag 204) Available at https://www.cms.gov/Medicare/Provider-Enrollment-and-Certification/GuidanceforLawsAndRegulations/Downloads/esrdpgmguidance.pdf. Accessed June 2017

26 Centers for Medicare and Medicaid Services, HHS. ESRD surveyor training interpretive guidance. Final Version 1.1. October 3, 2008 (V Tag 192) Available at https://www.cms.gov/Medicare/Provider-Enrollment-and-Certification/GuidanceforLawsAndRegulations/Downloads/esrdpgmguidance.pdf. Accessed June 2017

27 United States Department of Health and Human Services. Food and Drug Administration. *Guidance for the content of premarket notifications for water purification components and systems for hemodialysis*. May 30, 1997. Available at http://www.fda.gov/downloads/medicaldevices/deviceregulationandguidance/guidancedocuments/ucm080215.pdf. Accessed January 2017

28 Agar JWM. Personal viewpoint: Hemodialysis—water, power, and waste disposal: rethinking our environmental responsibilities. *Hemodial Int*. 2012;16(1):6-10

29 Agar JWM. Reusing dialysis wastewater: the elephant in the room. *Am J Kidney Dis*. 2008;52(1):10-2

30 Centers for Medicare and Medicaid Services, HHS. ESRD surveyor training interpretive guidance. Final Version 1.1. October 3, 2008 (V Tag 195) Available at https://www.cms.gov/Medicare/Provider-Enrollment-and-Certification/GuidanceforLawsAndRegulations/Downloads/esrdpgmguidance.pdf. Accessed June 2017

31 Centers for Medicare and Medicaid Services, HHS. ESRD surveyor training interpretive guidance. Final Version 1.1. October 3, 2008 (V Tag 211) Available at https://www.cms.gov/Medicare/Provider-Enrollment-and-Certification/GuidanceforLawsAndRegulations/Downloads/esrdpgmguidance.pdf. Accessed June 2017

32 Arnow PM, Bland LA, Garcia-Houchins S, et al. An outbreak of fatal fluoride intoxication in a long-term hemodialysis unit. *Ann Intern Med*. 1994;121(5):339-44

33 Association for the Advancement of Medical Instrumentation. ANSI/AAMI 13959:2014 *Water for hemodialysis and related therapies*. Arlington, VA, American National Standard, 2014. Approved August 15, 2014, by the American National Standards Institute, Inc.

34 Centers for Medicare and Medicaid Services, HHS. ESRD surveyor training interpretive guidance. Final Version 1.1. October 3, 2008 (V Tag 219) Available at https://www.cms.gov/Medicare/Provider-Enrollment-and-Certification/GuidanceforLawsAndRegulations/Downloads/esrdpgmguidance.pdf. Accessed June 2017

35 Kasparek T, Rodriguez OE. What medical directors need to know about dialysis facility water management. *Clin J Am Soc Nephrol*. 2015;10(6):1061-71.Doi:10.2215/CJN.11851214

36 Association for the Advancement of Medical Instrumentation. ANSI/AAMI 26722:2014 *Water treatment equipment for hemodialysis and related therapies*. Arlington, VA, American National Standard, 2014. Approved August 8, 2014, by the American National Standards Institute, Inc.

37 Centers for Medicare and Medicaid Services, HHS. ESRD surveyor training interpretive guidance. Final Version 1.1. October 3, 2008 (V Tag 188) Available at https://www.cms.gov/Medicare/Provider-Enrollment-and-Certification/GuidanceforLawsAndRegulations/Downloads/esrdpgmguidance.pdf. Accessed June 2017

38 Centers for Medicare and Medicaid Services, HHS. ESRD surveyor training interpretive guidance. Final Version 1.1. October 3, 2008 (V Tag 191) Available at https://www.cms.gov/Medicare/Provider-Enrollment-and-Certification/GuidanceforLawsAndRegulations/Downloads/esrdpgmguidance.pdf. Accessed June 2017

39 Centers for Medicare and Medicaid Services, HHS. ESRD surveyor training interpretive guidance. Final Version 1.1. October 3, 2008 (V Tag 190) Available at https://www.cms.gov/Medicare/Provider-Enrollment-and-Certification/GuidanceforLawsAndRegulations/Downloads/esrdpgmguidance.pdf. Accessed June 2017

40 Centers for Medicare and Medicaid Services, HHS. ESRD surveyor training interpretive guidance. Final Version 1.1. October 3, 2008 (V Tag 194) Available at https://www.cms.gov/Medicare/Provider-Enrollment-and-Certification/GuidanceforLawsAndRegulations/Downloads/esrdpgmguidance.pdf. Accessed June 2017

41 Centers for Medicare and Medicaid Services, HHS. ESRD surveyor training interpretive guidance. Final Version 1.1. October 3, 2008 (V Tag 196) Available at https://www.cms.gov/Medicare/Provider-Enrollment-and-Certification/GuidanceforLawsAndRegulations/Downloads/esrdpgmguidance.pdf. Accessed June 2017

42 Centers for Medicare and Medicaid Services, HHS. ESRD surveyor training interpretive guidance. Final Version 1.1. October 3, 2008 (V Tag 200) Available at https://www.cms.gov/Medicare/Provider-Enrollment-and-Certification/GuidanceforLawsAndRegulations/Downloads/esrdpgmguidance.pdf. Accessed June 2017

43 Centers for Medicare and Medicaid Services, HHS. ESRD surveyor training interpretive guidance. Final Version 1.1. October 3, 2008 (V Tag 214) Available at https://www.cms.gov/Medicare/Provider-Enrollment-and-Certification/GuidanceforLawsAndRegulations/Downloads/esrdpgmguidance.pdf. Accessed June 2017

44 Centers for Medicare and Medicaid Services, HHS. ESRD surveyor training interpretive guidance. Final Version 1.1. October 3, 2008 (V Tag 207) Available at https://www.cms.gov/Medicare/Provider-Enrollment-and-Certification/GuidanceforLawsAndRegulations/Downloads/esrdpgmguidance.pdf. Accessed June 2017

45 Centers for Medicare and Medicaid Services, HHS. ESRD surveyor training interpretive guidance. Final Version 1.1. October 3, 2008 (V Tag 209) Available at https://www.cms.gov/Medicare/Provider-Enrollment-and-Certification/GuidanceforLawsAndRegulations/Downloads/esrdpgmguidance.pdf. Accessed June 2017

46 Centers for Medicare and Medicaid Services, HHS. ESRD surveyor training interpretive guidance. Final Version 1.1. October 3, 2008 (V Tag 202) Available at https://www.cms.gov/Medicare/Provider-Enrollment-and-Certification/GuidanceforLawsAndRegulations/Downloads/esrdpgmguidance.pdf. Accessed June 2017

47 Centers for Medicare and Medicaid Services, HHS. ESRD surveyor training interpretive guidance. Final Version 1.1. October 3, 2008 (V Tag 203) Available at https://www.cms.gov/Medicare/Provider-Enrollment-and-Certification/GuidanceforLawsAndRegulations/Downloads/esrdpgmguidance.pdf. Accessed June 2017

48 Centers for Medicare and Medicaid Services, HHS. ESRD surveyor training interpretive guidance. Final Version 1.1. October 3, 2008 (V Tag 254) Available at https://www.cms.gov/Medicare/Provider-Enrollment-and-Certification/GuidanceforLawsAndRegulations/Downloads/esrdpgmguidance.pdf. Accessed June 2017

49 Centers for Medicare and Medicaid Services, HHS. ESRD surveyor training interpretive guidance. Final Version 1.1. October 3, 2008 (V Tag 257) Available at https://www.cms.gov/Medicare/Provider-Enrollment-and-Certification/GuidanceforLawsAndRegulations/Downloads/esrdpgmguidance.pdf. Accessed June 2017

50 Centers for Medicare and Medicaid Services, HHS. ESRD surveyor training interpretive guidance. Final Version 1.1. October 3, 2008 (V Tag 258) Available at https://www.cms.gov/Medicare/Provider-Enrollment-and-Certification/GuidanceforLawsAndRegulations/Downloads/esrdpgmguidance.pdf. Accessed June 2017

51 Williams KL. *Endotoxins Pyrogens, LAL Testing, and Depyrogenation*, (2nd ed). New York, Marcel Dekker, Inc., 2001, pp. 27-56

52 Isakozawa Y, Migita H, Takesawa S. Efficacy of biofilm removal from hemodialysis piping. *Nephrourol Mon*. 2016;8(5):e39332

53 de Oliveira RM, de los Santos CA, Antonello I, et al. Warning: an anemia outbreak due to chloramine exposure in a clean hemodialysis unit—an issue to be revisited. *Ren Fail*. 2009;31(1):81-3

54 Centers for Medicare and Medicaid Services, HHS. ESRD surveyor training interpretive guidance. Final Version 1.1. October 3, 2008 (V Tag 177) Available at https://www.cms.gov/Medicare/Provider-Enrollment-and-Certification/GuidanceforLawsAndRegulations/Downloads/esrdpgmguidance.pdf. Accessed June 2017

55 de Wolff FA, Berend K, van der Voet GB. Subacute fatal aluminum poisoning in dialyzed patients: post-mortem toxicological findings. *Forensic Sci Int*. 2002;128(1-2):41-3

56 United States Environmental Protection Agency. *Ground water and drinking water. National primary drinking water regulations*. (Table of Regulated Drinking Water Contaminants: Inorganic Chemicals.) Available at https://www.epa.gov/ground-water-and-drinking-water/national-primary-drinking-water-regulations#Inorganic. Accessed January 2017
57 United States Environmental Protection Agency. *Ground water and drinking water. National primary drinking water regulations*. (Table of Regulated Drinking Water Contaminants: Organic Chemicals.) Available at https://www.epa.gov/ground-water-and-drinking-water/national-primary-drinking-water-regulations#Organic. Accessed January 2017
58 United States Environmental Protection Agency. *Ground water and drinking water. National primary drinking water regulations*. (Table of Regulated Drinking Water Contaminants: Disinfectants.) Available at https://www.epa.gov/ground-water-and-drinking-water/national-primary-drinking-water-regulations#Disinfectants. Accessed January 2017.

9 应急预案和急性事件响应

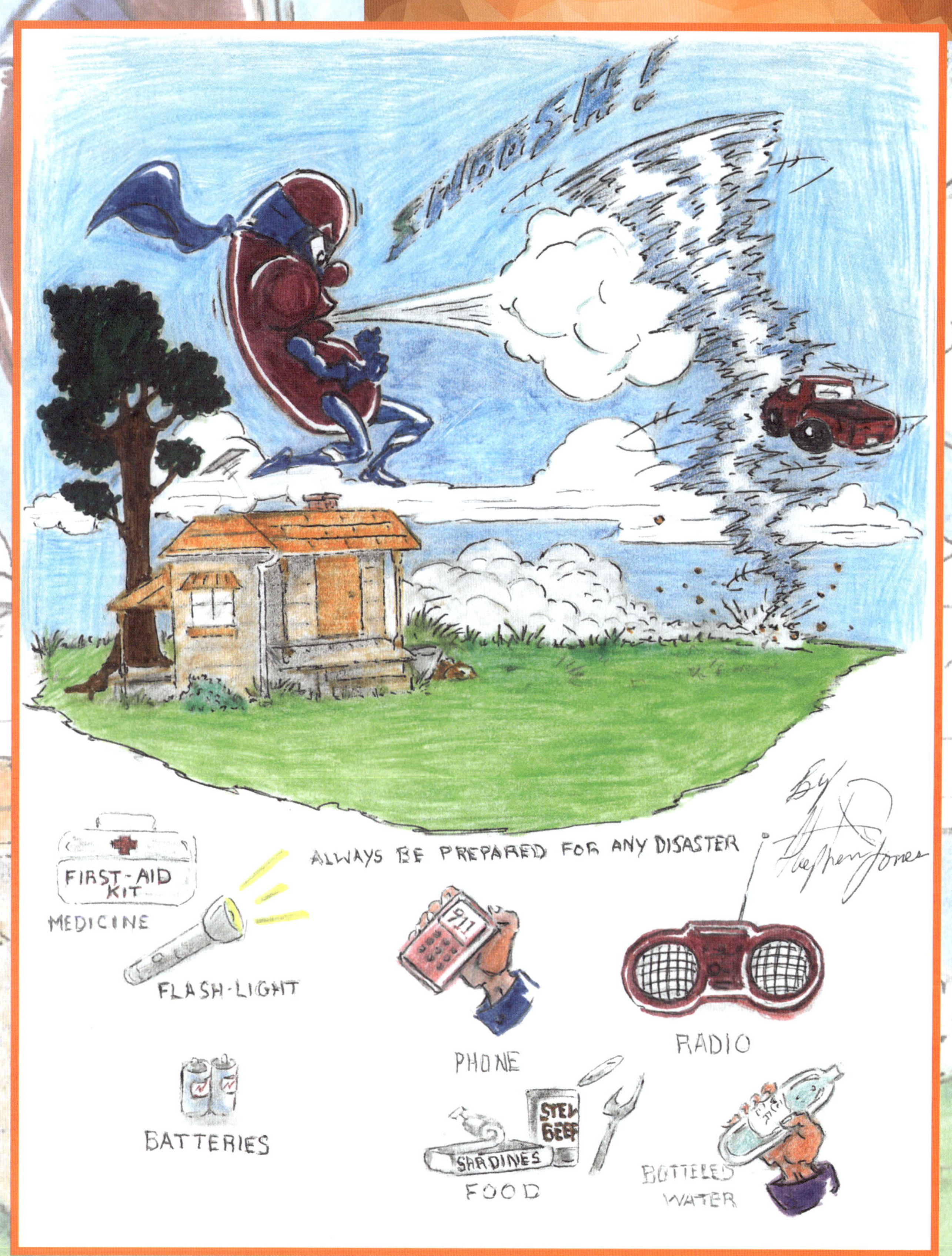

封面插图由 Stephen Jones 绘制

“一年前，我们这里发生了大规模化学品泄漏，污染了这个地区超过 300 000 人的用水。我们没法喝水、洗澡、洗东西或做饭。皮肤也不能接触。唯一安全的用途就是冲厕所。显然，这种水不能用于透析。我们中心停诊一天来清理所有机器，恢复接诊后用的是水罐车的水。我们将治疗时间缩短到 3 小时以节水，这种情况持续了 10 天。我觉得他们肯定有预案，因为一切来得太快了，根本不可能一下子组织起来。真让我刮目相看！”

目标

本章作者

Danilo B. Concepcion 注册肾脏病临床工程技师、高级注册血透临床技师、美国国家肾脏病基金会会士

Norma Gomez 工商管理硕士、护理学硕士、注册护士

Lisa Hall 社会工作硕士、注册独立临床社工

Heather Paradis 注册血透技师

Dori Schatell 理学硕士

本章审校人

Nancy M. Gallagher 理学学士、注册护士、注册肾脏病科护士

Robert P. Loeper 工商管理硕士、项目管理专业人士

Darlene Rodgers 护理学士、注册护士、注册肾脏病科护士、医疗质量管理师

John H. Sadler 医学博士

Vern Taaffe 理学学士、注册肾脏病临床工程技师、注册透析用水专员

Tamyra Warmack 注册护士

测验问题练习网站：
www.meiresearch.org/cc6

完成本章后，您将能够：

1. 说明针对透析诊所突发事件的法规和监察。
2. 比较突发事件的主要类型和威胁程度。
3. 概述应急准备的步骤。
4. 至少列举三项可纳入突发事件患者宣教中的事宜。
5. 总结应急处理预案。

缩略语见缩略语及术语表。

引言

“本周在田纳西中部发生了冻雨，有 18 人因冻雨而死亡，6 人遭遇车祸，1 名女士受困，无法去透析。两名老人在户外跌倒后无法起身，不幸冻死。另外还有 9 人因寒冷低温死亡。本周末我们又会迎来一轮降温，气温回升后，我们会面临大洪水。”

如果您看新闻，就会觉得几乎每天美国某个地方都会遇到某种突发事件，即：通常是一些意想不到的情况导致、需要帮助或救济的事件。安全的透析治疗至少需要一个照护团队、电力、水、设备和一栋完好的建筑。这些条件都可能受到本地或地区突发事件的影响。此类事件可能很少见，但由于透析是一种挽救生命的治疗，因此务必有所准备。

突发事件主要分为两大类：

- **自然灾害**——如：地震或泥石流；冰雪灾害或暴雨；龙卷风、飓风、洪水（图 1）。
- **人为灾难**——如：火灾、爆破大坝、恐怖主义或工作场所暴力行为、疾病暴发、飞机失事、生物战。

突发事件对于透析而言很棘手，因为：

- **我们无法预测突发事件**。我们可能知道一场危险的风暴正朝我们袭来。但我们不知道它会造成*什么样的*破坏，也许没有，也许是毁灭性的破坏。有些事情，如炸弹爆炸、汽车撞上诊所的墙壁或地震根本无法预测。
- **它们具有破坏性**。即使在灾难中毫发无伤，如果道路封闭或树木倒伏，工作人员也可能无法前往诊所（图 2）。停电可以让有用的设备毫无用武之地，除非诊所配有备用发电机。诊所被水淹没时，即使有电力供应，尝试进行透析也是不安全的。
- **您*和*您的患者可能需要靠自己**。对于切断道路、电力和通信的大规模灾难，救援可能需要几天或更长时间才能到达。同时，您或您的患者可能被困在家中或诊所，仍然需要食物、住所等。您的患者还仍需进行透析。他们可以限制饮食撑几天，但需要透析却无法透析的患者则有住院和死亡的风险。

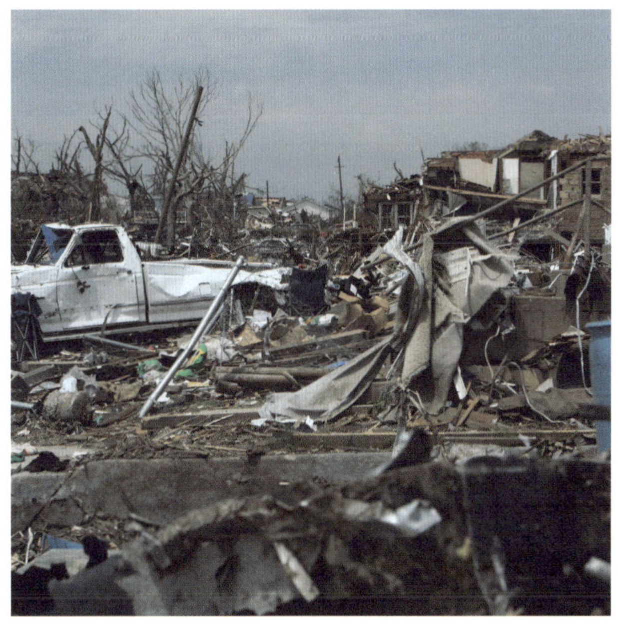

图 1　自然灾害

关于如何准备应对透析的突发事件，有一些很实用的手册，具体请见本章末的“附录 A　资源”。此处介绍的内容并非复述以上资源。而是主要供管理者和代表透析诊所领导预案工作的人员参考的信息。在本章，我们将重点讨论您在任何类型的突发事件中的职责。

针对透析诊所突发事件的法规和监察

突发事件往往很复杂，并会破坏许多功能。从电力到交通、供水、通信等一切都可能受到影响。要进行透析，环境和设备对于患者必须安全。因此，无怪乎许多机构都设有如何准备和处理突发事件的准则和规定。

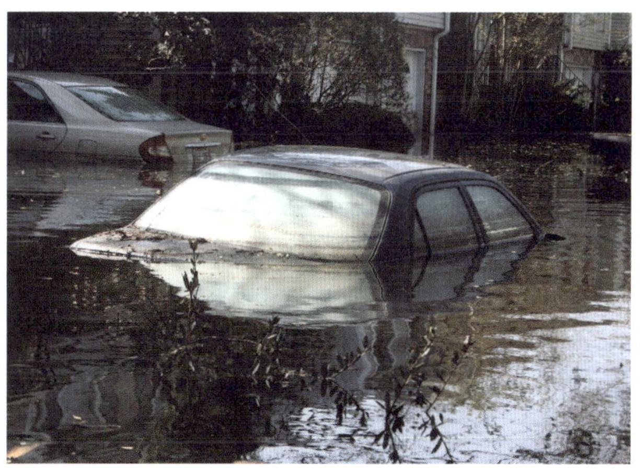

图 2　水灾

承保条件

2016 年，CMS 为所有透析诊所设立了新的灾难预案和处理规定。简言之，诊所必须[1]：

- 针对本地区可能发生的所有突发事件制订灾难预案。该预案必须考虑医疗和非医疗、自然和人为灾难。
- 每年至少对工作人员进行一次应急处理规程评估和培训。培训必须包括使用应急设备。照护患者的工作人员也必须持有有效的心肺复苏证书。
- 包括如何配合其他州和地方的工作。
- 在突发事件中了解患者和工作人员所处的位置。
- 考虑安全疏散和原地避险措施。
- 维护文件记录和保密医疗记录。
- 备有所有必要的设备。
- 制订沟通计划并列出联系人信息。
- 每年至少对患者做一次培训，告诉他们若出现突发事件该怎么做、去哪里以及联系谁。诊所还必须教会患者如何断开与透析机的连接。
- 每年至少联系一次当地的灾难管理机构。诊所必须与当地医疗联合团体合作，协调预案和演练。
- 证明照护患者的工作人员拥有心肺复苏证书。
- 每年至少进行一次大型和小型灾难演练（除非当年已发生过灾难）。

美国医疗卫生机构认证联合委员会（TJC）

TJC 检查确保他们所检查的医疗保健机构提供安全、有效、优质的照护。在透析方面，TJC 仅视察医院的透析科。CMS 州调查员检查门诊诊所。TJC 和 CMS 均要求透析诊所制订突发事件应对预案，并每年进行两次预案演练。您可能需要参加 TJC 的演练，或帮助确保您所在的透析诊所做好相关准备。

当地和本州规定

查阅当地和本州的应急准备规定（如：州护理委员会）。您需要了解*您所在*州的规定，因为可能有 CMS 要求以外的规定。例如，俄勒冈州要求：

- 每年进行两次应急准备演练
- 抗灾薄弱环节分析
- 备有足够的用品，可供工作人员和患者原地避险 2 天
- 贴出详细的疏散计划，以供患者查看
- 如需疏散，通知本州相关机构

肾脏病界应急处理（KCER）项目

KCER 成立于 2006 年，帮助终末肾病网络、肾友组织和其他组织应对会伤害到肾脏病患者的灾难并协助其灾后恢复。

KCER 是 CMS 的一项外包项目。医疗服务咨询集团（HSAG）目前持有 KCER 合同。

KCER 的合作伙伴覆盖整个肾脏病界：

- 患者和专业团体
- 护士
- 技师
- 营养师
- 社工
- 肾脏科医生
- 透析提供方
- 移植中心
- 医院

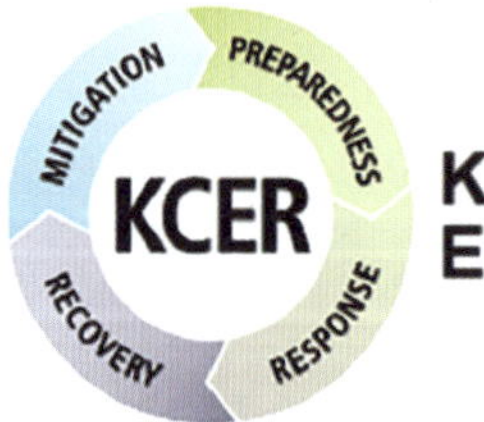

图 3　KCER 徽标

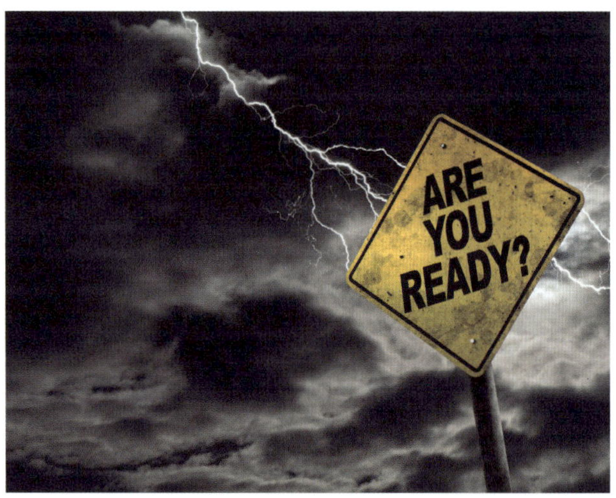

图 4　是否有所准备？

- 供应商
- 终末肾病网络
- 州应急处理和州调查机构代表
- 联邦机构，包括 FDA、疾控中心、NIH 和 CMS

KCER 行动

2016 年 8 月 11 日，一个移动缓慢的气团为路易斯安那州中南部和东南部带来 25 ～ 50 cm 降水，区内有 76 家透析诊所和约 3685 名患者。这导致：

- 一场影响 10 000 余户家庭和企业的大洪水
- 70 条公路因大水而封闭，包括 3 条主干道
- 大规模疏散：46 个避难所收容了超过 10 000 人
- 41 000 名客户停电
- 911 系统不堪重负，求助电话太多无法接入

KCER 在 2016 年 8 月 15 日至 24 日期间，组织大型透析机构、终末肾病网络、CMS、卫生部门、医护人员以及肾脏病患者和专业团体，电话沟通了每天的情况。这些电话涉及：

- 跟踪透析诊所停业情况和患者
- 分流收容透析患者
- 药房供应问题
- 水饮前煮沸警告
- 受影响护理院中透析患者的照护
- 帮助患者和工作人员从被水淹浸的家中撤离
- 与国民警卫队协调交通事宜
- 海岸警卫队从家中救援患者
- 将腹透用品送到避难所
- 为透析工作人员提供支持（日托、交通、汽油）
- 请外地护士和技师援助，共同照护患者
- 对透析诊所进行及时调查和认证检查
- 告诉媒体透析患者的处境

KCER 能够迅速与终末肾病利益相关者以及州和联邦机构合作。首先，KCER 成员确定了需要完成的任务及其优先顺序。然后，他们实施了行动计划并跟进了其进展，直至灾难结束。

突发事件的类型

“我在佛罗里达南部经历过几次飓风，在东海岸经历过几次暴风雪 / 冻雨。风暴预警一发布，全体工作人员和患者就都来了。每位患者透析 2 小时。我们拿到一份停电物资准备清单。飓风过去后，我们接到电话，告诉我们如果常去的中心还没恢复接诊，去哪里透析以及如何去，不过只要您能到诊所，大多数诊所如今都有发电机。”

每个人都不能假设会遇到相同类型的突发事件，知道您所在的地区往往会发生哪些类型的事件，有助于您提前做些准备。您需要知道要来的是飓风还是地震、雷暴还是龙卷风。您附近是否有核电站，或者化工厂或军事基地？所有这些已知“风险”都会给您提供一些线索，让您知道突发事件中可能会出现什么问题。此外，当地突发事件可以发生在任何地方。如果旁边一栋楼起火，或者停电该怎么办？如果一辆车从诊所前门冲进来该怎么办？（这种情况不止一次发生！）您知道该怎么做吗？

透析诊所的应急预案应符合联邦和当地政府规定的所有指南。该预案应提供具体的指示供您遵照执行。您将在诊所进行入职培训时了解：

- 该预案
- 您当地、本地区和本州的风险
- 在突发事件下，供患者和您（如果您自己和家人也受到突发事件影响）使用的资源
- 您需要在每种突发事件下完成的任务以及如何完成
- 如何帮助患者进行准备，以及可以帮其他工作人员做什么

留意所有这些指示……许多生命可能要靠它来拯救！

应急准备

“供水房里有一台混液设备的电机着火了。技师开始摇醒睡着的我。警报声大作！她说，‘着火了。我得赶紧给你停下来。’她夹闭两条管，用管帽将连在我胳膊上的管路管口盖好，说‘快走！’我抓起外套就冲向停车场。大厅里有一位女士坐在轮椅上，我把她推到外面，给她穿我的外套。我很欣慰

能看到我们这个透析大家庭相互帮助。一个'大块头'用胳膊护着一位小老太太，一边为她保暖，一边安全地把她带出来。护士推着急救推车和疏散车跑出来。我们在消防员忙活的时候回到大厅。大约一小时后，我们又上机透析了。所有人都走晚了，但工作人员做得太棒了！哇！"

了解诊所的预案以及您在其中的职责，有助于您在突发事件中帮助患者和同事。准备好参加培训和灾难演练，以确保团队和患者懂得如何应对处理。您可能需要做一些清理诊所地面垃圾之类的事情。如果诊所因风暴或事件而计划停诊，您可能还需要确保所有医疗废弃物容器安稳地放在医疗废弃物室中。

预测、制订预案、培训

诊所的应急准备预案需要通俗易懂。诊所会向所有工作人员和患者提供最适合他们的预案版本。诊所预案必须与所在*社区的*预案一致。因此，诊所需要与当地医院和应急行动中心合作。该预案应针对各种本地区可能发生的自然灾害以及人为突发事件。

了解您在沟通计划中的职责

诊所应建立一个电话"应急联系树型架构"，以便工作人员可以分担致电所有其他工作人员和患者的任务（图5）。确保您了解自己在"应急联系树型架构"中的职责。突发事件影响期间，诊所需要与您的终末肾病网络时常保持沟通。KCER 拥有帮助患者和诊所的资源。

许多种突发事件都可以使通信联系中断。诊所必须提前考虑自己的需求，并决定由谁（职务，而非姓名）来负责沟通。诊所预案中应包括联系工作人员和患者的方法，如：

- 诊所若因突发事件停诊，则在诊所电话上**设置呼叫转接**
- **手机**——如果手机基站关闭，这种方式就失效了
- **卫星电话**
- **模拟电话**——这些电话在停电时可正常使用，但电话公司可能不再支持它们。知道您的模拟电话放在哪里，以及电话线插孔在墙上的位置。模拟电话可以使用传真机

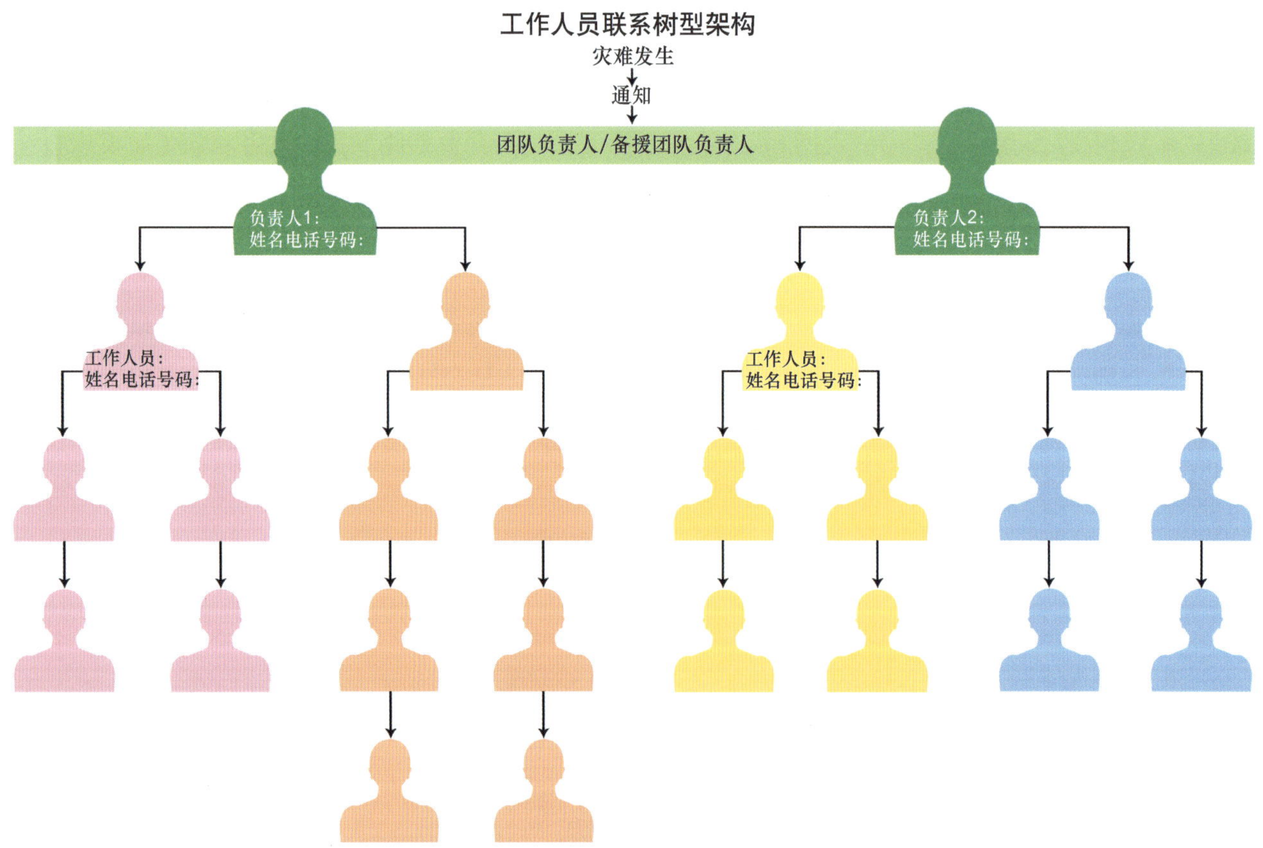

图5　应急联系树型架构示例

的墙壁插孔。

- **短信**——即使手机通话服务不稳定，短信也*可以*成功发送
- **对讲机**
- **免费电话**
- **诊所大门上的通知**
- **报纸广告**
- **广播和电视上的公共服务公告**

诊所事件预案

每位诊所工作人员都必须了解诊所的应急预案。诊所需要在尚未发生任何事件之前，与当地应急行动中心和红十字会商讨当地避难场所事宜。及时组织协调交通工具前往您的诊所或备援诊所也至关重要。此外：

- 诊所的基本预案应适用于任何类型的灾难。确保当地电力和供水公司知道服务区内有您的透析诊所，并且在突发事件前，甚至可能在突发事件影响期间一直为患者提供透析治疗。确保他们了解透析是什么，并存有诊所管理者的最新联系方式。
- 该预案应纳入一种方法，以使工作人员、患者、医生、当地医院、供应商和患者来院交通提供方的手上都有一份最新联系信息。
- 常年弱势的患者最难应对突发事件带来的变化。诊所预案中应包括社工对这些患者的辅导。

工作人员和患者全年都需要学习如何进行应急准备。部分地区有台风或洪涝等季节性灾害，但各类突发事件随时都可能发生。诊所应每年对应急预案进行一次评估。采用质量改进（QI）法可帮您找出预案中需要更新的部分（参见第 287 页）。

负责人

诊所需要选出发生灾难时的负责人。此人可称为*突发事件负责人*或*突发事件指挥官*。他 / 她必须在事件发生之前、期间和之后评估此事件对患者、工作人员和建筑物的影响。诊所需要确保以下用品（图 6）可以方便、快速地找到：

- 绘有燃气管路、电路、水管布设和断路装置的诊所平面图
- 水处理和透析区示意图

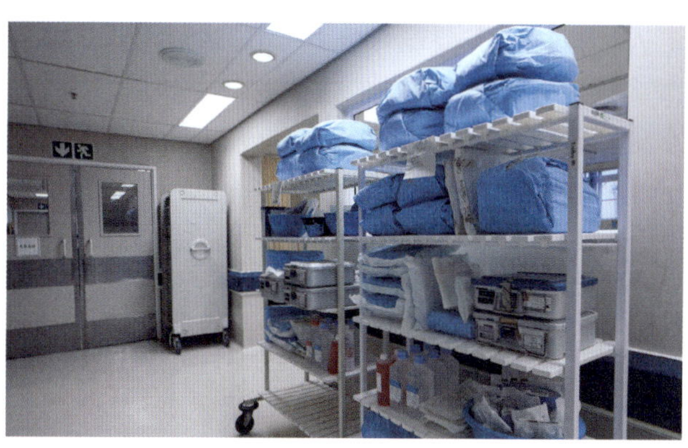

图 6　应急用品

- 如何在灾后饮用水必须煮沸的情况下，保证水处理安全
- 遮挡破损窗户的胶合板或塑料板
- 应急食品、水和毯子（如果诊所患者和工作人员要原地避险，则必须备有这些物品）
- 发电机（如有）、燃料、燃料安全操作和储存指南以及监测（联邦规定不要求备有发电机，但您所在的州可能要求）
- 每位患者病历中的“突发事件下长期医嘱”，以备必须更改治疗方案 *。

* 如果停电，电子医疗记录系统可能无法使用。工作人员必须接受纸质病历使用和储存培训，以备不时之需。

疏散演练

诊所发生突发事件可能意味着您需要撤离。例行演练将巩固患者和工作人员对应对措施的掌握。突发事件负责人或指挥官将确保患者和工作人员安全有效地疏散。如果工作人员在灾难期间需要加班，管理层应确保他们有足够的时间先回去安顿好自己的家人。

备援诊所

每家透析诊所必须有一家在其停诊期间为患者提供服务的“备援”诊所。只选择一家备援诊所有两大问题：

- 近的诊所便于前往，但可能也受到使您的诊所停诊的事件影响。
- 远的诊所会有交通问题。

最好安排多家远近不一的备援诊所。

如果诊所无法安全地进行透析，突发事件负

责人或指挥官需要确保患者和工作人员可以去备援诊所进行治疗。如有突发事件，尽快联系患者，并确保他们知道如果诊所必须停诊，可以去哪里接受治疗：

- 可在诊所大门内张贴告示，写出备援诊所的名称、地址和电话号码。使用颜色醒目的纸张贴告示。
- 可派一名工作人员到诊所帮助安排患者前往备援诊所的交通。

如果备援诊所的透析设备和水处理系统不是您的诊所常用的类型，前往备援诊所的工作人员需要接受进一步培训。没有经过培训的工作人员不得使用设备。工作人员若加班，可能需要安排托儿服务和通勤。应设有相应的计划来解决此类问题。

即使诊所可以继续接诊，也可能存在问题：

- 国内部分地区可能没有将透析患者列入其突发事件和特殊需求清单中。社工应能够为透析患者申请特殊需求庇护场所（如有）。
- 特殊需求庇护场所可能无法安全地照护透析患者。
- 执法人员可能执行戒严，不允许工作人员进入某些区域（图 7）。诊所管理者应向应急行动中心报备所有工作人员，以便您能进入疏散区，或在疏散解除后立即进入。
- 可能需要向红十字会志愿者和当地警察宣教透析的需求，以确保患者能够到达诊所。

注：将患者送到当地医院并不妥当。医院用于处理有重大伤亡的突发事件。

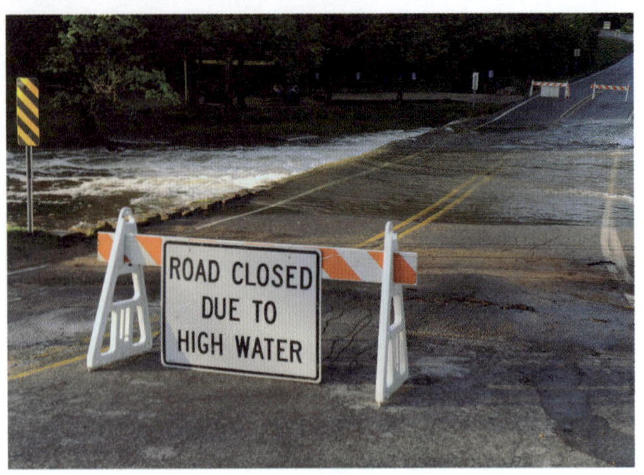

图 7 路障

安德鲁飓风肆虐期间的透析

安德鲁飓风肆虐期间，由于风暴区范围太大，患者被送到路程超过 1 小时的备援诊所。公交车和面包车早上在诊所停车场接到患者，快晚上的时候才送回来。

与备援诊所保持沟通，对于确保患者在长途往返该诊所的路途中有食水供应至关重要。

紧急下机

如果留在治疗室不安全，您需要疏散诊所患者。刚结束治疗或尚未开始治疗的患者可按其分流级别立即送走。发生突发事件时正接受透析的患者需要停止透析。无需工作人员帮助可自行断开与透析机连接的患者以及可以行走的患者应先撤离。

如果整屋的患者都必须立即断开透析机，能自行断开对避免伤害颇有帮助。只要您肯教，有些患者也许能够做到。他们需要向您证明，他们知道要做什么，以及哪些地方可能会出错。例如，没有夹上管夹就剪断通路管会导致严重失血和死亡。您还需要知道患者的手是否足够有力、灵活，可以使用管夹或剪刀。您可以在常规治疗结束后、断开患者与透析机的连接时，让患者向您展示如何断开，以检查这种能力是否逐渐发生变化。

有两种主要的紧急下机方法。它们都快速、有效，且各有优缺点：

1. 夹闭并剪断。您或患者夹闭管路，然后在*通路管夹*和*血路管夹*之间剪断，此操作可单手完成。但是：

- 切断通路管有风险。
- 必须有一把消过毒的剪刀。放在透析机上的剪刀必须在每位患者治疗后进行消毒并更换。一种方法是将剪刀装到塑料袋中，放在清洁区，可以放在一个箱子里或帆布袋中。发生突发事件时，派一名工作人员将这些袋子提到每个透析单元。这样，这些用品就可以保持清洁，并且易于进行库存控制。

2. 松开透析管路的接头。此方法无需剪刀，也不会误将通路管剪断。但是，需要双手操作。由于患者的通路各不相同，一些能够完成其他操作的患者可能做不到这一点。

地区性事件预案

如果某个事件影响范围太大，一些患者可能连续 3 天或更长时间无法接受透析。

- **他们若必须在原地避险**，则需要开始“3 天应急饮食”（见本章附录 B）。
- **如果他们可以到备援诊所**，可以在那里接受治疗。
- **如果他们必须撤离**，可能无法前往诊所安排的备援诊所。他们也许可以留在特殊需求庇护场所或到其他诊所。特殊需求庇护场所可能会安排附近的透析诊所。但可能不是最适合的诊所。患者最好随身携带透析处方、药物和药物清单。

您的诊所也可能会*接收*灾区患者。这些患者可能没带自己的医疗记录，因此诊所需要设有相应的程序来接收和治疗他们。

即使您所在的地区不易发生洪水，也要保护医疗文书，任何原因导致诊所屋顶或窗户破损都有可能让雨水漏入。将纸质记录储存在至少离地 60 cm 的塑料箱中（图 8），其中一定要包含：

- 患者病历
- 复用数据
- 进程或沟通记录
- 至少三次治疗的手写治疗记录单
- 后续三次治疗的药物标签
- 患者治疗信息
- 查房报告
- 居家透析患者治疗记录
- 供应商信息

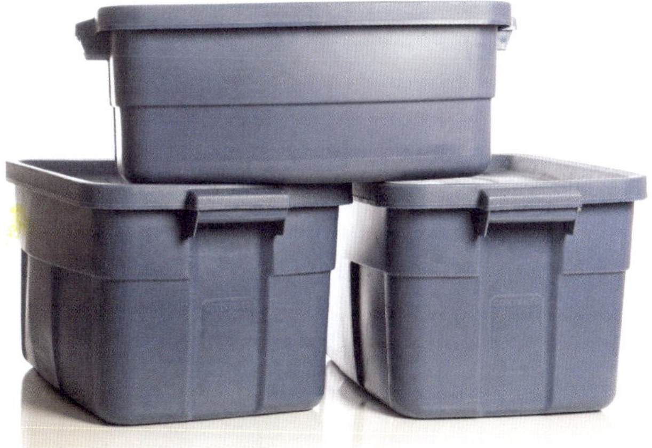

图 8 记录储存

如果诊所使用电子记录，则确保在突发事件发生时正确关闭系统。将备份记录存储在诊所外的一个安全地方或云端。

如果可能，临床工程部应将所有机器离地放置，以防有水时损坏电气部件。机器通常会罩上双层袋，一层从上到下包裹，一层从下到上包裹。保护供水和水处理系统安全，防止洪水和排水管溢流造成损坏。

突发事件患者宣教

“由于暴风雪，我已经第 4 天没有治疗了……虽然我一直小心地留意着自己的饮食，而且感觉还好……但我真的想在后面 14 小时内接受治疗。”

透析患者在灾难袭来的时候都特别脆弱。如果他们困在家中（且并非接受居家透析），可能无法到诊所接受治疗。在重大突发事件中，救援可能需要 1 周或更长时间才能到达。因此，患者需要提前准备，备好所需物品并放在容易找到的地方。

您可以帮患者想一想如何就意外情况做好防备。患者应：

- **参加诊所灾难演练**。这是进行训练的好方法。
- **查看诊所的灾难应对信息**。每位患者都需要知道，在停电或没有电话服务的情况下，如何联系诊所。
- **了解在突发事件下，诊所如何联系患者**。通知方式可包括电视公告、短信、诊所门上的告示等。
- **对于本地区发生的各种突发事件有所准备**。国内各个地区都有不同的风险，影响透析诊所的事件也可影响待在家中的患者。
- **将重要文件集中放在一处并保持干燥**。身份证明、保险单、药物清单，以及亲人、诊所和患者主管医生的电话号码都很重要。患者应留存一份透析医嘱、治疗记录单和药物处方，以备在需要前往备援诊所或其他诊所时使用。可将这些资料全部放在一个带拉链的塑料袋里并保持其干燥。
- **告诉您他们的疏散计划**。了解患者计划去哪里以及如何联系他们。CMS 要求所有透析诊所在灾难期间和灾难后了解所有患者和工作人员的动向。

- **常备2周的药物量**。如果患者必须离家，可能需要时间来补充重要药物。
- **如果在家透析，备有2周的居家透析用品**。进行腹膜透析或居家血液透析的患者会需要透析用品，并可能想要购买发电机。
- **与家人讨论灾难时的计划安排**。透析会影响整个家庭，家属需要知道该做什么以及如何支持无法接受治疗的患者。
- **备齐3天应急饮食，并问问自己还需要什么**。患者需要备有干净的水以及清单上的食物。有些患者甚至购买冻干食品或“即食”军粮备用。
- **了解安全措施**。如果停水，患者是否能洗手？如果室外寒冷，他们能否安全地保暖，或者在热浪下可以降温？他们是否知道，如果周围的电力线路出现故障或洪水不断上涨，该怎么办？如果需要疏散，他们是否知道最安全的撤离路线，或者当地哪里的庇护场所有条件接收有医疗需求的人士？如果不知道，您和其他工作人员可以帮助他们了解相关信息。

注：务必亲自随身携带身份证明！如果因为某个事件而实行戒严，您和患者需要出示身份证明才能进出受影响的区域。

应对突发事件

“我住在纽约，今天早上，我们这里下了一场冻雨，道路很滑。我的上岗时间是早上6:30，我6:15来到透析中心，但直到7:00以后才上岗，因为有些人来不了了。然后，由于人手不足，有人忘了打开供水泵，所有机器都出故障了！”

建立指挥中心

发生突发事件时，需要有人统领负责。此人通常称为“突发事件指挥官”。您需要知道是谁负责，并密切关注从他/她那里收到的指示。他/她依靠您来完成您在应急准备团队中应尽的职责。

分流

在任何导致患者错过治疗的事件中，都应设有一个分流制度，按照患者疾病和受伤严重程度进行分类。分流护士会评估患者，并决定在何时、何地安排治疗。她/他还会评估患者是否有任何社会心理问题，并根据需要与社工合作以获得相关服务。社工会与患者一起解决所安排治疗的往返交通问题。如果患者被分流到备援诊所，会向家属提供该诊所的联系方式。

评估建筑物和设备的损坏情况

如果诊所建筑受到破坏，结构工程师必须声明其可安全使用，然后才能恢复治疗。将根据租约和保险来确定必须由谁进行维修。临床工程技师必须检查机器和水处理系统，以确保其可安全使用。透析机可被烟、火、水等损坏。如果有水灾，可能需要进行水培养。

维持人员配备

任何透析诊所的最大资产都是工作人员。任何灾难性事件都会带来各种问题。在灾害发生期间，至少应每天或在情况有变化时向所有工作人员做简要情况汇报，这样工作人员就可以获得必要的信息来为患者提供安全的治疗。适当休息（就算只能小憩片刻）和吃健康的食物有助于您继续工作。保持幽默感、伸展身体、缓慢深呼吸至少可以减轻一点压力。确保所有受灾难影响的人都知道当地的治疗中心和安抚中心在哪里。

患者的治疗安排、治疗时长和治疗日期可能需要更改。如果诊所受到破坏，一些透析单元可能会停用。需要有医嘱才能对患者处方进行任何变更。

CMS提出，在突发事件期间，诊所可能会希望[1]：

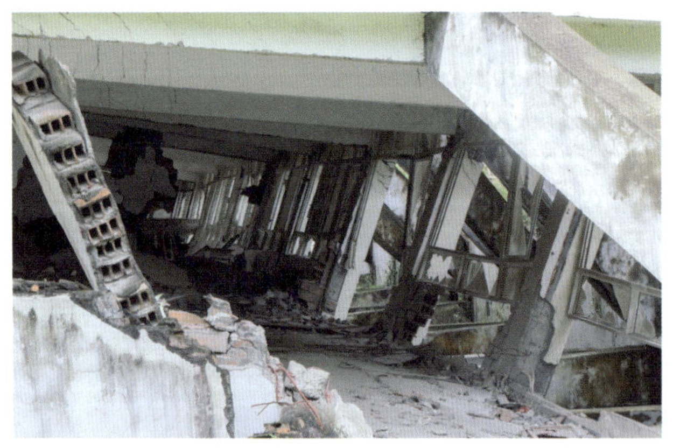

图9　受损建筑物

- 为工作人员提供食物和水，因为餐厅和杂货店可能停业
- 安排一名职工援助计划咨询师来解决心理健康问题
- 发现并解决工作人员之间的问题。经理应提供指导并及时解决问题
- 提醒工作人员用自己的家庭灾难应对计划来解决儿童或老人照护，以及宠物安顿问题
- 制订最适合此次灾难和现有工作人员的轮班表
- 如果可能，帮助解决工作人员的通勤交通
- 对于来自其他诊所或被灾难毁坏住所的工作人员，考虑住宿需求
- 提供激励措施，鼓励工作人员在灾难期间上班

可能会出现管理方面的问题，如：迟发工资、迟出患者账单和迟付供应商款项。如果银行尚未营业，则需要其他方式来支付您的工资。

突发事件恢复措施

“今天我们在透析时收到龙卷风预警。我睡着了，我的技师正给我回血，并想要把我叫醒。我说‘做完了吗？’她好像说‘没有，不过有龙卷风预警，我们得让您们到安全的地方，您明白我说什么吗？’开始我还以为自己在做梦，但根本不是。团队出色地完成了确保每个人安全的任务。我甚至不知道自己是否接受了完整的治疗，但我很高兴每个人都安然无恙。”

患者照护恢复计划

任何恢复计划的重中之重都是优先照顾好患者和工作人员。目标是尽快安全地恢复治疗。灾难的严重程度将决定恢复的难度。

恢复工作可以是简单的清理诊所，也可以是复杂的全面修缮、翻新或重建诊所。

安排透析患者

如果诊所提供备援治疗，则可能需要改变患者的治疗方案以接纳更多患者。在这种情况下，会使用医务主任的应急处方。如果诊所停诊，患者需要到备援诊所治疗。您可能需要帮助备援诊所照护患者或操作设备。如果是这样：

- 记录您所用的时间，以便计酬。
- 如果另一家诊所向您借了用品，也请记录下来。

检查交通方式

在突发事件下，道路可能封闭，或者患者可能没有能开的车。CMS 指出，患者自行负责来往诊所的交通[1]。透析人员不得用自己的私家车运送患者[1]。消防员和救护车可能无法运送患者进行常规透析。然而，诊所的应急预案应包括私人交通方案，例如：

- 公共汽车
- 出租车
- 轻轨
- 非急诊医疗运输
- 志愿者
- 教会团体
- 社区机构

您可能需要联系患者和（或）这些公司，以帮助确保患者能够接受治疗。

寻找失联的患者和工作人员

发生任何突发事件后，诊所都需要知道每个人是否安全。工作人员和患者可能会疏散到异地，需要将这种情况记录下来。如果患者撤离，再次找到他们可能需要网络和其他资源。可在当地报纸上发布告示，通知患者如何联系诊所。可根据您的应急准备预案，先检查以下地方：

- 如果必须撤离，检查诊所外的集合点
- 检查电话总机来电中是否有患者和工作人

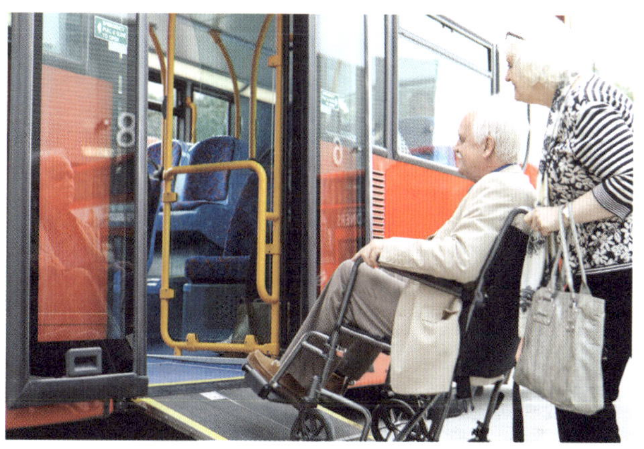

图 10　公共交通

员的留言

- 检查备援诊所（一个在附近，一个在远地）
- 检查本地终末肾病网络和 KCER，看看是否有人来电

实体设施安全

照顾好患者后，您就可以将主要精力转到实体设施问题上，例如：

- 评估和修复诊所受到的破坏
- 确保从自来水供水到产水的水质

建筑物评估

仅在受损建筑物被视为安全后，方可进入。务必有同伴同行，切勿单独进入建筑物。首先在建筑物周围巡查，检查是否有倒伏树木、电力线路、沉降坑洞之类的情况。应急处理人员应能帮助确定建筑结构是否安全。诊所应急团队可能包括工作人员和（或）外部专业人员。

他们应具备评估诊所电气、结构、管道和信息系统的知识和技能。主要任务包括[1]：

- 快速评估各种系统并预估处理损坏所需的时间。
- 找出诊所资产（如昂贵的设备），并采取措施进行保护，如将其转移到更安全的地方。
- 向医务主任和主管护士报告评估情况。
- 如果灾区的企业被要求停业，则与当地政府机构合作帮助诊所复业。
- 配合管理团队确定损失并提出保险索赔。
- 将所采取的所有措施告知医务主任。

寻找失联患者

史密斯先生是一位 65 岁的独居男士，在飓风前的一次培训时告诉工作人员，他不会撤离，飓风过后可以联系他家里找到他。飓风过后，工作人员连续 5 天试着联系史密斯先生，但没有回音。他的医疗记录里没有写家人信息。

工作人员很担心，请当地执法人员帮忙，但执法人员忙着对付打劫案件，无暇分身调查。工作人员继续试着寻找知道史密斯先生下落的人；一名工作人员甚至开车到他家附近向邻居打听，但没人知道他在哪里。于是在报纸上登了一则失踪人员启事。

飓风过后大约 2 周，史密斯先生打电话给诊所。他说他很好，刚刚在报纸上看到自己的名字。他最终还是决定撤离，到 150 英里以外的一个城市拜访朋友，1 周后回家。工作人员很高兴听到他的消息，但也告诉他这事让他们多担心，并强调了让工作人员知道他的计划，对他来说有多重要。

水质评估

灾难可改变诊所的供水。水量及水质都会受到影响（参见第 8 章，了解有关水处理的更多信息）。**如果建筑物没有被水淹浸**，有供电和供水（即使有“水饮前煮沸警告”），CDC 建议您[2]：

- 冲洗所有预处理设备至少 30 分钟，以清除积水。
- 检测本大楼供水中的游离氯和氯胺水平。（可以想到会高于正常值。）
- 检测主活性炭罐出水端的氯和氯胺。检查确保水中的游离氯＜ 0.5 ppm，或氯胺＜ 0.1 ppm（或总氯＜ 0.1 ppm）。
- 如果主活性炭罐出水端的氯或氯胺分别≥ 0.5 ppm 或≥ 0.1 ppm，则立即更换主活性炭罐。对于配有备用活性炭罐的系统，检测备用罐出水端的氯水平。
- 如果氯和氯胺低于限值（0.5 ppm 或 0.1 ppm），则打开反渗透机。
- 冲洗输送系统（如果可能，送入排水管）。
- 对反渗透和输送系统进行消毒并冲洗。检测残留消毒剂水平，以确保冲洗得当。
- 更换所有滤芯式过滤器。
- 将产水质与以往数据进行对比 *。若变化较大，则可能表示反渗透膜损坏，或者供水水质大不如前。如果溶解性总固体（TDS）量比以往高 20% 以上，可以使用去离子罐来继续过滤反渗水。在去离子之后使用超滤器以降低细菌生长的风险。
- 增加监测频次：
  - 每小时检查一次氯 / 氯胺。
  - 每小时确认一次产水水质合格。
  - 至少每周进行一次水细菌培养和内毒素测定。如果可能，每天进行一次现场内

毒素测定。

- 尽快抽取水样进行水细菌培养和内毒素测定。如果可以现场测定内毒素，请在治疗患者之前进行。向医务主任报告结果。
- 可以想到水中有更多颗粒。监测经过各个预处理组件后的压降。根据需要反冲洗。
- 尽快计划更换活性炭罐滤料。
- 尽快送出产水样进行 AAMI 分析。
- 尽快清洁反渗透膜。

* 如果产水的 TDS 很高，且脱盐率与以往数据一致，则反渗透膜很可能完好。（自来水和供水的污染物水平可能高于平常。）去离子过滤有助于处理供水中的额外污染物负荷。如果产水的 TDS 很高，且脱盐率*低于*以往水平，则反渗透膜可能损坏，应立即更换。更换反渗透膜后，可能需要、也可能不需要去离子过滤。

透析机评估

为确保透析机可安全使用：

- 冲洗透析机，并进行化学消毒。使用化学消毒时，应检测残留水平，以确保冲洗得当。
- 测量电导度并进行透析机“自检”，以确认透析机可正常工作。如果透析机未通过“自检”，进行必要的维修后再使用。

注：如果诊所被水淹浸，则水处理系统和透析机的清理工作要复杂得多，且需要更多时间。请参见 CDC 的淹浸建筑恢复指南，网址为 https://www.cdc.gov/disasters/floods/。

灾后情绪恢复

从灾难的冲击中恢复需要时间，尤其是灾难导致损失或变化的情况下。如果灾难导致心理压力，医护人员可以帮助满足患者的需求并辅助他们应对。事件过后很长时间仍有心理压力的患者，可能需要咨询正规的心理医生，他们可以评估患者是否有创伤后应激障碍（PTSD；见下文）并帮助患者恢复正常。

灾难相关心理压力

每个人或多或少地都会感性地看待或度过灾难。而且，每个人的应对方式也不同。深切的悲伤、难过、愤怒和担忧亲人的安全是正常的。对于与灾难相关的心理压力，许多人都会进行心理咨询，特别是这种压力长时间持续或干扰日常工作生活时。表 1 列出了一些与灾难相关的心理压力迹象，表 2 列出了一些缓解这种压力的方法。

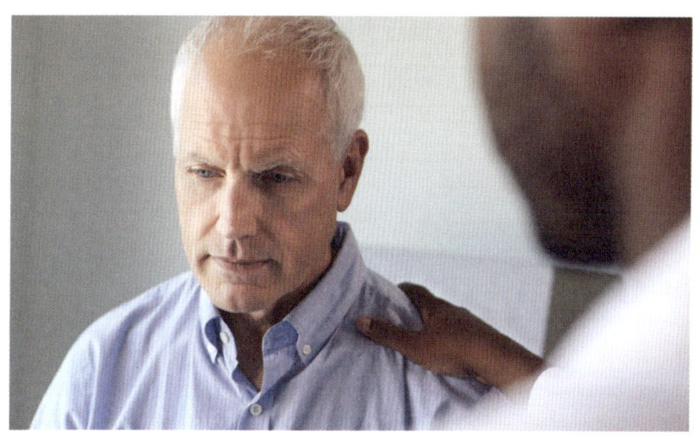

图 11 受到巨大冲击的患者

创伤后应激障碍（PTSD）是一种长期的应激反应，可由灾难或重大健康问题触发[3]。一项在卡特里娜飓风过后进行的研究发现，几乎每四名血液透析患者中就有一名出现符合 PTSD 的症状[4]。此外，一项在严重急性呼吸综合征（一种流感样疾病，可致命且无法治愈）暴发后进行的研究发现，58% 的患者以及超过 40% 的医护人员有 PTSD。对疾病的恐惧、对家人的担忧、对未知的焦虑和内疚都是诱发因素。有些医生（16%）甚至拒绝治疗这些患者[5]。

质量改进（QI）

突发事件结束后，您需要回顾检讨哪些方面做得好，哪些方面还有不足。事后回顾检讨（AAR）

表 1 灾难相关心理压力的迹象

难以向他人表达您的想法	隧道视觉或听力模糊
睡眠问题	感冒或流感样症状
难以维持平衡的生活	定向力障碍或意识模糊
容易感到沮丧	不想离开家
吃药或饮酒增多	抑郁、悲伤
注意力集中时间比平时短	感到绝望
头痛或胃部不适	心情波动或时常哭泣
过度内疚和自我怀疑	害怕人多、害怕陌生人或害怕独处

表 2 缓解灾难相关心理压力的方法

设立小目标来解决大问题	生活上不要做任何大改变
每天尽量经常深呼吸	如有需要，找心理医生排解
与关心您的人聊一聊	给自己时间来恢复
记日记	户外运动——散步、享受自然
避免吃药或喝酒	与他人打交道时尽量保持耐心
尽量如常保持自己的习惯	帮助他人解决问题
给自己留些时间独处	留意饮食——避免摄入咖啡因和糖
不要看灾难方面的新闻	保持幽默感：观看有趣的表演或讲笑话

是改进日后应急准备的一项重要 QI 任务。事后回顾检讨应在事件发生后约 2 周进行。管理者会询问团队中的每个人两个问题，以期找出诊所应急预案中存在的不足：

1. *哪些是我需要但没有得到的？*
2. *哪些方面是我本该换一种做法来完成的？*

管理者应记录事后回顾检讨的讨论内容，并在下一次 QAPI 会议上公布结果。然后即可更新并改进诊所的应急预案。即使您没有碰到过灾难，诊所也必须至少每年评估一次自己的预案，并进行更新，以确保您做好应对准备（表 3）。

结论

我们并不总能预防灾难。不过，如果我们提前规划并做好准备，就有助于减少对患者和我们自己造成的危险。妥善处理突发事件会让患者信任您在提供安全透析照护方面的学识和能力。

表 3 灾难处理 QI 计划样表

措施 / 问题	负责人	开始日期	频次	完成日期及姓名缩写	备注
与所有患者一起回顾检讨紧急下机计划	每个班次的主管护士	2017/1/10	每季度一次	2016/3/1 GH 2016/6/1 MT 2016/9/1 LM	■ 每季度回顾检讨，向每位患者发放一份计划 ■ 第 2 季度夜班未参加
更新工作人员和患者的紧急联系信息	秘书	2017/1/10	每季度一次	2016/3/2 CC 2016/6/10 CC 2016/9/15 CC	■ 缺少第 1 季度的医生诊室季度联系计划
确定庇护场所位置	社工	2017/5/1	每年一次	2017/5/4 HJ	■ 在应急手册中增加庇护场所地址 / 当地红十字会联系信息
所有患者的交通需求——包括居家患者	社工和秘书	2017/5/1	每年一次	2017/5/1 HJ	■ 透析中心的所有患者都有飓风期间的联系电话号码，并知道会去哪里 ■ 两名居家患者缺少联系信息。由责任护士协调处理

附录 A　资源

透析灾难准备

- 终末肾病网络协调中心。www.esrdncc.org
- KCER 联盟。(866) 901-3773。www.kcercoalition.com
- 美国国家肾脏病基金会应急资源。www.kidney.org/help
- 联邦医疗保险和联邦医疗补助服务中心(CMS)。(2008)。*Disaster Preparedness: A Guide for Chronic Dialysis Facilities*, Second Edition. Publication number HHSM-500-2010-NW007C.(《灾难准备：长期透析机构指南》第二版，出版编号 HHSM-500-2010-NW007C)检索地址 http：//www.therenalnetwork.org/home/resources/Disaster_Preparedness_-_A_Guide_for_Chronic_Dialysis_Facilities_-_Second_Edition.pdf

终末肾病网络全国论坛联系信息

- PO Box 203 Birchwood，WI 54817。电话：(715)354-3735。传真：1-888-571-2065。http://esrdnetworks.org

水处理资源

- 西北肾脏病网络文件 *Monitoring Your Dialysis Water Treatment System*(《监测透析水处理系统》) https://comagine.org/sites/default/files/resources/esrd-monitoring-dialysis-water-treatment.pdf
- 美国医疗器械促进协会，*Recommended Practices for Dialysis Water Treatment Systems (RD 52 and RD 62)*(《透析水处理系统推荐规程(RD 52 和 RD 62)》) http://www.aami.org
- *Guidelines for Dialysis Care Providers on Boil Water Advisories*(《针对透析治疗提供方的水饮前煮沸警告指南》) https://www.cdc.gov/dialysis/guidelines/water-use.html

医疗器械资源

- Medical *Devices that Have Been Exposed to Heat and Humidity*(《暴露于高温和潮湿环境的医疗器械》) https://www.fda.gov/MedicalDevices/Safety/EmergencySituations/ucm056086.htm
- Medical *Devices Requiring Refrigeration*(《需要冷藏的医疗器械》) https://www.fda.gov/MedicalDevices/Safety/EmergencySituations/ucm056075.htm

洪水清理资源

- 概况介绍：*Flood Cleanup-Avoiding Indoor* Air Quality *Problems*(《洪水清理——避免室内空气质量问题》) https：//www.epa.gov/sites/production/files/2015-09/documents/floods.pdf
- *Tips about Medical Devices and Hurricane Disasters*(《关于医疗器械和飓风灾害的提示》) https://www.fda.gov/MedicalDevices/Safety/EmergencySituations/ucm055987.htm

创伤后帮助资源

- 美国国土安全部——http://www.ready.gov/coping-with-disaster
- 疾病控制中心——https://emergency.cdc.gov/coping/index.asp

附录B　透析患者3天应急膳食计划

如何在无法接受透析时改变饮食

本清单中的建议和膳食计划不能代替透析。但是，如果您无法接受治疗，它们可最多让您5天感觉良好。这种饮食比您平常的饮食要*严格得多*，但仅供短期使用。如果可以的话，常备这些食物，以应对突发事件。

与您的营养师谈谈您的饮食。

洪水、泥石流、暴风雪、地震。如今，这些灾难似乎愈发频繁。发生这些灾难时，如果您无法接受透析，需要有一个能保全自己的计划。采用以下这种膳食计划可帮您将血水平保持在安全范围内。

以下是一些应对突发事件的实用建议：

- 将肉类限制在每天85～110 g以内（大约相当于手掌大小的分量）。这大约是您平常所吃的一半的肉量。
- 避免食用所有高钾水果和蔬菜。
- 将您的液体摄入量降至每天1～2杯（1杯236 ml）。
- 选择低盐食物。
- 如果停电，第一天先吃冰箱里的食物。
- 尽可能少打开冰箱或冷冻箱，以保持食物低温。
- *中心有冰碴*的冷冻食品可以安全食用。这些食物最多可以存3～4天。
- 冷藏或冷冻食品开封后，请在4小时内食用，如果无法继续保持低温，超过4小时就将其丢掉。否则可能会导致食物中毒。

应急饮食：

肉类和其他蛋白质（每天3～4份）

- 1个鸡蛋
- 30 g新鲜肉、鱼、豆腐、家禽
- 1/4杯冷冻或罐装肉、鱼或家禽。（无盐或用清水冲掉盐。）
- 1/2罐Ensure® Plus、Boost Plus®、Nepro®营养饮品
- 2大勺无盐花生酱
- 30 g或1片奶酪
- 1/4杯白软干酪
- 1杯通心粉加奶酪餐

脂肪和油（每天至少6份）

- 1小勺黄油、人造黄油、蛋黄酱或植物油

面包、淀粉和谷物（每天6～10份）

- 1片白面包
- 4片烤面包干
- 5块表面无盐的饼干
- 谷类：1杯膨化麦、膨化米、麦片或米浆
- 1/2块英式松饼或百吉饼
- 2块全麦饼干
- 1杯无盐煮米饭、面条或意粉
- 6块牛油酥饼或香草华夫饼

水果（每天仅选4种）

- 15粒葡萄
- 1/2杯苹果酱
- 1/2杯蓝莓、黑莓、草莓或覆盆子
- 1个小苹果
- 1/2杯梨、李子、菠萝或樱桃

蔬菜（每天仅选1种）

- 1/2杯青豆、豆类或玉米
- 1/2杯胡萝卜
- 1/2杯节瓜
- 1/2杯西葫芦
- 1/2杯甜菜

饮料（每天选1～2种）

- 1杯水、咖啡或茶
- 1杯苏打水（非可乐）
- 1/2杯淡奶
- 2.5大勺奶粉冲水
- 1/2罐（118 ml）Ensure Plus®、Boost Plus®或Nepro®营养饮品
- 1/2杯Hi-C®、Kool-Aid、Tang或Crystal Light饮料
- 1/2杯果汁（蔓越莓汁、苹果汁或葡萄汁）
- 1/2杯豆浆、杏仁浆或米浆
- 1/2杯奶精
- 1/2杯半乳奶油

其他（可以使用）

- 醋、香料和香草、芥末、柠檬、青柠、辣酱、蛋黄酱包

其他——如果您没有糖尿病

- 硬糖、软糖、奶油薄荷、果酱、棉花糖、枫糖浆、口香糖、橡皮糖、蜂蜜、果冻、糖

对糖尿病患者的提示：

- 不要吃高浓度的甜食。多摄入脂肪和油来增加热量。
- 随餐食用普通饼干、甜甜圈或蛋糕没问题。
- 饮食无糖罐装水果或果汁、无糖 Kool-Aid 饮料或无糖苏打水。
- 避免饮用啤酒、葡萄酒和烈性酒。
- 做好防范血糖下降的准备。身边常备糖、蜂蜜、果汁、葡萄糖浆或果冻蛋糕。

应急餐单示例：

您可以最长 5 天轮流饮食这些食品。**将液体摄入总量限制为每天 1 ～ 2 杯。一瓶 236 ml 的水应该是一整天的饮水量。**

营养信息（平均每天）：

热量：2000；蛋白质：50 g；碳水化合物：250 mg；钠：1500 mg；钾：800 mg

示例 1

早餐

- 1/2 杯罐装水果，沥干
- 1 杯麦片
- 1/2 杯盒装牛奶

午餐

- 花生酱和果冻饼干
  - 20 块表面无盐的饼干
  - 4 大勺无盐花生酱
  - 4 大勺果酱
- 1/2 杯水果，沥干

零食

- 6 块香草华夫饼
- 1/2 杯水果，沥干

晚餐

- 金枪鱼蘸酱和薯条
  - 1/2 杯低钠罐装金枪鱼
  - 2 小包蛋黄酱
  - 20 片无盐炸玉米片
- 1/2 杯苹果酱

零食

- 2 块全麦饼干
- 1 大勺无盐花生酱

示例 2

早餐

- 1/2 杯罐装水果，沥干
- 1 个蛋白棒
- 118 ～ 177 ml 罐装或盒装果汁

午餐

- 鸡肉和饼干
  - 20 块表面无盐的饼干
  - 1/2 杯罐装鸡肉
  - 2 小包蛋黄酱
- 1/2 杯罐装水果，沥干

零食

- 6 块香草华夫饼
- 1/2 杯罐装水果，沥干

晚餐

- 花生酱和果冻饼干
  - 20 块表面无盐的饼干
  - 4 大勺无盐花生酱
  - 4 大勺果酱
- 1/2 杯罐装水果，沥干

零食

- 2 块全麦饼干
- 1 大勺无盐花生酱

准备应急食品包：

食品包可让您有定餐可食，即使您无法使用厨房也无妨。将您的食品包放在清洁、干燥处，如帆布袋或塑料箱中并贴上标签，注明日期。每年检查一次食品包。用完其中的食物，并补充新鲜的食物。将餐单上的食物与以下其他应急用品装在一起：

- 应急饮食清单和餐单
- 3.8 L 罐装蒸馏水
- 一把锋利的刀
- 装在防水容器中的火柴
- 3 个带盖塑料混合碗
- 刀、叉、勺和纸碟
- 手动开罐器
- 手电筒和备用电池
- 糖果（橡皮糖、果冻豆）
- 一卷用于包剩菜的铝箔
- 量杯
- 装有新电池的收音机和备用电池
- 一支冰箱温度计

注：将相当于 1 周药量的药物保存在一个您能

拿到且清洁、干爽的地方。再将一些磷结合剂也放进去。您是否患有糖尿病？如果是，还要包括降糖药物。

应急饮食购物清单

- 6 盒（每盒 235 ml）大豆、杏仁或米糊
- 6 罐（每罐 118 ~ 177 ml）或盒苹果或蔓越莓汁
- 1 盒膨化麦、膨化米或麦片
- 3 根 Zone Perfect® 或 Luna® 蛋白棒
- 1 盒表面无盐的饼干
- 1 大袋无盐炸玉米片
- 6 罐（每罐 113 g）低钠金枪鱼或鸡肉
- 1 瓶无盐花生酱
- 1 瓶果酱或果冻
- 1 盒全麦饼干
- 1 盒香草华夫饼
- 12 罐（每罐 113 g）梨、桃子、樱桃、苹果酱或菠萝
- 6 瓶（每瓶 235 ml）水
- 12 包单人份蛋黄酱
- 一小盒塑料勺
- 一小盒塑料叉
- 一小盒塑料刀
- 纸碟
- 一包 235 ml 装塑料杯
- 开罐器
- 餐巾纸或卷纸
- 手消毒剂
- 一盒消毒湿巾

免责声明

本食品清单依据合同 HHSM-500-2016-00016C 下开展的工作，该合同由美国卫生与公众服务部下属的一个机构——联邦医疗保险和联邦医疗补助服务中心资助。本清单的内容不一定反映卫生与公众服务部的政策或立场，提及的商品名、商品或组织也并不意味着受到美国政府的认可。作者对所提看法的准确性和完整性承担全部责任。

参考文献

1 Centers for Medicare & Medicaid Services. 42 CFR Parts 403, 416, 418 et al. Medicare and Medicaid Programs; Emergency Preparedness Requirements for Medicare and Medicaid Participating Providers and Suppliers; Final Rule. *Federal Register* 81(180) Friday, Sept. 16, 2016

2 Centers for Disease Control and Prevention. *Technical considerations when bringing hemodialysis facility's water systems back online after a disaster.* Available at: https://www.cdc.gov/disasters/watersystems.html. Accessed February 2017

3 American Psychiatric Association. *American Psychiatric Association: Diagnostic and statistical manual of mental disorders, (5th ed).* Arlington, VA, 2013

4 Hyre AD, Cohen AJ, Kutner N, et al. Prevalence and predictors of posttraumatic disorder among hemodialysis patients following Hurricane Katrina. *Am J Kidney Dis.* 2007;50(4): 585-593

5 Maunder R The experience of the 2003 SARS outbreak as a traumatic stress among frontline health-care workers in Toronto: lessons learned. *Philos Trans R Soc Lond B Biol Sci.* 2004;359(1447):1117–25

缩略语及术语表

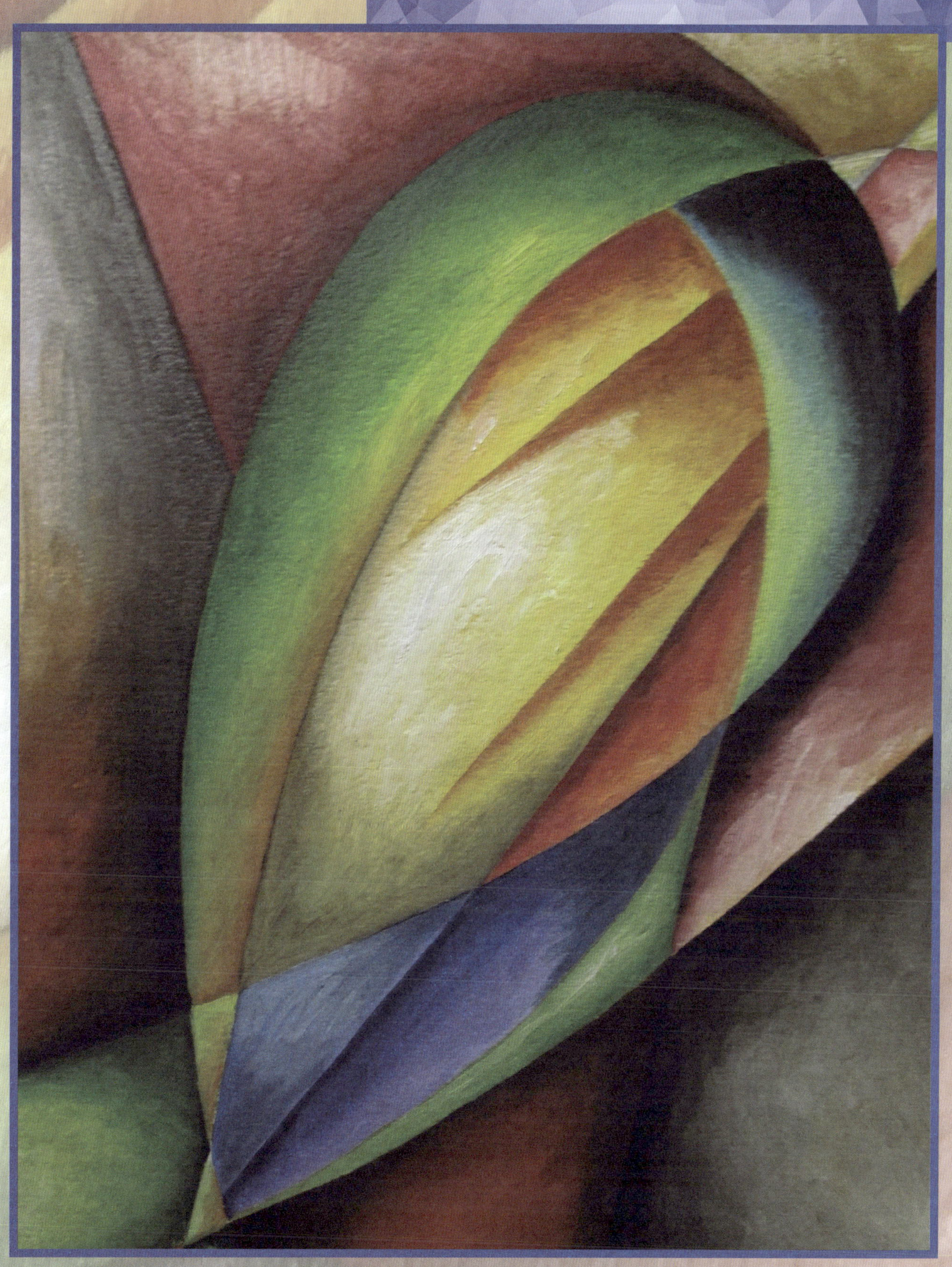

封面插图由 Katrina Parker Williams 绘制

缩略语

缩略语	英文全称	全称	含义
AAKP	American Association of Kidney Patients	美国肾脏病患者协会	肾脏病患者的自发组织。患者可免费加入，成为会员
AAMI	Association for the Advancement of Medical Instrumentation	美国医疗器械促进协会	为透析所用设备、液体和水制定相关标准的组织
ACT	Activated clotting time	活化凝血时间	一项凝血检查
AHA	American Heart Association	美国心脏协会	自发组织
AIDS	Acquired immune deficiency syndrome	获得性免疫缺陷综合征	一种攻击免疫系统本身的疾病
AKF	American Kidney Fund	美国肾脏病基金会	自发组织
AKI	Acute kidney injury	急性肾损伤	急性起病的肾衰竭
ALS	Amyotrophic lateral sclerosis	肌萎缩侧索硬化	一种神经系统疾病；“葛雷克症”
ANNA	American Nephrology Nurses' Association	美国肾脏病护士协会	自发护理组织
ANSI	American National Standards Institute	美国国家标准学会	监督各个行业的指南和标准，以保护人员和环境
APD	Automated peritoneal dialysis	自动腹膜透析	通过腹膜透析机换液进行腹透
ARBD	Aluminum-related bone disease	铝相关骨病	接触铝引起的骨病
ARBSI	Access-related bloodstream infection	血管通路血流感染	血管通路引起的血流感染
AV Fistula	Arteriovenous fistula	动静脉内瘘	动脉与静脉之间的血管通路
AV Graft	Arteriovenous graft	动静脉人工血管内瘘	通过人工血管内瘘在动、静脉之间建立的通路
β_2M	Beta-2 microglobulin	β_2 微球蛋白	一种引起淀粉样变性的蛋白
BONENT	Board of Nephrology Examiners, Nursing and Technology	肾脏病护理与技术考试委员会	提供注册血透技师认证考试的机构
BP	Blood pressure	血压	一种生命体征
BSI	Bloodstream infection	血流感染	血流中发生的感染；中心静脉导管可能是诱因之一
BUN	Blood urea nitrogen	血尿素氮	一种蛋白质衡量指标
C	Centigrade	摄氏度	公制温度计量单位
Ca^{2+}	Calcium	钙	一种电解质
CAPD	Continuous ambulatory peritoneal dialysis	持续性不卧床腹膜透析	通过人工换液进行腹透
CBC	Complete blood count	全血细胞计数	一种血常规检查
CBNT	Certified in Biomedical Nephrology Technology	肾脏病临床工程技术认证	透析技师认证
CCHT	Certified Clinical Hemodialysis Technician	注册血液透析临床技师	透析技师认证
CCHT-A	Certified Clinical Dialysis Technicians-Advanced	高级注册透析临床技师	高级透析技师认证
CCNT	Certified in Clinical Nephrology Technology	肾脏病临床技术认证	透析技师认证

缩略语	英文全称	全称	含义
CCPD	Continuous cycling peritoneal dialysis	连续循环腹膜透析	通过腹膜透析机换液进行腹透
CDC	Centers for Disease Control and Prevention	美国疾病控制与预防中心	守卫健康并应对疾病威胁的美国政府机构
CDWS	Certified Dialysis Water Specialist	注册透析用水专员	透析用水专员认证
CFU	Colony-forming units	菌落形成单位	水中细菌的计量指标
CFU/ml	Colony-forming units per milliliter	每毫升菌落形成单位	水中细菌的计量指标
$CH_3CO_2^-$	Acetate	醋酸盐	醋酸与碳酸氢盐发生反应时形成
$C_6H_5O_7^{3-}$	Citrate	柠檬酸	又称枸橼酸
$C_6H_{12}O_6$	Glucose	血葡萄糖	血糖
CHF	Congestive heart failure	充血性心力衰竭	一种心脏泵血动力不足的疾病
CHT	Certified Hemodialysis Technician	注册血液透析技师	透析技师认证
CKD	Chronic kidney disease	慢性肾脏病	肾单位缓慢流失的过程
Cl^-	Chloride	氯化物	一种电解质
cm	Centimeters	厘米	公制长度计量单位
CMS	Centers for Medicare & Medicaid Services	联邦医疗保险和联邦医疗补助服务中心	美国联邦医疗保险（Medicare）和联邦医疗补助（Medicaid）监督机构
C-NET	Center for Nursing Education and Testing	护理教学及考试中心	考评透析护士和技师岗位技能的机构
CNNT	Council of Nephrology Nurses and Technicians	肾脏病护士与技师委员会	透析技师可以加入的美国国家肾脏病基金会专业委员会
CO_2	Carbon dioxide	二氧化碳	一种气体
COPD	Chronic obstructive pulmonary disease	慢性阻塞性肺疾病	一种导致呼吸困难的肺疾病
CPR	Cardiopulmonary resuscitation	心肺复苏	在心搏骤停时进行的胸部按压
CQI	Continuous quality improvement	持续改进质量	提高医疗保健质量的流程
CROWN-Web	Consolidated Renal Operations in a Web-enabled Network	肾脏病数据统一采集网络系统	用于收集所有美国诊所透析数据的计算机系统
CRRT	Continuous renal replacement therapy	连续性肾脏替代治疗	重症监护室 24 小时全天候透析
CUA	Calcific uremic arteriolopathy（or calciphylaxis）	钙化尿毒症性小动脉病（或钙化防御）	一种血管钙化、血栓和皮肤坏死综合征
Da	Dalton	道尔顿	分子量计量单位
DAT	Damage assessment team	损害评估团队	您所在的诊所在发生灾难后组建的诊所和设备评估小组
DDS	Dialysis disequilibrium syndrome	透析失衡综合征	脑水肿，可由过快清除废物导致渗透压改变，使水向脑组织转移引起
ΔP	Delta pressure	压力变化量	压力水平的变化
DFC	Dialysis Facility Compare	透析机构比较	由美国联邦医疗保险设立的、帮助透析患者及其家属评估透析治疗质量的网站
DI	Deionization	去离子	从透析用水中去除离子的过程
DOPPS	Dialysis Outcomes and Practice Patterns Study	透析预后及实践方式研究	针对透析患者的全球性研究

缩略语	英文全称	全称	含义
DPC	Dialysis Patient Citizens	透析患者公民组织	一家由透析和透析前患者及其家属组成的非营利组织
DRA	Dialysis-related amyloidosis	透析相关淀粉样变性	一种由 β_2 微球蛋白在体内蓄积引起的慢性进行性疾病
DRI	Dietary references intake	参考膳食摄入量	推荐每日用量
EBCT	Empty bed contact time	空床接触时间	进水必须接触活性炭罐中活性炭颗粒的时间
ECD	Expanded criteria donor	扩大标准供体	老年人或患病者的尸体肾
EDW	Estimated dry weight	估算干体重	患者血液中无多余水分情况下的体重
eGFR	Estimated glomerular filtration rate	估算肾小球滤过率	衡量肾脏功能的百分比近似值
EGHP	Employer group health plan	雇主团体健康保险计划	经由工作获得的健康保险计划
EM	Emergency manager	突发事件负责人	透析诊所的指定灾难处理负责人
EMLA	Eutectic mixture of local anesthetics	局部麻醉剂低共熔混合物	麻醉软膏
EOC	Emergency operations centers	应急行动中心	当地紧急突发事件的集中指挥中心
EPA	Environmental Protection Agency	美国国家环境保护局	美国的空气和水保护机构
EPO	Erythropoietin（hormone）	促红细胞生成素（激素）	刺激骨髓生成红细胞
ePTFE	Expanded polytetrafluorethylene	膨体聚四氟乙烯	人工血管内瘘材料
EPTS	Estimated post-transplant survival	估算移植后生存期	对肾脏受者移植后存活时间的估算值
ESA	Erythropoiesis-stimulating agent	红细胞生成刺激剂	人工合成的一种肾脏产生的激素。帮助患者自身的红细胞生成
ESRD	End-stage renal disease	终末期肾脏病	需要透析或移植的肾衰竭
EU	Endotoxin units	内毒素单位	水中内毒素的计量单位
F	Fahrenheit	华氏度	美制温度计量单位
GED	General Educational Development	高中同等学力	等同高中文凭
GFR	Glomerular filtration rate	肾小球滤过率	肾功能衡量指标
GI	Gastrointestinal	胃肠	与消化道相关
GPG	Grains per gallon	格令 / 加仑	水硬度计量单位
GPM	Gallons per minute	加仑 / 分钟	水流速
H^+	Hydrogen	氢	一种化学元素
H_2O	Water	水	由两个氢分子加一个氧分子组成
HAI	Healthcare-associated infections	医源性感染	患者在透析时或医院内受到的感染
HBcAb	Hepatitis B core antibody	乙型肝炎核心抗体	检验是否得过肝炎的检测
HBsAB	Hepatitis B surface antibody	乙型肝炎表面抗体	检验对肝炎是否有免疫力的检测
HBsAg	Hepatitis B surface antigen	乙型肝炎表面抗原	检验是否感染肝炎的检测
HBV	Hepatitis B	乙型肝炎病毒	一种攻击肝脏的病毒
HCO_3^-	Bicarbonate	碳酸氢盐	一种缓冲剂
HCV	Hepatitis C virus	丙型肝炎病毒	一种攻击肝脏的病毒
HD	Hemodialysis	血液透析	使用滤器清除血液中的水 / 废物

缩略语	英文全称	全称	含义
HDF	Hemodiafiltration	血液透析滤过	一种将无菌置换液注入患者血液中以清除多余水分的透析形式
HDU	Home Dialyzors United	居家透析者联盟	一家非营利性居家透析患者组织
HeRO	Hemodialysis reliable outflow	血液透析可靠流出道	中心静脉人工血管加可选配的植入式导管
Hgb	Hemoglobin	血红蛋白	红细胞色素
HHD	Home hemodialysis	居家血液透析	由患者和（或）一名配合者在家完成的血透
HIPAA	Health Insurance Portability and Accountability Act	健康保险便利与责任法案	一项保护患者隐私的法律
HIS	Health information systems	医疗信息系统	电子病历记录系统
HIV	Human immunodeficiency virus	人类免疫缺陷病毒	导致艾滋病的病毒
HPTH	Hyperparathyroidism	甲状旁腺功能亢进	产生过多甲状旁腺激素的疾病
IC	Incident commander	突发事件指挥官	透析诊所的指定灾难处理负责人
ICH CAHPS	In-center Hemodialysis（ICH）Consumer Assessment of Healthcare Providers & Systems（CAHPS）survey	透析中心血液透析（ICH）患者对医疗提供方及系统的评价（CAHPS）调查	对透析中心血透患者进行的衡量透析治疗满意度的调查，每年进行两次
ICU	Intensive care unit	重症监护治疗病房	医院内用于对最危重的患者进行持续观察的病房
IDH	Intradialytic hypotension	透析相关性低血压	收缩压下降≥ 20 mmHg 或平均动脉压下降 10 mmHg
IDPN	Intradialytic parenteral nutrition	透析中胃肠外营养	透析期间经静脉输注管输注营养液
IJ	Internal jugular	颈内静脉	中心静脉导管置管时首选的穿刺静脉
IV	Intravenous	静脉内	进入一条或多条静脉
IVC	Inferior vena cava	下腔静脉	将下肢血液输送到心脏的大静脉
JAS	Juxta-anastomotic stenosis	吻合口旁狭窄	一条通路静脉变窄
K	Clearance	清除	经滤过膜去除某种物质
K^+	Potassium	钾	一种电解质
KCER	Kidney Community Emergency Response	肾脏病界应急处理	各种团体为制定灾难预案和应对灾难而建立的联盟
KDIGO	Kidney Disease：Improving Global Outcomes	改善全球肾脏病预后组织国际指南	全球临床实践指南
KDOQI	National Kidney Foundation Kidney Disease Outcomes Quality Initiative	美国国家肾脏病基金会肾脏病预后质量倡议	美国临床实践指南
KDPI	Kidney donor profile index	肾脏捐献者评估指数	对尸体肾移植失败率的估算值，包括器官捐献者的若干项因素
kg	Kilogram	千克	公制计量单位，相当于 2.2 磅
KoA	Mass transfer coefficient	溶质转运系数	溶质通过滤过膜的能力
KP	Kidney pancreas transplant	肾 / 胰腺移植	对糖尿病患者进行的双器官移植
Kt/V	Clearance multiplied by time divided by volume	清除率乘以时间除以体积	根据尿素清除率来衡量的透析剂量

缩略语	英文全称	全称	含义
KUF	Coefficient of ultrafiltration	超滤系数	在给定压力下，1 小时内通过滤过膜的水量
L.M.X.	Lidocaine cream	利多卡因乳膏	透析穿刺针穿刺前使用的麻醉膏
LAL	Limulus amoebocyte lysate	鲎试剂	一种对透析用水中内毒素的检测
LDO	Large dialysis organization	大型透析机构	拥有多家诊所的公司；最大的两家透析公司是德维特（DaVita）和费森尤斯（Fresenius）
LED	Light-emitting diode	发光二极管	极小且持久的灯泡
LIJ	Left internal jugular	左颈内静脉	中心静脉导管置管穿刺部位
LVH	Left ventricular hypertrophy	左心室肥大	心脏的一个主泵室过度生长
MAT	Measures Assessment Tool	指标评估工具	CMS 调查员视察透析诊所时所用的工具
MBD	Mineral bone disorder	矿物质骨代谢异常	慢性肾病引起的骨骼疾病
MEI	Medical Education Institute，Inc.	医学教育协会	为患者和专业人士提供肾脏病循证医学教育的非营利组织
mEq	Milliequivalents	毫当量	一种计量单位
mEq/L	Milliequivalents per liter	毫当量 / 升	一种计量单位
mg	Milligrams	毫克	一种计量单位
mg/dl	Milligrams per deciliter	毫克 / 分升	一种计量单位
mg/L	Milligrams per liter	毫克 / 升	一种计量单位
Mg^{2+}	Magnesium	镁	一种电解质
MHZ	Megahertz	兆赫	声音频率计量单位
ml	Milliliters	毫升	公制体积计量单位
ml/kg	Milliliters per kilogram	毫升 / 千克	1000 ml 液体＝ 1 kg 重量
ml/min	Milliliters per minute	毫升 / 分钟	一种计量单位
mmHg	Millimeters of mercury	毫米汞柱	压力计量单位
mmol/L	Millimoles per liter	毫摩尔 / 升	流速计量单位
μmol/L	Micromoles per liter	微摩尔 / 升	一种计量单位
MOA	Memorandum of agreement	备忘约定	两家诊所相互为对方的患者提供应急后援治疗的安排
MRB	Medical Review Board	医学审查委员会	为终末肾病网络提供咨询和建议的临床医生团体
MRE	Meals ready to eat	即食口粮	美国军用野战干粮，有时用作灾难期间的应急食品
MRSA	Methicillin-resistant Staphylococcus aureus	耐甲氧西林金黄色葡萄球菌	一种抗生素耐药细菌
Na^{+}	Sodium	钠	一种电解质
NANT	National Association of Nephrology Technicians/Technologists	全国肾脏病技师协会	透析技师的自发组织
NCC	National Coordinating Council	国家协调委员会	监督终末肾病网络的组织

缩略语	英文全称	全称	含义
NIH	National Institutes of Health	美国国家卫生研究院	支持医学研究的美国机构
NIOSH	National Institute for Occupational Safety and Health	美国国家职业安全与健康研究所	研究工作场所安全的美国机构
NKF	National Kidney Foundation	美国国家肾脏病基金会	自发的肾脏疾病卫生组织
NNCC	Nephrology Nursing Certification Commission	肾脏病护理认证委员会	提供注册血透临床技师认证考试的机构
NNCO	National Nephrology Credentialing Organization	国家肾脏病学资格认证机构	提供肾脏病临床技术认证、肾脏病临床工程技术认证和注册透析用水专员考试的机构
NSAIDs	Non-steroidal anti-inflammatories	非甾体抗炎药	缓解或减轻疼痛且可增加肾衰竭风险的药物
OH^-	Hydroxyl ions	氢氧根离子	氧加氢
OSHA	Occupational Safety and Health Administration	职业安全健康管理局	美国的工人保护机构
P	Phosphorus	磷	一种电解质
P.A.S.S.	Pull the pin，Aim nozzle at base of flames，Squeeze handle，Spray from side to side	拉出、瞄准、压紧、扫射：拉出灭火器的安全针，瞄准火焰底部、压紧灭火器手柄、前后左右扫射喷出灭火剂	帮助回忆灭火器使用步骤的记忆方法
P4P	Pay for performance	按绩效付酬	改善照护的薪酬激励计划
PAN	Polyacrylonitrile	聚丙烯腈	透析器膜材料
PD	Peritoneal dialysis	腹膜透析	通过腹壁内层（腹膜）清除血液中的水和废物
PDCA	Plan，Do，Check，Act	计划、执行、检查、实施	CQI 流程中的一些步骤
PEL	Permissible exposure limit	允许接触限值	有毒化学品的最高安全接触水平
PES	Polyethersulfone	聚醚砜	一种透析器膜材料
PEX	Cross-linked polyethylene	交联聚乙烯	一种用于输水管路的塑料
pH	Acid-base measurement	酸碱度	对液体中氢离子浓度（pH）的衡量方法，取值范围是 0（酸性）至 14（碱性），中值（pH = 7）为中性
PHI	Personal health information	个人健康信息	受《健康保险便利与责任法案》保护的信息
PICC	Peripherally inserted central catheter	经外周中心静脉导管置管	经手臂静脉置入并送入中心静脉的导管
PKD	Polycystic kidney disease	多囊性肾病	会导致肾囊肿形成的遗传性疾病
PMMA	Polymethylmethacryate	聚甲基丙烯酸甲酯	透析器膜材料
PPE	Personal protective equipment	个人防护设备	用于防范细菌和化学品的口罩、隔离衣和手套
PPM	Parts per million	百万分率	空气或液体中化学物质含量的衡量单位
PPS	Prospective payment system	预定额付费结算制	打包付费
PSf	Polysulfone	聚砜	透析器膜材料

缩略语	英文全称	全称	含义
PSI	Pounds per square inch	磅 / 平方英寸	压力计量单位
PTFE	Polytetrafluoroethylene	聚四氟乙烯	一种用于输水管路的塑料
PTH	Parathyroid hormone	甲状旁腺激素	刺激骨骼释放钙
PTSD	Post-traumatic stress disorder	创伤后应激障碍	一种对创伤性事件的长期应激反应
PVC	Polyvinyl chloride	聚氯乙烯	一种用于输水管路的塑料
QA	Quality assurance	质量保证	编写和检验规章制度的流程
QAPI	Quality Assessment and Performance Improvement	质量评估和业绩改进	CMS 要求的持续质量改进
Qb	Blood flow rate	血流速	透析期间的血流速度
QC	Quality control	质量控制	符合标准的流程
Qd	Dialysate flow rate	透析液流速	透析期间的透析液流动速度
QI	Quality improvement	质量改进	评估并改进结果的流程
QIP	Quality Incentive Program	质量促进计划	按绩效付酬
R.A.C.E.	**R**escue，**A**ctivate the alarm，**C**ontain the fire（if small），or **E**vacuate	救援、报警、控火（火势不大）或疏散	火灾应对步骤
RD	Renal dietitian	肾脏病营养师	帮助患者制定膳食计划的工作人员
RIJ	Right internal jugular	右颈内静脉	首选中心静脉导管置管部位
RLS	Restless legs syndrome	不宁腿综合征	一种“虫爬”感，伴有强烈动腿的冲动，会影响睡眠
RO	Reverse osmosis	反渗透	一道水净化程序
RPA	Renal Physicians Association	美国肾脏科医师协会	自发组织
RSN	Renal Support Network	肾脏病支持网络	自发组织
SaO_2	Oxygen saturation	血氧饱和度	血液中的氧含量水平
SC	Sieving coefficient	筛分系数	可以通过对流（溶质拖拽）从溶液中清除的溶质占总体积的百分比，即：透析膜允许通过的溶质量
SDS	Safety data sheet	安全技术说明书	有关化学品的信息
SLE	Systemic lupus erythematosus	系统性红斑狼疮	一种可引起肾脏损害的疾病
STEL	Short-term exposure limit	短时接触限值	每 15 分钟的化学品接触量
TB	Tuberculosis	结核病	一种细菌性肺疾病
TCV	Total cell volume	纤维总容积	透析器可容纳的体积
TDS	Total dissolved solids	溶解性总固体	水中的所有无机和有机物质
TFC	Thin film composite	薄膜复合材料	常用反渗透膜材料
THM	Trihalomethanes	三卤甲烷	致癌物质
TJC	The Joint Commission	美国医疗卫生机构认证联合委员会	为医院和诊所制定标准的组织
TMP	Transmembrane pressure	跨膜压	透析器膜两侧 / 内外的压力差
TPN	Total parenteral nutrition	全胃肠外营养	经静脉输注管输注大部分或全部营养
TSA	Tryptic soy agar	胰蛋白胨大豆琼脂	使水样本中的菌落生长的培养基
TSAT	Transferrin saturation	转铁蛋白饱和度	铁储备的衡量指标

缩略语	英文全称	全称	含义
TW	Target weight	目标体重	患者血液中无多余水分情况下的体重；有时称为估算干体重（EDW）
TWA	Time-weighted average	时间加权平均值	每 8 小时的化学品接触量
UF	Ultrafiltration	超滤	透析期间清除水
UFR	Ultrafiltration rate	超滤率	水的清除速率
Unit/kg	Units per kilogram of body weight	单位 / 千克体重	药物剂量的计量方法
UNOS	United Network for Organ Sharing	器官捐献联合网络	保有美国移植捐献者名录
URR	Urea reduction ratio	尿素清除率	透析治疗期间清除的尿素量
USRDS	United States Renal Data System	美国肾脏病数据系统	收集、分析和分发慢性肾脏病信息的国家数据系统
UV	Ultraviolet	紫外线	一种不可见光谱光
VRE	Vancomycin-resistant Enterococcus	耐万古霉素肠球菌	一种抗生素耐药细菌

术语表

CROWNWeb

肾脏病数据统一采集网络系统。诊所用于向 CMS 实时发送其要求提供的数据的计算机程序。

Hemastix®

一种与血液反应的试剂试纸。如果漏血探测器显示透析废液中有血液，但肉眼却看不到时，则使用 Hemastix 试纸检查漏血程度。

HeRO；血液透析可靠流出道

一种可用于中心静脉狭窄或阻塞患者的人工血管。它是一根 6 mm 膨体聚四氟乙烯（ePTFE）人工血管，一端为动脉吻合口。另一端为连接到中心静脉的 5 mm 硅胶流出道，其末端位于右心房内。HeRO 全部在皮下。血液可从人工血管连续流入流出道组件。它是一种获得 FDA 批准的人工血管，穿刺方法与任何其他人工血管内瘘一样。

HIPAA；健康保险便利与责任法案

在一定程度上要求对患者的个人健康信息保密的美国法律。

HIV；人类免疫缺陷病毒

一种攻击免疫系统并破坏抵抗疾病的白细胞（T 淋巴细胞）的病毒。HIV 经由血液、精液、阴道和腹腔间液以及母乳传播。HIV 感染者会逐渐发展为获得性免疫缺陷综合征（艾滋病）。艾滋病对免疫系统的破坏使身体易于受到感染和发生癌变，这在健康人中极少发生。虽然有相应的治疗方法，但最好通过感染控制措施来预防 HIV 传播。*另见*：感染控制、机会性疾病。

Kt/V

见：尿素动力学模型。

KUF

见：超滤系数。

pH 值

溶液的氢离子浓度。pH 值高于 7 的溶液为碱性，即碱。pH 值低于 7 的溶液为酸。pH 值为 7.0 的溶液为中性。正常人体 pH 值范围在 7.35 至 7.45 之间，略偏碱性。透析液的 pH 值必须保持在一定范围内。以碳酸氢盐为缓冲液的透析液 pH 值应为 7.2，以防止细菌生长和产生可损害设备的水垢。AAMI 建议使用 pH 值介于 5.0 至 8.5 之间的水来混合透析液。

β_2 微球蛋白

见：淀粉样变性。

白蛋白

一种血蛋白。血清白蛋白水平低可能意味着患者营养不良。营养不良在透析患者中很常见，会增加其死亡风险。白蛋白水平低还可能是一种炎症体征，炎症在透析患者中也很常见，也可增加死亡风险。

半透膜

有若干微小的孔、让某些物质（如水）自由通过，但截留其他物质（如红细胞）的滤过膜。滤过膜孔径影响透析效率。

孢子

细菌、真菌和藻类的生殖方式。它们非常耐热。次氯酸钠可杀死多种孢子。*另见*：细菌、消毒剂、热消毒。

泵后（动脉）压

见：透析器前压力。

泵前动脉压

在患者动脉穿刺针和血泵之间测得的压力，表示血泵产生的负压。泵前动脉压力监测可防止血管通路上血泵的抽吸力过大。

泵隙

血泵滚柱和泵壳之间的间隙。滚柱应朝泵壳方向充分挤压血路管的血泵段，以使管腔完全闭合。

过度闭合会产生高压，可能会使管路产生裂纹，血泵管可能破裂。但是，如果闭合不完全，则在每个泵冲程血液都会回流。

鼻胃管；NG

经鼻插入胃的管子。营养不良的患者可能需要经鼻胃管喂食。

病毒

必须从其他活细胞获得能量和食物的微生物。许多疾病，如普通感冒、麻疹、脊髓灰质炎和 HIV 都是由病毒引起的。病毒虽然微小，但不足以穿过完好的透析器膜。如果滤过膜受损，水中的病毒可能会进入患者血液。病毒可被多种化学品杀死。

病历记录

写入永久医疗记录或病历的患者医疗护理信息。它对跟踪患者病情十分重要，提供了一种跟踪每例患者对治疗反应的方法，并保证了照护的连续性。患者病历是其所接受的医疗护理的法律依据。未写入病历的医学操作视为未做。

病原体

引起人体疾病的物质（如细菌）。

产水

经过反渗透膜的水。

超滤

借助滤器两侧的压力梯度进行的过滤。超滤率取决于跨膜压和透析器的各个方面。

超滤率；UFR

液体从血液穿过滤过膜进入透析液的速率。该速率取决于跨膜压和膜的各个方面。UFR 的计算方法为超滤量除以治疗时间。在超滤控制或容量控制透析机上，通过专用泵使透析液输入量和输出量保持精准平衡。*另见*：跨膜压。

超滤器

一种去除极小颗粒的膜滤器。它是去除内毒素最有效的水处理组件。

超滤系数；KUF

透析器在一定压力下每小时从患者血液中清除的水量。也称为超滤因子（UFF）或超滤率（UFR）（译者注：UFR 的单位是 ml/min，所以 KUF 不是 UFR）。KUF 以每小时（h）每毫米汞柱（mmHg）跨膜压（TMP）下清除多少毫升（ml）水表示：ml/（h · mmHg）。KUF 越高，透析器在给定压力下清除的水量（ml）就越多。高通量膜和高效滤过膜的 KUF 高于传统滤过膜。KUF > 8 时需要使用带容量控制的血液透析系统。此类系统可精确控制清除的水量。

超敏反应

对异物有强烈的免疫反应，会引起炎症。在透析中，最常发生在使用纤维素透析器的情况下。*另见*：速发严重过敏反应。

沉淀

见：水垢。

承保条件

透析诊所为了获得美国联邦医疗保险（Medicare）和联邦医疗补助（Medicaid）付款而必须遵守的 CMS 规定。2008 年，对这些*条件*进行了 32 年来的首次更新。CMS 调查员检查这些诊所，以确保其遵守这些规定。

持续性不卧床腹膜透析；CAPD

每天进行四、五次人工换液的腹膜透析。换液可在患者在家或工作时进行，同时患者可以照常活动。每次换液大约需要 30 分钟，借助重力将腹透液送入和排出腹膜。CAPD 是连续的，因此在治疗间隔期不会蓄积大量废物。这意味着与透析中心标准血液透析相比，CAPD 的饮食和液体限制往往更小。由于患者可以根据自己的时间安排透析，所以这种治疗不影响工作。*另见*：换液，腹膜透析。

持续质量改进（CQI）

一种改进治疗照护质量的方法，具体做法是：选择需要改进的方面、分析治疗照护过程、找出问题根源、制订并实施改进计划，以及检查其效果。

冲洗

见：预冲。

充分性

见：血液透析充分性、腹膜透析充分性。

充血性心力衰竭；CHF

心脏不能将回流的血液充分泵出。导致过多血液淤积在肺中。液体摄入过多或透析时液体清除不足引起的体液过多，也会导致透析患者出现充血性心力衰竭。

触诊

通过触摸的方式进行检查。触摸血管通路上是否有震颤感，是了解通路是否正常（通畅）的一种方式。

穿刺

将透析穿刺针刺入自体内瘘或人工血管内瘘。*另见*：扣眼式穿刺法，穿刺部位轮换法。

穿刺部位轮换法

可用于自体内瘘和人工血管内瘘的穿刺法，又称为“阶梯式穿刺法”。其目的是避免采用“局域式穿刺”时可能发生的损害。穿刺点务必距吻合口至少3.8 cm，并且不在上次治疗时的穿刺处。每次治疗时，在整段通路上选择上次穿刺处上方或下方的适当穿刺点进行穿刺。*另见*：扣眼式穿刺法。

传感器保护罩

小塑料防护罩，内含滤过膜，用于防止血液或液体进入透析机上的压力监测器。这些传感器保护罩直接连接到动脉和（或）静脉压力监测器上。监测管路连接到传感器的保护罩上。

促红细胞生成素；促红素

健康肾脏产生的一种刺激骨髓生成红细胞的激素。随着肾脏衰竭，产生的促红细胞生成素逐渐减少，就可能导致贫血。

大量失血

一种可致命的严重失血。透析时，如果穿刺针脱落、血路管脱落、通路破裂或透析器外壳开裂，则会发生这种情况。所有这些问题都可以预防。

代谢

某些物质分解、其他物质形成时，发生的化学过程总和。

代谢性酸中毒

当体液和组织的酸/碱平衡偏向酸性时发生的病症。此问题在透析患者中很常见。因为他们的肾脏不会重吸收足够的碳酸氢盐这种维持血液pH值稳定的缓冲液。

带涤纶套隧道式导管

此类导管经由皮下隧道置入一根大的中心血管。在隧道内，组织生长黏附涤纶套。涤纶套使导管更稳定，是阻隔细菌的物理屏障。

单纯超滤；IU

一种清除水、但不清除溶质的方式。IU不使用透析液。可以在透析前、透析后或不透析时进行。与标准透析相比，IU的主要优点是患者的耐受性更好。还可称为干超滤、序贯超滤或纯超滤。

蛋白尿

尿液中含有蛋白。肾脏受损时，蛋白质会经肾小球渗入肾小管，然后进入尿液。*另见*：微量白蛋白尿。

导电溶质转移

见：弥散。

导管

见：转流管。

导管

一种塑料管。在血液透析中，导管可以置入一根大的中心静脉中，以作为短期或长期通路。在腹膜透析中，导管经腹壁或胸壁置入腹腔。它用于将新透析液注入腹膜，并排出透析废液。*另见*：胸骨前导管。

等渗

一种溶液的渗透浓度与另一种溶液相同。生理盐水是等渗液体；其钠浓度与血液水平相同。

低

不足、下方或太少。例如，皮下注射针是刺入皮肤下方的针。

低钙血症

血液中的钙（一种电解质）不足。低钙血症可引起手足抽搐——肌肉痉挛和颤搐——或癫痫发作。由于肾衰竭导致骨化三醇生成减少，肾脏疾病中可能会出现血钙过低。骨化三醇可以使身体从饮食中吸收钙。

低钾血症

血液中的钾（一种电解质）低于正常水平。这在透析患者中很少见。如果饮食中或透析液中的钾含量过少，就会发生这种情况。呕吐、腹泻、使用降钾树脂以及使用排钾利尿剂（如果患者能排尿）引起钾流失，也可诱发低钾血症。

低磷血症

血液中的磷低于正常水平，可引起心律变化或肌肉无力。这在透析患者中很少见，因为大多数食物中都含磷。如果患者饮食不均衡，服用过多的磷结合剂，或进行夜间血液透析的患者，可能会出现这种情况。磷水平低可能意味着营养不良。

低钠血症

血液中的钠（电解质）低于正常水平。如果没有足够的钠，水会从细胞外转移到细胞内。这会引起低血压和溶血。症状包括肌肉痛性痉挛、烦躁不安、焦虑、通路疼痛、头痛和恶心。

低渗

一种溶液的浓度低于另一种溶液。使用低渗透析液（稀释度高于血液）会导致溶血（红细胞破裂）。

低血糖症

血糖水平低。对于糖尿病患者，可能会导致饥饿、紧张、抖动、无力、出汗、头晕、嗜睡、意识模糊或说话困难。治疗方法是快速起效的碳水化合物，如果汁。

低血压

血压低。在透析患者中，这种情况最常发生在治疗期间除水过多或患者服用过多降压药时。症状包括严重肌肉痛性痉挛；头痛；温热感、烦躁不安、头晕、晕厥或恶心；或有视力改变。头低脚高位（将脚抬到高于心脏的位置）和补液（即：生理盐水）有助于使血压恢复正常。

滴壶

一种用于监测体外循环回路中动脉或静脉压力的装置。滴壶中的气泡捕获器可捕获进入血路管的任何空气。

滴注 / 灌注

流入或使进入。肝素注入中心静脉导管的每个管腔。这种做法有助于防止在治疗间隔期导管内形成凝血。透析液灌（注）入腹腔进行腹膜透析。

癫痫发作

不自主肌肉痉挛和意识丧失。有些患者可能患有癫痫。癫痫发作也可能因为血压过高、透析液配比不当或接触化学品的副作用。

电导度

液体传输电荷的能力；一种对溶液中离子浓度的度量。电导度计测量透析液的电解质浓度，以确保其处于安全范围内。*另见*：电解质。

电导度监测器

透析机上用于检查透析液的电导度，以确保其正确的装置。如果电导度水平不正确，警报会响起，机器会进入旁路模式，从而将透析液直接送入排液管。电导度还必须使用单独的仪表进行检测。

电解质

一种溶解于水中后分解成离子的化合物。电解质将电信号通过神经传递到肌肉，包括心脏。健康肾脏可保持电解质平衡。钠、钾、镁、氯化物和钙都是电解质，并以精确的数量加入透析液中。

电阻率

阻碍电流通过流体的力的衡量指标。*另见*：电导度。

淀粉样变性

一种称为 β$_2$ 微球蛋白（β$_2$M）的蛋白质在软组织、骨骼和关节中蓄积时发生的一种疾病过程。这种沉着可引起关节和（或）骨痛。高通量膜和（或）夜间血液透析可清除更多 β$_2$M，有助于预防或治疗此问题。

定点穿刺

见：扣眼式穿刺法。

动静脉内瘘

在手臂或腿部皮肤下建立的一根动脉与一根静脉的连接，以提供血液通路。动脉血流的压力使静脉扩张并增厚。自体内瘘成熟后，即可用透析穿刺针穿刺，并可达到透析所需的血流速。

动脉

以高压将血液从心脏输出的血管。动脉将含氧血液输送到身体的每个部位。

动脉化

将一条静脉与一条动脉连接，以扩张该静脉的过程。有力的动脉血流使静脉扩张（变宽）、管壁增厚，并变得像动脉一样更有弹力。

动脉瘤

血管上薄弱处的囊状突起或膨出。如果动脉瘤破裂，可发生严重出血，因此对有动脉瘤的患者必须特别小心。如果穿刺针过于频繁地在自体内瘘上同一小片区域内反复穿刺，则可能形成动脉瘤。*另见*：局域式穿刺。

动脉压

在体外循环回路的动脉针至透析器段测量的压力。*泵前*动脉压的测量位置是从患者穿刺处至血泵段。*泵后*动脉压的测量位置是从血泵后至透析器前。

对流

见：溶剂拖拽。

多囊性肾病；多囊肾

一种遗传性疾病，导致肾内、肝内、有时还有脑内长出充满液体的大囊泡。这些囊泡很大且数量众多，以致排挤掉正常肾组织。这会引起肾衰竭。

发病

患病，可用住院数日来判定。它作为一个患者预后指标来使用。

发绀

由于缺氧引起的皮肤、嘴唇、牙龈和指甲床发青。使用含高水平硝酸盐的水配置透析液时，可能会发生。心脏或肺部疾病也可引起发绀。

反超

透析液穿过透析器膜进入患者血液。此问题可能是由于透析液和血液之间的压力或浓度梯度变化所致。如果发生，透析液中的内毒素可引起发热和感染。高通量膜的孔径较大，出现反超的可能性更高。

反冲洗

强制使水反向通过滤器。此过程可用于清除堵塞在水处理系统的沉积物过滤器中的颗粒。

反渗透

一种通过滤过膜从水中去除溶质的过程。反渗透装置是容纳水压泵和半透膜的滤筒。该滤过膜可以去除 95% ～ 99% 或以上的细菌、内毒素、病毒、盐、颗粒和溶解有机物。反渗透用于处理水，以供血液透析或复用处理使用。反渗透膜昂贵且易损。为了避免损坏，使用反渗透膜之前，先用滤器去除进水中的颗粒。

反应试剂

存在某种化学物质时发生反应的物质。试剂试纸用于确保所有化学残留均已从经过复用透析器或透析系统中清除。它们还用于检测透析液中是否有血液。

肺水肿

肺部积液。体液过多或未能在透析期间充分除水可引起或加重肺水肿。*另见*：充血性心力衰竭。

废水

与经反渗清除的所有溶质一起送至废液管的废液。

分解代谢

一种分解蛋白质、形成废物的化学过程。这些废物（如尿素）会被健康肾脏清除。

分子

鉴别某种物质的最小完整单位。

分子量

一种分子大小衡量方式，以道尔顿（Da）为单位。物质的一个分子中所有元素的原子量总和是其分子量。分子越大（如 β_2M），分子量越高。

负荷剂量

一种在体内达到一定血液水平的药物剂量。在两根穿刺针置入后、治疗开始前给予负荷剂量的肝素。这样可以让肝素流入患者的血流。

负压

小于 0 mmHg 的压力。负压加正压等于跨膜压。

复用

使用经过复用处理的透析器供原患者进行下一次透析治疗。*见*：复用处理。

复用处理

对透析器进行清洁和消毒，以供同一名患者再次使用。复用处理透析器可节省费用，并有助于减少废弃塑料。工作人员必须小心操作用于复用处理的危险化学品。有相应规定要求在使用经过复用处理的透析器时，保护患者和工作人员。

腹膜

一层覆在腹壁内侧、光滑且富含血管的薄膜组织。腹膜形成一个闭合膜囊。因此，可作为半透膜和透析液容器。

腹膜透析；腹透

使用腹膜作为半透膜来净化血液。外科医生将导管置入患者腹腔或胸壁。指导患者使用导管向腹腔灌注无菌透析液。在几小时的“留腹”时间内，废物和多余的水通过弥散和渗透从血液转移到透析液中。*另见*：持续性不卧床腹膜透析，连续循环腹膜透析，留腹时间，腹膜，胸骨前导管。

腹膜透析充分性

腹膜透析治疗效果的衡量指标。其目的是确保腹透患者至少接受维持生命所需的最低限度的治疗。KDOQI 指南规定了充分性的标准，并提供了达到充分性的方法。

腹膜炎

一种腹膜感染，可发生在未采用无菌操作进行腹膜透析时。腹膜炎可能导致腹膜形成瘢痕，从而无法再进行腹透。

腹水

腹腔积液。可能由肝损伤、心力衰竭、营养不良或感染引起。可使用超滤和引流去除腹水。

钙

一种以阳离子（正电荷离子）形式存在的元素。在体内，钙是神经和肌肉以及形成正常骨骼所需的电解质。它与血液中的蛋白质部分结合。透析液中钙含量过多或过少都可导致患者出现健康问题或死亡。血钙浓度需每月检查一次。在透析原水供应系统中，钙可与其他物质结合形成水垢，从而堵塞设备。*另见*：电解质，高钙血症，低钙血症。

肝素

一种用于促进血液在体外循环回路中流动的药物。可以使用输注泵一次性快速推注（一剂）、间歇输注（间断性）或连续输注。

肝素输注泵

一种带有注射器支架、活塞和电机的泵，用于输注肝素。该泵与肝素输注管相连，该输注管是体外血路管的一部分。大多数透析机都有肝素输送系统。在某些情况下，仍使用独立的肝素泵。

肝素输注管

从血路管分出的一小段管路，以便在透析期间给予肝素。该管路最常见于动脉管路的透析器前那一段。

肝炎

肝脏炎症，可由三种病毒（甲型、乙型或丙型）引起。乙型和丙型肝炎通过接触受感染的血液或其他体液传播，是透析患者和工作人员需要关心的问题。肝炎可导致肝损伤或死亡。应对所有工作人员和患者进行乙型肝炎病毒疫苗接种。感染控制用于预防肝炎和其他疾病的传播。

感染

病原体侵入体内。

感染控制

防止感染传播的措施。这些措施包括手卫生、无菌技术（操作）、清洁、消毒和穿戴防护装备。

干超滤

见：单纯超滤。

干体重

见：目标体重。

高

超出、高于、超过或太多。例如，多动症是高于正常活动水平。

高钙血症

血液中的钙过多。症状可能包括肌肉无力、疲劳、便秘、食欲不振、腹部痉挛、恶心、呕吐和昏迷。*另见*：电解质、骨骼外钙化。

高钾血症

血液中的钾（一种电解质）过多。有此疾病的患者可能出现肌肉无力、心律失常、心搏骤停，或者可能死亡。如果患者摄入过多高钾食物，或使用含钾过多的透析液，可能会发生高钾血症。出血、溶血、手术或发热也可能引起这一问题，因为随着组织分解，细胞中的钾释放到血液中。*另见*：电解质。

高磷血症

血液中的磷过多。可能发生在进食大量蛋白质或乳制品且没有服用足量磷结合剂的患者中。高磷血症短期内可引起严重瘙痒，长期则会导致骨损伤。若伴有高钙血症，会导致骨折、骨痛以及在软组织中形成有棱角的磷酸钙晶体沉积。*另见*：骨骼外钙化。

高镁血症

血液中的镁（一种电解质）过多。肌肉和神经功能需要镁。高镁血症患者可能会感到困倦或有神经问题、低血压和呼吸缓慢。严重情况下，可能发生心搏骤停。*另见*：电解质。

高钠血症

血液中的钠（一种电解质）过多。血液中的钠过量会导致水转移到细胞外，包括红细胞。它会引起头痛、高血压、意识模糊、行走和说话困难以及皱纹。*另见*：电解质。

高渗

一种溶液的浓度高于另一种溶液。如果患者感到头晕或晕眩，使用高渗盐水（比血液浓度更高）可将更多的水转移到血液中。鉴于使用它会在血液中留下过量的钠，因此这种做法已不再受青睐。

高输出量心力衰竭

患者的心脏无法有效地泵出经动静脉自体内瘘或人工血管内瘘回流的额外血液。*另见*：心输出量。

高通量透析

使用超滤系数（KUF）值高于 8 的透析器。必须进行超滤控制。高通量透析器可以清除更多液体和分子量更大的废物，如 β_2 微球蛋白。

高效透析

这种透析使用比传统透析器能清除更多小分子溶质（例如尿素）的透析器。通常使用更大号的穿刺针和300～500 ml/min的血流速。美国政府要求对超滤系数（KUF）高于8的透析器进行超滤控制。*另见*：超滤系数。

高血糖症

血糖水平高。口渴可能是糖尿病患者的高血糖症状。

高血压；HTN

血压高。高血压可以是肾衰竭的诱因，也可以是其结果，它是美国第二大肾脏疾病诱因。它会增加卒中的风险，并损害肾脏、心脏、血管、眼和其他器官。接受透析中心标准血液透析的患者通常服用不止一种降压药。

革兰氏阳性菌

经革兰氏染色后变为紫色的细菌。葡萄球菌是寄生在皮肤上的革兰氏阳性菌，可引起大多数通路感染。

革兰氏阴性菌

一种带电荷的生物膜（黏液），使水中的细菌黏附于物体表面。该生物膜可保护这种细菌不被消毒剂杀死，且很难去除。它可在水壶或软管表面，或水处理组件表面形成。无色杆菌是一种革兰氏阴性菌，可在透析用水中形成生物膜。

供水

未经过透析用水处理系统前的“原”自来水。

肱动脉脉搏

在肱动脉肘窝处扪及的脉搏。

肱动脉头静脉瘘

最常见的一种上臂动静脉内瘘。通过手术连接肱动脉和头静脉建立。

估算肾小球滤过率；eGFR

肾小球每分钟过滤的血液量，以ml/min计。慢性肾脏病根据eGFR进行分期。*另见*：终末期肾脏病。

股静脉导管

置于腹股沟股静脉的临时血管通路。这种静脉置管方便，可将上身血管留给自体内瘘或人工血管内瘘。但是，腹股沟很容易感染。它最常用于危重或卧床患者。

骨病

见：肾性骨营养不良、继发性甲状旁腺功能亢进。

骨骼外钙化

血管或软组织中形成磷酸钙晶体；虽然罕见，但可引起坏疽、截肢和死亡。血（血清）钙和血（血清）磷水平高的患者风险更高。如发现皮肤斑驳、疼痛、发紫（通常在身体两侧的对称位置），请立即告诉护士或肾脏科医生。

滚柱泵

最常见的血泵类型。有一个电机转动滚柱泵泵头，推动血液通过体外循环回路。*另见*：泵隙。

呼吸困难

呼吸不畅；呼吸短促。这可能是体液过多、贫血、心脏或肺部疾病的症状。透析时会因空气栓塞等问题而出现呼吸困难。

呼吸暂停

呼吸停止一段时间，通常在睡眠中。

环氧乙烷；ETO

一种被某些生产企业用于对新透析器进行灭菌的气体。如果新透析器没有充分冲洗，对环氧乙烷敏感的患者可能会出现首次使用综合征。

缓冲液

一种即使在加入酸或碱的情况下，仍能使溶液的pH值保持在恒定水平的物质。碳酸氢盐是透析时用以维持透析液pH值的缓冲液。

另见：酸、碱、碳酸氢盐。

换液

一种在留腹时间后排出废液，并用新透析液进行替换的腹膜透析过程。换液可以手工完成，也可以使用自动腹膜透析机完成。

患者预后

治疗护理结果。发病和死亡是常见的预后指标。其他指标（如：患者对自己身心健康的评价）也很重要。

回血

透析后用生理盐水将患者血液冲回体内，以尽量减少失血。

活性炭罐

水处理装置，含活性炭颗粒以吸附水中的低分子量颗粒。活性炭罐主要用于从透析用水中去除氯、氯胺、杀虫剂、溶剂和一些微量有机物质。

获得性免疫缺陷综合征；艾滋病

艾滋病是 HIV 感染最严重的阶段。艾滋病会损害免疫系统，因此艾滋病患者容易发生其他“机会性”感染，而健康的免疫系统则可以抵抗这些感染。*见*：人类免疫缺陷病毒。

机会性疾病

一种往往仅在患者的免疫系统受损时才发生的疾病。例如，艾滋病患者容易患上这些疾病，因为他们的免疫系统被削弱。

肌酐

使用肌肉时产生的废物，健康肾脏会从血液中将其清除。体型较大、肌肉较多的人肌酐水平往往较高。肌酐高于正常水平可能是肾病的征兆之一。

肌酐清除率

一项衡量肾脏在一定时间内从血液中清除肌酐能力的尿液检测。随着肾病加重，肌酐清除率会降至正常值的 10% 或更低。

肌内

肌肉内。疫苗可以肌内注射。

肌痛

肌肉疼痛。

激素

一个器官或腺体产生的、影响身体其他部位的化学信息。肾脏产生影响红细胞水平和使肠道吸收钙的激素。

继发性甲状旁腺功能亢进

甲状旁腺激素（PTH）释放过多，可导致骨骼疾病。血液中的 PTH 过多，会使钙从骨骼中流失，从而使骨骼变得更脆弱。该疾病可通过磷结合剂和骨化三醇治疗，以降低 PTH、钙和磷水平。

甲醛

一种有毒、透明、气味强烈的气体。在液态下（37% 的气体溶于水），它是水合甲醛，即：福尔马林®。福尔马林是一种杀菌剂，用于对透析液供液系统进行消毒或对透析器进行复用处理。液态有挥发性。它变成蒸汽后，甚至能渗透并消毒很小的空间。甲醛是一种已知的致癌物质。透析诊所必须遵守 OSHA 安全规定，以确保患者和工作人员的安全。

甲状旁腺激素；PTH

颈部四个甲状旁腺产生的激素。钙水平低或磷水平高时，PTH 大量释放到血液中。PTH 过多可引起骨病。

钾

一种金属元素和电解质。钾水平过高或过低可引起疾病或死亡。*另见*：高钾血症，低钾血症。

假性动脉瘤

假的动脉瘤：最常出现在人工血管周围的囊性血肿。如果人工血管内瘘的同一小片区域反复穿刺损伤，可发生这种情况。有假性动脉瘤的人工血管内瘘可能需要修复或更换；破裂后需要医疗急救。

间歇性

周期性或不持续。肝素可在透析期间间歇性输注。

碱

可接受氢离子（H^+）的化学物质。pH 值大于 7.0 的物质为碱或碱性物质。碳酸氢盐是人体内的一种碱。*另见*：缓冲液，pH 值。

碱性物质

见：碱。

阶梯式穿刺法

见：穿刺部位轮换法。

结合剂

见：磷结合剂。

截留分子量

可穿过给定半透膜的最大溶质大小。

近端

接近。在解剖学上，近端是靠近身体中心的部位（例如，肩部相对于手部而言属于近端）。

经皮

经由皮肤。

颈内静脉；IJ

中心静脉导管可以置于颈内静脉。与放置在锁骨下静脉相比，该部位引起中心静脉狭窄的可能性较小。

静脉

将血液运回心脏的血管。

静脉穿刺

将针头刺入血管。熟练、轻柔的静脉穿刺可延长穿刺部位寿命，提高舒适度，并有助于确保患者获得良好的治疗。穿刺部位轮换或采用扣眼式穿刺法对避免动脉瘤或假性动脉瘤至关重要。*另见*：扣眼式穿刺法，穿刺部位轮换法。

静脉内

在静脉里。许多药物是经静脉使用的。

静脉压

在透析器后至输回患者体内前的体外血液回路段测量的压力。又称为透析器后压力。

静脉压高 / 低警报

压力监测警报，监测从监测处到患者静脉穿刺点的压力。

居家标准血液透析

患者和一名配合者在家每周进行 3 天或隔天进行一次的透析治疗。患者和配合者接受数周的培训。由于患者可以根据自己的时间安排透析，所以这种治疗不影响工作。

居家每日短时血液透析

在家进行的两个半至四小时治疗，每周治疗 5 ～ 7 天。患者必须完成几周的培训。治疗频度越高，患者的液体和饮食限制就越少。大多数患者几乎不需要使用降压药。由于患者可以根据自己的时间安排治疗，所以居家每日短时血液透析不影响工作。研究表明，这种治疗的生存期与尸体肾移植的生存期大致相同。虽然大多数使用这种方式的患者都有一名配合者，但美国 FDA 在 2017 年取消了日间治疗需要配合者的要求。没有配合者但能够学习并自行治疗的患者现在可以使用这种方式。

居家每日血液透析

见：居家每日短时血液透析。

居家夜间血液透析；NHHD

夜间患者在家睡觉时，进行 8 小时血液透析，每周 3 ～ 6 晚。大多数居家血液透析项目都要求患者有一名配合者（在治疗期间可以睡觉）。两人都必须成功完成几周的培训。透析穿刺针和血路管要仔细地用胶带固定好，以免管路脱落。可使用警报以检测漏血。NHHD 治疗时间越长，患者的液体和饮食限制就越少。大多数患者几乎或完全不需要使用降压药。由于 NHHD 不占用白天的时间，所以不影响工作。研究表明，这种治疗的生存期与尸体肾移植的生存期大致相同。

局部感染

仅在一个部位（如自体内瘘或人工血管内瘘中及其周围组织）发生的感染。

局域式穿刺

每次治疗都在自体内瘘或人工血管内瘘的同一小片区域进行穿刺，会在穿刺处形成一个薄弱处。该薄弱处会膨出并形成一个动脉瘤（自体内瘘上）或假性动脉瘤（人工血管内瘘上）。局域式穿刺是不好的穿刺方法。对自体内瘘应该采用穿刺部位轮换法（有时称为阶梯式穿刺法）或扣眼式穿刺法。对人工血管内瘘仅采用穿刺部位轮换法。

菌血症

见：脓毒血症。

抗凝剂

一种抗凝血药物。肝素等抗凝剂有助于在血液透析时维持体外循环回路中的血液自由流动。

可调钠

在治疗期间改变透析液中的钠浓度，以去除更多水。需要医生处方。大多数情况下，患者开始治疗时钠浓度较高，然后逐渐降低。如果超滤率高于约 400 ml/h（“毛细血管再充盈率”），大多数患者的血压会下降。大多数诊所不再使用可调钠，因为它会*增加*血液中的钠。血钠水平高会使患者口渴，因而在治疗间隔期，患者会喝更多水，透前体重增加更多。

空床接触时间；EBCT

在水处理过程中，供水必须与活性炭罐中的炭吸附床接触，以去除氯和氯胺的时间。

空气栓塞

气泡进入血流并流入一根细到足以被空气阻塞的血管。该血管中的空气像血栓一样，阻止血液流动。透析机的静脉管路上有一个空气探测器，以帮助预防这个可能致命的问题。

空气探测器

用于检查体外循环回路的静脉侧管路内的血液中是否有空气的装置。若有空气在患者血流中，可使血流停止或心跳停搏，引起死亡。如果探测器发现空气，警报将响起，血泵将停止工作，静脉管路将夹闭，以阻止空气进入患者体内。

孔

孔洞。半透膜上的孔允许一定大小范围的溶质通过，但会截留更大的溶质。透析器纤维上有孔，腹膜毛细血管上也有孔。膜滤器和反渗透装置也有孔。

扣眼式穿刺法

透析穿刺针以相同的角度刺入自体内瘘（而非人工血管内瘘）上的相同穿刺点。经过 3 ～ 4 周，即会形成一个耳环孔样隧道，将穿刺针引导至正确的位置。应由患者或同一工作人员进行穿刺。一旦隧道形成后，就使用钝针以免扎出新隧道。扣眼式穿刺法操作迅速、外渗的可能性小、给患者带来的疼痛轻，但是感染的风险更高。*另见*：穿刺部位轮换法。

跨膜压

穿过透析器膜的血液侧压力与透析液侧压力的总和。为了防止透析液进入血流，血液侧压力必须等于或高于透析液侧压力。

快速推注

单次、大剂量注射。透析时，可快速推注肝素，将全部处方剂量一次给予。

矿物质骨代谢异常（MBD）

见：肾性骨营养不良。

离子

带电荷的粒子。离子可携带正电荷（阳离子）或负电荷（阴离子）。

离子交换

用不需要的离子置换出氢离子和氢氧离子以生成纯水。在用于水处理的去离子装置内发生。

利尿剂

一种让人产生更多尿液的药物。有些利尿剂

会导致低钾血症，因为它们会使钾离子通过尿液流失。利尿剂是治疗高血压的一线药物。它们可用于尚未开始透析的肾脏病患者。一旦肾脏停止产生尿液，利尿剂就不再起作用。*另见*：低钾血症。

连续性肾脏替代治疗（CRRT）

一种缓慢、持续的透析，使用患者的心脏或血泵将血液泵入体外循环回路。CRRT 最常用于病情太重或病情不稳定、无法承受标准血液透析的重症监护患者，以温和地清除多余的水和部分废物。治疗时需使用带半透膜的滤筒（如透析器）。

连续循环腹膜透析（CCPD）

CCPD 或自动腹膜透析（APD）是使用自动腹膜透析机在夜间患者睡眠时进行换液的腹透。由于不占用患者白天的时间，因此这种治疗不影响工作。有些患者在夜间使用自动腹膜透析机，中午会进行一次 CAPD 换液。*另见*：换液，腹膜透析。

疗法

一种治疗，如血液透析、腹膜透析或移植。

临时导管

短期用于血管通路的中心静脉导管，例如患者的自体内瘘未成熟时使用这种临时导管进行透析。临时导管可缝合固定。

磷

一种非金属元素。存在于乳制品、肉类、家禽、鱼、坚果、巧克力和可乐中，很难避免。血液中的磷过多可引起瘙痒和骨骼疾病。血磷水平每月检查一次。大多数在透析中心进行标准血液透析的患者需要服用磷结合剂。透析频度越高，清除的磷就越多。接受居家夜间血液透析的患者可以多吃一些磷含量较高的食物，或者可能需要服用磷酸盐补充剂，而不是结合剂。*另见*：继发性甲状旁腺功能亢进。

磷结合剂

随每次餐点服用、与食物中的磷结合以防止其被肠道吸收的药物。结合的磷随后经粪便排出。患者服用的磷结合剂剂量应随着餐点量的多少来增减。

留置时间 / 留腹时间

停留的时间。消毒剂必须在透析器中停留一段时间，以完成复用处理。在透析液供液系统中，它必须在水路中停留足够长的时间，才能杀死微生物。在腹膜透析中，留腹时间是指透析液在引流前必须在患者腹腔内停留的时间。

流量

一条液流。流向身体各器官的血流量取决于心脏输送的血量和血压，以及血液在血管中遇到的阻力。体外循环回路中的血流量基于血泵设置、体外循环回路中的阻力和通路。

流率

液体流过一定长度的管路的速度。

流速

一定时间内流过管路的液体量。

漏血

透析器膜撕裂，使血液进入透析液。严重漏血可导致大量失血。任何漏血都会使患者直接接触透析液。

漏血探测器

血液透析系统上的一种警报装置。它检查透析废液中是否有血液。该探测器发出一束光穿过透析液，并进入光敏电阻。血细胞引起的光束阻断会触发警报，进而停止血泵并夹闭静脉管路。这样可以防止进一步失血和透析液污染患者血液。*另见*：血液透析系统。

铝相关骨病；铝骨病

一种长期接触铝引起的健康问题。铝在新骨形成处的组织中蓄积，可通过 X 光检查看到。症状包括严重骨痛、肌肉无力和骨折。铝的来源包括水、药物和厨具。含铝的磷结合剂也是一个来源，但现在已很少使用。

绿色透析

一种透析方式，旨在减少该治疗对环境的影响。绿色透析可能会重复利用反渗透废水、回收塑料废弃物，和（或）使用太阳能或风能。

氯

此元素是一种黄绿色气体，如果吸入会损害肺部。氯与其他物质混合后可用于表面消毒。可将其加入城市用水中以杀灭微生物。透析水处理系统中的活性炭罐可清除氯和氯胺。

氯胺

氯和氨的化合物。氨可添加到城市供水中以提高氯的杀菌能力。氯胺是一种氧化剂，通过破坏微生物的细胞壁将其杀灭。透析用水中的氯胺可引起一种称为溶血（红细胞破裂）的致命健康问题。活性炭罐用于去除透析用水中的氯胺。

氯化物

透析液和人体中的一种电解质。氯化物与其他元素结合，形成氯化钠、氯化钾、氯化镁和氯化钙。

滤过膜顺应性

一种衡量指标，衡量滤过膜因应压力而改变形状或体积的程度。

滤器

使颗粒、溶质和其他物质通过各种不同孔径的孔的设备。

麻醉剂

一种麻醉身体局部或全身以减轻疼痛的药物。局部麻醉剂可在穿刺针刺入前，注射到某个部位，如：穿刺部位周围的皮肤。或者可以提前在皮肤上喷用喷雾剂、涂抹凝胶或乳膏，以防止穿刺针穿刺部位疼痛。全身麻醉剂会导致失去知觉，以便施行手术。

慢性肾脏病；CKD

肾单位长期、缓慢地丧失功能，进而引起肾功能丧失。慢性肾脏病进展可能需要很多年。它根据估算肾小球滤过率（eGFR）分为若干期。1 期慢性肾脏病是轻度肾功能障碍。5 期慢性肾脏病是最严重的形式。*另见*：终末期肾脏病。

毛细血管

极细的血管，含氧血液从动脉经这些血管进入静脉。毛细血管比人毛发还细；血细胞必须排成一队才能通过。与动脉和静脉不同，毛细血管壁具有半透性。这种细胞壁可以让氧、营养素和废物通过。在肾脏中，每个肾小球都是一团球形毛细血管网，可滤除血液中的废物。

镁

体内发现的一种金属矿物质，是细胞内液中的一种电解质。体液中的微量镁对神经系统至关重要。

弥散

一种化学原理。溶质从浓度较高的一侧穿过半透膜转移到浓度较低的一侧。该过程一直持续到膜两侧的溶质浓度达到一致。透析期间，弥散会清除血液中的废物。透析液中没有废物，因此血液中的废物穿过半透膜弥散到透析液中。弥散速率取决于浓度梯度、温度、废物和膜孔的大小。弥散也称为*导电溶质转移*。

灭菌

一种用化学物质或热来杀灭细菌的方法。

灭菌的

不含任何活生物体（细菌、病毒、微生物）。

灭菌技术

见：无菌技术（操作）。

灭菌剂

一种杀菌溶液。灭菌剂用于对透析器进行复用处理。

明矾

一种铝化合物，通常加入市政供水中，以去除沉积物并使水更清澈。铝可在透析患者的体内和脑中蓄积。必须通过水处理使透析用水中的铝维持低水平。*另见*：脑病、絮凝剂。

膜滤器

包含薄膜的水处理滤筒，薄膜上有一定大小的孔。膜滤器可清除小颗粒和一些溶质。

膜面积

与血液和透析液直接接触的滤过膜大小。（血液透析或腹膜透析）膜面积越大，弥散越多。膜面积大的透析器往往可清除更多尿素。*另见*：弥散。

目标体重

又称为“干体重”，是患者血液中无多余水情况下的体重。达到干体重时，没有体液过多或脱水的迹象。呼吸正常，肺部无液体迹象。而且，患者的血压正常（不会过高，也不会过低）。“目标体重”是某次透析治疗要达到的体重目标，通常由干体重决定。

钠

一种元素和电解质。它可使液体穿过细胞膜，在胞内和胞外之间转移。透析液中含钠，钠含量必须适当。钠含量太低可引起溶血；太高可引起细胞皱缩。

脑病

可能致命的脑功能变化。患者可能显得意识模糊或善忘。有时可见性格或言语改变。会出现肌肉痉挛、幻觉和癫痫发作。长期接触高水平的铝会引起此问题。铝可以来自水、一些抗酸剂和厨具。

内毒素

某些细菌细胞壁的毒性部分（脂多糖），可在细菌存活时或死亡后释出。由于内毒素没有活性，因此无法杀灭。内毒素可引起热原反应。在水处理和复用处理中，我们可以使用超滤器来减少水中的菌落数，或将其滤除。*另见*：热原反应。

内分泌功能

生成激素——健康肾脏的功能之一。肾脏生成能控制血压以及刺激骨髓生成红细胞的激素。它们还会将维生素 D 转化为机体可以利用的活性形式以吸收钙。

内环境稳态

身体内部的持续平衡。健康的肾脏有助于维持体液平衡、酸碱平衡、激素平衡和电解质平衡。所有这些方面都是内环境稳态的关键。

内膜

血管内壁上的光滑层。内膜上覆有一层薄而柔弱的细胞，使血液很容易流过血管。对于自体内瘘或人工血管内瘘，吻合口处内膜细胞增生可导致狭窄，从而更易形成血栓。

内腔

血管或其他管（如导管或针头）内壁以内的空间。狭窄时，血管通路的管腔变窄，从而限制血流。

逆向

与血流方向相反。对于自体内瘘或人工血管内瘘，逆向是反向、朝向吻合口。动脉穿刺针可逆向或顺向刺入通路。一项研究表明，顺向可能更好。

逆向流动

在透析器中血液朝一个方向流动，而透析液则朝相反方向流动。这种相向流动可实现高效透析，因为血液可以与新透析液持续接触。

尿毒症

血液中各种废物蓄积，发生在肾衰竭末期或透析不充分的患者中。尿毒症患者可能存在黄灰色皮肤、水肿、高血压、流感样症状、呼吸困难、疲劳、无力和精神改变。如果透析患者有这些症状，则需要增加透析频次。

尿素动力学模型；UKM

一个根据血液中尿素水平的变化，评估患者透析是否充分的公式。UKM 的结果表示为 Kt/V。K 是透析器尿素清除率，以 ml/min 计，t 是治疗时间，以分钟计，V 是体内的血量。*另见*：血液透析充分性。

浓度

溶于一定量的液体中的溶质含量。高浓度溶液中所含的溶质多。

低浓度（稀释度高）溶液中所含的溶质少。健康肾脏的其中一项功能是控制尿液浓度，以使体内保持适量的水和其他物质。透析时，透析液中每种物质的浓度必须合适，以使治疗安全有效。

浓度梯度

见：梯度。

浓缩液

透析时，共同混合成透析液的两种盐溶液（酸和碳酸氢盐）中的一种。

浓盐水

一种浓缩盐水溶液。在透析水处理设备中，使用浓盐水冲洗软水器的树脂。这样可以为软水器补充氯化钠离子。然后，这些离子与钙和镁置换，以软化水。

脓毒血症

一种因细菌进入血流引起的危及生命的感染。又称为败血症或菌血症。

脓肿

一种皮下感染，看起来可能像一种含液体的水疱或含脓液的小疮。用针头刺入脓肿内或其旁边，刺入部位或其他组织可能会发生感染。

排斥

移植患者的免疫系统攻击原本是其身体异物的新器官。将患者的血型和组织类型与器官配型，以降低这种风险。还可通过使用抑制免疫系统的药物来辅助预防排斥。

排泄功能

排泄是指排出体外。健康肾脏的排泄功能是以尿液的形式排出废物和多余的水。

旁路

一种将透析液转流至排液管的安全功能。旁路可防止不安全的透析液接触患者并造成伤害。*另见*：血液透析系统。

配比系统

一种将浓缩液与经过处理的水混合以制成透析液并将其送至透析器的系统。有两种类型：固定比例系统和反馈控制系统。它们都使用两个电导度计来检测混合好的透析液电导度来支持系统运行。使用两个电导度计是为了在其中一个出现故障时，还有一个后备电导度计可用。*另见*：血液透析系统。

皮内

皮肤内。局部麻醉剂可皮内注射。

皮下

皮肤下组织。一些药物，如局部麻醉剂利多卡因®经皮下注射。

贫血

红细胞缺乏，这种细胞将氧输送到全身组织。贫血的症状包括严重疲劳、精神无法集中、总是感到寒冷和许多其他问题。由于受损的肾脏产生的促红细胞生成素不足，此问题在肾衰竭患者中很常见。许多患者还存在缺铁。血液透析患者的各项检测及其治疗也使其失血（含红细胞和铁）。

平衡

一种均衡的状态。弥散和渗透持续到半透膜两侧达到平衡，且两侧的溶质或液体水平相等。

气泡捕获器

见：滴壶。

气胸

胸腔内有空气阻碍肺部扩张。如果中心静脉导管刺穿血管并进入肺和胸壁之间的腔隙，则会发生这种情况。

器官休克

因缺氧引起的心脏、脑、肠道和残留肾功能受损。透析期间从血液中除水过多或过快，使患者身体无法适应时，就会发生这种情况。患者可能出现严重的肌肉痛性痉挛、血压下降、头痛、恶心、呕吐和（或）胸痛。可能需要数小时或第二天才能好转。器官休克是心脏性猝死的一个危险因素，心脏性猝死是透析时死亡的第一大死因。

窃血综合征

自体内瘘或人工血管内瘘从肢体远端（手或脚）“偷走”过多血液的问题。使用通路时，患者的部分血液会绕过手或脚，直接进入体外循环回路。没有血流（缺血）会损害组织。窃血综合征的体征包括寒冷、功能不良，如果不及时治疗，甚至会发生坏疽。

亲水性

吸引水。

清除率；K

在一定的血液和透析液流速下透析一分钟，可将多少血液（以 ml）中的某种溶质完全清除。透析器清除率影响患者接受的治疗剂量。透析器生产企业用血液以外的液体（体外）测试其产品。因此，治疗期间的溶质清除率（体内）可能与制造商标称的清除率不同。*另见*：血液透析充分性。

去离子罐

采用多层树脂颗粒床以清除水中多余离子的罐。用多余离子置换出氢（H^+）离子和氢氧根（OH^-）离子以形成纯水（H_2O）。根据原水或给水质量，可作为透析水处理系统的选配件。去离子不能去除微生物，在透析中心透析时只能临时使用。

全身性

影响全身的。例如，脓毒血症是一种全身性感染。

全胃肠外营养；TPN

一种静脉营养补给。它为无法进食或通过胃肠道吸收食物的患者提供营养。透析中胃肠外营养（IDPN）是仅在透析期间给予的 TPN。

缺铁

体内缺乏生成红细胞的铁。没有铁，即使有促红细胞生成素，骨髓也无法生成红细胞。铁含量低会导致一种贫血。

缺血

因血流减少而导致组织缺氧。可能会疼痛。心脏缺血可引起心绞痛。窃血综合征（手部缺血）可引起手部疼痛，寒冷、湿冷感；在极端情况下，可引起疼痛，或无法愈合的皮肤溃疡。

桡动脉脉搏

在手腕拇指侧可触及的脉搏。

桡动脉–头静脉内瘘

连接前臂桡动脉和头静脉；是最常见的一种动静脉内瘘。

热消毒

热可代替化学物质用于对某些类型的透析器和设备进行消毒。采用热消毒可避免患者和工作人员接触化学物质。纤维素透析器膜在加热时会降解，因此不得采用这种方式消毒。

热原

产生发热的物质，如内毒素。

热原反应

热原引起的发热。患者可出现寒战、抖动、发热、低血压、呕吐和肌肉疼痛。水处理问题或含有内毒素的复用透析器可引起此问题。

容量

一种体积测量指标。大多数透析液供液系统使用液体平衡系统。它们比较流入和流出透析器的透析液量。这些系统能够精确去除规定量的液体。

溶剂

溶解物质的液体，例如水。

溶剂拖拽

溶解物质的分子随着溶剂被拖拽穿过半透膜。溶剂拖拽又称为对流，或对流溶质转移。

溶解

溶化分解。处理血管通路内血凝块的一项可选方案是使用一种可溶解血凝块的药物。

溶栓

注射药物溶解血栓的过程。溶栓后可能需要手术。

溶血

红细胞破裂；一种危及生命的问题，需要医生立即处置。溶血可能是由于透析液温度过高、过度稀释、电导度不当或含有次氯酸钠、甲醛、氯胺、铜或硝酸盐所致。某些药物或疾病，以及输血血型不匹配可能会导致此问题。血路管扭结引起血细胞损伤，也会导致红细胞破裂。

溶血性贫血

溶血引起的红细胞缺乏。

溶液

溶剂（液体）和溶质的组合。

溶质

溶于液体中的颗粒。需要从肾病患者血液中清除的许多废物（如尿素）都是溶质。溶质大小以分子量来衡量。各种滤过膜可在一定程度上有效地去除一定大小的溶质。

软水器

一种降低形成水垢的钙和镁含量的装置。软水器通过离子交换发挥作用。钙离子和镁离子通过带电荷的树脂颗粒从水中除去。它们与钠离子置换，形成氯化钠。

瘙痒

发痒。这种情况可能发生在皮肤干燥或皮肤中磷酸钙晶体沉着的患者身上。充分透析、控制钙和磷、限制热水淋浴或浸浴（会使皮肤干燥）以及使用一些乳液或乳霜有助于减少瘙痒。

杀菌剂

杀菌剂减缓或阻止细菌和病毒生长，用于杀死微生物以预防感染。

筛分系数；SC

通过对流（溶剂拖拽）从溶液中清除的溶质量。

神经病

见：周围神经病。

肾单位

肾脏中微小的血液净化过滤器，由肾小球和肾小管组成。肾单位过滤体内废物，保持电解质和液体平衡。每个肾脏约有一百万个肾单位。

肾素-血管紧张素系统

体内辅助控制血压的反馈回路。肾素是健康肾脏应激时产生的一种酶。肾素与另一种物质结合形成血管紧张素，血管紧张素是一种收缩血管以提高血压的激素。

肾小球

每个肾单位上的一团毛细血管，由一层称为肾小球囊的膜包裹。心脏搏动产生的压力使水和小分子溶质通过每个肾小球内的缝隙，形成肾小球滤过液。

肾小球滤过率（GFR）

见：估算肾小球滤过率。

肾小球肾炎

一种损害肾小球的炎症。其发病可能缓慢且渐进，也可能迅速。它可能是链球菌感染后的一种免疫反应。发生时通常伴有高血压。

肾小球硬化

肾小球因疾病过程而变硬。

肾性骨营养不良

甲状旁腺激素水平过高或过低引起的骨病。*另见*：继发性甲状旁腺功能亢进。

肾移植

用供体的健康肾脏替代已衰竭的肾脏。可接受亲属、配偶、朋友或无关人员捐献的活体肾。尸体肾来自已经死亡的人。进行医学检查后，采用血型和其他组织因素为受者“配型”。

肾脏病学

研究肾脏的学科。

肾脏科医生

肾脏病专科执业医生。

渗漏测试

见：压力测试。

渗透

水从溶质浓度较低的一侧穿过半透膜转移到溶质浓度较高的一侧。转移一直持续到膜两侧含水量一致。单纯渗透太慢，不足以达到血液透析的除水要求。因此，使用泵来辅助水分子转移。

渗透梯度

半透膜两侧的溶质浓度差。

渗透压

使用透析液产生的一种浓度梯度，透析液中含可使液体从血液转移到该透析液的物质，如葡萄糖。

渗透压摩尔浓度

溶液的总溶质浓度。

生理盐水

含 0.9% 氯化钠的无菌盐水溶液。此浓度水平与血液中的氯化钠浓度一致。在血液透析中，生理盐水用于预冲和准备体外循环回路。还可用于在治疗期间补液。

生理盐水补液管

在透析期间向患者输注生理盐水的管路，连接到血泵前的动脉管路段，以便将生理盐水输入回路。

生物相容性

像人体一样。具有生物相容性的滤过膜很少引起患者症状或触发由外物“侵入”引起的免疫反应。

收缩压

心跳期间动脉内的压力。是血压读数中的顶数。*另见*：舒张压。

手卫生

用肥皂或含醇手消毒剂洗手。手卫生是减少感染的一种重要方法。

首次使用综合征

一种对新透析器的反应。治疗开始后不久，患者可能会感到紧张、瘙痒或胸痛、背痛或心悸（心脏漏搏）。首次使用综合征可能由环氧乙烷气体或生产残留物引起。对透析器进行预处理会有助于消除部分反应。

舒张压

心率静止时（心跳间隔期）血液对动脉的压力，是血压读数的底数。*另见*：收缩压。

疏水性

排斥水。

栓子

见：空气栓塞。

水垢

一种溶液（如水、透析液）沉淀出的固体颗粒，可堵塞管路或损坏水处理系统的部件。含有更多矿物质和盐的硬水更易形成水垢。

水肿

水潴留伴身体组织肿胀。水肿可因体液过多或其他健康问题引起，如充血性心力衰竭。肿胀可见于患者的眼睑、脚踝、手脚、腹部或腰部。如果用手指按压脚踝或小腿等肿胀处的皮肤，会留下一个指印，则存在可凹性水肿。若发现这种情况，请告诉护士。*另见*：目标体重，肺水肿。

顺向

顺向而行。透析时，穿刺针可顺向刺入：朝着血流流向心脏的方向进针。静脉穿刺针务必顺向刺入。动脉穿刺针既可顺向刺入，也可逆向刺入，但有证据表明顺向穿刺更好。

死亡

死去。死亡作为一个患者预后指标来使用。

速发严重过敏反应

对过敏原产生的一种快速、严重的免疫反应，可致命。可能出现荨麻疹、瘙痒或喘鸣。血压可能会下降，心律变化可导致心搏骤停。呼吸道痉挛可能会切断空气，嘴唇及舌喉可能会肿胀。必须即刻治疗。

酸

pH 值低于 7.0、可释放出氢离子（H^+）的物质。在人体内，蛋白质和其他食物消化分解时，会形成酸。为了帮助平衡体内的 pH 值水平，透析液中含有酸浓缩液和碳酸氢盐浓缩液。*另见*：缓冲液，透析液。

锁骨下导管

置入锁骨下静脉的导管。首选颈内静脉，因为它不太可能引起中心静脉狭窄。

碳酸氢盐

一种缓冲液，帮助中和身体在分解蛋白质和其他食物时形成的酸，碳酸氢根离子之后会被肾脏重吸收。透析患者的碳酸氢盐浓度水平可能较低，因为他们的肾脏不能很好地重吸收碳酸氢盐。将碳酸氢盐加入透析液以帮助恢复血液中的碳酸氢盐浓度水平，但它容易助长细菌滋生，并且需要使用两种浓缩液（酸和碳酸氢盐）来防止形成可能损害设备的水垢。*另见*：缓冲液。

糖尿病

糖尿病分为两大类，它们都可能损害肾脏。在 1 型糖尿病中，免疫系统攻击并杀死产生胰岛素的胰腺 β 细胞。在 2 型糖尿病中，胰腺不能产生足够的胰岛素，或者身体不能利用其所产生的胰岛素。在美国，约 10% 的糖尿病为 1 型，约 90% 为 2 型。2 型糖尿病可通过饮食、运动和药物进行预防或控制。

糖尿病肾病

由糖尿病引起的肾病。在美国，2 型糖尿病，即：胰岛素缺乏型或抵抗型，是引起肾衰竭的首要原因。在 1 型糖尿病中，免疫系统会破坏产生胰岛素的胰腺细胞。糖尿病是一种血管疾病。它会导致心脏病和神经损伤，在美国是引起失明和截肢的首要原因。

梯度

一种递差。浓度梯度是指用半透膜分开的两种液体之间的溶质含量差。在透析中，两种液体是指血液和透析液。

体内

在植物或动物活体内。在患者接受治疗时，对透析器进行的测试和衡量为*体内*测试。

体外

身体之外。血液透析是一种体外治疗；在体外进行。

也指在人工环境中。透析器的清除率由生产企业使用非血液液体（如生理盐水）在*体外*测定。实际透析器清除率可能与*体外*清除率不同。

体外循环回路

由动脉管路、血液透析器、静脉管路和体外循环回路监测器所组成。该回路将患者血管延伸到体外，它将血液从通路送至透析器，然后送回患者体内。*另见*：血路管，透析器。

体外循环回路监测器

血流监测器、动脉或静脉压力监测器（在滴壶处测量）、空气探测器和漏血探测器。如果压力过高、静脉管路中有空气，或透析废液中有血液，则任何一个监测器都可能会触发关闭血泵并夹闭静脉管路。*另见*：空气探测器，动脉压，漏血探测器，静脉压。

体位敏感

受患者体位影响。如果血液透析导管对体位敏感，则当患者体位变化时，导管血流量可能变化。如果患者咳嗽或再次改变体位，使导管离开血管壁，血流可能会改善。

铁蛋白

一种储铁蛋白，可通过血液检测来测定。铁蛋白的储存量是红细胞的基础。患者可能需要补铁。

听诊

用听诊器听。听诊用于辅助诊断会引起正常血流音改变的血管通路问题，如狭窄或血栓形成。*另见*：血流音。

通畅

开放或未堵塞。每次透析治疗前，听血流音并触摸震颤感以检查患者的通路是否通畅。

通路

见：血管通路。

通路再循环

经过透析的血液与患者通路中未经透析的血液混合。进入透析器的血液被刚流出透析器的血液稀释。如果穿刺针之间的通道中有逆流，则可能会出现这种情况。通路再循环率超过 15% 会导致透析不充分。

通透性

允许物质通过。体内的细胞膜允许水自由渗透，并在细胞内外转移。透析器膜为半透膜。它们会让一些物质通过，但截留另一些物质。

头低脚高位

让患者双腿向上抬起，使头部倾斜 45°。这样有助于使更多血液流入大脑，从而缓解低血压。可能有空气栓塞风险的患者应取左侧头低脚高位。

透析

一种用于清除肾衰竭患者血液中的废物和多余水分的治疗。可以使用透析器进行透析（血液透析）。还可以将患者自己的腹膜作为滤器（腹膜透析）。*另见*：血液透析，腹膜透析。

透析充分性

见：血液透析充分性，腹膜透析充分性。

透析后压力

见：静脉压。

透析间隔期

两次透析治疗之间。

透析器

一种内置半透膜的塑料圆筒，作为人工肾使用。透析器用于血液透析，以滤除肾衰竭患者血液中的废物和多余的水。圆筒上的接口用于血液和透析液的流入流出。半透膜将血液和透析液分开，但可以进行水和部分溶质的交换。*另见*：中空纤维透析器，半透膜。

透析器复用处理

见：复用处理。

透析器前压力

血泵后、透析器前测得的正压。又称为泵后压或泵后动脉压。

透析相关性低血压；IDH

患者细胞外的水快速或剧烈变化，影响到大脑。尿素从脑组织转移到血液的速度更慢，因而水会转移至脑部并引起肿胀。这种综合征最常发生于急性肾衰竭或血尿素氮水平非常高的情况下。*另见*：血尿素氮。

透析治疗期间发生的血压下降，可导致器官休克。

透析性痴呆

见：脑病。

透析液

透析中使用的一种由透析用水和多种化学物质精确混合而成的混合液，用于与血液形成浓度梯度，从而清除血液中的废物。最常见的化学物质成分包括：钠、钙、镁、氯化物、钾、葡萄糖和碳酸氢盐，其离子浓度水平接近正常血液。透析液必须正确地混合，否则会对患者造成损害。*另见*：梯度。

透析液供液系统

见：血液透析系统。

透析中心标准血液透析

在医院或诊所每周进行三次的治疗。诊所工作人员进行治疗，不过有些患者会自行测量生命体征、自行穿刺并自行监测治疗。如今最顶尖的医生认为，标准治疗务必至少持续 4 小时。它们仅可代替 12% ～ 15% 的正常肾功能，相当于 5 期慢性肾脏病的水平。接受此类治疗的患者在周末 2 天无治疗后，次日死于突发性心力衰竭的可能性高出 50%。

透析中心夜间血液透析

夜间患者在诊所睡觉时，进行 8 小时的透析中心治疗。此类治疗由诊所工作人员完成，每周治疗三晚，通常从晚上 8 点左右到凌晨 4 点左右。治疗时间越长，液体和饮食限制就越少。大多数患者几乎或完全不需要使用降压药。由于不占用患者白天的时间，因此这种治疗方式不影响工作。研究发现，与透析中心标准血液透析相比，这种治疗的住院时间更短，生存期更长。

脱水

因腹泻、呕吐、大量出汗或透析时过量除水，致使身体水分不足。脱水患者可能出现低血压、眼凹陷、脑雾、肤色差和精神委靡。*另见*：低血压。

外渗

物质渗入身体组织。在透析患者中，如果穿刺针刺穿血管后壁，血液可能会外渗到通路周围的组织中。为了防止外渗，穿刺时应十分小心。

外周

远离身体中心。例如，外周（周围）血管疾病影响四肢，而非身体核心。

外周血管阻力

衡量血液的血管通过能力的指标。阻力下降（血管松弛舒张）时，如果心脏不能弥补，会降低血压。阻力上升（血管收缩变窄）时，会升高血压。

微量白蛋白尿

尿液中有少量白蛋白（蛋白质）。白蛋白是一种大分子，不会穿过健康肾小球的细胞壁。因此，微量白蛋白尿可能是慢性肾脏病的早期征兆。ACE 抑制剂或 ARB 类降压药可减缓一些微量白蛋白尿患者的肾病发生率。

微米

滤器孔径的计量单位。孔径微米值大的滤器截留较大的颗粒并让较小的颗粒通过。需要微滤器（孔径小于 1 μm）来截留非常小的颗粒。

微生物

微小的活体生物，如细菌、病毒、真菌或藻类。

温度警报

指示透析液温度过高或过低。透析液温度过高可引起溶血。透析液温度过低可引起患者不适，并降低治疗效率。

吻合口

两条血管的手术连接处。透析穿刺针穿刺时不得过于接近自体内瘘或人工血管内瘘的吻合口。

污染

由于存在污垢、血液或微生物，使某物不纯 / 不洁净。

无菌

无病原体。

无菌的

没有细菌。

无菌技术（操作）

用于保持无菌环境的一系列措施。在触摸无菌包装中的物品之前，先进行手卫生。只能用无菌物品接触其他无菌物品。刺入穿刺针前，先用消毒剂清洁患者皮肤。连接管路前，先对导管接口进行消毒。任何包装受潮、损坏或破损的无菌用品均应丢弃，不得使用。必须采用无菌操作进行腹膜透析换液，以防止感染。

吸附

吸引并附着。在治疗期间，透析器膜将血液蛋白吸附到中空纤维壁上。如果不用消毒剂去除这层血液蛋白覆层，可以使复用的透析器比新透析器的生物相容性更高。

析出

水流经某种物质并溶解其中的一部分。在水处理中，混合阀下游不得使用铜、铅或镀锌钢等材料，因为水会从管道中析出铜或锌。

细胞内

细胞之内。体内 2/3 的液体在细胞内。钠可使液体穿过细胞膜，在细胞内和细胞外之间转移。

细胞外

细胞之外。体内约有 1/3 的水在细胞外，即：在细胞之间和血管中。透析时，水必须转移到血管中才能清除。透析液中的钠有助于将水转移到血管中，以便将其清除。

细菌

可引起疾病的单细胞微生物。细菌根据其在革兰氏染色鉴别检测中所呈的颜色，分为革兰氏阳性或革兰阴性两类。*另见*：内毒素。

狭窄

血管变窄。狭窄会导致血流减慢，并引起血管内湍流。这为血栓形成等更严重的问题埋下隐患。

纤维蛋白鞘

一组包裹在导管管腔外的凝血纤维。这些纤维会形成一个管帽，阻塞导管末端并减少血流。

纤维化

瘢痕组织过度生长。穿刺透析可能会导致自体内瘘纤维化。瘢痕组织会使血管管腔变窄并减少血流。

纤维束容积；FBV

又称为纤维总容积（TCV），FBV 是透析器内的中空纤维能容纳的液体体积的测量值。在使用透析器之前和每次复用处理之后都要检查 FBV。对透析器进行复用处理会降低其 FBV。

纤维素

一种组成植物细胞壁的纤维。1942 年，Willem Kolff 博士使用醋酸纤维素膜作为首款透析器膜。它也是第一种用于制作水处理反渗透膜的物质。溶于铜盐和铵溶液中的纤维素可以纺成片状或中空纤维。未改良的纤维素透析器膜不具有生物相容性，极可能引起首次使用综合征。*另见*：首次使用综合征。

纤维总容积

见：纤维束容积。

消毒剂

一种杀灭有害微生物或减缓其生长的化学品或处理过程（如：加热）。消毒剂需要一定的时间才能发挥作用。它们必须保持湿润并与物体表面接触。一些常见的设备消毒剂包括：加热、次氯酸钠、甲醛、戊二醛、Renalin®、枸橼酸和 Amuchina®。消毒剂还用于在采集水样之前清洁水处理接口，以及擦拭诊所的物品表面。

心包积液

心包（即包裹在心脏周围的膜囊）内液体蓄积。严重情况下，可导致心脏压塞，这是一种危及生命的问题，在液体压力使心脏难以、甚至无法跳动时发生。

心包炎

心包（即包裹在心脏周围的膜囊）炎症。有此疾病的患者可能出现低热、低血压和胸部正中疼痛，坐下并深呼吸可缓解。尿毒症或透析不充分的患者容易发生心包炎。

心肌梗死；心梗

可导致死亡或部分心肌死亡的心脏动脉阻塞。患者可能会感到严重或压迫性胸痛，即“心脏病发作”。*另见*：心律失常。

心肌休克

见：器官休克。

心悸

偶尔有强劲的心跳，可能是心律失常的症状。

心尖搏动

在心前区胸壁扪及的搏动。

心律失常

一种不规则的心跳，可通过触诊脉搏或听诊心脏感知。

心输出量

给定时间内通过心脏的血液量。有动静脉内瘘或人工血管内瘘会使心输出量增加10%。这会使心脏增大10%。无法承受这种心输出量增加的患者不能建立动静脉内瘘或人工血管内瘘。

心搏骤停

心脏停止跳动，这可能是一些透析问题的致命副作用。透析液温度过高、透析液浓度不当、溶血、严重失血或血流中有空气都是危险因素。高钾血症也可引起心搏骤停。

新生内膜增生

细胞过度生长，发生在静脉吻合口额外生长出若干层平滑肌细胞的情况下。这些细胞填充人工血管腔，使流经人工血管内瘘的血液减少。*另见*：内膜。

胸骨前导管

腹膜透析使用的一种导管，置于患者胸壁上，导管头在腹腔内。与腹部相比，胸壁较薄且较不易感染。对于肥胖、有造口、活动多或喜欢浸浴的患者，胸骨前导管是一个很好的选择。美国某些地区多使用此类导管。

胸腔积血

胸腔内血液淤积，使肺部无法完全扩张，因而呼吸困难。中心静脉导管置管时，如果血管被刺穿，会发生此问题。

絮凝剂

一种添加到饮用水中，以去除固体颗粒并使水更清澈的化学品。明矾是一种可作为絮凝剂的物质。

血泵

血液透析系统的一部分。它以固定的速度推动患者血液在体外回路循环。治疗期间，血路管从泵头和滚柱之间穿过。滚柱挤压血液通过回路并返回患者体内。*另见*：泵隙。

血泵管

动脉血路管上绕经血泵滚柱装置的耐用、大直径的那一段管路。*另见*：泵隙。

血管成形术

一种扩张狭窄血管的手术，用于血管通路修复。将一个小球囊沿血管推送入该通路，并徐徐充盈，以撑开血管壁。*另见*：狭窄。

血管内

在血管里。中心静脉导管在血管内置管。

血管收缩

收紧血管。

血管收缩剂

使血管收缩的药物。

血管通路

一种反复进入患者血流进行血液透析的路径。血管通路必须允许血流速足够高，以确保有效地进行透析。有三种通路。自体内瘘是手术连接患者的动脉和静脉，是首选通路。人工血管用一根人造静脉来连接动脉和静脉。导管是一根置入中心静脉的塑料管，由于感染风险高，是最不理想的通路。血管通路是患者的生命线。必须非常小心地加以保护，妥善穿刺并采用穿刺部位轮换法或扣眼式穿刺法。

血红蛋白；Hgb

红细胞的红色携氧色素。定期检测Hgb水平可使照护团队跟进患者对贫血治疗的反应，并及时发现可能的慢性失血。*另见*：贫血。

血浆再充盈率

从患者血液中清除的水被细胞内和细胞间的水补充的速度。过快除水会引起血压下降和器官休克。

血流音

高压血流经过自体内瘘或人工血管内瘘时发出的嗡嗡声或沙沙声。可用听诊器在吻合口，以及通路上的某一段听到血流音。尖锐的血流音可能提示通路狭窄。

血路管

体外循环回路的一部分，将血液经动脉针抽出送至透析器，然后经静脉针送回患者体内。血路管的动脉部分通常以红色标识。静脉部分通常以蓝色标识。血路管上的部件包括：患者和透析器连接接头、滴壶或气泡捕获器、血泵管以及肝素输注管和生理盐水补液管。

血尿素氮；BUN

尿素是身体在分解蛋白质时形成的一种废物，以血尿素氮来衡量。衰竭的肾脏无法清除尿素，导致其在血液中蓄积。血尿素氮测定容易且费用低，可替代其他测定更难或费用更高的废物指标。血尿素氮水平是评估透析剂量的各项检测的基础。*另见*：血液透析充分性，尿素动力学模型，尿毒症。

血清

不含凝血因子的血浆。可从已形成血凝块的血液中分离出的透明液体。许多血液检查使用血清进行，如钙和磷水平测定。

血栓

在血管或血液通路中形成的血凝块。血小板因接触受损的血管壁、透析器材料或血管内湍流而被激活时，可能形成血凝块。

血栓切除术

去除血栓（即血凝块）的手术或药物治疗（即：使用溶栓药物）。

血栓形成

形成血栓（即血凝块）是最常见的通路失功原因。人工血管内瘘或自体内瘘早期血栓形成的最常见原因是吻合口的手术问题。还可由血管或人工血管扭转引起。

血透系统

见：血液透析系统。

血细胞比容；Hct

一种对血液中红细胞量的衡量指标，以红细胞占总血量的百分比来表示。在过去，曾通过定期检测 Hct 水平来评估贫血，但它已被血红蛋白所取代，因为血红蛋白受血容量变化的影响较小。

血小板

促进凝血的血细胞，在被受损细胞发出的信号“激活”后，会聚集在一起促进凝血。

血液管路

见：血路管。

血液浓缩

血液脱水。如果血泵关闭后超滤仍在进行，则体外循环回路中会发生这种情况。通路再循环也会导致此问题。血液浓缩可导致血栓形成，从而损害患者的通路。

血液透析；血透

一种通过透析器清除血液中多余水分和废物的治疗方法。血液经管路流至透析器，然后返回患者体内，该管路连接到置入血管通路或中心静脉导管的穿刺针。水和废物穿过透析器的半透膜进入透析液。警报和监测器有助于确保安全治疗。患者可以学习在家中自己进行血透治疗，也可在诊所接受血透治疗。

血液透析充分性

患者维持生命所需的最低限度的治疗，通过尿素动力学模型（Kt/V）来衡量。KDOQI 指南要求，Kt/V 必须至少达到 1.2（规定的 Kt/V 为 1.4）。*另见*：尿素动力学模型。

血液透析系统

一台提供血液透析的机器。它配有血泵、透析液供液系统和安全监测器。血泵将血液从患者通路引出，通过透析器，输送回患者体内。该机器将经过处理的水与两种浓缩液混合，以制备透析液。安全警报用于检查流量、温度、电导度、压力、渗漏，通常还包括患者的血压。

血肿

皮下的一块蓝黑色硬血块，有痛感，由血管中血液渗入组织引起。血肿可在透析穿刺针刺入、拔出以及外渗时形成。血肿会压迫通路，更容易形成血栓。*另见*：外渗。

压力

与物体接触的东西所施加的力。在体内，血压是心脏施加（给血液）的推力和（血液在）血管中的阻力。在血液透析中，压力是血泵施加的液流以及透析器和体外循环回路中的阻力。

压力测试

压力或渗漏测试，确保透析器膜完好，并且在复用处理或复用期间不会发生失血。是透析器复用处理流程的一部分。

压力梯度

见：跨膜压。

炎症

损伤、感染或手术引起的组织肿胀。

液体分布区室

水在体内的三大分布空间。体内大多数水存在于细胞内（胞内）。其余主要在细胞之间（组织间隙）和血液内（血管内）。血液中大约只有 7% 的体内水分，但这是透析时唯一可以触及到的水。

液压

水压，可自然存在（如：重力）或额外施加（如：使用泵）。它会影响透析过程中从患者体内清除的水量。

医源性

医院获得性。该词语用于患者在医疗过程中受到的感染或患上的疾病。

移植物 / 人工血管

通过手术将一物与另一物连接。对于血液透析，人工血管是一段人造的血管，用于建立血管通路。人工血管的一端连接到患者的动脉，另一端连接到静脉。移植肾也称为移植物。

营养不良

缺乏适当的营养。许多透析患者没有摄入足够的蛋白质，这是导致死亡的一个危险因素。蛋白质水平通过血清白蛋白检测来测定。该水平应为 4.0 g/dl 或更高。

游离氯

未与其他物质化学结合的氯。*另见*：氯胺。

瘀斑

皮下青肿或出血。在透析患者中，瘀斑可能表明肝素给予量过多。或者是拔出针头后，没有充分按压进针部位。

预冲

治疗前冲洗血路管和透析器。此过程可除去空气、消毒剂和某些增塑剂。使用生理盐水来预冲血路管和血室腔。使用透析液来预冲透析液室腔。

预处理

新透析器首次使用前，采用所有复用处理措施进行处理。这样有助于去除生产中使用的可能导致过敏的物质。

预立医疗指示

一种让患者提前说明其在将来不能表达时，选择或放弃哪些医疗服务 / 治疗措施的方式。生前预嘱是预立医疗指示的一种，表明患者的意愿。医疗决定持久委托书是预立医疗指示的另一种。此委托书指定一名了解患者意愿的人为患者做决定。患者应给家人和所有医疗保健提供方一份预立医疗指示，以供留存。预立指示可随时更改，且更改后应向家人和医疗保健提供方提供一份新指示。

远端

远部。在解剖学上，远端是指距身体中心远的一端。手和脚是远端肢体。

增生

细胞过度生长。作为血管通路的人工血管内瘘中的血凝块通常由增生部位血小板蓄积引起。

增塑剂

一种使塑料具有弹性的化学品。在使用透析器和血路管之前，用生理盐水进行预冲，有助于除去可能会伤害患者的增塑剂。

长期医嘱

保持不变的医嘱。由医生开具以满足患者的通用治疗需求。此类医嘱应包括患者照护的所有方面（即，血流速、透析液流速、透析器和透析液成分）。

震颤感

血液流经患者自体内瘘或人工血管内瘘时的振动。触摸患者通路时可触及。

正压

高于 0 mmHg 的压力。在透析期间，血泵推送血液通过透析器时，产生正压。在透析器中，正压帮助推送液体通过滤膜孔。正压加负压等于跨膜压。

支架

一根可扩张的小金属网管，由若干环状支撑体支撑张开，可置入血管内，以帮助保持管腔开放。支架可用于帮助保持自体内瘘或人工血管内瘘通畅。*另见*：通畅。

直立（体位）性低血压

患者从坐姿起身站立时，血压下降 15 mmHg 或更多。

中空纤维透析器

一种由数千根微小中空纤维组成滤过膜，并用塑料封口胶固定纤维两端的透析器。纤维和封口胶被封装在透明塑料圆筒中。透析过程中，血液从中空管流过，而透析液则在中空管周围流动。这种透析器使弥散和超滤更容易控制和预测。它是美国市场上唯一的一种透析器类型。

中心静脉狭窄

中心静脉变窄，可损害同侧手臂血管，从而使患者无法建立自体内瘘或人工血管内瘘。如果存在中心静脉狭窄，患者颈部或胸部可能有扩张的大静脉。或者，一侧手臂可能肿胀，因而比另一侧大得多。

终末期肾脏病；终末肾病

肾功能完全、永久丧失的正式术语。发生在慢性肾脏病的末期（5 期），此时患者需要透析或移植才能生存。当患者的肾小球滤过率降至 15 ml/(min · 1.73 m^2) 以下时，即为终末肾病。*另见*：慢性肾脏病，估算肾小球滤过率。

终末肾病网络

美国国会于 1978 年成立的组织，负责监督透析诊所并确保患者获得优质的医疗护理。此类网络负责收集数据，采取相应措施提高透析质量，并促进患者康复。他们处理患者申诉，并为终末肾病患者及其医护人员提供所需资源。美国有 18 个地区性终末肾病网络。

周围神经病

手脚神经损伤，可引起麻木、刺痛、烧灼感、疼痛和无力。糖尿病是一个常见原因。在透析患者中，神经病变可能因在透析中心进行标准血液透析期间没有充分清除的尿毒症毒素引起。它也可能由导致透析不充分的血管通路问题而引起。增加透析频次会有帮助。

皱缩

血细胞如果接触浓度高于血液的高渗透析液，会发生皱缩，即：边缘呈不规则的锯齿状。血液将呈暗红色。皱缩可致命。

转流管

插入体内将液体从一处转移到另一处的管。转流管是 1960 年由 Scribner 博士和 Quinton 博士用于透析的首款永久性血管通路。使用一根 Teflon® 管将一段 Silastic® 管连接到患者的动脉和静脉，从而创造了一个血管通路，可用于多种治疗，使慢性肾衰竭患者首次可以接受透析。由于转流管在皮肤外，容易感染或堵塞，在美国已不再使用。

紫癜

皮下出血。可能是肝素过多或血小板问题的症状。

紫外线；UV

一种不可见射线。紫外线可改变微生物的 DNA，使其无法生长，从而杀灭微生物。一些微生物对紫外线的敏感度高于其他微生物。紫外线由汞蒸汽灯产生，该灯罩在一个石英套管中，发出特定波长的光。供水流经该石英套管并暴露于紫外线下。

自动腹膜透析；自动腹透

见：连续循环腹膜透析（CCPD）。

自体内瘘

见：动静脉内瘘。

阻力

部分阻碍血流的任何因素所产生的力。透析时，血管或体外循环回路中有阻碍血流的阻力。流量和阻力会影响压力。

组织间隙

细胞或器官组织之间的空间。